手外科手术：解决方案与功能恢复

Problems in Hand Surgery: Solutions to Recover Function

主　编　（美）迈克尔·W. 诺梅斯特
Michael W. Neumeister, MD, FRCSC, FACS
Professor and Chairman
Department of Surgery
Southern Illinois University School of Medicine
Springfield, Illinois, USA

（德）迈克尔·索尔比尔
Michael Sauerbier, MD, PhD
Professor and Chairman
Department for Plastic, Hand, and Reconstructive Surgery
BG Trauma Center Frankfurt am Main gGmbH
Academic Hospital Goethe University Frankfurt am Main
Frankfurt am Main, Germany

主　译　徐永清　何晓清　范新宇
副主译　崔　轶　李　军

辽宁科学技术出版社
·沈阳·

©2022 辽宁科学技术出版社
著作权合同登记号：第06-2020-175号。

图书在版编目（CIP）数据

手外科手术：解决方案与功能恢复 /（美）迈克尔·W.诺梅斯特，（德）迈克尔·索尔比尔主编；徐永清，何晓清，范新宇主译. — 沈阳：辽宁科学技术出版社，2022.7
ISBN 978-7-5591-2090-8

Ⅰ.①手… Ⅱ.①迈… ②迈… ③徐… ④何… ⑤范… Ⅲ.①手 – 外科手术 Ⅳ.①R658.2

中国版本图书馆CIP数据核字（2021）第104369号

出版发行：辽宁科学技术出版社
　　　　　（地址：沈阳市和平区十一纬路25号　邮编：110003）
印　刷　者：辽宁新华印务有限公司
经　销　者：各地新华书店
幅面尺寸：210mm×285mm
印　　张：26
插　　页：4
字　　数：600千字
出版时间：2022年7月第1版
印刷时间：2022年7月第1次印刷
责任编辑：吴兰兰
封面设计：顾　娜
版式设计：袁　舒
责任校对：王春茹

书　　号：ISBN 978-7-5591-2090-8
定　　价：398.00元

投稿热线：024-23284363
邮购热线：024-23284502
邮箱：2145249267@qq.com

译者名单

主　译

徐永清　何晓清　范新宇

副主译

崔　轶　李　军

参译人员（按姓氏笔画排序）

卜鹏飞　万值颖　王成勇　王　腾　王　静　石　岩　石　健

朱　敏　齐　欣　李　刚　李　阳　李　博　李福兵　李　霞

杨晓勇　沈俊宏　张建平　陈太邦　金　涛　宗海洋　赵永辉

赵泽雨　施荣茂　姚　玲　袁礼波　徐月仙　郭孝菊　唐少锋

唐　辉　浦路桥　彭光良　蔡芝军　蔡兴博　谭洪波　黎景源

魏明杰

我们将这本书献给我们的老师和导师们，他们花费了无数时间教育和指导我们成为今天的手外科医生。在我们的职业生涯里，他们的话时常在耳边响起。尽管在大部分时间我们并没有在一起，因为我们需要继续努力探索新的领域，但他们将永远陪伴并鼓励我们奋勇向前。

序言

在这本新的手外科图书撰写之际，Michael Neumeister 和 Michael Sauerbier 博士就怀有一个独特而有价值的目标：为手外科疑难病例提供专家共识。对于手外科专科医生来说，这些信息，汇集在一册，将是一个宝贵的资源。所包含的精华是对标准教科书内容的补充而不是复制，其重点主要是手部病理的基础评价和手术治疗。复杂的重建挑战和手术并发症的处理超出了现有文献的范围，编写《手外科手术：解决方案与功能恢复》是对目前手外科丛书的极大补充。

编辑精心挑选了作者，他们都是领域内公认的专家。每一章都是以问题为基础的格式，从一个说明性的临床案例开始。陈述病变的解剖学基础，然后专家作者推荐的解决方案，包括详细的技术和对患者结果的分析。因此，当读者面对相同的临床问题时，可以将所提供的建议应用于这些患者。虽然对于任何给出的问题可能有不止一种潜在的解决方案，但本书介绍的方法已经被具有丰富经验和知识的外科医生证明是可靠和有效的。所提供的技术细节水平超过了大多数文本中现成的水平。如果需要的话，在每章末尾的简明参考书目中包含了额外的参考文献。手外科的问题：对于任何对手外科感兴趣的人来说，恢复功能的解决方案将被证明是一个有价值的、独特的资源。当面对一个具有挑战性的外科问题，本书提供的指导使其成为一个必要的读物。

Allen T.Bishop，MD
Professor of Orthopedic and Neurologic Surgery
Alix Mayo Clinic School of Medicine
Consultant, Division of Hand Surgery
Department of Orthopedic Surgery
Mayo Clinic
Rochester, Minnesota

致谢

这本书及其附带的视频来自每一位作者宝贵的时间和无私的奉献，我们真诚地感谢每一位作者，正是他们的无私奉献完成本书的编写。

我们还要感谢 Thieme Publishers 的执行主编 Stephan Konnry，他策划了这本书，并相信这一主题具有巨大的价值。艺术家 Brenda Bunch 在为本书创作插图方面表现出色，我们非常感谢她的贡献。特别感谢我们的编辑 Megan Fennell，非常感谢他加了这本书的手稿：谢谢 Megan 的勤奋。

最后，我们也要感谢我们各自的家人，感谢他们的理解、支持和包容。因为我们为了完成这本书，经常不能陪伴他们。谢谢！

Michael W. Neumeister，MD，FRCSC，FACS
Michael Sauerbier，MD，PhD

前言

　　手外科有着悠久的历史。由于需要改善手部疼痛的症状，外科医生们常聚集在一起讨论最可靠的策略，以优化手和手腕受伤后的形态和功能。事实上，学会是在外科医生的秘密会议上产生的，他们有兴趣为复杂的病例寻找答案。早期手部严重损伤的治疗技巧是通过模糊的书面描述和通过学习或与有学问的医生交流获得的。Hippocrates（公元前460—356年）对很多疾病提出建议，包括手部损伤，例如骨折，他发现了复位和稳定技术。Galen（131—201年）和Paulus Aegineta（625—690年）对神经修复和感觉恢复很好奇。Rhazes、Avicenna和Ali Abu Ibn Sina在9世纪和10世纪增强了手部骨骼稳定中神经修复的早期意识。在他们的许多医学贡献中，Andreas Vesalius（1513—1564年）和法国外科之父Ambroise Paré（1509—1590年）分别在解剖学和伤口护理方面取得了巨大进步。Plater、Dionis、Marechal、Gigot de la Peyronie、Petit、Campe和Cooper的著作突出了16世纪和17世纪医学界对手外科的一系列发现和兴趣点。18世纪和19世纪，人们对Bon Graefe、Zelle、Pouteau、Colles、Dupryten、Weber、Duchenne和Raynaud的著作更感兴趣。

　　对现代手部外科手术的发展做出贡献的专家名单并没有结束。特别要提到的是20世纪的战争，它推动了手部外科手术的最大进步。美国手外科之父Sterling Bunnell，在第一次世界大战期间，他对手外科非常迷恋。Bunnell开始为手部手术研发专门的设备，试图改善骨骼和肌腱损伤后的功能。与此同时，第一位获得美国矫形外科委员会（American Board of Orthopedic Surgery）认证的陆军医生Norman Kirk被任命为华盛顿特区沃尔特·里德国家军事医疗中心（Walter Reed National Military Medical Center）的外科主任。第二次世界大战期间，Franklin D. Roosevelt总统任命Kirk为陆军卫生部部长。Kirk是唯一被任命为这个职位的骨科医生。几年前，Kirk和Bunnell因为在手部手术、打猎和钓鱼方面的共同爱好而成为亲密的朋友。Kirk邀

请Bunnel在全国建立优秀的手部教育中心，帮助受伤的士兵和平民。Bunnell对手外科和康复中复杂问题的解决方案的驱动力是我们编写本书的灵感来源。手的内在和外在的软组织结构和骨结构的复杂平衡，加上手和手腕的31个关节功能，可以导致各种各样的手外科问题。

　　我们都在为我们的患者寻求手术后可能的最佳效果。并非所有手部疾病都能直接治疗。复杂的手部问题往往需要某种独特的解决方案来优化手的功能或形态。我们治疗各种各样复杂的腕部和手部疾病，残缺的手一直是我们在各种国家和国际会议上谈论的共同话题。我们很少谈论骨不连、畸形愈合、肢体血管紊乱、创伤后退行性改变、肌腱损伤后僵硬、关节断裂或许多其他不良结果的治疗。经过多次的对话、小组讨论和科学会议上的讨论，我们决定是时候去寻找手外科领域的专家了，他们已经为这些复杂的问题找到了可靠的解决方案。这本书是解决复杂手外科疾病的顶级之作，虽然许多教科书描述了初级条件下的技术，但很少有第二次手外科手术的程序纲要，旨在恢复形态和功能。这本书正文中的病例对许多外科医生提出了挑战。手外科医生面对困难病例时，对于手部和腕部手术的联合解决方案，提供了一个清晰的路线图。这样做的目的是将"故事的其余部分"带给读者。我们提供了一系列视频，帮助外科医生理解一些手术的细节。随附的视频增加对每章写作技巧的整体理解。

　　很高兴看到《手外科手术：解决方案与功能恢复》出版。我们希望每个人都喜欢阅读本书，更重要的是，当您遇到手外科的问题时，我们希望它能为您提供一些解决方案。

Michael W. Neumeister, MD, FRCSC, FACS

Michael Sauerbier, MD, PhD

视频

视频 8.1　胶原酶注射后浸润过程中的皮肤撕裂。皮肤撕裂在 1 周内愈合

视频 21.3　在肱二头肌腱膜切开和内侧神经松解后，FPL 和 FDP II 立即恢复力量

视频 10.1　术前运动，切口规划和局部麻醉注射

视频 28.1　患者呈现明显的爪形手畸形的术前体格检查

视频 10.2　术中剥离和运动

视频 34.1　视频演示了使用 0.062 英寸（0.158cm）克氏针在尸体模型中调整合适的掌骨旋转

视频 10.3　术中患者的感受和术后 4 天、6 周的运动

视频 41.1　视频演示了 PIP 关节僵硬，而 MCP 关节可以活动

视频 13.1　术后 12 周患者表现，主动屈曲得到了改善，由于手部缺乏坚持治疗导致伸指受限复发，肌腱松解后手指的屈曲有所改善

视频 41.2　释放 PIP 关节的术中测试

视频 14.1　病例表现为伸肌腱僵硬

视频 45.1　视频描述了桡侧腕屈肌悬吊的腕掌关节置换术

视频 21.1　Lacertus 综合征患者的术前临床检查

视频 53.1　近端指间血管移植；手术步骤

视频 21.2　在肘部水平松解正中神经的手术技术，lacertus 综合征松解

视频 55.1　视频展示了翻修手术后 14 个月的功能结果

视频 57.1　视频演示了在第 2 区再植后，完成伸肌腱松解术和背侧关节囊切开术，然后进行屈肌腱鞘松解后、示指、中指和环指的完全复合弯曲和伸展

视频 70.1　视频演示了提升并旋转大隐动脉 / 静脉蒂上的皮瓣修复股骨髁内侧部分

视频 62.1　长期随访再造手显示良好的功能恢复

视频 83.1　桡骨腕关节的可视化

视频 62.2　长期随访再造手显示良好的功能恢复

视频 87.1　通过掌侧入路对桡骨远端背侧畸形愈合进行矫正截骨

视频 62.3　长期随访再造手显示良好的功能恢复

编者名单

Brian D. Adams, MD
Professor
Hand, Elbow and Shoulder Surgery
Baylor College of Medicine
Houston, Texas, USA

Nikhil Agrawal, MD
Resident
Department of Plastic Surgery
Baylor College of Medicine
Houston, Texas, USA

William R. Aibinder, MD
Assistant Professor
Director of Shoulder and Elbow Surgery
Department of Orthopaedic Surgery and Rehabilitation
  Medicine
State University of New York Downstate Health
  Sciences University
Brooklyn, New York, USA

Dirck Añaños Flores, MD, FRACS
Consultant Plastic Surgeon
Sir Charles Gairdner Hospital
Perth, Western Australia

Anne Argenta, MD
Assistant Professor
Department of Plastic and Reconstructive Surgery
Wake Forest Baptist Medical Center
Winston-Salem, North Carolina, USA

Alejandro Badia, MD, FACS
Chief Surgeon
Badia Hand to Shoulder Center
Doral, Florida, USA

Mark E. Baratz, MD
Orthopaedic Surgeon
Clinical Professor
Director of Hand and Upper Extremity Fellowship
Department of Orthopaedics
University of Pittsburgh Medical Center
Pittsburgh, Pennsylvania, USA

Rocco Barbieri, MD
Orthopaedic Upper Extremity Surgeon
Southern Bone & Joint Specialists
Hattiesburg, Mississippi, USA

Björn Behr, MD
Professor
Department of Plastic Surgery
University Hospital Bergmannsheil Bochum
Bochum, Germany

Berthold Bickert, MD
Senior Physician
Department of Hand, Plastic and Reconstructive Surgery,
  Burn Trauma Center
BG Trauma Center Ludwigshafen
University of Heidelberg
Ludwigshafen, Germany

Elvira Bodmer, MD
Hand Surgeon
Clinic for hand and plastic surgery
Luzerner Kantonsspital
Lucerne, Switzerland

Gregory M. Buncke, MD
Director
The Buncke Clinic
San Francisco, California, USA

Heinz Bürger, MD
Private Hospital Maria Hilf
Klagenfurt, Austria

Paul S. Cederna, MD
Chief, Section of Plastic Surgery
Robert Oneal Professor of Plastic Surgery
Professor of Biomedical Engineering
University of Michigan
Ann Arbor, Michigan, USA

Yan Chen, MD
Hand Surgeon
Department of Hand Surgery
Wuhan Fourth Hospital;
Tongji Medical College of Huazhong University of
  Science and Technology
Wuhan, China

Kevin C. Chung, MD, MS
Charles B. G. de Nancrede Professor of Surgery
Chief of Hand Surgery
Michigan Medicine;
Professor of Plastic Surgery and Orthopaedic Surgery;
Assistant Dean for Faculty Affairs;
Associate Director of Global REACH;
University of Michigan
Ann Arbor, Michigan, USA

Kelly Currie, MD
Plastic Surgeon
Mercy Clinic Plastic Surgery
St. Louis, Missouri, USA

Catherine Curtin, MD
Professor of Plastic Surgery
Stanford University
Palo Alto, California, USA

Sergio Daroda, MD
Hand Surgeon
Asociación Argentina de Cirugía de la Mano;
Former President AACM and Congress;
Dean for Postgraduate Hand Surgery Program;
Medical Director and Staff
Clínica de la Mano Gamma
La Plata, Argentina

Leahthan F. Domeshek, MD
Assistant Professor of Surgery
University of Colorado School of Medicine
Aurora, Colorado, USA

William Dzwierzynski, MD, FACS
Professor
Department of Plastic Surgery
Medical College of Wisconsin
Milwaukee, Wisconsin, USA

Kenneth L. Fan, MD
Assistant Professor
Department of Plastic and Reconstructive Surgery
MedStar Georgetown University Hospital
Washington DC, USA

Carlos Henrique Fernandes, MD, PhD
Affiliate Professor
Hand Surgery Unit
Department of Orthopaedic Surgery
Escola Paulista de Medicina
Universidade Federal de São Paulo
São Paulo, Brazil

Ida Fox, MD
Associate Professor
Division of Plastic Surgery
Department of Surgery
Washington University School of Medicine
St. Louis, Missouri, USA

Jessica Frankenhoff, MD
Associate Professor
Division of Hand Surgery
Department of Orthopaedic Surgery
Virginia Commonwealth University
Richmond, Virginia, USA

Jeffrey B. Friedrich, MD, MC, FACS
Professor of Surgery and Orthopedics
Division of Plastic Surgery
Department of Surgery
University of Washington
Seattle, Washington, USA

Yuki Fujihara, MD, PhD
Hand Surgeon
Nagoya Ekisaikai Hospital
Nagoya, Japan

Marc Garcia-Elias, MD, PhD
Consultant and Co-Founder
Kaplan Hand Institute
Barcelona, Spain;
Honorary Consultant
Pulvertaft Hand Centre
Derby, United Kingdom

Michael S. Gart, MD
Plastic and Reconstructive Surgeon
Hand and Upper Extremity Surgeon
OrthoCarolina Hand Center
Charlotte, North Carolina, USA

Tobias Del Gaudio, MD
Plastic Surgeon
Department of Plastic, Aesthetic, and Hand Surgery
Klinikum Friedrichshafen
Friedrichshafen, Germany

Günter K. Germann, MD, PhD
Profossor of Plastic Surgery
Heidelberg University
Heidelberg, Germany

Riccardo E. Giunta, MD
Professor
Department for Hand, Plastic, and Aesthetic Surgery
Ludwig-Maximilians-Universität
Munich, Germany

Jeffrey Greenberg, MD, MS
Clinical Assistant Professor
Department of Orthopaedics
Indiana University;
Partner Physician
Indiana Hand to Shoulder Center
Indianapolis, Indiana, USA

Elisabeth M. Haas, MD
Hand Surgeon
Department for Hand, Plastic, and Aesthetic Surgery
Ludwig-Maximilians-Universität
Munich, Germany

Steven C. Haase, MD, FACS
Associate Professor
Division of Plastic Surgery
Department of Surgery
University of Michigan Health System
Ann Arbor, Michigan, USA

Max Haerle, MD, PhD
Professor
Director of Hand and Plastic Surgery Department
Orthopädische Klinik Markgröningen
Markgröningen, Germany

Elisabet Hagert, MD, PhD
Associate Professor
Department of Clinical Science and Education
Karolinska Institutet
Stockholm, Sweden

Douglas P. Hanel, MD
Professor
Department of Orthopaedic Surgery and Sports Medicine
University of Washington
Seattle, Washington, USA

Erik J. Hansen, MD
Orthopaedic Surgeon
Virginia Commonwealth University
Richmond, Virginia, USA

Chelsea Harris, MD, MS
Resident Physician
Department of Surgery
University of Maryland Medical Center
Baltimore, Maryland, USA

Michael J. Hayton, MBChB (Hons), FRCS (Tr & Orth), FFSEM (UK)
Consultant Orthopaedic Hand Surgeon
Upper Limb Unit
Wrightington Hospital
Wigan, United Kingdom

James Higgins, MD
Chief
Curtis National Hand Center
Union Memorial Hospital
Baltimore, Maryland, USA

Franziska Huettner, MD, PhD, FACS
Plastic Surgeon
Lenox Hill Hospital Northwell Health
Manhattan Plastic Surgery NYC, PLLC
New York, New York, USA

Ammar Humayun, MD
General Surgery Resident
Crozer Chester Medical Center
Swarthmore, Pennsylvania, USA

Lauren Hutchinson, MD
Chief Resident
Institute for Plastic Surgery
Southern Illinois University School of Medicine
Springfield, Illinois, USA

Nicholas P. Iannuzzi, MD
Assistant Professor
Department of Orthopaedic Surgery
University of Washington
Seattle, Washington, USA

Joseph E. Imbriglia, MD
Clinical Professor
Department of Orthopaedic Surgery
University of Pittsburgh Medical Center
Pittsburgh, Pennsylvania, USA

Jonathan Isaacs, MD
Herman M. & Vera H. Nachman Distinguished
    Research Professor;
Professor and Chief
Division of Hand Surgery;
Vice Chairman of Research and Education
Department of Orthopaedic Surgery
Virginia Commonwealth University
Richmond, Virginia, USA

Jesse B. Jupiter, MD
Hansjoerg Wyss AO Professor of Orthopaedic Surgery
Harvard Medical School
Boston, Massachusetts, USA

Assaf Kadar, MD
Orthopaedic Surgeon
Orthopedic Division
Tel Aviv Sourasky Medical Center
Sackler Faculty of Medicine
Tel Aviv University
Tel Aviv, Israel

F. Thomas D. Kaplan, MD
Orthopaedic Surgeon
Indiana Hand to Shoulder Center
Indianapolis, Indiana, USA

Nikolas H. Kazmers, MD, MSE
Assistant Professor
Department of Orthopaedics
University of Utah
Salt Lake City, Utah, USA

Ulrich Kneser, MD
Professor
Department of Hand, Plastic and Reconstructive Surgery,
    Burn Trauma Center
BG Trauma Center Ludwigshafen
University of Heidelberg
Ludwigshafen, Germany

Jason H. Ko, MD, MBA
Associate Professor
Division of Plastic and Reconstructive Surgery
Northwestern University Feinberg School of Medicine
Chicago, Illinois, USA

Emily M. Krauss, MD, MSc, FRCSC
Plastic Surgeon
Department of Surgery
University of British Columbia and University of Victoria
　Island Medical Program
Victoria, British Columbia, Canada

Hermann Krimmer, MD, PhD
Professor
Chief of Hand Center
St. Elisabeth Hospital
Ravensburg, Germany

Theodore A. Kung, MD
Assistant Professor
Department of Surgery
Section of Plastic and Reconstructive Surgery
University of Michigan
Ann Arbor, Michigan, USA

Donald H. Lalonde, MD, MSc, DSc, FRCSC
Professor
Division of Plastic Surgery
Dalhousie University
St. John, New Brunswick, Canada

Steven T. Lanier, MD
Hand and Microvascular Surgery Fellow
Department of Orthopaedic Surgery
Washington University
St. Louis, Missouri, USA

Marcus Lehnhardt, MD
Professor
Department of Plastic Surgery
University Hospital Bergmannsheil Bochum
Bochum, Germany

L. Scott Levin, MD
Chair of Orthopaedic Surgery
Professor of Plastic Surgery
Department of Orthopaedic Surgery
Perelman School of Medicine at the University of Pennsylvania
Philadelphia, Pennsylvania, USA

Chih-Hung Lin, MD
Department of Plastic and Reconstructive Surgery
Chang Gung Memorial Hospital
Taoyuan, Taiwan

Walter Lin, MD
Attending Surgeon
The Buncke Clinic
San Francisco, California, USA

Yu-Te Lin, MD
Professor in Plastic Surgery
Department of Plastic and Reconstructive Surgery
Chang Gung Memorial Hospital
Linkou Medical Center
Taoyuan, Taiwan

Alex Lluch Bergadà, MD
Consultant
Kaplan Hand Institute
Barcelona, Spain

Charles Yuen Yung Loh, MBBS, MSc, MS, MRCS
Plastic Surgeon
St Andrew's Centre for Plastic and Reconstructive Surgery
Broomfield Hospital
Chelmsford, United Kingdom;
Division of Plastic and Reconstructive Surgery
Center for Vascularized Composite Allotransplantation
Chang Gung Memorial Hospital
Taoyuan, Taiwan

Susan E. Mackinnon, MD
Schoenberg Professor and Chief
Division of Plastic and Reconstructive Surgery
Department of Surgery
Washington University in St. Louis
St. Louis, Missouri, USA

Brian Mailey, MD
Assistant Professor
Institute for Plastic Surgery
SIU School of Medicine
Springfield, Illinois, USA

M. Claire Manske, MD
Assistant Professor
Department of Orthopedic Surgery
University of California Davis School of Medicine;
Shriners Hospitals for Children Northern California
Sacramento, California, USA

Kimberly H. McVeigh, MBA, OTR/L, CHT
Occupational Therapist
Department of Physical Medicine and Rehabilitation
Mayo Clinic
Jacksonville, Florida, USA

Kenneth R. Means Jr., MD
Curtis National Hand Center
MedStar Union Memorial Hospital
Baltimore, Maryland, USA

Kai Megerle, MD, PhD
Professor of Plastic Surgery
Division Chief
Division of Hand Surgery
Technical University of Munich
Munich, Germany

Fernando Menvielle, MD
Hand Surgeon
Staff of Clínica de la Mano Gamma
La Plata, Argentina

Wyndell H. Merritt, MD, FACS
Clinical Professor of Surgery
Virginia Commonwealth University
University of Virginia
Henrico, Virginia, USA

Steven L. Moran, MD
Professor
Division of Plastic and Orthopaedic Surgery
Department of Surgery
Mayo Clinic
Rochester, Minnesota, USA

Mohamed Morsy, MD
Lecturer of Orthopedic Surgery
Department of Orthopaedic Surgery
Assiut University Hospital
Faculty of Medicine
Assiut University
Assiut, Egypt

Peter M. Murray, MD
Professor and Chair
Department of Orthopedic Surgery
Consultant in Orthopedic Surgery and Neurosurgery
Mayo Clinic
Jacksonville, Florida, USA

Nash H. Naam, MD
Professor of Clinical Hand Surgery
Southern Illinois University and Southern Illinois Hand Center
Effingham, Illinois

Daniel J. Nagle, MD, FAAOS, FACS
Professor of Clinical Orthopedics
Northwestern University Feinberg School of Medicine
Chicago, Illinois, USA

Ladislav Nagy, MD
Professor
Head of Hand Surgery Division
Orthopedic University Clinic Balgrist
Zürich, Switzerland

Jorge Raduan Neto, MD
Doctor
Hand Surgery Unit
Department of Orthopaedic Surgery
Escola Paulista de Medicina
Universidade Federal de São Paulo
São Paulo, Brazil

Florian Neubrech, MD
Senior Physician
Department for Plastic, Hand and Reconstructive Surgery
BG Trauma Center Frankfurt am Main
Frankfurt am Main, Germany

Evyn Neumeister, MD
Plastic Surgery Resident
Institute for Plastic Surgery
Southern Illinois University School of Medicine
Springfield, Illinois, USA

Michael W. Neumeister, MD, FRCSC, FACS
Professor and Chairman
Department of Surgery
Southern Illinois University School of Medicine
Springfield, Illinois, USA

Chye Yew Ng, MBChB (Honours), FRCS (Tr & Orth), Dip Hand Surg, EBHS
Consultant Hand and Peripheral Nerve Surgeon
Upper Limb Unit
Wrightington Hospital
Wigan, United Kingdom

Maureen A. O'Shaughnessy, MD
Assistant Professor
Department of Orthopaedic Surgery
University of Kentucky
Lexington, Kentucky, USA

A. Lee Osterman, MD
Professor Hand and Orthopedics
Thomas Jefferson University;
President
Philadelphia Hand to Shoulder Center
Philadelphia, Pennsylvania, USA

Collier S. Pace, MD
Plastic Surgeon
Plastic Surgery Center of Hampton Roads
Newport News, Virginia, USA

Loukia K. Papatheodorou, MD, PhD
Clinical Assistant Professor of Orthopaedic Surgery
University of Pittsburgh School of Medicine
Pittsburgh, Pennsylvania, USA

William C. Pederson, MD
Professor of Surgery
Department of Plastic Surgery and Orthopaedic Surgery
Texas Children's Hospital
Houston, Texas, USA

Christoph Pezzei, MD
Hand Trauma Surgeon
AUVA Trauma Hospital Lorenz Böhler
European Hand Trauma Center
Vienna, Austria

Francisco Del Piñal, MD, PhD
Hand and Microvascular Surgeon
Private Practice
Madrid, Spain

Karl-Josef Prommersberger, MD
Professor
Klinik für Handchirurgie
Rhönklinikum Campus Bad Neustadt
Bad Neustadt, Germany

Mark S. Rekant, MD
Associate Professor
Philadelphia Hand to Shoulder Center
Cherry Hill, New Jersey, USA

Martin Richter, MD
Plastic Surgeon, Hand Surgeon
Department of Hand and Plastic Surgery
Malteser Hospital Seliger Gerhard Bonn/Rhein-Sieg
Bonn, Germany

Marco Rizzo, MD
Professor
Department of Orthopaedic Surgery
Mayo Clinic
Rochester, Minnesota, USA

Matei Ileana Rodica, MD, PhD
Lecturer
Department of Plastic, Aesthetic Surgery and Reconstructive
 Microsurgery
Rehabilitation Clinical Hospital
Iuliu Hatieganu University of Medicine and Pharmacy
Cluj-Napoca, Romania

Robert C. Russell, MD, FACS, FRACS
Clinical Professor of Surgery
Division of Plastic Surgery
Southern Illinois University
Heartland Plastic Surgery Center
Springfield, Illinois, USA

**S. Raja Sabapathy, MS, MCh, DNB, FRCS (Ed), Hon FRCS
 (Glasgow), FAMS, DSc (Hons)**
Chairman
Division of Plastic Surgery, Hand Surgery, Reconstructive
 Microsurgery, and Burns
Ganga Hospital
Coimbatore, India

Rodrigo Guerra Sabongi, MD
Assistant Doctor
Hand Surgery Unit
Department of Orthopaedic Surgery
Escola Paulista de Medicina
Universidade Federal de São Paulo
São Paulo, Brazil

Bauback Safa, MD, MBA
Attending Surgeon
The Buncke Clinic
San Francisco, California, USA

Michael Sauerbier, MD, PhD
Professor and Chairman
Department for Plastic, Hand and Reconstructive Surgery
BG Trauma Center Frankfurt am Main gGmbH
Academic Hospital Goethe University Frankfurt am Main
Frankfurt am Main, Germany

Luis R. Scheker, MD
Member of Christine M. Kleinert Institute for Hand
 and Microsurgery;
Associate Professor of Hand Surgery
University of Louisville
Louisville, Kentucky, USA

Stephan Schindele, MD
Vice Head
Department of Hand Surgery
Schulthess Clinic
Zürich, Switzerland

Mark T. Shima, DO
Hand Surgeon
Carle Foundation Hospital
Champaign, Illinois, USA

Alexander Y. Shin, MD
Professor
Division of Hand and Microvascular Surgery
Department of Orthopaedic Surgery
Mayo Clinic
Rochester, Minnesota, USA

Wesley N. Sivak, MD, PhD
Plastic and Reconstructive Surgeon
Ohio Health Physician Group
Grant Medical Center
Columbus, Ohio, USA

Dean G. Sotereanos, MD
Clinical Assistant Professor of Orthopaedic Surgery
University of Pittsburgh School of Medicine
Pittsburgh, Pennsylvania, USA

Christian K. Spies, MD
Hand and Orthopaedic Surgeon
Department of Hand Surgery
Vulpius Klinik GmbH
Bad Rappenau, Germany

Zvi Steinberger, MD
Department of Orthopaedic Surgery
Hospital of the University of Pennsylvania
Philadelphia, Pennsylvania, USA

Adam Strohl, MD
Clinical Instructor
Philadelphia Hand to Shoulder Center;
Department of Orthopaedics
Department of Surgery – Plastic Surgery
Thomas Jefferson University Hospital
Philadelphia, Pennsylvania, USA

Carsten Surke, MD
Hand Surgeron
Department of Orthopaedic, Plastic and Hand Surgery
Inselspital
University of Bern
Bern, Switzerland

Jin Bo Tang, MD
Professor and Chair
Department of Hand Surgery
The Hand Surgery Research Center
Affiliated Hospital of Nantong University
Jiangsu, China

Stephanie Thibaudeau, MD, FRCSC
Assistant Professor of Surgery
Division of Plastic Surgery
McGill University
Montreal, Canada

Richard J. Tosti, MD
Assistant Professor of Orthopaedic Surgery
Philadelphia Hand to Shoulder Center
Thomas Jefferson University
Philadelphia, Pennsylvania, USA

Thomas H. Tung, MD
Professor
Division of Plastic and Reconstructive Surgery
Washington University School of Medicine
St. Louis, Missouri, USA

Frank Unglaub, MD
Professor
Department of Hand Surgery
Vulpius Klinik GmbH
Bad Rappenau, Germany

Georgescu Alexandru Valentin, MD, PhD
Professor
Department of Plastic, Aesthetic Surgery and
    Reconstructive Microsurgery
Rehabilitation Clinical Hospital
Iuliu Hatieganu University of Medicine and Pharmacy
Cluj-Napoca, Romania

Hari Venkatramani, MS, MCh, DNB, EDHS
Senior Consultant
Division of Plastic Surgery, Hand Surgery, Reconstructive
    Microsurgery, and Burns
Ganga Hospital
Coimbatore, India

Esther Vögelin, MD
Professor
Department of Orthopaedic, Plastic and Hand Surgery
Inselspital
University of Bern
Bern, Switzerland

Fu-Chan Wei, MD, FACS
Distinguished Chair Professor
Department of Plastic Surgery
Chang Gung Memorial Hospital
Chang Gung University Medical College
Taipei, Taiwan

James N. Winters, MD
Plastic Surgery Resident
Institute for Plastic Surgery
SIU School of Medicine
Springfield, Illinois, USA

Sang Hyun Woo, MD, PhD
President
W Institute for Hand & Reconstructive Microsurgery
W General Hospital
Daegu, Republic of Korea

目录

第一部分

甲床修复

I

第1章 甲板分离

Brian Mailey

1.1 病例

一名 63 岁的妇女，因出现指甲畸形 2 年就诊。她回忆说，在进行自我修甲时，近端甲床被刺伤。指甲的外观令人不快；她的指甲不能正常生长和附着（图 1.1）。该患者在初始损伤后没有寻求治疗，但是在经过多次指甲生长周期后畸形仍没有改善。

指甲分离（甲床分离症甲裂）是最常见的创伤后指甲畸形。指甲分离继发于甲床瘢痕，通常出现在横形或斜形甲床瘢痕或不规则骨突的远端。瘢痕阻断了指甲细胞从不育基质向掌侧甲板的递进，导致指甲剥离。指甲无法重新附着在远端甲床上。指甲远端分离可能导致甲下卫生，捡小物件时指甲不稳定，碰触物体时反复撕裂造成疼痛，或造成美观问题。

指甲从褶皱区到游离缘的完整进展周期为 70~140 天。Baden 报道受伤后指甲的生长将延迟 21 天，在这段时间内，近端指甲变厚，而远端停止生长。在接下

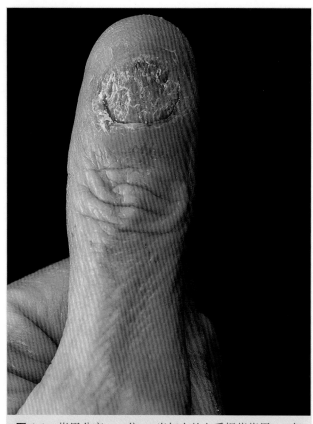

图 1.1 指甲分离。一位 63 岁妇女的左手拇指指甲。2 年前该患者近端甲床受到锐器损伤

来的 50 天里，增厚的指甲向远端生长，随后的 30 天将长出比正常更薄的指甲。受伤后约 100 天内指甲生长均不正常。

1.2 解剖学

指甲坚硬而具有弹性的结构是由指甲基质不断生成的。生发基质、不育基质、指甲背侧均能产生指甲，其中以生发基质通过梯度角化形成主要的指甲（占 90%）。不育基质将细胞添加到指甲掌侧表面，从而使指甲附着在基质上。甲襞的背顶部将扁平细胞增加到指甲的表面，使指甲发亮。指甲本身是透明的，然而，由于甲床下血管的存在，使其呈粉红色。由于细胞核的存在，月牙呈白色。甲床由生发基质和不育基质组成，生发基质构成了近端甲襞的腹底，不育基质直接由位于生发基质远端、指甲下方的软组织组成。甲基质细胞的角化沿一个倾斜轴发生。因此，近端指甲基质形成甲板的背侧部分，损伤后会导致指甲表面畸形，而远端甲基质形成甲板的腹侧部分。

患者指甲近端生发基质受到穿透性损伤，导致背侧指甲的生成、生长和硬化受到影响。生发基质医院的损伤后通常恢复良好；但是，近端甲床损伤，特别是如果不修复，通常会导致长期的、令人不快的指甲外观。由于该患者受伤后没有立即就医，鉴别诊断还应包括真菌感染和皮肤恶变（图 1.2）。指尖烧伤通常会破坏指甲基质中的特化细胞，导致长期的指甲分离（图 1.3）。

1.3 推荐治疗方案

该患者指甲分离的问题本来可以通过早期修复受伤的甲床来预防。但由于该患者没有早期就诊，最后患者只能选择切除指甲，用腕关节掌侧的皮肤植皮覆盖的手术治疗。尽管全厚皮片很容易获得，而且供区伤口可以原位闭合，但中厚皮片移植已足够修复该创面。

推荐治疗方案

改善该患者甲床的方法有以下几种：

- 如果有瘢痕化的生发基质可以被识别出来，可以进行切除并原位缝合，这样做有望改善指甲的附着和外观。
- 足蹬指刃厚甲床瓣移植。
- 使用贴面或假指甲掩饰畸形。

- 切除生发基质并植皮修复缺损（一期或分期用真皮替代物改善指甲轮廓）。

1.4 手术技术

应用手指止血带。做两个放射状松解切口，暴露背侧甲襞并向上翻折，切除整个背侧和掌侧生发基质（图1.4a）。无须去除月牙远端的不育基质，但应切除沿甲床的侧沟。将背侧皱襞和周围皮肤原位缝合，并以此作为指导，制作切取移植物的模板（图1.4b）。获取腕掌侧全厚移植皮片（FTSG）后（图1.4c），取下止血带，用浸有肾上腺素的海绵止血，然后缝合移

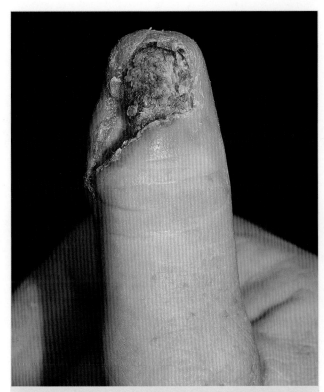

图1.2 指甲分离。右手拇指指甲畸形继发于鳞状细胞癌

植物。缠绕保护固定1周（图1.4d）。

1.5 术后照片及效果评估

患者的植皮效果很好，完全痊愈没有并发其他问题。患者对治疗结果很满意。大约1年后，患者因一小块沿近端桡侧甲床生长的残留指甲再次就诊（图1.5）。最终患者选择不予处理。

甲床切除术后常有指甲残留，这可能会让患者感到不安，因为它经常需要额外的手术处理和恢复时间。足踝医生经常使用苯酚来烧蚀甲基质或消除内生的脚趾甲，以防止残留指甲的生长。整体外观也是非常能接受的。对于不经意的观察者看来，移植皮肤最终颜色，几乎和指甲相同，或者至少不会因为畸形而立即引起关注。另外，愈合后，可以佩戴人工指甲，以便和其他手指搭配。

1.6 技术要点

- 甲床近端损伤应紧急修复。
- 甲床分离可由外伤、感染、烧伤或恶性肿瘤引起。无论患者的病史如何，每个患者都应该逐一考虑这些诊断。
- 用于皮肤移植的甲基质切除范围只需要包括掌侧和背侧生发基质和两侧甲旁沟。而不育基质层可以保持完整。
- 前臂掌侧的FTSG移植可提供良好的外观和功能恢复。
- 甲床切除术后的指甲残留很常见，苯酚可以防止残留指甲凸起。

（徐永清 崔 轶 译）

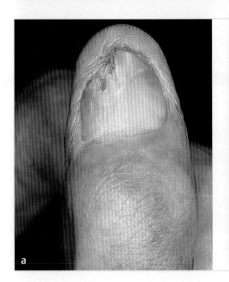

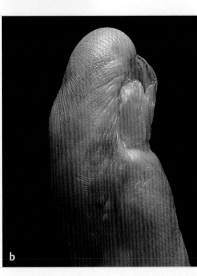

图1.3 指甲分离。（a，b）继发于先前的热烧伤，左手拇指指甲不附着

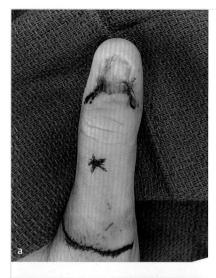
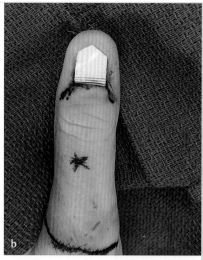
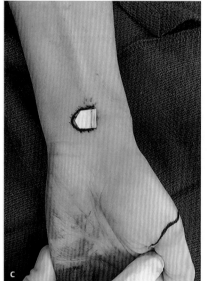
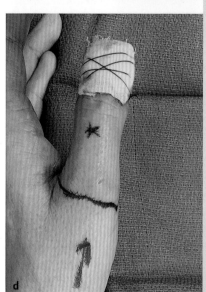

图1.4　用全厚皮片移植重建指甲分离。（a）放射状切口暴露背部生发基质。（b）用箔模板设计全厚移植皮片。（c）模板转移到腕掌侧。（d）打包植皮

参考文献

[1] Baden HP. Regeneration of the nail. Arch Dermatol 1965;91:619–620.

[2] Lewis BL. Microscopic studies of fetal and mature nail and surrounding soft tissue. AMA Arch Derm Syphilol 1954;70(6):733–747.

[3] Piraccini BM, Starace M. Nail disorders in infants and children. Curr Opin Pediatr 2014;26(4):440–445.

[4] Zaias N. Embryology of the human nail. Arch Dermatol 1963;87:37–53.

[5] Zook EG, Guy RJ, Russell RC. A study of nail bed injuries: causes, treatment, and prognosis. J Hand Surg Am 1984;9(2):247–252.

[6] Zook EG, Russell RC. Reconstruction of a functional and esthetic nail. Hand Clin 1990;6(1):59–68.

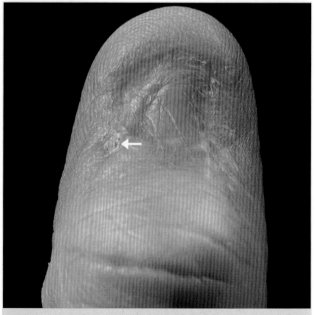

图 1.5　在甲床上愈合的全层植皮。箭头所指为来源于甲床遗留细胞的残留指甲

第 2 章　创伤后指甲分裂

Michael W. Neumeister

2.1　病例

一名 53 岁男性，因长期甲板开裂就诊。患者主诉因衣服挂住开裂指甲导致手指反复受伤（图 2.1）。一年半以前，他的指尖和甲床被门夹伤，随着指甲从损伤部位长出，甲板上的裂缝变得越来越明显和突出。在他最初受伤的时候，在当地急诊室没有尝试修复甲床。

2.2　解剖学

患者不育基质上有一块区域，指甲甲板与甲床内的瘢痕组织分离，这也会导致指甲甲板开裂。正常的指甲起源于甲襞下的生发基质，甲板以每周约 1mm 的速度向远端生长，甲板通过一种非常特殊的解剖关系与甲床保持附着，甲床上有一系列起伏的褶皱结构，使甲板围绕这些结构生长，从而防止甲板剥脱（图 2.2）。此外，在甲床和甲板之间还有一种类似黏合剂的"强力胶"，叫作单纯角质，可以帮助甲板粘在甲床上。而在甲床和甲板的正常连接处形成瘢痕组织，阻碍了甲板附着，并导致甲板向远端生长时分离。瘢痕组织越多，指甲分离和断裂的程度越大。如果指甲甲板没有黏附在甲床上，就会被口袋、衣服和其他物品反复损伤。

2.3　推荐治疗方案

首先应该意识到这个问题可以通过在指甲甲床受伤的初期立即修复来预防，然而，现在则需要移除甲床的瘢痕组织，然后使用刃厚不育基质移植修复。不需要使用全厚移植物，这可能会导致供区损伤。如果瘢痕组织局限在甲床的一小块区域，则可以从患指甲床上切取刃厚不育基质移植物。而较大面积的瘢痕组织修复需要使用大脚趾作为供区，以获得不育基质移植。

推荐治疗方案

- 需要去除甲床瘢痕组织，用刃厚不育基质移植替代；
- 如果甲床瘢痕组织局限于一小块区域，可以从患指甲床直接切取不育基质移植物；
- 瘢痕组织面积较大，需要使用踇趾作为供区，以获得不育基质移植物；
- 在甲床受伤初期立即修复可避免此问题。

2.4　手术技术

患者到手术室后取平卧位，在局部麻醉下，无论有无镇静，对手指进行恰当的术前消毒准备，并使用手指止血带。从受伤的手指上取下指甲甲板（图 2.3）。将瘢痕组织标记出来并切除。瘢痕组织不需要切除到骨面，只需要切除到能使无菌基质移植物与周围甲床对齐，这样可以使指甲正常生长。

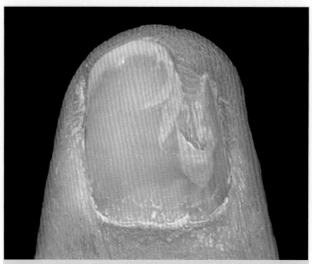

图 2.1　男性，37 岁，外伤性指甲畸形，甲床内的瘢痕组织导致指甲开裂

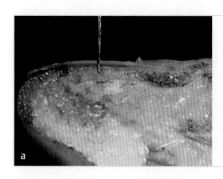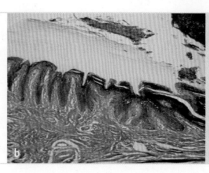

图 2.2　（a）甲床的横切面，显示甲板正常附着背后的解剖结构。（b）甲板被单纯角质黏附在甲床起伏的皱褶上，保持甲板附着

5

使用 15 号刀片切取刃厚不育基质移植物。先在甲床上标记出供区，然后做非甲床全层切口，将手术刀刀锋放在切口一侧边缘下，刀锋平扫切取移植物，避免切穿。在切取移植物时，术者应该能透过刃厚不育基质移植物看到刀刃（图 2.4）。但如果切取的移植物太厚，将无法在手术中透过移植物看到刀片。

将移植物从供区揭起，置于患指的缺损处。放大镜下使用 7-0 缝线缝合移植物，以确保移植物解剖对齐（图 2.5）。将之前取下的甲板置于移植物之上，以防止瘢痕形成粘连，并能保护不育基质移植物在新移植床上获取血供。

5 天内换药。在接下来的 2 周内，每天更换敷料。新的甲板需要 4~6 个月才能长出来。最终的甲板外观可能需要长达 1 年的时间才能完全修复（图 2.6）。

手术步骤

1. 从患指上取下指甲甲板。
2. 放大镜下使用 7-0 染色缝线固定移植物，以确保移植物解剖对齐。
3. 最终的甲板外观可能需要长达 1 年的时间才能完全定型。
4. 显示术后结果。

2.5　术后照片及效果评估

手术切除甲床瘢痕组织并用不育基质移植替代，将获得比术前更好的效果。事实上，如果处理得当，指甲不仅可以长出来，还可以获得相对于其他手指来说有一个正常的外观。甲床常见有小面积的分离。

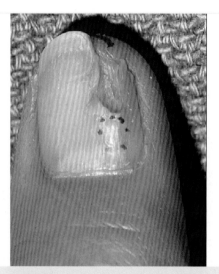

图 2.3　甲床瘢痕组织导致指甲远端分离

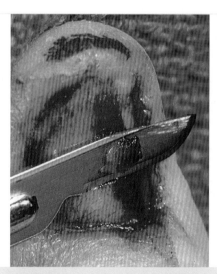

图 2.4　切除瘢痕组织，为移植不育基质提供移植床

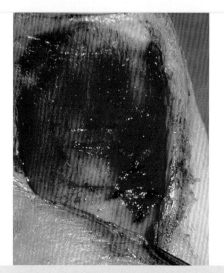

图 2.5　用不育基质移植用于提供再生甲板的新甲床

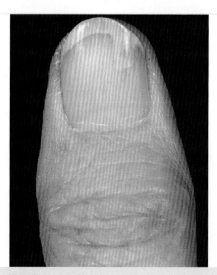

图 2.6　移植术后 1 年外观

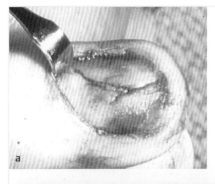
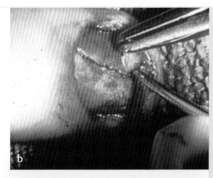
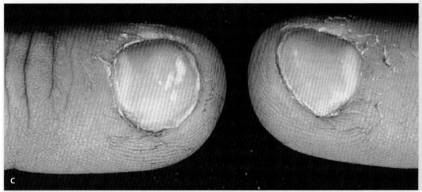

图2.7 （a~c）一期修复甲床初次损伤时，应避免出现二期移植手术

这个问题可以通过处理受伤时的甲床撕裂来避免。细致的解剖缝合使甲板能够正常生长和附着（图2.7）。

对于甲床组织缺损，急性刃厚甲瓣移植也可以提供最佳的一期治疗结果（图2.8）。

2.6 技术要点

- 一期修复甲床撕裂损伤。
- 细致关注解剖对齐。
- 取下整个甲板，并查看整个甲床。
- 指甲开裂或分离需要切除瘢痕并移植刃厚不育基质修复。
- 用一个小手术刀片切取不育基质移植物。
- 获取的移植物非常薄，以至于在揭起移植物时，可以透过移植物看到手术刀片。
- 解剖缝合移植物。

（崔 轶 浦路桥 译）

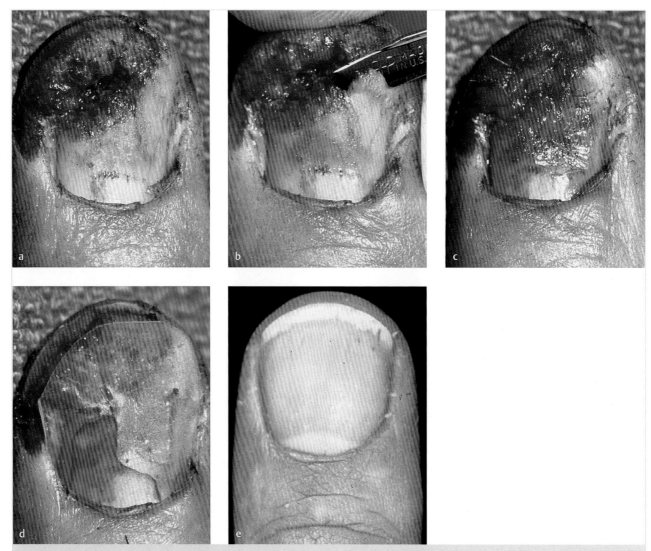

图 2.8 甲床无菌基质移植术。（a）初始甲床部分缺损。（b）使用 15 号手术刀片切取甲床无菌基质。（c）将切取的无菌基质用 7-0 缝线打包缝合至甲床缺损部位。（d）在正常甲床与褶皱的甲床之间放置一薄膜垫片。（e）最终结果

参考文献

[1] Macgregor DM, Hiscox JA. Fingertip trau4ma in children from doors. Scott Med J 1999;44(4):114–115 carpal and cubital tunnel syndrome. J Hand Surg Am 2008;33(9):1518–1524.

[2] Ogo K. Split nails. Plast Reconstr Surg 1990;86(6):1190–1193.

[3] O'Shaughnessy M, McCann J, O'Connor TP, Condon KC. Nail re-growth in fingertip injuries. Ir Med J 1990;83(4):136–137.

[4] Shepard GH. Treatment of nail bed avulsions with split-thickness nail bed grafts. J Hand Surg Am 1983;8(1):49–54.

[5] Yong FC, Teoh LC. Nail bed reconstruction with split-thickness nail bed grafts. J Hand Surg [Br] 1992;17(2):193–197.

[6] Zook EG, Guy RJ, Russell RC. A study of nail bed injuries: causes, treatment, and prognosis. J Hand Surg Am 1984;9(2):247–252.

[7] Zook EG. Reconstruction of a functional and aesthetic nail. Hand Clin 2002;18(4):577–594, v.

[8] Zook EG. Discussion of "nail fungal infections and treatment" Hand Clin 2002;18:629.

第 3 章　龙胆紫治疗慢性甲沟炎

Wyndell H. Merritt

3.1　前言

慢性甲沟炎是由于甲上皮下生长多余指甲，导致局部异物反应所致。其常见致病菌为金黄色葡萄球菌、白色念珠菌。21 世纪以来，耐甲氧西林金黄色葡萄球菌已成为手部感染最常见的致病菌。

1912 年，Churchman 在对龙胆紫研究中发现，即使对龙胆紫进行稀释，革兰阳性菌，尤其是金黄色葡萄球菌仍对龙胆紫高度敏感。因此，在 1943 年青霉素普及之前，龙胆紫是抗菌的主要选择，并被世界卫生组织长期推荐为白色念珠菌鹅口疮的较佳治疗选择。目前尚未有金黄色葡萄球菌对龙胆紫耐药的报道，其原因目前认为是龙胆紫对细菌细胞壁以及线粒体膜的渗透，从而导致大多数革兰阳性菌敏感，并杜绝了耐药菌株产生的可能性。

对于慢性甲沟炎的手术治疗，尽管大多数外科书籍建议可以选择袋形缝合术或者切除近端指甲，但仍有较高的复发率。因此可以尝试使用龙胆紫局部外涂，具有简单、成本低且为非处方药物的优点。龙胆紫已成功应用于 MRSA 感染的治疗，包括股骨假体感染、压疮、慢性耳炎、脓胸、皮肤溃疡。

排除雷诺病后，我们按照标准建议患者沿红肿的甲上皮局部外涂 1% 或 2% 的龙胆紫溶液，1~2 次 / 天，直至疼痛消失，一般需要 3~7 天。对于雷诺病甲沟炎患者，由于愈合速度极慢，因此需要外涂 1 次 / 天龙胆紫，并持续 2~3 周。此后不需要其他治疗，也不需要使用抗生素。患者在甲沟炎复发或者其他手指发生甲沟炎时也知道如何处理，而后者往往发生于雷诺病或者硬皮病患者。

本书作者在 30 余年中，未对任何慢性甲沟炎患者进行手术。在此提供 2 名慢性甲沟炎病例，并对如何采用这种非侵入方法治疗并避免手术进行阐述。

3.2　病例 A：病史

一名 80 岁女性患者因示指感染需要行离断手术。患者在养老院因痛风石出现示指感染，随后导致面中部蜂窝织炎、MRSA 败血症。入院后予以万古霉素静脉滴注以及口服克林霉素治疗，但在治疗 1 个月后因示指 MRSA 感染需要行离断术。

3.3　病例 A：解剖学

早期检查提示该患者体质虚弱、面色苍白、明显脱水，患者主诉腹泻，并伴有示指疼痛。手部 X 线片提示有痛风石样改变，但骨髓炎不排外（图 3.1）。

3.4　病例 A：推荐治疗方案

尽管有截指指征，但除非有骨髓炎，否则龙胆紫足以控制 MRSA 感染，同时，停用克林霉素，避免副作用。

3.5　病例 A：治疗经验

该患者首先予以局部外涂 2% 龙胆紫，告知停用克林霉素，并送至急诊室予以静脉输液以及洛派丁胺。2 天后患者复诊，诉疼痛缓解，并再次予以龙胆紫治疗。

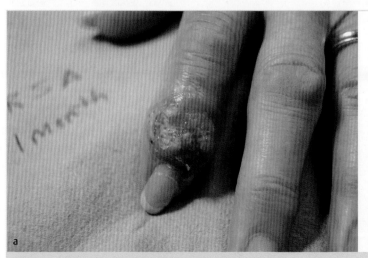
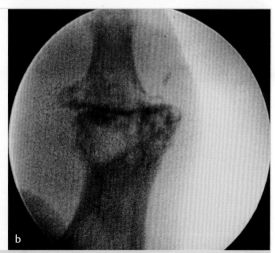

图 3.1　（a，b）示指痛风石 MRSA 感染后 1 个月

4 天后复诊，患者诉疼痛消失，并定期复诊并使用龙胆紫治疗（图 3.2）。

3.6　病例 A：患者并未定期复诊

医生通过电话联系她居住地的高级保健所，并询问她的健康状况，她仍然拒绝复诊。最终医生前往她居住地保健所查看她的病情，发现示指愈合良好，已无任何不适。患者声称，有人告诉医生将要切除她的手指，因此拒绝复诊。患者手指感染并未复发（图 3.3）。

3.7　病例 B：病史

40 岁女性患者，16 周前曾修剪指甲，10 余周前确诊为慢性甲沟炎。

3.8　病例 B：解剖学

行创面细菌培养，并检出金黄色葡萄球菌以及白色念珠菌。经过多种抗生素、浸泡法后仍旧复发。于甲上皮桡侧可见异常生长的指甲生长（图 3.4）。该患者感染较其他患者更重。

3.9　病例 B：推荐治疗方案

龙胆紫治疗白色念珠菌以及金黄色葡萄球菌疗效显著，因此应停止系统使用抗生素，制订局部治疗方案。该患者采用每天局部外涂龙胆紫 1~2 次，直至疼痛缓解，然后停止治疗，并保持随访。

3.10　病例 B：治疗经验

采用 1% 龙胆紫外涂患者患处，5 天后疼痛消失。

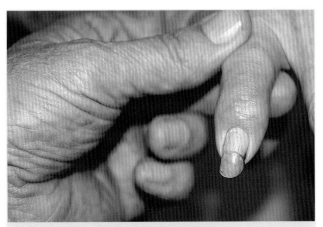

图 3.3　治疗 6~7 周后愈合良好

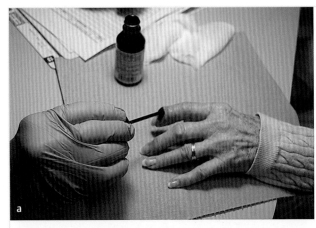

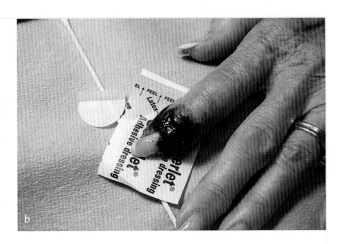

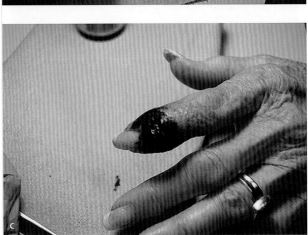

图 3.2　（a，b）停用抗生素，外涂 2% 龙胆紫。（c）第 2 次外涂龙胆紫 4 天后疼痛消失

1周后停止使用龙胆紫，并于2~3周后长出新的指甲（图3.5）。

3.11 病例B：术后照片及效果评估

患者3个月后恢复正常指甲生长，并未复发（图3.6）。

3.12 技术要点

- 慢性甲沟炎常由金黄色葡萄球菌、白色念珠菌引起，目前手部感染的主要致病菌为MRSA。

- 包括MRSA在内的金黄色葡萄球菌、白色念珠菌对局部龙胆紫高度敏感，且龙胆紫成本低，且为非处方用药。

- 龙胆紫可渗透革兰阳性细菌胞壁以及线粒体膜，因此不太可能产生耐药。

- 合并雷诺病的甲沟炎患者手术耐受性差，但常可通过龙胆紫治愈甲沟炎，只是治愈时间更长（图3.7）。

- 本文作者最早通过越战士兵使用龙胆紫缓解嵌甲疼痛发现其作用，可避免拔甲。随后发现可治疗向内生长的指甲以及慢性甲沟炎。龙胆紫对甲下真菌感染并无治疗作用。

（唐　辉　译）

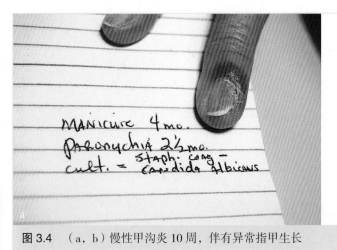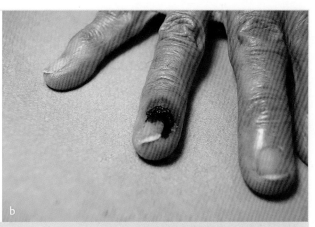

图3.4 （a，b）慢性甲沟炎10周，伴有异常指甲生长

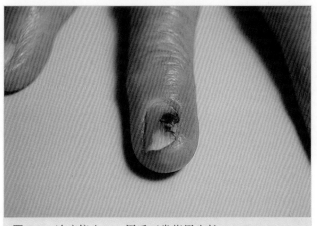

图3.5 治疗停止2~3周后正常指甲生长

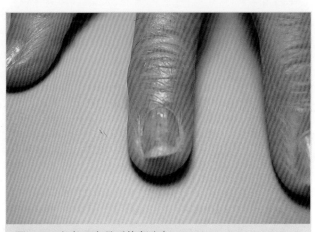

图3.6 患者3个月后恢复良好

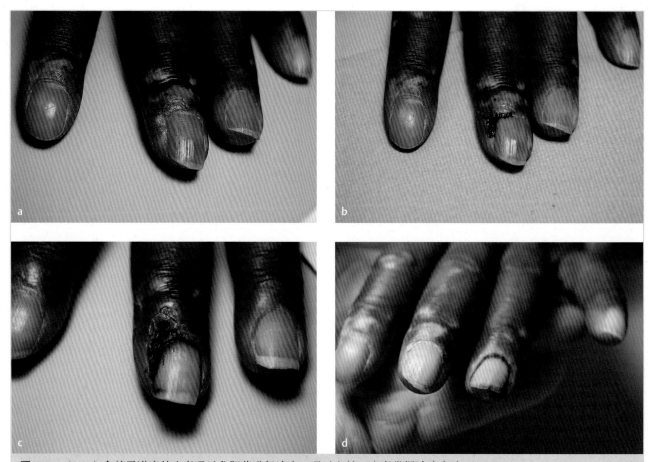

图3.7 （a~d）合并雷诺病的患者通过龙胆紫进行治疗。通过宣教，患者掌握治疗方法

参考文献

[1] Asai K, Urabe N, Asano K. Pleural space sterilization using gentian violet irrigation for postbullectomy empyema associated with artificial material infection. Jpn J Thorac Cardiovasc Surg 2006;54(11):507–509.

[2] Churchman JW, Michael WH. The selective action of gentian violet on closely related bacterial strains. J Exp Med 1912;16(6):822–830.

[3] Flatt AE. The care of minor hand injuries. St. Louis, MO: CV Moshy; 1959.

[4] Fowler JR, Ilyas AM. Epidemiology of adult acute hand infections at an urban medical center. J Hand Surg Am 2013;38(6):1189–1193.

[5] Igari K, Jibiki M, Kudo T, Sugano N, Inoue Y. Drainage surgery followed by postoperative irrigation with gentian violet for prosthetic graft infection caused by methicillin-resistant Staphylococcus aureus. Eur J Vasc Endovasc Surg 2011;41(2):278–280.

[6] Kayama C, Goto Y, Shimoya S, et al. Effects of gentian violet on refractory discharging ears infected with methicillin-resistant Staphylococcus aureus. J Otolaryngol 2006;35(6):384–386.

[7] Merritt WH. Impecunious treatment of paronychia. Iron Surgeon Competition Winning Presentation. ASPS Annual Meeting, San Diego, CA; 2013.

[8] Okano M, Noguchi S, Tabata K, Matsumoto Y. Topical gentian violet for cutaneous infection and nasal carriage with MRSA. Int J Dermatol 2000;39(12):942–944.

[9] Saji M, Taguchi S, Uchiyama K, Osono E, Hayama N, Ohkuni H. Efficacy of gentian violet in the eradication of methicillin-resistant Staphylococcus aureus from skin lesions. J Hosp Infect 1995;31(3):225–228.

第二部分

触发装置

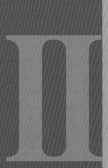

第 4 章 弓弦状态

Loukia K. Papatheodorou, Dean G. Sotereanos

4.1 病例

一名 42 岁男性专业钢琴师，因扳机指行右中指 A1 滑车松解，2 个月后出现有中指活动范围受限。

4.2 解剖学

患者在活动右中指时掌心有牵拉疼痛感。右中指活动受限，掌指关节 0°~60°，近端指间关节 0°~30°，远端指间关节 0°~45°，所有关节被动活动范围均正常，如图 4.1a。患者指深屈肌腱、指浅屈肌腱均完整。在对抗屈曲时近节指骨处屈肌腱呈弓弦状态。MRI 检查提示屈肌腱向掌侧移位，如图 4.1b。患者拇指、小指对掌并抗阻力屈腕时可于右腕部扪及掌长肌。

4.3 推荐治疗方案

建议使用 A2 滑车重建，避免指屈肌腱出现弓弦状态。对于滑车重建，目前有很多不同的材料以及手术方法。游离肌腱移植、伸肌支持带、人工材料均可用于滑车重建。游离肌腱移植包括掌长肌腱以及指伸肌腱。可运用不同的滑车重建技术。近节指骨可采用环绕技术，而其他则不用此技术。重建的滑车必须牢固，不仅需要将指屈肌腱尽可能靠近指骨掌侧，还需要保证肌腱在滑车内自由滑动。生物力学研究证实，采用环绕技术重建滑车较非环绕技术更加牢固。但目前对于指屈肌腱主动活动时屈肌腱滑车产生的外力具体是多少尚不明确。无论使用何种重建技术，都应以重建滑车长度、保持张力以及滑动性能作为手术目的。

该患者因扳机指进行松解导致屈指肌腱弓弦状态，予以掌长肌移植重建 A2 滑车。

推荐治疗方案

- A2 滑车重建可以预防指屈肌腱产生弓弦状态。
- 滑车重建可采用游离肌腱移植、伸肌支持带或者人工材料进行手术。
- 滑车重建可采取环绕技术以及非环绕技术。
- 滑车重建需要达到恰当的张力，使屈指肌腱尽可能贴近指骨掌侧，此外允许屈指肌腱自由滑动。
- 重建滑车达到正常的长度、张力以及滑动性，都至关重要。

4.4 手术技术

手术在全麻或者局麻下完成，患者仰卧位，使用止血带，术中采用放大镜。于中指近节指骨掌侧采用 Brunner 切口切开，显露指屈肌腱腱鞘，术中小心确认手指血管神经束，并予以保护。术中探查明确指屈肌腱完整，A2 腱鞘明显缺损（已达 90%），如图 4.2。

随后进行掌长肌腱切取。首先在远侧掌横纹处做小的横向切口，确认掌长肌腱，小心辨认并保护正中神经，在腕部横断掌长肌腱，并以止血钳夹紧末端，沿肌腱腱膜套入取腱器，并向近端滑动至前臂，轻轻旋转取腱器，将掌长肌腱由肌腹处切取备用。如没有取腱器，则可以选择在前臂肌肉肌腱交接部做第 2 个横向切口，并切取掌长肌。

然后采用环绕技术将切取的掌长肌对 A2 滑车进行

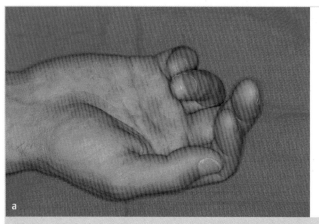
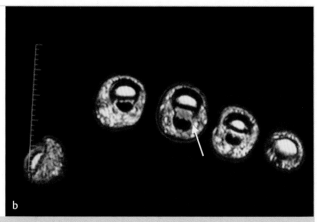

图 4.1 （a）右中指扳机指松解后 2 个月照片。（b）右手 MRI 扫描提示中指屈指肌腱于近节指骨处向手指掌侧脱位（白色箭头）

重建。将掌长肌由近节指骨背侧伸肌腱下方穿过，并位于掌指关节远侧（图4.3）。然后将移植肌腱环绕屈指肌腱，并适度拉紧将屈指肌腱贴于近节指骨掌侧面，重复上诉步骤，形成两个环，并注意保护邻近血管神经束。移植肌腱环绕指骨的通道可借助直角钳或者弯曲的导引器完成。重建的滑车必须牢固，这点可通过术中直视下向近端牵拉指屈肌腱，观察滑车的牢固程度。在不影响指屈肌腱滑动的前提下，重建的滑车应尽可能将指屈肌腱限制于指骨掌侧面，这一点非常重要。因为它有助于屈曲手指时将指屈肌腱紧贴指骨掌侧面，并最终获得完全屈曲。每一个重建的滑车环均与邻近的滑车缝合，移植肌腱末端于邻近组织缝合，主要是残留的滑车组织。松止血带，精确止血，缝合皮肤。术后采用夹板将手固定于休息位，并持续2周。随后于近节指骨处佩戴环形滑车夹板，并开始轻微无阻力主动活动。8周后拆除夹板，开始全范围活动并逐级抗阻活动。

4.5 术后照片及效果评估

采用肌腱游离移植对A2滑车进行重建可使术后手指较术前获得更好的活动范围。为了避免屈曲挛缩或

者较差的临床效果，术中需使指屈肌腱在重建的滑车内自由滑动，同时滑车应保持一定张力，尽可能使指屈肌腱紧贴指骨掌侧面。

A2滑车重建术后6个月，患者右手可正常握拳，中指主动活动范围恢复（图4.4）。他重新返岗从事之前的专业。

4.6 技术要点

- A2滑车重建可避免指屈肌腱呈弓弦状态。
- 切取合适长度的移植肌腱对滑车进行重建，长度应达到重建2~3个环。
- 将移植的肌腱置于掌指关节远侧的指伸肌深面。
- 避免移植肌腱误将血管神经束环形套入。
- 重建的滑车必须在术中直视下进行验证。
- 确保滑车内适度张力，以使得指屈肌腱尽可能紧贴指骨掌侧面。
- 重建滑车长度、张力以及滑动应达到正常滑车。
- 采用滑车环形夹板保护重建的滑车，持续8周。

（唐 辉 译）

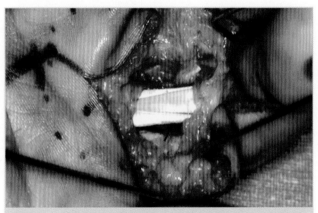

图4.2 术中显露中指照片，可见近节指骨部位A2滑车明显缺失以及屈肌腱掌侧脱位（黑色箭头）

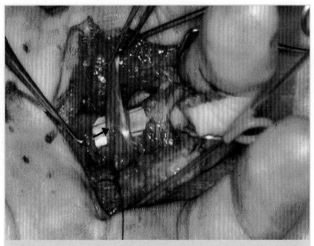

图4.3 术中照片显示采用掌长肌腱环绕重建滑车（黑色箭头）

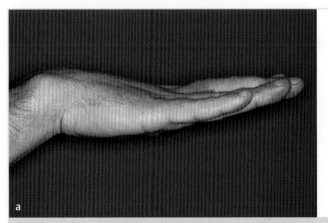

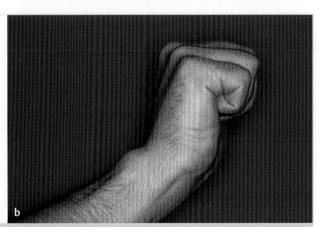

图4.4 （a，b）右中指A2滑车重建术后6个月照片

参考文献

[1] Clark TA, Skeete K, Amadio PC. Flexor tendon pulley reconstruction. J Hand Surg Am 2010;35(10):1685–1689.

[2] Dy CJ, Daluiski A. Flexor pulley reconstruction. Hand Clin 2013;29(2):235–242.

[3] Lister GD. Reconstruction of pulleys employing extensor retinaculum. J Hand Surg Am 1979;4(5):461–464.

[4] Mehta V, Phillips CS. Flexor tendon pulley reconstruction. Hand Clin 2005;21(2): 245–251.

[5] Okutsu I, Ninomiya S, Hiraki S, Inanami H, Kuroshima N. Three-loop technique for A2 pulley reconstruction. J Hand Surg Am 1987;12(5, Pt 1):790–794.

[6] Widstrom CJ, Doyle JR, Johnson G, Manske PR, McGee R. A mechanical study of six digital pulley reconstruction techniques: part II. Strength of individual reconstructions. J Hand Surg Am 1989;14(5):826–829.

第三部分

Dupuytren 病

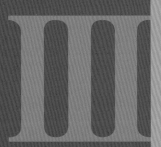

第 5 章　肌腱外露

Riccardo E. Giunta, Elisabeth M. Haas

5.1　病例

45 岁男性患者，因第 4 指掌腱膜挛缩症前往一个高级体育馆门诊部就诊。如图 5.1。患者近端指间关节挛缩，超过 90°（Tubiana3 级）。尽管 10 年前就已发病，但患者诉近 1 年来病情加重。此前患者患手并未行手术治疗。该掌腱膜挛缩有非常厚的中心条索，呈侵袭型生长，该条索与皮肤直接粘连，导致手术具有挑战性。

5.2　解剖学

患者掌腱膜挛缩属于极具侵袭性的类型，且患者并不愿意前往医院就诊。该病例仅在复发病例中常见。这种状况使手术特别复杂，因为切除掌腱膜条索后将导致软组织缺损。患者 Tubiana2 级掌腱膜挛缩患病时间越长或者就诊时间越晚，皮肤挛缩越多，手术难度越大。通常，关节挛缩角度越大，可供缝合伤口的皮肤就越少。此外，年龄越大，皮肤越薄，在缝合时皮肤所能承受的张力越小。还有一个方面是掌腱膜挛缩特殊的类型。对于每名患者，Ⅰ 型胶原纤维与 Ⅲ 型胶原纤维表达比例的增加程度不一。如果纤维生长为广泛的硬结，切除皮下硬结会十分困难，同时皮下损伤的风险也不可避免。像这类挛缩结节很硬的患者临床并不常见，但本例患者属于此类。

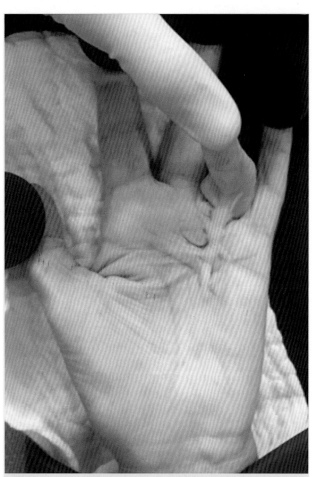

图 5.1　左环指掌腱膜挛缩症术前照片（Tubiana 3 级）

5.3　推荐治疗方案

首先应考虑到所有的手术风险，并告知患者行各种皮瓣手术的可能性。如果皮肤缺损过大，那么采用"Z"字或 "V" "Y" 矫形术覆盖缺损将有很大发生并发症的风险，此时，全厚皮移植活动局部皮瓣将是第二选择。此外，McCash 创造了另外一种称之为开放手掌的手术技术。在此技术中，将手掌缺损处予以敞开，进行二期闭合。如果条索面积超过整个手掌一半，那么术后感染概率极高。对于开放手掌的治疗，通常需要每天换药，伤口应在术后 4~6 周闭合。对于情况及其复杂的患者方可采用此法，否则有二次感染风险。对于上述患者，我们认为切除条索后缺损面积较大，不适合采用 McCash 方法。因此，我们选择切除筋膜后植皮。

推荐治疗方案

- 掌腱膜挛缩严重累及皮肤时，应充分考虑手术并发症。
- 术前计划：如有必要，需考虑全厚皮片移植以及局部皮瓣手术。
- 告知患者术前戒烟 4 周，直至伤口愈合。
- 为患者进行额外的宣教，告知所有可能的并发症。
- 抬高患肢，缓解肿胀，因为肿胀可导致皮肤张力增高。

5.4　手术技术

患者拟手术治疗，需要在院观察至少 2 天。采用神经阻滞或者全身麻醉，上臂捆扎止血带，消毒铺巾，与挛缩条索周围椭圆形切除条索，直至近节指骨，如图 5.2。

然后我们完整切除真皮层，在保护好血管神经后切除挛缩条索。在切除条索时，一定要确保腱旁组织完整保留。然后我们按计划行全厚皮片移植术，我们于前臂掌侧取皮。由于皮肤切取后将部分回缩，因此切取皮肤面积应稍大于缺损区面积。切记在移植皮肤上打孔，以避免皮片与创基之间产生渗液或者血肿。

理想的敷料是表明喷涂表皮生长因子的不粘创面软垫敷料，可增加皮肤与创基的黏合。局部制动可预防移植皮片滑动，该患者采用夹板进行固定。

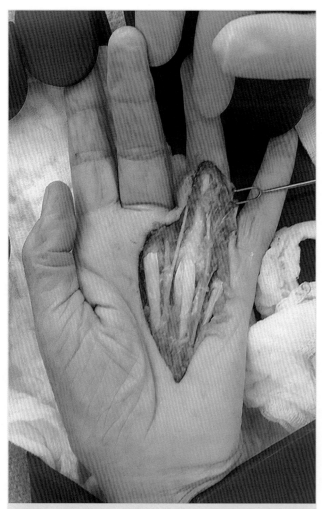

图 5.2 术中所见：切除纤维瘤条索以及表面的皮肤，暴露指屈肌腱

手术步骤

1. 仔细进行术前计划。
2. 需要告知患者各种手术风险，包括截指。
3. 切取移植皮肤时应比缺损处面积更大，因为切取的皮肤将出现回缩。
4. 理想的敷料是表明喷涂表皮生长因子的不粘创面软垫敷料，可增加皮肤与创基的黏合。
5. 术后 5 天取下压力软垫。
6. 尽早进行功能锻炼，但需要注意缝合伤口处以及皮辨的黏合情况。

5.5 术后照片及效果评估

术后次日行换药治疗，但保留加压软垫。术后5 天拆除软垫。隔日换药，直至术后 2 周拆线，如图5.3。为预防感染，我们给予静脉输注抗生素数天。

5.6 技术要点

- 术前计划，如有必要，准备全厚皮片移植。
- 提前告知患者所有可能的并发症，包括伤口愈合不连、手指坏死风险。
- 每日随访，预防感染。
- 伤口敞开技术需要患者高度医从性，但仍是一种治疗选择。
- 依据术中缝合的张力决定何时开始功能锻炼。
- 术后不应过早出院。
- 对于糖尿病患者应慎重选择手术，因创面愈合能力差。
- 术前评估手术指征，并非所有掌腱膜挛缩患者都需要手术治疗。

（唐 辉 译）

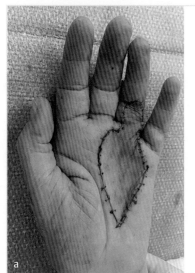

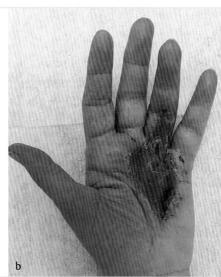

图 5.3 挛缩条索切除术后照片。（a）皮肤移植术后 3 周。（b）术后 6 周皮肤存活良好

参考文献

[1] Armstrong JR, Hurren JS, Logan AM. Dermofasciectomy in the management of Dupuytren's disease. J Bone Joint Surg Br 2000;82(1):90–94.

[2] Bayat A, McGrouther DA. Management of Dupuytren's disease: clear advice for an elusive condition. Ann R Coll Surg Engl 2006;88(1):3–8.

[3] Evans RB, Dell PC, Fiolkowski P. A clinical report of the effect of mechanical stress on functional results after fasciectomy for Dupuytren's contracture. J Hand Ther 2002;15(4):331–339.

[4] Kan HJ, de Bekker-Grob EW, van Marion ES, et al. Patients' preferences for treatment for Dupuytren's disease: a discrete choice experiment. Plast Reconstr Surg 2016;137(1):165–173.

[5] Lam WL, Rawlins JM, Karoo RO, Naylor I, Sharpe DT. Re-visiting Luck's classification: a histological analysis of Dupuytren's disease. J Hand Surg Eur Vol 2010;35(4):312–317.

[6] Lukas B, Lukas M. Flap plasty in advanced Dupuytren's disease. Oper Orthop Traumatol 2016;28(1):20–29.

[7] McCash CR. The open palm technique in Dupuytren's contracture. Br J Plast Surg 1964;17:271–280.

[8] Rudigier J, Meier R. Kurzgefasste Handchirurgie: Klinik und Praxis. Vol. 6. Stuttgart: Georg Thieme Verlag; 2014.

[9] Smith AC. Diagnosis and indications for surgical treatment. Hand Clin 1991;7(4):635–642, discussion 643.

[10] Stepić N, Končar J, Rajovč M. The influence of Dupuytren's disease fingers contracture degree on surgical treatment outcome. Vojnosanit Pregl 2017;74 (1):19–23.

[11] Sweet S, Blackmore S. Surgical and therapy update on the management of Dupuytren's disease. J Hand Ther 2014;27(2):77–83, quiz 84.

[12] Warwick D. Dupuytren's disease: my personal view. J Hand Surg Eur Vol 2017; 42(7):665–672.

第6章　Dupuytren挛缩筋膜切除术后急性血管损伤

James N. Winters, Jeffrey B. Friedrich, Michael W. Neumeister

6.1　病例

一名51岁男性出现右指Dupuytren挛缩。在过去的3年中，病情逐渐恶化，以至于目前他的体力劳动能力受限。在体格检查中，掌指关节（MCP）和近端指间关节（PIP）分别有60°和40°的可触索和可见的屈曲挛缩。该患者被认为是进行积极筋膜切除术的外科干预的最佳候选者。他被带进手术室，置于仰卧位，右臂外展90°，无菌止血带充气至250mmHg。手掌采用一个带有设计的60°Z形整形标记的纵向切口，手指采用Bruner切口。神经血管束与脊髓紧密相连，并向内侧移位。指神经很容易识别，在脊髓两侧受到保护。进行手掌筋膜切除术，去除环指周围的假性束带、指索和紧密的螺旋索。松开止血带，环指仍然非常苍白（图6.1）。将手指置于略微弯曲的位置，并应用温暖的盐水湿润周围。已经对患者进行了血流动力学优化，以确保避免低血压。缺血30min后，手指无变化。使用罂粟碱尝试局部扩张血管，准备显微镜并将其覆盖以显示每个血管。

6.2　解剖学

Dupuytren挛缩源于Guillame Dupuytren男爵1831年关于该疾病的演讲。然而，1614年的Plater，1777年的Cline和1822年的Cooper在此之前描述了疾病过程和筋膜切开术。Dupuytren挛缩被认为具有遗传易感性，最常见于北欧血统的人，且发生在晚年。尽管缺乏确凿的证据，但体力劳动、创伤、酒精中毒、癫痫和其他疾病都是此病的临床易感因素。成纤维细胞和

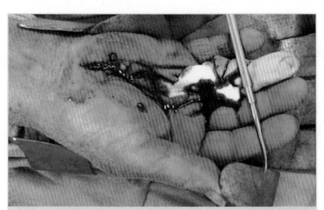

图6.1　手指筋膜切除术后血管损伤。在解剖过程中，指动脉受损

成纤维细胞被认为是促使结节形成、胶原沉积成索和进行性手指挛缩的主要致病细胞。

首先必须了解手掌的正常解剖结构，才能理解这种疾病的发病机制。手掌皮肤和皮下脂肪被掌腱膜与屈肌肌腱分隔。这个三角形的筋膜层起源于掌长肌腱，并在远端分裂成带状。这些带进一步分为3个不同的层次：浅层、中间层和深层。浅层附着在MCP折痕处的皮肤上。深层向背侧延伸，附着于骨间肌筋膜和掌骨深横韧带。中间层形成两个螺旋带，有助于指蹼间的合并。自然韧带是横向的，穿过所有的手指。自然韧带在MCP关节处与屈肌腱鞘有纤维附着，有助于指蹼间的合并。指蹼空间继续向远端汇合到手指中，形成侧指片，进一步从掌侧和背侧分别分裂为Grayson韧带和Cleland韧带。神经血管束位于掌腱膜的深处。这些束平行于屈肌腱，由Legueu和Juvara的脂肪和垂直筋膜带与肌腱分开。在掌–指交界处，神经血管束变得更浅和中线，通过掌侧到螺旋带。神经血管束继续在手指中向远端移动，手指被外侧指皮（外侧）、血管后筋膜（内侧）、Cleland韧带（背侧）和Grayson韧带（掌侧）包裹。

Dupuytren挛缩随着时间的推移而进展，可累及任何纵向韧带和横向韧带。病理性结节和脊髓形成的可预测模式可基于该解剖学。病理学通常以结节的形成开始，并导致皮肤因真皮附着而凹陷。随着Ⅲ型胶原的沉积，这种情况发展为假性脊髓形成，这是最常见的。螺旋索也可以由螺旋带、侧指片和Grayson韧带形成。螺旋索负责MCP关节屈曲和神经血管束移位到异常的浅表和内侧位置。横向韧带和外侧指蹼也可能受累。最后，中央脊髓可以在近节指骨上形成，没有任何正常的筋膜前体，并导致PIP屈曲畸形。Dupuytren挛缩症不涉及Cleland韧带和掌腱膜横韧带。

6.3　推荐治疗方案

对于这些脊髓的断裂有多种治疗选择，包括物理治疗、溶组织梭菌胶原酶、腱膜切除术和部分或全部筋膜切除术的外科干预。手术通常用于较严重的病例，传统适应证包括MCP屈曲挛缩小于30°或任何PIP屈曲挛缩。并发症包括皮肤坏死、感染、血肿、水肿、眩晕疼痛综合征、神经血管损伤和复发。文献中引用的急性血管损伤率为2%，范围为0.8%~9%。这一比率在因复发而接受治疗的患者中显著增加。虽然血管损

伤的发生率很低，但外科医生必须做好处理这种并发症的准备。

多种术中技术可用于预防血管损伤的发生。通过使用放大镜和手术显微镜，避免止血带使用前手部完全失血，也可以增加血管的可视性。切口应从患侧手掌附近开始。解剖应该从已知到未知，从手掌的近端到远端，要理解神经和动脉并不总是紧密相连的。如果从掌指交界处远端开始，在初次切开时可能会对神经血管结构造成损伤。在筋膜切除过程中，神经血管束应始终小心处理和保护。避免 MCP 和 PIP 关节的主动被动伸展可以防止发生指动脉痉挛。此外，在闭合过程中，应注意避免皮瓣插入对血管造成张力。

如果松开止血带后手指仍然苍白和冰冷，则应怀疑血管损伤。下一步是确定损伤的病因：血管痉挛、内膜出血、牵引断裂或锐性横断。首先，应将手指放回略微弯曲的位置，并在手术部位和手指上涂抹温热的盐水浸泡纱布。局部平滑肌松弛剂，如 20% 利多卡因、钙通道阻滞剂和罂粟碱，直接浸泡血管，并在操作手指前让其静置 10~15min。如果没有禁忌证，也可以尝试使用肝素 5000 U 进行全身抗凝。如果这些干预措施无法恢复手指的灌注，则需要进一步探查神经血管束。

如果发生来自近端动脉的快速搏动性出血，则可能是由于血管急剧横断所致。手术显微镜下血管一期吻合可用于恢复血流。如果血流没有恢复，则进一步探查血管束，以确定是否有内膜损伤导致的血管内血栓破裂。这需要切除破裂部位和血管的血栓部分。中间静脉移植物需要采集和吻合以恢复血流。术后血运重建监测和治疗方案应随之进行。

6.4 手术技术

在上述病例中，两条指动脉均疑似发生血管损伤。经保守治疗，环指灌注未见改善，决定在显微镜下进一步探查神经血管束。尺侧束的检查显示动脉有一条锐利的横断，在掌指交界处附近向内侧移位。桡侧束的检查显示从手掌到整个近节指骨有一个大的动脉间隙。手术方案包括尺侧动脉一期修复和桡侧动脉间静脉移植。

首先应处理尺侧指动脉。应用 Yasargil 夹夹闭血管，冲洗血管末端，去除外膜。然后用 9-0 尼龙缝线间断无张力缝合血管。取下 Yasargil 夹，未发现渗漏，手指恢复灌注。

然后处理桡侧指动脉。修整血管末端，用肝素冲洗，恢复搏动性出血。应用 Yasargil 夹，准备血管端部。测量缺陷的大小后，通过前臂掌侧纵向切口获取静脉移植物。夹闭移植静脉的近端和远端，然后锐性横断切除。冲洗静脉，并将其反向放置在动脉两端之间。再次使用显微镜辅助，使用 9-0 尼龙缝线以简单、间断、无张力的方式缝合。增加的静脉长度从远端段移除，以避免扭结。然后以类似的方式进行吻合。取下血管夹，观察到良好的血流（图 6.2）。然后无张力关闭皮瓣，以避免旁路移植物受压。放置一块笨重的非压迫性敷料，手指略微弯曲。患者入院后开始每日服用阿司匹林和肝素 5000 U，每天 3 次，持续 3 天。

6.5 术后照片及效果评估

患者最终获得了良好的活动范围，血管损伤被修复（图 6.3）。术后第一年患者有些对冷不耐受。

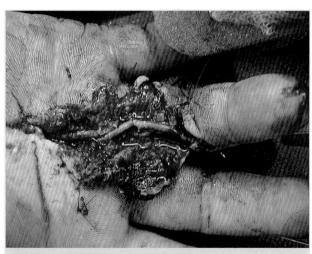

图 6.2 在环指的桡侧可以看到静脉移植物。手指末梢有出血，说明血运良好

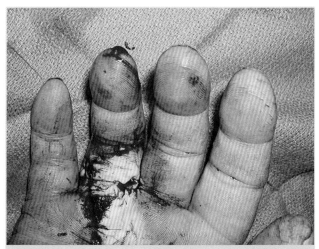

图 6.3 手指在血管重建后血管通畅并存活

6.6　技术要点

- 神经血管束由于螺旋带而向内侧移位。
- 在健侧手掌近端开始识别神经血管束。
- 放大镜和不完全放血的手臂可有助于识别。
- MCP 和 PIP 的过度扩张可导致血管痉挛或因失去弹性而导致血管破裂。
- 弯曲体位、温盐水、平滑肌松弛剂治疗血管痉挛。
- 如果两条动脉都受损，则可能需要进行一次吻合或静脉移植。

（李　刚　译）

参考文献

[1] Boyer MI, Gelberman RH. Complications of the operative treatment of Dupuytren's disease. Hand Clin 1999;15(1):161–166, viii.

[2] Bulstrode NW, Jemec B, Smith PJ. The complications of Dupuytren's contracture surgery. J Hand Surg Am 2005;30(5):1021–1025.

[3] Chung KC, Segalman KA. Microvascular solution for vascular complication in surgery for Dupuytren's contracture: a case report. J Hand Surg Am 1996;21(4):711–713.

[4] Denkler K. Surgical complications associated with fasciectomy for dupuytren's disease: a 20-year review of the English literature. Eplasty 2010;10:e15.

[5] Efanov JI, Odobescu A, Giroux MF, Harris PG, Danino MA. Intra-arterial thrombolysis for postoperative digital ischemia: a case report. Eplasty 2014;14:e26.

[6] Henry M. Dupuytren's disease: current state of the art. Hand (N Y) 2014;9(1):1–8.

[7] Horta R, Burnay T, Silva A. Microsurgical finger revascularization after long warm ischemia time following Dupuytren's contracture release. Microsurgery 2014;34(5):415–416.

[8] Jones NF, Huang JI. Emergency microsurgical revascularization for critical ischemia during surgery for Dupuytren's contracture: a case report. J Hand Surg Am 2001;26(6):1125–1128.

[9] Krefter C, Marks M, Hensler S, Herren DB, Calcagni M. Complications after treating Dupuytren's disease. A systematic literature review. Hand Surg Rehabil 2017;36(5):322–329.

[10] Nancarrow JD. Avoidance of critical ischemia in the surgery of Dupuytren's disease. J Hand Surg Am 2002;27(6):1109–1110.

[11] Pagnotta A, Specchia N, Soccetti A, Manzotti S, Greco F. Responsiveness of Dupuytren's disease fibroblasts to 5 alpha-dihydrotestosterone. J Hand Surg Am 2003;28(6):1029–1034.

[12] Sennwald GR. Fasciectomy for treatment of Dupuytren's disease and early complications. J Hand Surg Am 1990;15(5):755–761.

第7章 继发挛缩

M. Claire Manske, Jeffrey B. Friedrich

7.1 病例

一名右利手的 70 岁男性，因左手小指挛缩入院。30 年前被诊断为双侧掌腱膜挛缩，左手比右手严重。确诊后不久，他接受了掌腱膜部分切除术，并矫正了双侧中、环、小指的掌指关节和近端指间关节的挛缩畸形。25 年后，左手小指近端指间关节（PIP）挛缩复发，采用穿针筋膜切开术治疗获得良好的矫正。他本次入院为穿针筋膜切开术后 5 年，小指近端指间关节和远端指间关节出现渐进性屈曲挛缩，影响手的功能，如打高尔夫球，整理园艺和戴手套等（图 7.1）。

经临床评估，患者左手除小指外其余手指具有正常的屈伸活动，小指掌指关节可正常活动，近端指间关节固定 90° 屈曲挛缩畸形，远端指间关节 40° 屈曲挛缩畸形，手指的内收外展正常。另外手掌存在皮肤凹陷和结节，小指的尺侧从掌指关节到远端指间关节可触及纤维条索。所有手指神经血管束均完好，毛细血管充盈正常，两点辨别觉 5mm。

7.2 解剖学

掌腱膜挛缩是由手掌和手指筋膜的成纤维细胞增殖引起，成纤维细胞分化为肌成纤维细胞使正常的筋膜带逐渐变成结节和纤维索，受到此过程影响的手掌、手指和关节将会出现挛缩畸形（表 7.1）。

经治疗后的掌腱膜挛缩复发，通常由多种解剖结构导致，包括病理性手掌筋膜增生，继发邻近皮肤，关节囊挛缩和先前手术形成的瘢痕组织。通常难以区分具体是哪种因素导致挛缩复发，理想的情况是将所有的病理结构都进行处理，以达到最大的矫正和最小复发的风险。现实情况是由于神经血管束的挛缩限制导致无法完全纠正手指挛缩。

虽然每个掌腱膜挛缩患者在手术治疗后都有再次复发的可能性，但几个危险因素已被确定。掌腱膜挛缩的易感因素：男性，年龄 50 岁以下，双侧手受累，家族史中至少有一位父母或兄弟姐妹发病，或者出现手背侧的纤维脂肪结节（MCP 关节背侧增厚）增厚。以上 5 种因素的存在增加了 71% 的复发风险，没有这些危险因素掌腱膜挛缩患者的基线风险为 23%（图 7.2）。

复发性挛缩的风险也可能受到以前的治疗影响。出现挛缩复发很大可能是患者曾接受针刺腱膜切开术，85% 的患者在 4 年后出现再挛缩，其中 50% 需要再次治疗。溶组织梭菌胶原酶（CCH）注射和筋膜切除术可降低复发风险，但这些方法也有很高的复发率（表 7.2）。

最终，Dias 等评估了指间关节挛缩复发的类型，分为 4 种类型：（1）轻度复发性挛缩；（2）轻度早期复发性挛缩；（3）重度早期复发性挛缩；（4）进行性复发性挛缩。作者报道了患者术后 3~6 个月后超过 6° 的挛缩，在 5 年内可出现可预测的进展性挛缩复发。

7.3 推荐治疗方案

关于掌腱膜挛缩没有文献明确地提出指导方法，

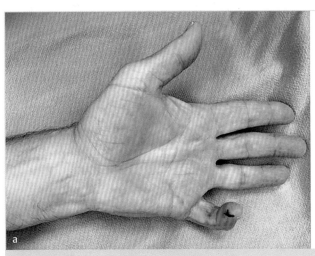
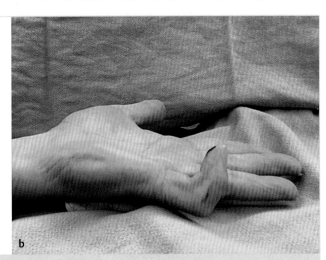

图 7.1 （a，b）患者左手小指挛缩的外观照

表 7.1 掌腱膜挛缩的解剖

纤维索	来源	血管神经束移位	挛缩	其他
腱前纤维索	腱鞘带	无移位	掌指关节	一般向远端延伸延续为手指纤维索
垂直纤维索	Juvara 舌隔膜	无移位	无	不常见
螺旋纤维索	腱前带、螺旋带、手指侧方间隙、Grayson 韧带	中央及掌侧	近端指间关节	通常见于小指
蹼间纤维索	蹼间韧带	无移位	蹼间间隙	
中央纤维索	手掌腱前纤维索的延伸（无早先形成的中央带）	无移位	近端指间关节	附着于近端指间关节附近的屈肌腱鞘或手指侧面中节指骨的骨膜
侧方纤维索	手指侧方间隙	中线（因其体积）	近端指间关节和远端指间关节	附着于皮肤或 Grayson 韧带
小指展肌	小指展肌肌腱	有时	近端指间关节	可作为单独的手指纤维索出现，出现点不同
远端联合纤维索	远端联合韧带	无移位	指蹼间隙	手掌及拇指的外展减少
近端联合纤维索	近端联合韧带	无移位	指蹼间隙	拇指外展减少
拇指腱前纤维索	拇指腱前带	无移位	MCPJ	

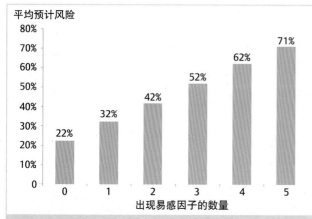

图 7.2 Dupuytren 的易感风险因子个数对挛缩复发的影响

因为没有哪一种治疗方法明确的优于其他治疗方法。

鉴于对于复发性掌腱膜挛缩缺乏最佳治疗共识，我们建议向患者提供所有治疗方案（观察，CCH 注射，穿针筋膜切开术，开放性手掌筋膜切除术）让患者根据各种治疗方案的优缺点来选择治疗措施。

我们倾向于 CCH 注射或开放性部分筋膜切除术。对于主要在手掌可触及不连续的纤维索产生病理筋膜挛缩的患者，我们建议注射 CCH。与开放筋膜切除术相比，注射 CCH 的好处包括：微创，恢复时间较短；然而，它会并发水肿、出血、瘀血，损伤屈肌腱可能；与开放手术相比有较高的复发率。纤维索边界不明的患者可能有多种结构导致挛缩复发，我们建议行开放性筋膜切除术联合关节挛缩松解术，以及可能的局部皮瓣修复术，以上术式使得所有的病理结构都能得到处理且复发率最低。开放性筋膜切除术的缺点包括较高的神经血管损伤风险，伤口并发症，感染和较长的恢复时间。

这个经历过多次治疗的患者手指上可触及连续的纤维索，手指挛缩可能是由于掌腱膜挛缩复发，瘢痕形成，关节囊挛缩引起。他选择开放性筋膜切除术和关节囊松解术。

推荐治疗方案

- 文献中没有关于最佳治疗的共识。
- 患者对不同治疗方案的风险和益处的选择是最重要的。
- 采用胶原酶注射的理想患者是手掌中有明显可触及的纤维索。
- 严重挛缩但无分散纤维索的患者行开放性筋膜切除术手术能更好地矫正挛缩，该手术可以对引起关节挛缩所有病理结构进行处理。
- 由于挛缩的神经血管结构对伸直的限制，所以手指挛缩无法完全矫正。

表 7.2 筋膜切除术、穿针筋膜切开术、胶原酶术后复发率

	筋膜切除术 [a-c]	穿针筋膜切开术 [a-c]	胶原酶 [d, e]
总复发率 (%)	21	85	35
掌指关节 (%)	21	57	27
近端指间关节 (%)	21	70	56

[a]: 接受筋膜切除术和穿针筋膜切开术治疗的复发患者，分别有 32% 和 50% 的患者在 4 年内需要再次手术
[b]: 筋膜切除术和穿针筋膜切开术的复发率分别为 0~39% 和 50%~58%
[c]: 总的被动伸直障碍增加至少 30° 被定义为复发
[d]: 关节挛缩增加 20° 或更大，存在可触及的纤维索，或关节需要进行进一步的医疗或手术干预被定义为复发
[e]: 干预后 3 年的总复发率

7.4 手术技术

患者取仰卧位，术侧上肢置于手台上，术侧肢体近端用棉垫包裹后捆绑非无菌止血带。手术开始 1h 内使用术前抗生素。我们建议麻醉采用 Bier 阻滞及或臂丛神经阻滞以及镇静。手被放置在一个能够回缩无关手指的固定装置（即托手板，Strickland 托手板，或类似的装置）。于手指掌侧取锯齿形切口，从手掌开始延伸至远端指间关节处（图 7.3）。从手掌筋膜内分离皮肤和皮下组织形成全厚皮瓣。皮瓣可以用尼龙线缝合到邻近的皮肤来固定。

全程显露手指桡侧及尺侧神经血管束走行范围，以便在手术过程中可以保护它们（图 7.4a）。辨认病变的筋膜纤维索（图 7.4b）。该患者手指侧面的纤维索被分离切除（图 7.4c）。我们同时发现一个引起 DIP 关节挛缩的血管后纤维索，也一并切除（图 7.4d）。

测量了患者手指的活动范围发现，该患者残留近端指间关节屈曲挛缩，而这是由于关节囊挛缩造成（图 7.5a）。切开 A3 滑车，进入近端指间关节（图 7.5b）。横韧带和侧副韧带被辨认和松解。再次评估近端指间关节的被动活动范围。我们能够以最小的力量完全伸直近端指间关节（图 7.5c）。

止血带放气，评估手指血流灌注情况。有时，手指的血流灌注因缩短动脉的张力而受到损伤，就像在这个患者松解环指屈曲挛缩后看到的情况（图 7.6）。减小手指的伸直通常就足以恢复血流灌注。如果灌注情况不好，我们建议在放大镜下或手术显微镜下检查评估指动脉，以确保动脉没有受伤。血流灌注确认后，彻底的止血以防止血肿的发生，血肿会限制手部早期活动，促进瘢痕组织的形成。

皮肤皮瓣用尼龙线缝合拉拢并关闭切口。如果皮

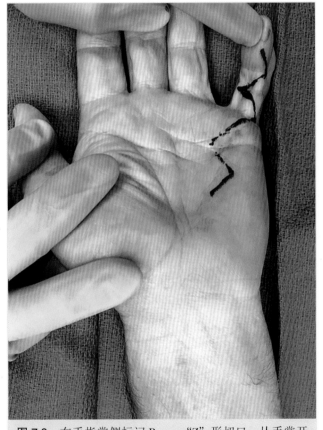

图 7.3 在手指掌侧标记 Bruner "Z" 形切口，从手掌开始延伸到远端指间关节

肤皮瓣较紧，在必要时行 "V" "Y" 形手术推进皮瓣较为有效。伤口使用无粘连纱布敷料、棉花和棉垫包扎。使用有衬垫的短臂掌侧石膏夹板固定于休息位，从前臂到患指及相邻手指，掌指关节屈曲 20° ~30°，近端指间关节和远端指间关节完全伸直，该石膏有时也被称为刺刀位石膏。

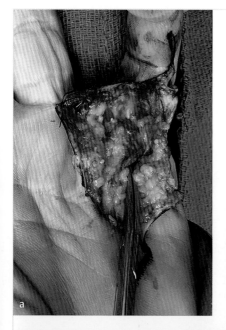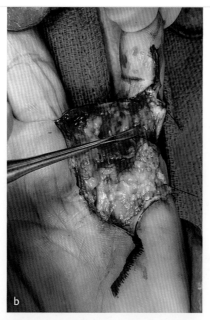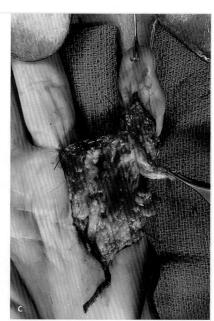

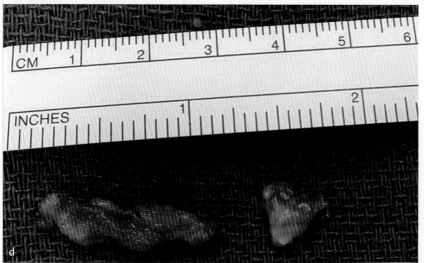

图 7.4 （a）指端桡侧和尺侧神经血管束显露。（b）病变的筋膜索。（c）手指侧方纤维索被分离及切除。（d）血管后纤维索导致了远端指间关节挛缩，也被同时切除

手术后 2~3 天内我们建议开始手部康复治疗（图 7.7a，b）。到那时，石膏夹板将被去除并更换为一个可活动的热塑性夹板，要求患者在无论何时都要佩戴，除非在换药或一定范围活动练习时去除（图 7.7c，d）。给患者进行伤口换药，控制水肿，主动及被动活动的训练。缝合线在 2 周后拆除，此时夹板只在晚上佩戴。

7.5 术后照片及效果评估

这个患者的近端指间关节挛缩几乎完全获得矫正（术前 90° 挛缩改善到术后伸直），远端指间关节挛缩改善较少（图 7.8）。他的小指感觉与术前检查相比没有变化。他对手术的结果非常满意，并且认为日常生活和娱乐活动较为轻松。

患者的结果与文献中描述相符。患者不论是采取何种治疗方式后手部功能都有所改善。但是，很少达到畸形完全矫正，许多患者存在持续的、轻微的功能受限。患者挛缩松解后感觉缺失并不少见，大约有 1/3 的患者有感觉减退；1/3 的患者有感觉缺失。尽管有这些局限，但患者对复发挛缩松解满意度较高。一些作者推测，患者对复发性挛缩治疗的满意度较高是由于

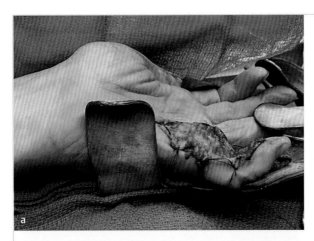

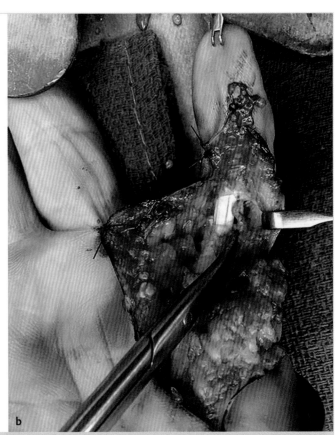

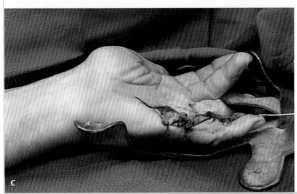

图 7.5 （a）患者因为关节囊挛缩，存在残余的近端指间关节（PIP）屈曲收缩。（b）打开 A3 滑车，以便进入 PIP 关节。（c）近端指间关节的伸直

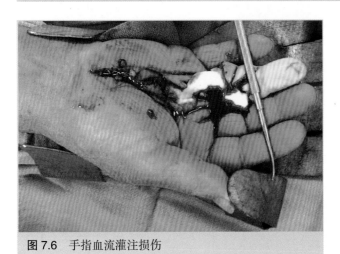

图 7.6 手指血流灌注损伤

患者受到了良好的对该疾病宣教，有适当的期望，他们获得的一定功能改善且避免了截肢，所以满意度较高。

7.6 技术要点

- 所有掌腱膜挛缩治疗的患者术后挛缩复发较为常见，掌腱膜挛缩的易感患者针刺筋膜切开术风险较高。
- 没有证据表明一种治疗方法优于其他治疗方法。

- 告知患者挛缩复发率高，并说明各种治疗方案的优缺点，对于患者建立术后恢复的期望值至关重要。
- 手术治疗之前已干预的术后复发掌腱膜挛缩在技术上更具挑战性，因这些患者继发了大量的瘢痕组织和紊乱的组织平面。辨认及保护重要的结构，包括神经血管束和下方屈肌腱十分必要。

（李 刚译）

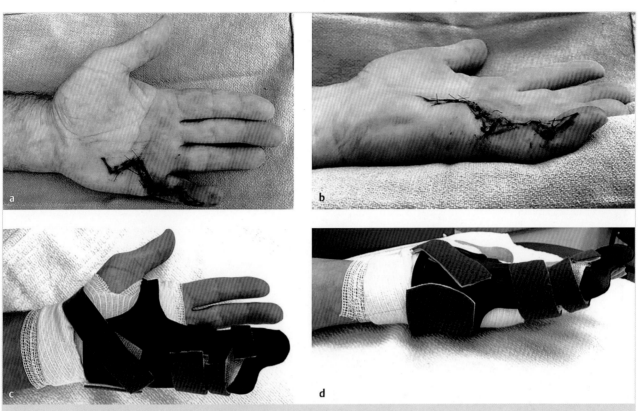

图 7.7　（a，b）术后 2 天。（c，d）石膏夹板拆除后，使用热塑性夹板固定

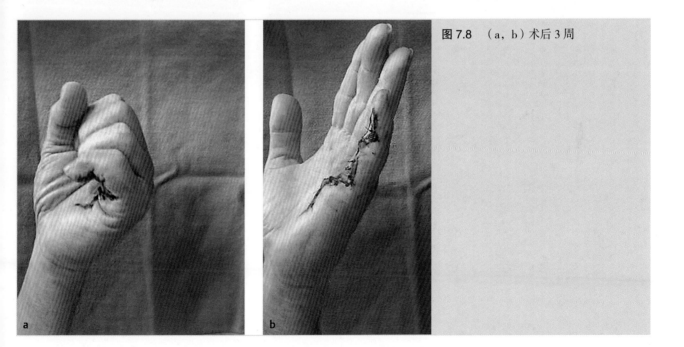

图 7.8　（a，b）术后 3 周

参考文献

[1] Bulstrode NW, Bisson M, Jemec B, Pratt AL, McGrouther DA, Grobbelaar AO.A prospective randomised clinical trial of the intra-operative use of 5-fluorouracil on the outcome of Dupuytren's disease. J Hand Surg [Br] 2004;29 (1):18–21.

[2] Cheung K, Walley KC, Rozental TD. Management of complications of Dupuytren contracture. Hand Clin 2015;31(2):345–354.

[3] Dias JJ, Singh HP, Ullah A, Bhowal B, Thompson JR. Patterns of recontracture after surgical correction of Dupuytren disease. J Hand Surg Am 2013;38(10): 1987–1993.

[4] Eberlin KR, Kobraei EM, Nyame TT, Bloom JM, Upton J III. Salvage palmar fasciectomy after initial treatment with collagenase clostridium histolyticum. Plast Reconstr Surg 2015;135(6):1000e–1006e.

[5] Hay DC, Louie DL, Earp BE, Kaplan FT, Akelman E, Blazar PE. Surgical findings in the treatment of Dupuytren's disease after initial treatment with clostridial collagenase (Xiaflex). J Hand Surg Eur Vol 2014;39(5):463–465.

[6] Hindocha S, Stanley JK, Watson S, Bayat A. Dupuytren's diathesis revisited: evaluation of prognostic indicators for risk of disease recurrence. J Hand Surg Am 2006;31(10):1626–1634.

[7] Peimer CA, Blazar P, Coleman S, Kaplan FT, Smith T, Lindau T. Dupuytren contracture recurrence following treatment with collagenase clostridium histolyticum (CORDLESS [Collagenase Option for Reduction of Dupuytren Long- Term Evaluation of Safety Study]): 5-year data. J Hand Surg Am 2015;40(8): 1597–1605.

[8] Roush TF, Stern PJ. Results following surgery for recurrent Dupuytren's disease. J Hand Surg Am 2000;25(2):291–296 van Rijssen AL, Werker PM. Percutaneous needle fasciotomy for recurrent Dupuytren disease. J Hand Surg Am 2012;37(9):1820–1823.

第 8 章　掌腱膜挛缩治疗的并发症

Nash H. Naam, F. Thomas D. Kaplan

8.1　病例

一名 62 岁的钢铁工人，因右手小指挛缩而入院治疗。近端指间关节（PIP）关节屈曲 70° 挛缩，伴有小指外展肌纤维索形成。他之前左手环指和第一指蹼间隙曾做过筋膜切除术，并且在此处并发炎症反应。结果，他努力恢复所有手指的屈曲，6 个月都无法恢复工作。在讨论治疗方案后，他选择了采用注射溶组织梭菌型胶原酶（CCH）治疗右手小指的挛缩。

注射是按照制造商的指南进行的，向纤维索的 3 个邻近区域注射 0.58mg 梭菌胶原酶。第 2 天在无麻醉下进行松解，使纤维索破裂并使手指完全被动伸直。患者在晚上佩戴伸直夹板，在关节活动范围内进行锻炼。注射 8 天后，患者就恢复了工作。当患手抓着千斤顶移动重物时，他感到被治疗手指里"砰"的一声响。

8.2　解剖学

体检呈典型的胶原酶后遗症，包括注射后轻度水肿和轻度瘀斑（图 8.1）。手指感觉是正常的，远端指间关节无主动屈曲，近端指间关节主动屈曲减弱。通过磁共振成像诊断为指深屈肌腱断裂，指浅屈肌完整。

8.3　推荐治疗方案

肌腱断裂建议分两个阶段进行重建，特别是深浅

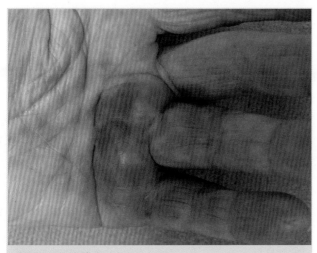

图 8.1　初步检查

肌腱都失效时。此手术间隔时间为 4~6 个月，甚至可能还要进行第 3 次手术松解。这需要较长的恢复时间和较高经济成本，但这是最适合患者术后康复训练的治疗方案。

接受单纯指浅屈肌重建可能是许多单纯指深屈肌断裂患者的最佳选择，尤其是那些先前存在的远端指间关节僵硬的患者。想要避免手术，我们的患者最初选择观察治疗以恢复近端指间关节活动。6 周后，患者仍然存在近端指间关节屈曲活动受限以及掌部疼痛，告知患者行肌腱残端切除及指浅屈肌腱松解术，患者拒绝肌腱重建术，选择行单纯指浅屈肌修复。

注射胶原酶有肌腱断裂的风险，在每次注射时应该考虑如何避免。可能有多种因素与肌腱断裂有关，"部位"是一个重要因素，在临床研究中这 3 种破裂都发生注射治疗小指近端指间关节挛缩的患者。

其中 26 例是在美国食品药品管理局（FDA）批准该药后的 3 年内发生的，其中 13 例涉及小指（5 个掌指关节和 8 个近端指间关节），4 例涉及环指掌指关节，9 例不明确。当纤维索向手指的远端发展时，它变得更接近屈肌腱鞘。此外，皮肤和屈肌腱鞘之间的空间近端指间关节处（4mm）与掌指关节处（7mm）相比更小。进行 CCH 注射时应特别小心。注射器在注射过程中必须保持稳定以免针头移出纤维索。在注射过程中，应感觉到较大的阻力，如果失去了阻力，就会出现药物外渗至纤维索外，针应该移动到纤维索内新位置。对于手指的纤维索，应注射尽可能靠近近端，手指近端屈曲皮肤皱褶远端 4mm 以内的"安全区"。纤维索可以采用针头侧面水平注射方式，以便针头远离屈肌腱鞘。如果纤维索特别薄，外科医生应该考虑使用少于 0.58mg 的剂量，特别是注射手指近端皮肤皱褶的远端时。最后，我们建议患者注射后 3~4 周避免用力紧握和抬举，利于胶原重塑。

推荐治疗方案

- 肌腱重建：
    - 由于损伤区域和肌腱不明，不建议进行一期修复。
    - 二期重建：
        - 肌腱替代占位器和指浅屈肌腱切除（如果存在）。
        - 在伤口恢复后取出占位器行肌腱移植。
- 远端指间关节融合。
- 接受只有指浅屈肌的手指。

8.4　手术技术

术中断裂的指深屈肌腱残端在手掌中央被发现（图8.2a，b）。指浅屈肌腱在瘢痕内产生粘连，并且出现一个局部薄弱的区域（图8.2c）。

从瘢痕组织内游离 FDP 指深屈肌肌腱残端，松解蚓状肌起点。切除指深屈肌肌腱。在 A1 和 A2 滑车的近端以及 A2 和 A4 滑车之间进行指浅屈肌腱松解术，直至之前屈肌腱近端张力可以使近端指间关节完全屈曲。患者术后立即开始消肿及关节活动范围内的锻炼。

8.5　术后照片及效果评估

患者恢复了掌指关节的活动，近端指间关节活动范围 45°~80°。他能够重返他的体力劳动工作中。治疗后 3 年随访患者近端指间关节不能伸直，关节屈曲 70°~92° 畸形（图8.3）。患者无可触及的掌腱膜组织。因此，屈曲挛缩复发主要由于关节纤维化和伸肌装置的力量减弱所致，这两个因素导致近端指间关节挛缩复发，无论一期治疗方法如何，患者都存在严重近端指间关节挛缩。

CCH 是两种纯化细菌酶的混合物可以溶解组成掌腱膜纤维索高度稳定的 3 倍螺旋 I 型和 III 型胶原。两种酶的协同作用可致使纤维组织内的胶原快速降解，软化纤维索，有利于手指伸直和纤维索破裂。这个过程的副产物是小胶原碎片，该物质会产生 3 个典型的生理反应：血管渗漏，中性粒细胞趋化，伤口愈合反应。

CCH 治疗后的并发症可分为与胶原蛋白分解产物形成相关的副作用、与邻近含胶原蛋白结构受损相关的副作用、对外来细菌蛋白的过敏反应以及与操作过程相关的副作用。大多数接受 CCH 治疗的患者表现出胶原碎片相关典型的反应，包括在治疗的患手上出现肿胀、瘀斑和疼痛 / 压痛。少数患者前臂和上臂中央会出现瘙痒和 / 或瘀斑性皮疹（图8.4）。或与碎片溶解相关的淋巴结肿大、压痛。这些副作用通常是短暂的，并且会在 1~2 周内消失。

对 CCH 的免疫反应极为罕见。虽然在胶原酶的临床前期试验中大多数受试者（>85.7%）在第 1 次注射

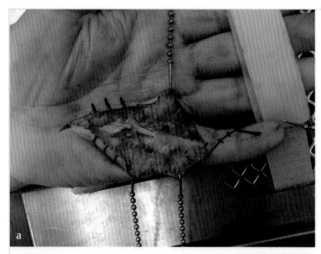
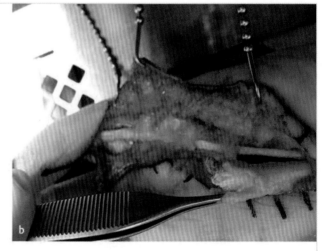
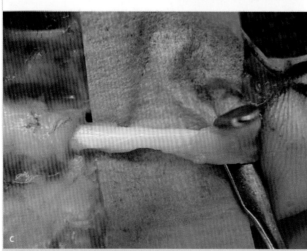

图 8.2　（a，b）断裂的指深屈肌腱残端。（c）指浅屈肌腱部分变薄区

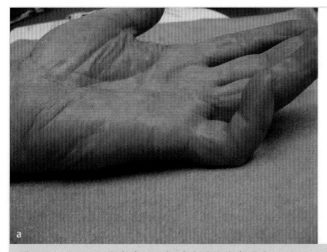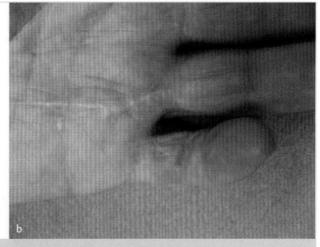

图 8.3 （a，b）患者术后 3 年随访时的临床照片

后 30 天形成一种或两种酶亚型的抗体，在第 3 次或第 4 次注射之后 100% 形成抗体，但是存在 1 例只注射了一次 CCH 就产生过敏反应的报告。尽管瘙痒发生于未预先接触 CCH 的患者，在那些有过接触的患者中出现更高，提示这可能是一种轻微的免疫反应。

在操作过程中手指可能会出现损伤。目前，还没有关于神经或动脉牵拉性损伤、关节脱位或骨折的报道。然而，皮肤裂伤并不少见（图 8.5a、视频 8.1）。在临床实验中，一处注射时皮肤裂伤率高达 11%，两处同时注射时是 22%。根据对 500 多例患者的研究，皮肤撕裂是更有可能发生在更严重的挛缩患者身上，那些患者可能出现更重的肿胀，甚至血性水疱（图 8.5b），尤其是手指在操作之前被麻醉时更易出现。

邻近结构的损伤是应用 CCH 的最严重的并发症。正如掌腱膜的纤维索，肌腱和韧带也由 I 型胶原组成。在治疗掌腱膜挛缩患者的过程中注射药物至纤维索后的外渗，或药物不慎注射到肌腱和韧带上，会使它们变得薄弱。幸运的是肌腱及韧带损伤的风险非常低。在临床实验中，在 1082 例接受 2630 次注射的患者中，存在肌腱断裂 3 例，滑车断裂 1 例（发生率：1.5/1000 次注射）。前 3 年的临床应用的上市监测数据报告，注射 49078 例患者肌腱断裂 26 例（发生率：0.5/1000 次注射），1 例滑车损伤（发生率：0.02/1000 次注射）。肌腱断裂的手术选择包括肌腱修复、肌腱重建，或改善肌腱缺损手指功能的补救手术（肌腱松解，远端指间关节融合）。在 CCH 注射后指浅屈肌和指深屈肌腱断裂的病例中，Povlsen 和 Sing 报告，肌腱修复后进行主动关节活动的效果令人失望。CCH 损伤致使肌腱断裂可能导致受伤区域直接修复的成功率大打折扣。另一例 CCH 治疗后指浅屈肌和指深屈肌破裂报道，Zhang 等选择了二期肌腱重建治疗由于"肌腱缺损和肌腱鞘损伤"的病例。患者在术后 2.5 年的进行最后

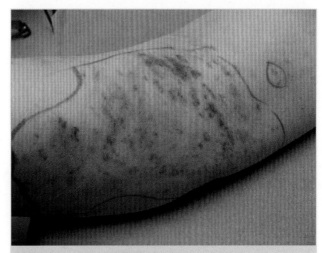

图 8.4 经溶组织梭菌胶原酶治疗后出现瘀斑

的随访时恢复了功能性活动，掌指关节的运动范围为 0° ~110°，近端指间关节为 25° ~80°（远端指间关节活动范围未报道）。

8.6　技术要点

- CCH 常见的副作用：
    - 水肿。
    - 瘀斑。
    - 注射部位疼痛 / 压痛。
    - 瘙痒。
    - 淋巴结压痛 / 肿胀。
- 操作并发症：
    - 皮肤裂伤。
- 主要并发症：
    - 屈肌腱断裂。
    - 滑车断裂。
- 外科医生在注射过程中必须小心，确保正确的病灶内注射：

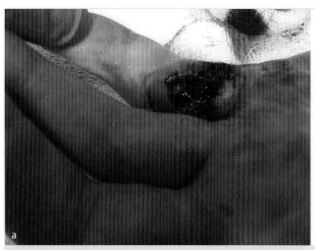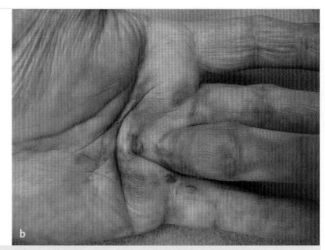

图 8.5　操作过程中手指损伤。（a）皮肤裂伤。（b）血性水疱

　　—避免在手指近端皮肤屈曲皱褶以远注射超过 4mm。

　　—远离屈肌腱鞘直接注射。

　　—避免外渗。如果注射过程中失去阻力，停止注射并将针头移动到纤维索的新位置。

- 告知患者在注射后的 3~4 周内避免用力抓握。
- 如果两条肌腱都发生断裂，则进行二期重建建议。
- 如果只发生指深屈肌腱断裂，则根据患者的意愿单纯修复指浅屈肌也是可接受的。

（李　刚译）

参考文献

[1] Gaston RG, Larsen SE, Pess GM, et al. The efficacy and safety of concurrent collagenase clostridium histolyticum injections for 2 Dupuytren contractures in the same hand: a prospective, multicenter study. J Hand Surg Am 2015;40(10):1963–1971.

[2] Hurst LC, Badalamente MA. Nonoperative treatment of Dupuytren's disease. Hand Clin 1999;15(1):97–107. vii.

[3] Hurst LC, Badalamente MA, Hentz VR, et al. Injectable collagenase clostridium histolyticum for Dupuytren's contracture. N Engl J Med 2009;361(10):968–979.

[4] Kam CC, Kaplan FT. Injectable collagenase for the treatment of Dupuytren contracture: a critical analysis review. JBJS Rev 2013;1(2).

[5] Kaplan FT. Collagenase clostridium histolyticum injection for the treatment of Dupuytren's contracture. Drugs Today (Barc) 2011;47(9):653–667.

[6] Peimer CA, McGoldrick CA, Kaufman G. Nonsurgical treatment of Dupuytren contracture: 3-year safety results using collagenase clostridium histolyticum. J Hand Surg Am 2013;38(10):e52.

[7] Peimer CA, Wilbrand S, Gerber RA, Chapman D, Szczypa PP. Safety and tolerability of collagenase clostridium histolyticum and fasciectomy for Dupuytren's contracture. J Hand Surg Eur Vol 2015;40(2):141–149.

[8] Pharmaceuticals A. Briefing Document for Collagenase Clostridium Histolyticum (AA4500) in the Treatment of Advanced Dupuytren's Disease. In FDA Arthritis Advisory Committee Meeting; 2009.

[9] Povlsen B, Singh S. Acute double flexor tendon ruptures following injection of collagenase clostridium histolyticum (Xiapex) for Dupuytren's contracture. BMJ Case Rep 2014.

[10] Zhang AY, Curtin CM, Hentz VR. Flexor tendon rupture after collagenase injection for Dupuytren contracture: case report. J Hand Surg Am 2011;36(8): 1323–1325.

第四部分

屈肌腱修复

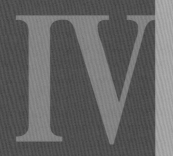

第 9 章　屈肌腱断裂

Jin Bo Tang

9.1　病例

一名 36 岁男性，初次受伤后在另一家医院做了示指屈指深肌腱修复，3 周后在我院就诊，发现左手示指远端及近端指间关节不能主动屈曲（图 9.1）。

他的切口在近节指骨掌侧中间，采用改良 Kessler 双股法行屈指深肌腱缝合，并行简单外周加固缝合。术后 2 周开始被动活动，术后 3 周开始主动活动，但他注意到他不能主动屈曲示指的远端指间关节和近端指间关节，最后被诊断左手示指修复的指深屈肌腱断裂。

9.2　解剖学

该患者初次肌腱断裂的部位位于屈肌腱解剖位置 2 区，更准确地说位于 2B 区（图 9.2a）。在 2 区，屈肌腱必须穿过 2C 区（A2 滑车）才能弯曲手指。另外，在该区域修复肌腱时如果修复不够牢固很容易发生再次断裂，比如双股 Kessler 缝合法（本例患者）；另一原因则是修复肌腱张力不足（比如在主动活动时修复部位很容易卡在 A2 滑车边缘而在缝合处出现间隙）。A2 滑车位于近节指骨近端 2/3 的部位，长 1.5~1.8cm，呈狭窄的硬管状。在术后，该滑车可阻碍缝合后水肿的指深屈肌腱滑动，肌腱滑动阻力显著增加。A2 滑车是 2 区中解剖最复杂的部分，A2 滑车中最狭窄的部位是最远端和中间部分（图 9.2b）。

该患者初次手术的失败跟医生的经验不足有关，即医生没有将 A2 滑车做切开。随后，患者在术后 3 周

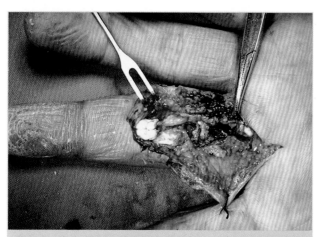

图 9.1　术中探查发现患者左手示指于 3 周前修复的屈肌腱再次断裂

主动活动手指时缝合的肌腱再次发生了断裂。

9.3　推荐治疗方案

预防术后肌腱再断裂的方法之一是采用坚强缝合，比如采用多股缝合；另一种方法是根据修复肌腱的位置切开对应的 A2 滑车或者 A4 滑车。虽然其他人推荐标准的 4 股或者其他方法，但作者推荐采用 6 股肌腱内缝合加简单的外周缝合，增加缝合端 4 股缝线会增加大约 5min 的操作时间，但这可确保缝合后的肌腱更加坚固，术后早期主动活动。对于再断裂的肌腱修复，作者经常用 4-0 或者 3-0 缝线进行 6 股 "M" 形缝合（图 9.3a）或者 6 股（3 组线）非对称 Kessler 缝合（图 9.3b）。

对于肌腱修复或者肌腱移植术后发生的再断裂，如果再断裂时间发生在初次手术后 4~5 周内，作者一般选择再次修复。在该时间段内，可适当修剪软化和不规整的肌腱末端，然后进行端对端修复。根据作者的经验，这是一个非常实用的肌腱修复方法。大于 5 周的再断裂比较少见，如果有则可选择肌腱移植。

对于上面所描述的这位初次术后 3 周发生肌腱再断裂的患者，作者决定对其指深屈肌腱行端对端修复。

9.4　手术技术

手术采用臂丛麻醉，绑止血带，按原切口切开并将其延长，探查发现指深屈肌腱包埋在致密的瘢痕内（图 9.4），A2 滑车完整性消失且与周围瘢痕粘连，近端肌腱缩至 A2 滑车近端。

对肌腱残端做修剪，共切除大约 1cm 长度（图 9.5），对 A2 滑车切除 70% 后只保留一部分环形结构，最后将近端肌腱穿过剩余的 A2 滑车并向远端肌腱靠拢。

将示指保持半弯曲状态以利于肌腱能维持一定的张力，用一个 25G 的注射器针头在肌腱近端穿入并固定在示指近端以防止其回缩。用双线行 "M" 形缝合指深屈肌腱，保持肌腱两端内缝线的长度至少 1cm，且注意保持所有缝线张力，避免无效缝合。最后用 6-0 尼龙线行简单外周缝合。

将固定在近端的针头撤除，被动屈伸示指并观察缝合的肌腱是否有间隙存在，以及肌腱在 A2 滑车下滑动是否通畅，最后缝合伤口。

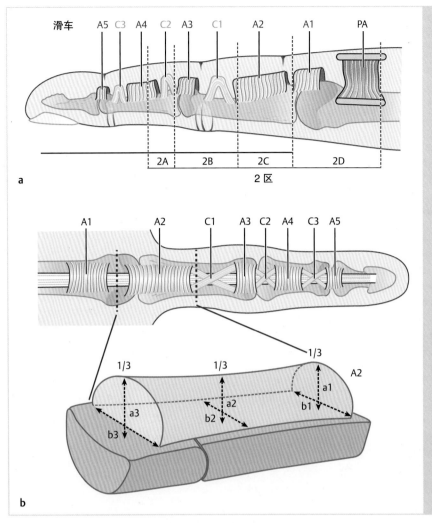

图 9.2 手指屈肌腱及滑车示意图。（a）手指区域划分及 2 区亚区划分。（b）A2 及 A4 滑车解剖、A2 滑车放大示意图，显示最狭窄部分为 a1b1~a2b2 之间，其位于 A2 滑车的远端和中间

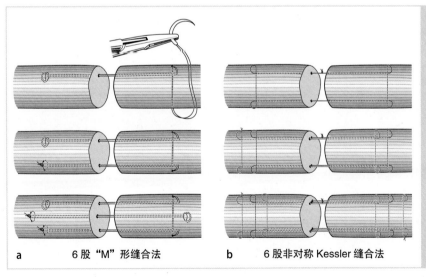

a 6 股 "M" 形缝合法 b 6 股非对称 Kessler 缝合法

图 9.3 作者常用的 2 种缝合方法。（a）6 股 "M" 形缝合法。（b）6 股非对称 Kessler 缝合法

手术步骤

1. 修剪肌腱残端。
2. 切除与瘢痕粘连的部分滑车。
3. 将近端肌腱穿过准备好的滑车。
4. 手指维持于半屈曲状态。
5. 修复指深屈肌腱。
6. 移除近端肌腱上的临时固定针头。
7. 被动屈伸手指确认肌腱能平滑移动且延续性完整。

9.5　术后照片及效果评估

　　用背侧石膏固定腕关节于轻度屈曲、掌指关节屈曲 40° 位置，石膏长度需达前臂中部。术后 5 天开始早期主动活动，活动范围为正常活动范围的 2/3，至术后 4 周时达正常活动范围，术后 6 周去除石膏。

　　术后 6 个月时随访，显示患者左手示指屈伸功能良好（图 9.6），无肌腱弓弦样改变。

9.6　技术要点

- 如果肌腱再断裂发生在初次修复后 4~5 周内，在探查找到肌腱残端后可进行肌腱端端吻合修复。
- 虽然推荐的肌腱修复方法和初次修复方法一致，但作者强烈推荐更强健的缝合方法，因为重新修复的肌腱在吻合端会出现很大的张力，建议至少 6 股缝线缝合。
- 肌腱残端应当作修剪处理，通常每一侧的肌腱可切除大约 0.5cm 长度。
- A2 滑车需做部分切除。
- 必须切除所有粘连的瘢痕。
- 所修复肌腱需保持合适的张力，修复的部位轻度膨大是正常的。
- 不要尝试去修复 2C 区的指深屈肌腱（A2 滑车部位）。
- 术者在缝合切口前必须屈伸活动手指，观察缝合的肌腱是否能在 A2 滑车内平滑地移动，且吻合端不遗漏的间隙（屈伸试验）。

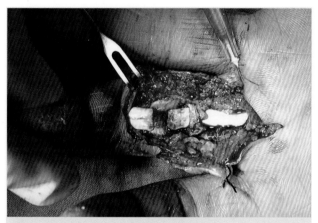

图 9.4　显示断裂的肌腱及周围瘢痕粘连

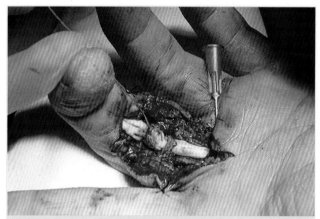

图 9.5　切除大量与瘢痕粘连的 A2 滑车，保留部分滑车并在合适张力下修复肌腱

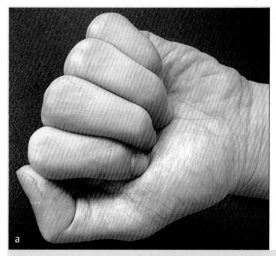
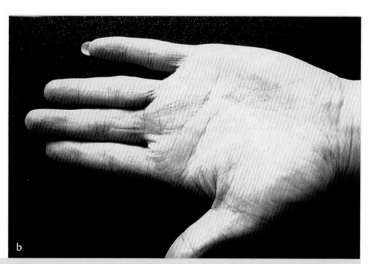

图 9.6　术后 6 个月，显示肌腱修复术后示指屈伸功能良好

- 如果在局麻时，术中可不绑止血带，术者可以要求患者主动屈伸患指，观察肌腱的吻合情况和滑动是否顺畅，这就是该方法在初次肌腱修复手术中的好处。
- 在术后3~4周内鼓励患者进行患指的部分主动活动，要避免进行全范围的活动。因为全范围内的活动会使脆弱的肌腱修复端阻力显著增加。
- 在术后的早期，必须用前臂短石膏或夹板将腕关节固定于中立位或者轻度屈曲位，而不是过度或极度屈曲位。

（卜鹏飞 译）

参考文献

[1] Dowd MB, Figus A, Harris SB, Southgate CM, Foster AJ, Elliot D. The results of immediate re-repair of zone 1 and 2 primary flexor tendon repairs which rupture. J Hand Surg [Br] 2006;31(5):507–513.

[2] Elliot D. Primary flexor tendon repair--operative repair, pulley management and rehabilitation. J Hand Surg [Br] 2002;27(6):507–513.

[3] Giesen T, Sirotakova M, Copsey AJ, Elliot D. Flexor pollicis longus primary repair:further experience with the tang technique and controlled active mobilization.J Hand Surg Eur Vol 2009;34(6):758–761.

[4] Lalonde DH, Martin AL. Wide-awake flexor tendon repair and early tendon mobilization in zones 1 and 2. Hand Clin 2013;29(2):207–213.

[5] Moriya K, Yoshizu T, Maki Y, Tsubokawa N, Narisawa H, Endo N. Clinical outcomes of early active mobilization following flexor tendon repair using the six-strand technique: short- and long-term evaluations. J Hand Surg Eur Vol 2015;40(3):250–258.

[6] Moriya K, Yoshizu T, Tsubokawa N, Narisawa H, Hara K, Maki Y. Outcomes of release of the entire A4 pulley after flexor tendon repairs in zone 2A followed by early active mobilization. J Hand Surg Eur Vol 2016;41(4):400–405.

[7] Savage R, Tang JB. History and nomenclature of multistrand repairs in digital flexor tendons. J Hand Surg Am 2016;41(2):291–293.

[8] Tang JB. Indications, methods, postoperative motion and outcome evaluation of primary flexor tendon repairs in Zone 2. J Hand Surg Eur Vol 2007;32(2):118–129.

[9] Tang JB. Outcomes and evaluation of flexor tendon repair. Hand Clin 2013;29(2):251–259.

[10] Tang JB. Release of the A4 pulley to facilitate zone II flexor tendon repair.J Hand Surg Am 2014;39(11):2300–2307.

[11] Tang JB. New developments are improving flexor tendon repair. Plast Reconstr Surg.2018;141(6):1427–1437.

[12] Wu YF, Tang JB. Effects of tension across the tendon repair site on tendon gap and ultimate strength. J Hand Surg Am 2012;37(5):906–912.

[13] Wu YF, Tang JB. Tendon healing, edema, and resistance to flexor tendon gliding: clinical implications. Hand Clin 2013;29(2):167–178.

[14] Wu YF, Tang JB. Recent developments in flexor tendon repair techniques and factors influencing strength of the tendon repair. J Hand Surg Eur Vol 2014;39(1):6–19.

第 10 章　屈肌腱粘连

Donald H. Lalonde

10.1　病例

　　一名 70 岁的女性，于 63 年前曾做过中指及环指的肌腱修复手术，现右手中指和环指主动伸直正常，屈曲只能达到正常的一半，但被动屈曲则可达正常的 3/4。在手掌可触及粘连的肌腱及质硬的瘢痕（图 10.1）。

　　在修复屈肌腱时应用利多卡因和肾上腺素是避免肌腱粘连的最佳方法。在术中没有应用止血带和镇静剂的情况下，可以要求患者主动屈伸手指来判断修复后的肌腱是否仍遗漏缺口以及是否能通畅的在滑车内滑动。如果患者不是小孩，那么术后在石膏保护下进行积极的康复训练也可有效避免术后肌腱粘连。

10.2　解剖学

　　由于关节僵硬而限制了她手指关节的正常活动，但在僵硬的掌指关节、近端指间关节以及远端指间关节周围的关节囊还存在一定的软组织韧性，这意味着在被动屈曲手指时还存在一定的关节活动度，所以，

在手术松解之前患者必须加强关节的被动训练，以期达到更好的手术效果。

10.3　推荐治疗方案

　　患者的依从性很高，愿意接受医生的治疗方案，术前在一位康复师的指导下进行了 6 个月的关节被动活动训练，现在准备在清醒状态下进行肌腱松解术（图 10.2）。

推荐治疗方案

- 术前所有关节必须进行被动活动训练。
- 在患者清醒状态下进行手术，患者可以主动活动手指，这有助于松解粘连的肌腱。
- 在完全清醒的情况下进行肌腱松解，可以让患者记住肌腱在术中松解后手指的活动范围。这将有助于患者在术后有信心完成康复治疗并力争恢复到术中达到的活动范围。
- 术后 3~5 天内需固定并抬高患肢，避免早期活动，因为早期活动可导致伤口内出血并形成血凝块。血凝块

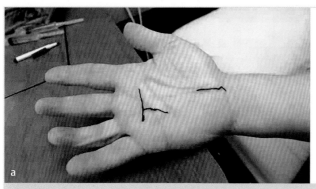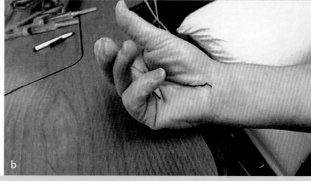

图 10.1　（a）术前掌部可触及瘢痕并做标记。（b）术前右手中指及环指主动屈曲情况

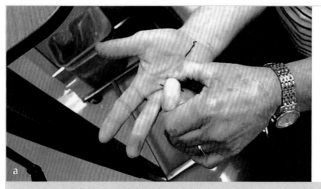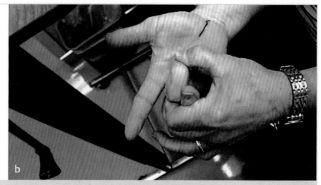

图 10.2　手指被动活动度恢复正常。（a）环指，（b）中指

最终会机化并形成新的瘢痕，这对手指的活动非常不利。另外，延期3~5天活动的另一原因是胶原一般在3天以后才开始形成。最后，当出血停止、肿胀消退后再开始活动，可减少活动后肌腱与周围组织摩擦带来的阻力。作者一般建议所有患者在伤口恢复致无痛时才开始活动。

- 当患者在3~5天后开始活动手指时，一定要谨记此时肌腱还很脆弱。因为在术中松解肌腱时去除了包裹在肌腱周围的胶原，剩余肌腱比较脆弱。另外在松解时也破坏了肌腱与周围瘢痕组织之间的血供，使肌腱处于缺少血供状态，所以如果太用力肌腱会发生断裂。相反，在早期应该跟肌腱断裂修复术后一样，在一定的石膏保护下进行主动功能锻炼，在最初的几周里，可以嘱患者进行半握拳训练，这样做可以防止肌腱再次粘连。

10.4 手术技术

在患者进入手术室前在预计切口的近端注射10mL利多卡因和肾上腺素（图10.3）。进行初次注射时不要移动针头，因为注射的局麻药物会自行分布到手术区域，选择27G针头，注射时尽量缓慢推注以减少患者疼痛。然后在注射药物扩散范围边缘发白处再次进针继续注射，这样可以避免在正常皮肤进针时带来的疼痛。

按压手掌直到局麻药物扩散均匀，然后分别在每个指骨两侧神经中间的皮下脂肪注射2mL利多卡因。先前形成的瘢痕可以阻挡局麻药物向周围正常组织扩散。

选择横切口进入腱鞘，尽量保留更多的滑车，在手掌内和肌腱侧面使用剥离子仔细分离，将肌腱与A2滑车分开（图10.4a）。用小的组织剪在肌腱背面将其

与掌指骨之间的瘢痕剪开，然后嘱患者轻微主动活动手指将肌腱与周围粘连完全分开，如果还存在粘连，则继续重复上述操作。松解完成后让患者弯曲手指看到自己术中能到达的最大屈曲位置，让患者记住，以此作为术后锻炼的目标（图10.4b）。

完成松解后肌腱会变得相对脆弱，因为肌腱周围的瘢痕被去除，且松解肌腱致肌腱周围血供被破坏。

手术步骤

1. 进行局部浸润麻醉。
2. 待30min后肾上腺素和利多卡因充分起效再进行手术。
3. 仔细松解肌腱，最后嘱患者主动轻微活动手指帮助松解粘连组织，反复活动手指直到肌腱与周围组织之间彻底分开。

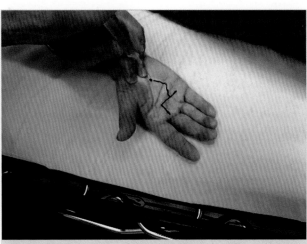

图10.3 手术预切口及初次注射药物位置。初次注射10mL药物后30min，在手掌远端再次注射10mL，然后在每个手指上注射4mL（近节及中节指骨皮下各2mL）

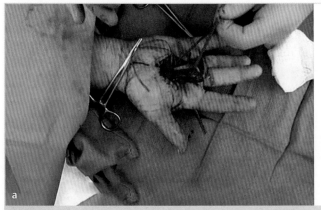
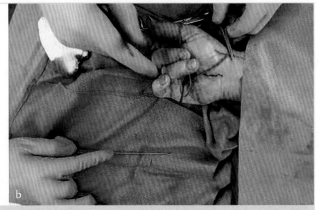

图10.4 （a、b）中指可见屈指深肌腱粘连，最后在患者手指活动牵拉下彻底将最后的粘连松开；而在环指、指深和指浅屈肌腱均有严重粘连，松解后可见肌腱比较脆弱且血供明显减少，这就是为什么肌腱松解术后必须跟肌腱修复术后一样需要固定的原因

10.5　术后效果评估

　　患者一直没有进行百分之百的活动锻炼，而且示指也有一定的屈曲受限。但是，患指的关节活动度较术前有明显改善，几乎可以达到正常的活动范围（图10.5），在未来的一两年上述情况可能会随着患者手指的活动进一步改善。

10.6　技术要点

- 肌腱松解前必须使瘢痕软化。
- 术前必须进行完全的被动活动。
- 在患者清醒状态下进行肌腱松解。
- 瘢痕可以作为局麻药物的天然屏障来阻止局麻药物向周围正常组织扩散。
- 术后3~5天内需固定并抬高患肢，避免早期活动导致肌腱断裂。
- 术后早期主动活动时必须在石膏保护下进行，就像屈肌腱修复术后一样，这样可避免乏血供的脆弱肌腱出现断裂。

（卜鹏飞 译）

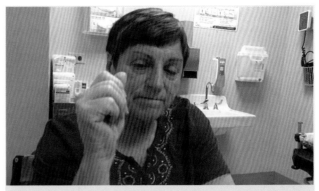

图 10.5　显示术后 6 周手指主动屈曲程度

参考文献

[1] Higgins A, Lalonde DH. Flexor tendon repair postoperative rehabilitation: the Saint John protocol. Plast Reconstr Surg Glob Open 2016;4(11):e1134.

[2] Lalonde D, Higgins A. Wide awake flexor tendon repair in the finger. Plast Reconstr Surg Glob Open 2016;4(7):e797.

第 11 章 屈肌腱弓弦畸形

Jin Bo Tang

11.1 病例

52 岁男性，因示指指深屈肌腱改良 Kessler 法双针缝合法修复术后 1 周，突然出现主动屈曲活动功能丧失，到作者所在医院就诊。肌腱最初断裂部位为近端指间关节（PIP）平面。他在早期开始手指主动屈曲后，丧失了该手指远端指间关节的主动屈曲功能。作者决定在初次手术后 4 周行断裂的指深屈肌腱的再次修复手术。然而，在再次肌腱端－端吻合术后又出现了肌腱粘连。在行两次肌腱粘连松解术后，手指主动屈曲功能改善有限，且在近端指间关节处出现弓弦畸形（图 11.1）。诊断为肌腱粘连，滑车破坏，弓弦形成。根据临床表现，需重建 A4 滑车。

与患者充分沟通后，我们决定分期行肌腱及滑车重建术。手术计划：一期，在 1 区、2 区切除损伤的指深屈肌腱，用硅胶棒代替，在其上重建滑车；二期，用掌长肌腱代替硅胶棒。

11.2 解剖学

屈肌腱的一个重要结构，是其环形的滑车装置（图 11.2）。以 A2 和 A4 滑车在结构上最明显，功能上最重要。所以，若所有环形滑车均受损，A2、A4 滑车必须重建。若仅剩其中之一，则另外一个必须重建。A2 滑车位于近节指骨的近中部分，A4 滑车位于中节指骨的中间部位。

再次修复断裂的指深屈肌腱将增加粘连的风险，严重的粘连会导致整个鞘管的破坏，包括大部分或全部的环形滑车。这可能是该 A4 滑车及邻近结构受损的原因。至少，该患者的 A4 滑车需要重建。

A3 滑车位于近端指间关节掌侧，功能上不如 A2、A4 滑车重要。但重建时，要考虑将 A4 滑车重建宽大一些，或者在近端指间关节处重建一束滑车以减轻近端指间关节的弓弦畸形。

11.3 推荐治疗方案

滑车重建与硅胶棒植入同时进行，是此复杂病例

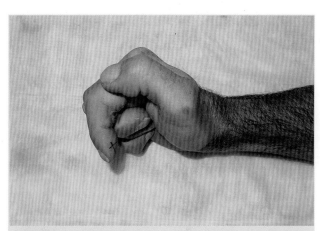

图 11.1 一期肌腱修复术后，指深屈肌腱在近端指间关节处形成弓弦畸形

图 11.2 手指环形滑车的位置。注意 A2 及 A4 滑车最大，位置最重要

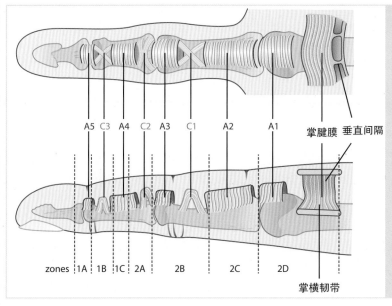

A5　C3　A4　C2　A3　C1　A2　A1　掌腱膜　垂直间隔

zones　1A　1B　1C　2A　2B　2C　2D

掌横韧带

的标准术式。硅胶棒上重建滑车，不会在棒与滑车之间产生粘连。肌腱粘连松解时，在损伤的肌腱之上重建滑车则不妥，会产生粘连，早期手指主动活动时也会导致滑车断裂。

对于一期行肌腱移植术患者，滑车也可以同时重建，但作者倾向于仅用于只需重建一个滑车，粘连较轻的患者。若 A2、A4 滑车均需重建患者，瘢痕组织通常会比较广泛。硅胶棒置入起刺激假鞘形成的作用。在瘢痕广泛的手指上，一期同时行肌腱移植及滑车重建术，不能获得活动好的手指，功能令人失望。故对于瘢痕重，需要肌腱移植的手指，更倾向于分期重建术。

11.4　手术技术

手术在臂丛麻醉，止血带下进行。

11.4.1　一期手术步骤

切除损伤的指深屈肌腱。
保留远端 A2 滑车。
清除粘连组织，切除指浅屈肌腱（FDS）。
A2 滑车之下置入硅胶棒。
用一段指深屈肌腱重建 A4 滑车。
移植物固定于残留的滑车之上。
牢固缝合。

11.4.2　一期手术

自指尖到手掌中部，做锯齿形切口，延长原切口。见损伤的指深屈肌腱埋于瘢痕之下（图 11.3），将其全长切除，保留指深屈肌腱远端（0.5cm）止点部分。

A2 滑车塌陷，部分埋于粘连处。远端部分呈游离状，近端部分尚完整，其致密纤维可从粘连部位分离

出来。故保留 A2 滑车的近侧部分。彻底清除粘连，切除指浅屈肌腱腱束。鉴于 A1 滑车尚完好，予以保留。

先用探子评估拟用棒的大小，再将硅胶棒置入保留之 A2 滑车下面，远端与指深屈肌腱残端相接。取2cm 长已切下的表面光滑的指深屈肌腱，用以重建滑车。自 A4 滑车到 A2 滑车远端，相当于中节指骨到近节指骨部位，将肌腱做成套圈状，用 3-0 爱惜康缝合线将此肌腱牢固缝合于 A4 滑车边缘及骨膜上（图11.4）。重建滑车时，要确保在 A4 滑车残存部分及骨膜之上的缝合牢固。自伸直位到半屈曲位被动活动手指，保证新重建的滑车不要太紧，以使硅胶棒能很好地滑动。检查硅胶棒的滑动时，通常没有必要将手指被动活动至完全屈曲位。硅胶棒近端为游离状，不必将其缝于位于手掌部之指深屈肌腱的断端。缝合皮肤。

一期手术术后处理

于腕关节半屈曲、掌指关节屈曲 40° 位置，背侧支具固定 3 周。支具近端固定至前臂中部。术后第 1周即开始手指被动屈曲及主动伸直活动。

11.4.3　二期手术

二期手术在一期手术后 3 个月进行。

11.4.4　二期手术步骤

切取掌长肌腱。
将移植的掌长肌腱连接于硅胶棒上。
抽出硅胶棒。
放置移植的肌腱。
将移植肌腱缝合于指深屈肌腱远侧保留的断端。
在手指半屈曲位将移植肌腱与指深屈肌腱近端

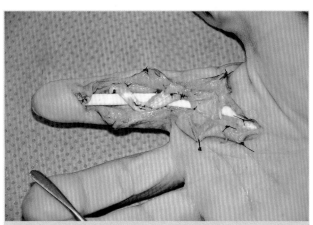

图 11.3　切除瘢痕及粘连后，放置硅胶棒

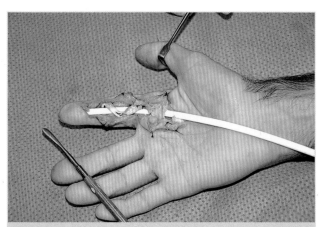

图 11.4　利用切下之指深屈肌腱腱条重建 A4 及 A3 滑车，将腱条牢固缝合在残存滑车之上

缝合。

　　为便于二期手术，先切取掌长肌腱。先于手指末节显露硅胶棒的远端部分。再做近侧切口，位于手掌部，长度约 3cm，显露硅胶棒近端。将掌长肌腱连接于硅胶棒的近端，通过远端切口，抽出硅胶棒（图 11.5），整个移植的肌腱则位于新的鞘管内了。

　　将移植的掌长肌腱缝合于指深屈肌腱残留的止点部分，用 4-0 爱惜康缝线将附近软组织加强缝合其上（图 11.6）。作者常规采用该方法。

　　在手掌部切口，将移植的掌长肌腱用 Pulvertaft 法缝合，调整张力，手指处于半屈曲位。

二期手术术后护理

　　保持腕关节屈曲、掌指关节 40° 屈曲位，背侧支具固定。术后第 5 天开始功能锻炼，从手指主动活动范围的 2/3 开始，到术后 4 周，逐渐活动到完全屈曲。到术后 6 周末，去除固定支具。术后康复活动与常规的一期肌腱移植手术类似，但作者通常在术后 5 天至 1 周开始手指主动活动，以便肌腱的早期滑动。由于肌腱两端均缝合较牢固，早期锻炼致肌腱再断裂的风险不高。

11.5　术后照片及效果评估

　　患者右手示指经过上述包括滑车重建在内的分期手术后，获得了良好的主动活动（图 11.7）。随访未见弓弦畸形。

11.6　技术要点

- 当 A2、A4 滑车均受损时，两者均需重建。
- 若瘢痕广泛，最好的方法是将滑车重建于硅胶棒上；若瘢痕局限，重建一个滑车，重建的滑车可位于移植肌腱之上。
- 使用长节段移植，让近端吻合端位于手掌中部。短节段移植，或将移植肌腱近端与指深屈肌腱的吻合口置于手掌远端（因位于Ⅱ区，易发生粘连）均是错误的。
- 滑车重建必须牢固缝合。作者倾向于将绕过硅胶棒的移植肌腱牢固缝合于 A2 或 A4 滑车残留。作者使用过的其他方法（图 11.8）。A4 滑车的残留部分很难找到并确认。此种情况下，可缝合于骨膜之上。
- 作者对远端吻合口不用"抽出"法缝合。坚强的直接缝合已经足够。
- 术后康复与一期肌腱修复相同，但分期手术的一期术后，只能做手指被动活动。滑车重建后，最好在康复训练时滑车环保护重建的滑车。

（李　军译）

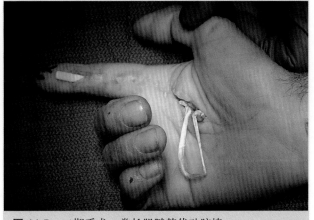

图 11.5　二期手术，掌长肌腱替代硅胶棒

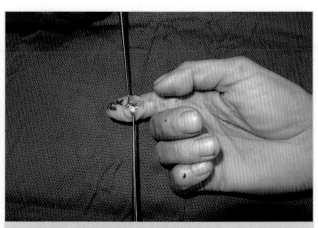

图 11.6　远断端缝合法：直接加强缝合

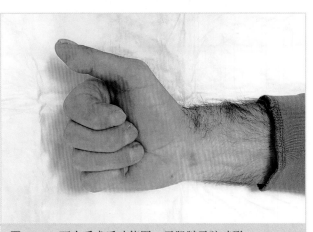

图 11.7　两次手术后功能图，无肌腱弓弦畸形

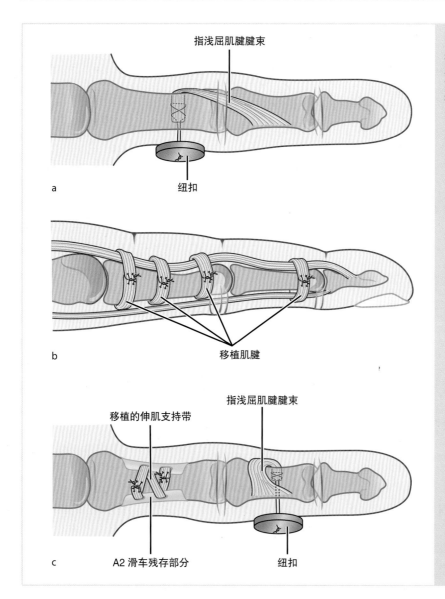

指浅屈肌腱腱束

纽扣

a

移植肌腱

b

移植的伸肌支持带　　　　　指浅屈肌腱腱束

A2 滑车残存部分　　　　　纽扣

c

图 11.8　滑车重建的其他方法。（a）指浅屈肌腱腱条。（b）绕指骨的滑车重建。（c）移植肌腱条锚钉在 A2 滑车残存部分之上

参考文献

[1] Dowd MB, Figus A, Harris SB, Southgate CM, Foster AJ, Elliot D. The results of immediate re-repair of zone 1 and 2 primary flexor tendon repairs which rupture. J Hand Surg [Br] 2006;31(5):507–513.

[2] Elliot D, Barbieri CH, Evans RB, Mass D, Tang JB. IFSSH Flexor Tendon Committee Report 2007. J Hand Surg Eur Vol 2007;32(3):346–356.

[3] Hunter JM, Salisbury RE. Flexor-tendon reconstruction in severely damaged hands. A two-stage procedure using a silicone-dacron reinforced gliding prosthesis prior to tendon grafting. J Bone Joint Surg Am 1971;53(5):829–858.

[4] Lowrie AG, Lees VC. Considerations in the surgical use of the flexor sheath and pulley system. J Hand Surg Eur Vol 2014;39(1):54–59.

[5] Strickland JW. Delayed treatment of flexor tendon injuries including grafting. Hand Clin 2005;21(2):219–243.

[6] Tang JB, Chang J, Elliot D, Lalonde DH, Sandow M, Vögelin E. IFSSH Flexor Tendon Committee report 2014: from the IFSSH Flexor Tendon Committee (Chairman: Jin Bo Tang). J Hand Surg Eur Vol 2014;39(1):107–115.

[7] Tang JB. Indications, methods, postoperative motion and outcome evaluation of primary flexor tendon repairs in zone 2. J Hand Surg Eur Vol 2007;32(2):118–129.

[8] Tang JB. Release of the A4 pulley to facilitate zone II flexor tendon repair.J Hand Surg Am 2014;39(11):2300–2307.

[9] Wu YF, Tang JB. Recent developments in flexor tendon repair techniques and factors influencing strength of the tendon repair. J Hand Surg Eur Vol 2014;39(1):6–19.

[10] Zafonte B, Rendulic D, Szabo RM. Flexor pulley system: anatomy, injury, and management. J Hand Surg Am 2014;39(12):2525–2532.

第 12 章 拇长屈肌腱断裂

Florian Neubrech, Michael Sauerbier

12.1 病例

49 岁男性，左手拇指指间关节主动屈曲功能丧失。3 个月前，患者近节指骨远侧被刀划伤，在门诊行拇长屈肌腱 T1 区（Verdan）修复术。患者诉支具固定 6 周后，拇指指间关节主动活动没有恢复。

12.2 解剖学

拇长屈肌腱不仅仅负责拇指指间关节的主动屈曲，还与其拮抗肌拇长伸肌腱一起稳定该关节（图 12.1）。当拇长屈肌腱慢性断裂后，由于拇指伸肌腱阻力消失而导致指间关节过伸畸形，久而久之还会出现疼痛性骨性关节炎、拇指不稳定等。拇指指间关节的屈曲功能对于拇指精细活动如捏持十分重要。因此，肌腱修复术应优先考虑，而非关节固定术或肌腱固定术。

在拇长屈肌腱慢性断裂或再断裂的病例中，肌腱近断端回缩，肌腱、滑车之间形成广泛的瘢痕组织（图 12.2），其结果是，几周以上的病例很少能直接缝合。

12.3 推荐治疗方案

几周之后的肌腱断端由于短缩、粘连等，二期缝合已不可能。可用以下几种治疗方案。首先，必须检查肌腱的滑车装置。若该装置受损，最佳的办法是先置入一条硅胶棒，与肌腱远断端缝合，近侧部分放置

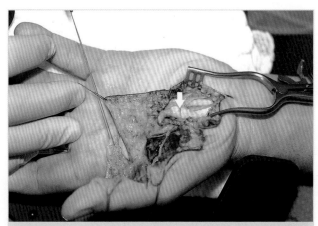

图 12.2 拇长屈肌腱近断端（白色箭头所示）回缩到腕管内，翻转，瘢痕广泛，滑车消失

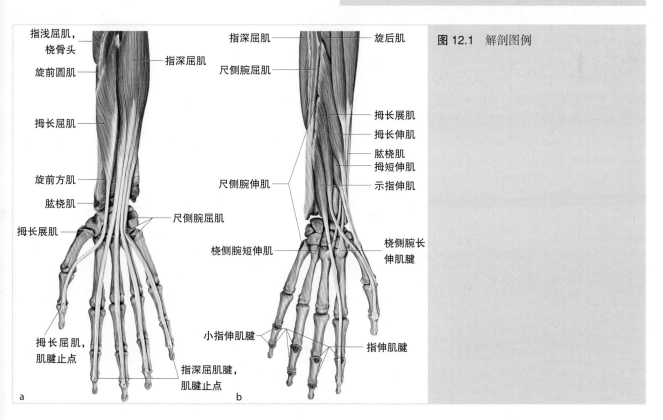

图 12.1 解剖图例

指浅屈肌，桡骨头
旋前圆肌
指深屈肌
拇长屈肌
旋前方肌
肱桡肌
拇长展肌
尺侧腕屈肌
拇长屈肌，肌腱止点
指深屈肌
指深屈肌
尺侧腕屈肌
尺侧腕伸肌
桡侧腕短伸肌
小指伸肌腱
指深屈肌腱，肌腱止点
旋后肌
尺侧腕屈肌
拇长展肌
拇长伸肌
肱桡肌
拇短伸肌
示指伸肌
桡侧腕长伸肌腱
指伸肌腱

a   b

于腕管内。在康复师指导 8 周被动活动后，可见新鞘管形成。该结构为肌腱滑动提供很好条件，利于肌腱移植。对于该病例，具备足够的一期肌腱修复的条件。在无运动肌肉萎缩的情况下，成熟的替代手术方案为环指指浅屈肌腱转位或掌长肌腱移植。当然，术前要检查掌长肌腱有无缺如。该病例，患者拒绝行功能肌腱转位手术，故实施了肌腱移植术。

屈肌腱力量的传递需肌腱滑车的完整性，在几个部位它们是不可或缺的。要获得拇指足够的主动屈曲度，"Y"形滑车，或者 A1、A2 滑车的联合是必需的。在该病例中，"Y"形滑车进行了重建。对于分两期进行手术的病例，滑车重建均应在一期手术时进行。

二期的肌腱重建术往往具有挑战性，后续的治疗时间会拖延很久。康复训练需要几个月的时间。一些患者因此退缩。对于要求不高的患者，拇指指间关节固定术，或将屈肌腱远端与肌腱远端滑车缝合，是备选方案。

推荐治疗方案

• 检查肌腱走向的全长，决定一期还是二期肌腱重建术。
• 在肌腱远、近端置入掌长肌腱。
• 屈肌腱滑车重建。

12.4　手术技术

手术在局部麻醉或全麻、止血带下进行，保持术野无血。止血带压力 300mmHg。显微镜的应用是必需的。

采用锯齿状手术切口。在神经血管束内可显露动脉、神经。辨认肌腱断端，游离。部分切除膨大部分。通常需要切开腕管以寻找肌腱的近侧断端。在此种情况下，正中神经部分游离常是手术的一部分。除掌长肌腱外，屈肌支持带或掌腱膜的一部分，常可用作滑车重建。掌长肌腱切取，可通过远侧腕横纹做另一切口，用肌腱剥离器游离切取。最重要的是，首先必须鉴别肌腱和正中神经。采用 Pulvertafe（鱼嘴形缝合）编织

法可吸收缝线缝合。该病例，我们采用普迪思 3-0 缝线（爱惜康，Somerville，新泽西，美国）缝合。要注意将张力调整至合适状态。拇指应比中立位稍屈曲位置，且要在腕关节位于中立位时，拇指指间关节能充分伸直（图 12.3）。

另一种重建滑车的方法，是取一条掌腱膜，将其用 3-0 普迪思线缝至"Y"形滑车残存部之上。术后前臂背侧支具固定，保持腕及拇指轻度屈曲位。术后第 2 天即开始动态康复训练。此外，对重建的肌腱滑车还需要用 Velero 编织环加以保护。术后 12 周内行手指全负荷状态活动。

手术步骤

1. 做锯齿形手术切口。
2. 两侧神经血管束内的血管、神经分离。
3. 辨别、清创肌腱两断端。
4. 腕管松解。
5. 切取掌长肌腱。
6. 用 Pulvertaft（鱼嘴形缝合）法引入肌腱。
7. 肌腱滑车重建。

12.5　术后照片及效果评估

术后 18 个月临床随访，手部功能在日常生活中未受限。患者返回工作岗位（办公室工作），重拾术前的兴趣爱好（钓鱼及做手工）。主动活动范围与对侧接近，持重物时无弓弦指出现，握拳不受限（图 12.4），显示功能良好。

12.6　技术要点

• 拇长屈肌腱有助于拇指指间关节屈曲。此功能丧失后，该指间关节渐出现过伸及关节不稳。
• 在闭合断裂、二期断裂、慢性肌腱断裂情况下，医生不要指望找到两断端后简单地将其缝上。
• 治疗方法包括肌腱移植、肌腱转位、应用硅胶棒二期肌腱重建术，以及万一失败后的腱固定或关节固定术。

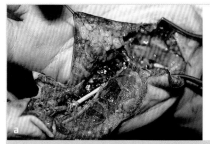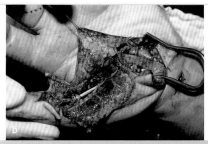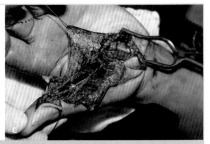

图 12.3　采用 Pulvertaft 法掌长肌腱移植重建拇长屈肌腱。用一束掌腱膜重建滑车。松解腕管以寻找拇长屈肌腱近端。注意重建肌腱的张力调整

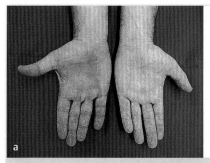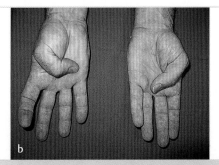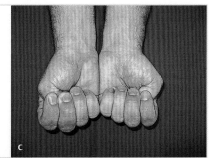

图 12.4 （a~c）掌长肌腱移植重建左侧拇长屈肌腱及滑车重建，术后 18 个月功能像

- 只有肌腱走行在解剖路径上滑动，才有可能获得良好的功能。
- 无论初次还是二期手术，医生均应做好屈肌腱滑车重建的准备。
- 二期手术时将肌腱张力调整至合适大小很重要。

（李 军 译）

参考文献

[1] Bickert B, Kremer T, Kneser U. Secondary tendon reconstruction on the thumb Unfallchirurg 2016;119(12):986–992.

[2] Elliot D, Moiemen NS, Flemming AF, Harris SB, Foster AJ. The rupture rate of acute flexor tendon repairs mobilized by the controlled active motion regimen. J Hand Surg [Br] 1994;19(5):607–612.

[3] Lowrie AG, Lees VC. Considerations in the surgical use of the flexor sheath and pulley system. J Hand Surg Eur Vol 2014;39(1):54–59.

[4] Mehling IM, Arsalan-Werner A, Sauerbier M. Evidence-based flexor tendon repair. Clin Plast Surg 2014;41(3):513–523.

[5] Pulvertaft RG. Suture materials and tendon junctures. Am J Surg 1965;109:346–352.

[6] Samora JB, Klinefelter RD. Flexor tendon reconstruction. J Am Acad Orthop Surg 2016;24(1):28–36.

[7] Thomazeau H, Attali JY, Dréano T, Langlais F. Recent isolated lesions of the flexor tendon of the thumb (20 cases). A long-term review Rev Chir Orthop Repar Appar Mot 1996;82(7):590–597.

第五部分

伸肌腱修复

V

第 13 章　伸直受限

Douglas P. Hanel, Nicholas P. Iannuzzi

13.1　病例

患者男性，23 岁，主诉示指伸直受限，患者为示指伸肌腱及固有伸肌腱修复后 10 周。患者初始损伤为手背切割伤（图 13.1）。伤口轻度污染，长段肌腱撕裂外露。采用 Krakow 法结合水平褥式缝合肌腱。修复肌腱后缝合伤口，以前臂夹板固定手指于背伸位。术后 10 周，即使经过功能锻炼，患者掌指关节仍存在 30° 伸直受限，且指间关节僵硬，在掌指关节完全屈曲时近端指间关节仅能屈曲 10°（图 13.2）。

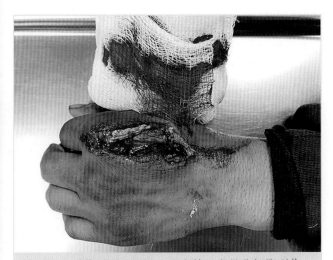

图 13.1　受伤时照片显示，患者第 2 掌骨背侧撕裂伤，示指伸肌腱及固有伸肌腱撕裂损伤约 3cm

13.2　体格检查

患者手背伤口愈合良好，无肿胀、炎症，瘢痕稳定（图 13.3）。瘢痕不同程度的增生，伤口中段与周围组织粘连。示指和腕关节被动活动正常，在腕关节中立位，近侧、远端指间关节可完全伸直，但掌指关节伸直受限约 30°。在腕关节屈曲 40° 时，掌指关节伸直受限仅约 5°。在前臂可触及伸肌肌腹，被动屈曲手指时瘢痕紧张。

13.3　推荐治疗方案

首先要明确一点，伸肌腱修复后正规的功能锻炼可以最大程度改善伸直受限。适当的功能锻炼可以防止肌腱粘连，同时防止吻合端出现间隙。如果确实发生肌腱粘连，且经过 12 周的功能锻炼，活动仍无改善，需考虑肌腱松解手术。需仔细体格检查，以明确粘连部位是位于手指、腕关节还是前臂。粘连限制肌腱滑动，降低手指的活动度，但是被动活动基本正常。

其他可导致伸直受限的原因也要考虑。屈肌腱粘连，骨折端短缩，腕背侧伸肌腱弓弦样畸形，伸肌腱断裂，均可导致伸直受限。如果以上原因均被排除，考虑肌腱粘连，那么需行肌腱松解术。在局部麻醉下手术，患者保持清醒，以便术者确认所有粘连均被松解，恢复主动活动。肌腱松解后，仔细止血，以降低术后肿胀及炎症反应，以使手指可早期活动，预防再次粘连。患者于术后 1 周内开始功能锻炼，以预防粘

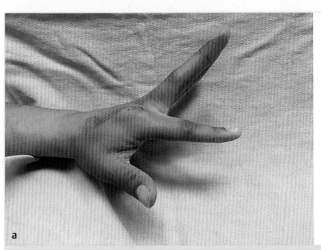

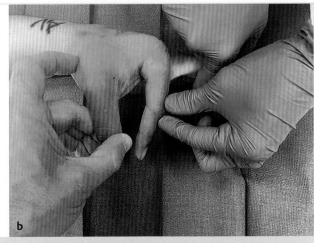

图 13.2　（a）术后 10 周随访，患者掌指关节存在 30° 伸直受限。（b）除了掌指关节伸直受限以外，近端指间关节僵硬，在掌指关节完全屈曲时近端指间关节仅能屈曲 10°

连复发。

推荐治疗方案

- 如果治疗失败，需松解肌腱与周围组织的粘连，以改善关节活动。
- 体格检查可以帮助确认粘连部位。
- 在局部麻醉下手术，患者保持清醒，以便术者确认已恢复主动活动。
- 肌腱松解后，仔细止血，以降低术后肿胀及炎症反应，预防再次粘连。
- 虽然很难完全预防伸直受限，适当的功能锻炼可以减少肌腱粘连和吻合端间隙，尽量减少肌腱修复后的粘连。

13.4　手术技术

患者取仰卧位，手放置于手术桌上。手术采取局部麻醉，以便术中及术后检查松解效果。在局麻药中加入肾上腺素，以减少出血，不需要使用止血带。如果使用止血带，必须合理使用，防止止血带损伤。根据需要松解部位，采用手指、手掌、腕关节或前臂背侧切口。如果多根肌腱需要松解，皮肤和皮下组织可以从桡侧或者尺侧掀起，并跨过腕背。从粘连部位的近端和远端辨认清楚需要松解的肌腱，以确保肌腱被完全分离松解，避免直接在肌腱中间分离。必须保护好伸肌支持带和伸肌腱束，以防止弓弦征和伸直障碍。

在一些病例中，肌腱松解完成后，原来缝合部位会出现撕裂或被拉长，需采用"8"字法或者水平褥式法重叠缝合（图13.4）。

肌腱从周围组织中游离出来后，嘱患者主动活动手指和腕关节，以确定肌腱松解充分（图13.5）。患指恢复主动活动，注意仔细止血，然后缝合伤口，无菌敷料包扎，以小夹板固定手指于休息位。术后1周内去除小夹板，开始主动功能锻炼，预防再次粘连。

手术步骤

1. 在肌腱粘连的部位做皮肤切口。
2. 从粘连部位的近端和远端分离松解肌腱，避免直接在肌腱中间分离，以预防肌腱断裂。
3. 患者在清醒状态下手术，术中可主动活动手指来证实已达到充分松解。
4. 术后效果需达到如图13.5所示。

13.5　术后效果评估

如果确诊肌腱粘连导致了伸直障碍（排除其他原因如肌腱束断裂、骨短缩、弓弦征等），那么肌腱松解术一般能改善关节活动度。虽然手术可使关节获得全范围活动度，但残留部分伸直障碍的情况也不少见。

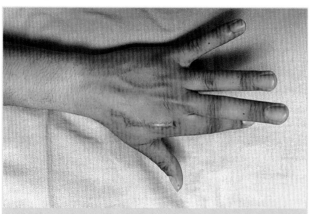

图13.3　术后10周，伤口愈合良好，瘢痕不同程度的增生，周围组织无明显肿胀、炎症

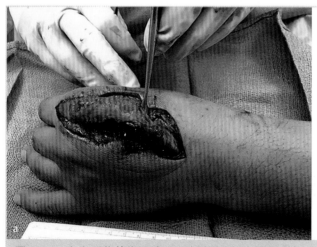
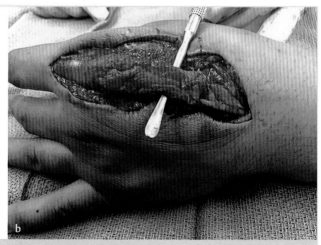

图13.4　（a）示指伸指肌腱已经从周围组织中游离出来。小拉钩的部位肌腱被拉长。（b）采用"8"字法或者水平褥式法重叠缝合肌腱

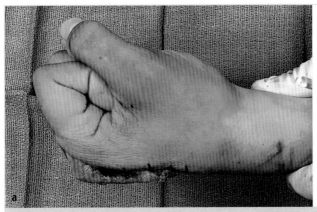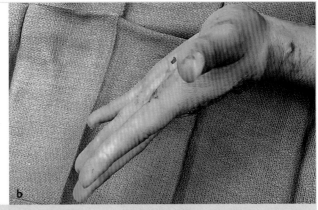

图 13.5　（a）肌腱从周围组织中游离出来后，在腕关节中立位可完全握手指。（b）腕关节背伸位可充分伸直手指

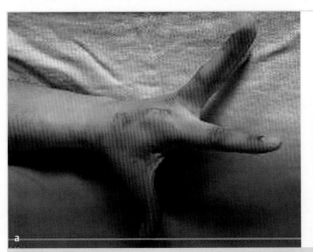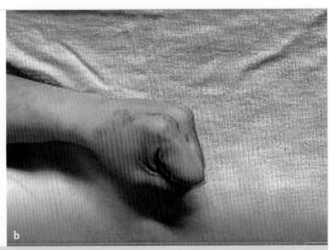

图 13.6　（a，b）术后 12 周随访，主动屈曲得到改善，但由于未坚持功能锻炼，再次发生伸直障碍

Fetrow 报道了 8 例因伸指障碍行肌腱松解的结果，其中 7 例伸指障碍度数从 15°~45° 改善至 0°~15°，1 例因肌腱质量太差需行远端指间关节融合。Creighton 和 Steichen 报道了 25 例因掌骨和指骨骨折导致伸指障碍的病例，在仅需要肌腱松解来改善手指活动的患者，伸指障碍改善了 50%，平均 8°~16°。

我们的病例在手术中，手指能达到完全伸直，且能很好地握持（图 13.6，视频 13.1）。

13.6　技术要点

- 肌腱修复或重建后行功能锻炼可以减少肌腱粘连。
- 明确导致伸指障碍的原因和部位是手术疗效的关键。
- 患者在清醒状态下手术，术中可主动活动手指来证实是否已达到充分松解。
- 从粘连部位的近端和远端分离松解肌腱，避免直接在肌腱中间分离。

- 仔细地止血，以减少炎症反应及水肿，术后早期开始功能锻炼。
- 术后 1 周内开始功能锻炼，预防再次粘连。

（李　军　译）

参考文献

[1] Creighton JJ Jr, Steichen JB. Complications in phalangeal and metacarpal fracturemanagement. Results of extensor tenolysis. Hand Clin 1994;10(1): 111–116.

[2] Fetrow KO. Tenolysis in the hand and wrist. A clinical evaluation of two hundred andtwenty flexor and extensor tenolyses. J Bone Joint Surg Am 1967;49(4):667–685.

[3] Strauch RJ, Rosenwasser MP, Lunt JG. Metacarpal shaft fractures: the effect Ofshortening on the extensor tendon mechanism. J Hand Surg Am 1998;23(3): 519–523.

[4] Vahey JW, Wegner DA, Hastings H III. Effect of proximal phalangeal fracture deformityon extensor tendon function. J Hand Surg Am 1998;23(4):673–681.

第 14 章　伸肌腱损伤导致关节僵硬

Kai Megerle

14.1　病例

　　患者男性，44 岁，主诉左手示指关节僵硬，3 个月前被环锯损伤示指，导致伸指肌腱中央束撕脱损伤，伴骨折。骨折块已被复位固定，并重建近端指间关节面，修复伸指肌腱（图 14.1）。虽然积极行功能锻炼，但近侧及远端指间关节明显活动受限（图 14.2）。

14.2　解剖学

　　手指关节僵硬，是手外伤或手外科手术后最常见的并发症之一。术前计划需包括详细的肌腱和关节解剖知识、全面的病情分析。

　　可导致近端指间关节屈曲受限的原因包括水肿、皮肤缺损或挛缩、伸肌腱与皮肤或者指骨粘连、掌板挛缩或者粘连、关节面不平或者骨赘机械性阻挡。通常情况下，这些因素合并存在。所以，术前很难制订详尽的手术计划。骨性改变可通过 X 线片观察，而软组织情况需靠临床检查来评估。有时候，很难确定问题来源于屈肌腱还是伸肌腱，或者都有问题。

　　最重要的是，需检查近端指间关节的主动及被动活动度，且在掌指关节不同的位置下检查。按照中立位 0° 法，活动度记录为 0° /25° /35°，需记录主动及被

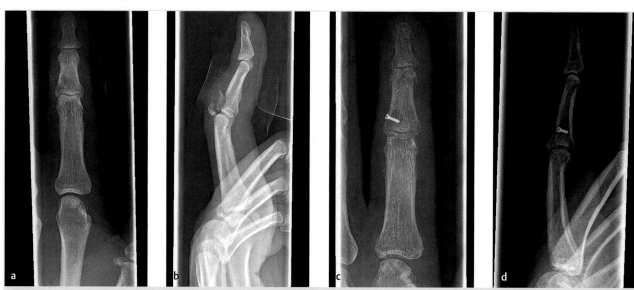

图 14.1　（a，b）术前 X 线片，中央腱止点撕脱出现纽扣指畸形。（c，d）术后 12 周 X 线片，中央腱止点及关节面已重建

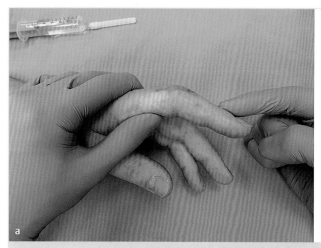
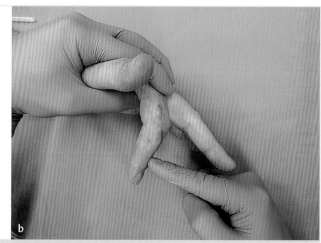

图 14.2　（a）术后复查见骨折愈合，但近端指间关节挛缩僵硬。（b）掌指关节屈曲时关节活动度无改变，表明无关节内粘连

动活动度。远端指间关节的活动度不大。鉴于患者为伸指侧损伤后出现活动障碍，故考虑关节活动受限是由伸指肌腱粘连和近端指间关节挛缩造成的。由于软组织损伤范围大，同时合并中节指骨骨折，所以伸指肌腱与浅层的皮肤和深层的指骨广泛粘连。如果近端指间关节的活动度与掌指关节位置无关，表明无关节内粘连（图14.2）。

二期手术的时机也很重要。除了受伤时间，还有一些必要的条件：肌腱和关节需有良好的软组织覆盖，水肿消退，瘢痕柔软。患者须经过规范的康复锻炼治疗，关节活动度已达到最大程度，且持续锻炼无改善。这通常需要3~6个月。患者必须知道且愿意接受，二期手术后需要几周时间积极的功能锻炼治疗。已有文献证实，若二期手术超过一年以上才进行，则效果不佳，可能是因为关节挛缩更为严重所致。

清醒状态下或者清醒状态局麻无止血带下（WALANT）手术，只需要利多卡因和肾上腺素即可麻醉，这样，患者在术中可活动手指，不需要忍受止血带造成的不适。这种方式尤其适用于肌腱松解术，患者和术者可以即刻观察到手术效果。

14.3 推荐治疗方案

- WALANT有利于术中检查手指主动活动度。
- 分离松解中央腱与皮肤和指骨的粘连。
- 必要时松解近端指间关节。

14.4 手术技术

见视频14.1。

大约手术前30min，给予适当的局部麻醉（图14.3）。通常，作者喜欢于术野直接注射1%利多卡因加1：100 000或者1：200 000肾上腺素。有时也采取神经阻滞加局部浸润麻醉。需要预先估计手术的最大

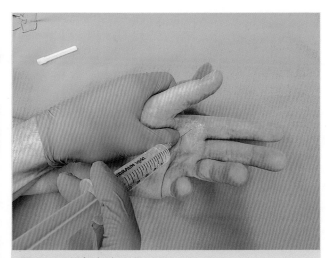

图14.3 局部麻醉

范围，因为血管收缩需要30min。术中可追加麻醉药，但往往血管收缩不充分，导致术野出血增加手术难度，尤其是手指的掌侧。尽量避免给予镇静剂，使患者可以充分配合肌腱松解。麻醉后，患者取仰卧位，常规消毒、铺巾。

切开皮肤，在肌腱表面分离皮瓣（图14.4a），必须保持正确的解剖平面，否则可能破坏皮瓣血运或者损伤肌腱。评估肌腱的连续性，保护好肌腱及其在中节指骨的止点。同样地，把肌腱从指骨上分离开（图14.4b）。近端指间关节近端的肌腱被游离出来后，检查肌腱情况，必要时继续向远端游离肌腱达中央腱止点（图14.4c）。松解肌腱周围所有粘连，评估关节被动活动度。如果近端指间关节挛缩，需将其逐步松解开。挑起伸指肌腱后，暴露背侧关节囊和侧副韧带。第一步是切开背侧关节囊，如果仍然不能屈曲近端指间关节，那么仔细地从背侧向掌侧切开侧副韧带，直至可以较容易的被动屈曲关节。然后嘱患者主动屈曲关节（图14.4d）。这样，遗留的细小粘连即能断裂。手术结束后，应该能达到全范围的主动和被动活动度。有时候，患者须在可视下才能控制麻木的手指。可以拉开布单，让患者看到关节的活动情况，这样，患者会很受鼓舞，并能促进术后的康复锻炼。单纯间断缝合伤口，在包扎前再次检查活动度。鼓励患者即刻开始活动关节。

14.5 术后效果评估

术后8周，患者近端指间关节主动活动度达0°/5°/50°，效果满意（图14.5）。手指僵硬通常治疗困难，肌腱松解效果差。大多数情况下，远期关节活动能得到改善，但是仍然达不到术中活动度。这是由于术后水肿、肌腱和关节瘢痕粘连所致，即使积极进行锻炼也不能避免。如果术后锻炼不得当，甚至可能会丧失功能。关节和肌腱松解后，即刻、高强度的功能锻炼是保留最大活动度的关键。术后早期，可采取腋下臂丛神经阻滞来镇痛。

对于手指血运不好的患者，可能选择关节融合或者截指比肌腱松解更为可靠。

早期活动关节可以减少术后僵硬，故应该尽早主动和被动活动锻炼。

14.6 技术要点

- 肌腱损伤或指骨骨折术后早期活动手指可减少或者预防僵硬。
- 施行二次手术前应该尽量采取各种保守治疗方法。
- 选择正确的肌腱松解时机很重要，必须密切关注周围软组织情况。

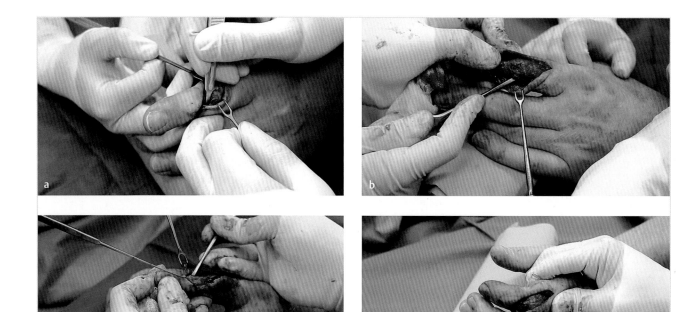

图 14.4　（a）分离肌腱和皮肤。（b）分离肌腱和指骨。（c）远端松解至中央腱止点。（d）术中主动活动关节

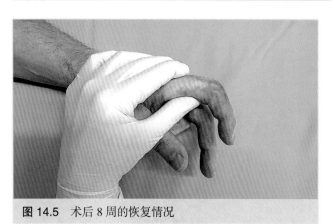

图 14.5　术后 8 周的恢复情况

- 术前可能很难完全评估导致僵硬的原因和手术的范围。
- WALANT（清醒状态局麻无止血带下）很适合于肌腱松解术。
- 术后须加强手功能锻炼，术后早期，可采取连续神经阻滞来镇痛。
- 松解手术技术要求高，远期效果可能会让患者和术者

失望。

（李　军　译）

参考文献

[1] Bunnell S. Ischaemic contracture, local, in the hand. J Bone Joint Surg Am 1953; 35-A(1):88–101.

[2] Fetrow KO. Tenolysis in the hand and wrist. A clinical evaluation of two hundred and twenty flexor and extensor tenolyses. J Bone Joint Surg Am 1967;49(4):667–685.

[3] Lalonde D. Wide Awake Hand Surgery. New York, NY: Thieme; 2015.

[4] Lalonde D, Martin A. Epinephrine in local anesthesia in finger and hand surgery: the case for wide-awake anesthesia. J Am Acad Orthop Surg 2013;21(8):443–447.

[5] Watt AJ, Chang J. Functional reconstruction of the hand: the stiff joint. Clin Plast Surg 2011;38(4):577–589.

[6] Wray RCJ Jr, Moucharafieh B, Weeks PM. Experimental study of the optimal time for tenolysis. Plast Reconstr Surg 1978;61(2):184–189.

第 15 章　慢性纽扣畸形的相对运动疗法

Wyndell H. Merritt

15.1　病例

一名 48 岁女性患者，摔伤致中指卡压型损伤，患有固定性屈曲挛缩畸形 6 个月，伴有肿胀、疼痛，各指间关节屈曲障碍和近端指间关节伸直障碍。患者主诉，她最初被诊断为"隐匿性骨折"，随后被诊断为"掌板损伤"，但疗效均较差。她因患处活动障碍及不适感到苦恼。

15.2　解剖学

患者因近端指间关节慢性疼痛和肿胀而痛苦，并因关节囊过度背伸重塑而丧失远端指间关节屈曲功能和近端指间关节部分屈伸功能，由于掌侧关节囊重塑，近端指间关节固定性屈曲挛缩，主动背伸为 –45°，被动背伸为 –35°（"固定性挛缩"）。Boyes 试验呈强阳性。Elson 和改良 Elson 试验不确定，因为她的活动度减少和固定性屈曲挛缩。X 线片显示骨质正常（图 15.1）。

15.3　推荐治疗方案

慢性纽扣畸形的手术治疗方法有很多，但手术疗效都不确定，通常效果很差。尤其表现在挛缩持续 3 个月或更长时间，最初表现为 –30° 以上的主动背伸障碍，且年龄大于 45 岁的患者。该患者具有所有这些特征，手术效果不佳的概率大于 50%。所有慢性纽扣畸形的固定性挛缩患者，如果可以通过连续塑形恢复完全地被动伸展，我们认为应该尝试非手术治疗方法。

15.4　手术技术

对于这位患者，我们使用了最少的外固定物进行

连续塑形，每周 2 次强制伸展（图 15.2a，b）。当近端指间关节达到背伸 –5° 时，停止改善背伸，开始应用夹板固定并行相对运动，治疗重点是当她行正常功能活动时能恢复近端指间关节完全屈曲和达到夹板辅助下全程背伸。这是通过将受伤的手指掌指关节较相邻手指更屈曲 15°~20° 来实现的，并鼓励主动活动和手指功能使用（图 15.2c，d）。当她几乎可以触摸她的手掌时，鼓励她恢复以前带夹板时的所有正常活动（图 15.2e，f）。

15.5　术后效果评估

3 个月后，尽管她远端指间关节仍然不能完全屈曲，给予拆除夹板，但她近端指间关节背伸可达到 5°，近端指间关节屈曲可达 90°（图 15.3a，b）。3 年后复查，她的背伸功能略有改善，并且各指间关节可主动屈曲。并对最终结果感到满意（图 15.3c，d）。

15.6　技术要点

避免慢性纽扣畸形的最好方法是早期诊断和使用相对运动屈曲矫形器预防畸形。

由于伸肌腱束断裂最初往往不明显，因此必须对疑似患者进行 Elson 试验、改良 Elson 试验或 Boyes 试验进行诊断，如果有疑问，超声或 MRI 检查可以确定是纽扣畸形还是屈肌腱损伤导致的"假性纽扣"畸形。

慢性纽扣畸形患者采用相对运动屈曲夹板固定 3 个月，在患指掌指关节较相邻手指屈曲 15°~20° 位下固定。如果患者行连续塑形，屈曲畸形仍小于 –30°，手术松解关节侧副韧带及关节掌侧结构，重建伸肌腱中央束是非常有必要的，而且应在肾上腺素的局部麻醉下进行，以恢复内外源性因素的平衡。我们建议进

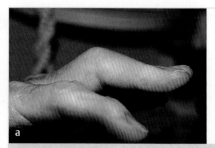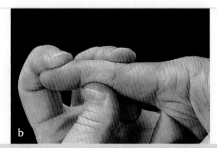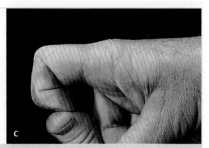

图 15.1　（a）进行性固定性纽扣畸形 6 个月。（b，c）Boyes 试验呈阳性，当近端指间关节最大限度背伸时，远端指间关节被动屈曲受限。当近端指间关节弯曲时，远端指间关节可被动弯曲（远端指间关节和近端指间关节被动屈曲均部分受限）

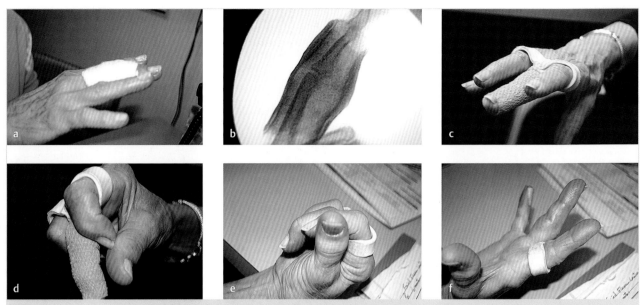

图 15.2　（a，b）患者被连续塑形到尽可能多地被动背伸。（c，d）连续塑形后第 1 个月，患者必须恢复指间关节屈曲（夹板固定后早期）。（e，f）夹板固定 1 个月后，鼓励患者在相对运动矫形器帮助下恢复充分屈伸活动

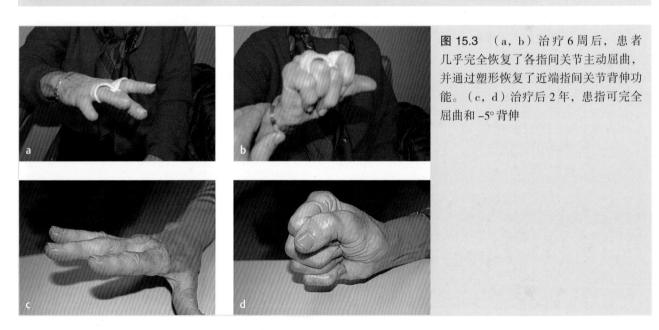

图 15.3　（a，b）治疗 6 周后，患者几乎完全恢复了各指间关节主动屈曲，并通过塑形恢复了近端指间关节背伸功能。（c，d）治疗后 2 年，患指可完全屈曲和 –5° 背伸

行 6 周的相对运动屈曲夹板固定，以确保其疗效得以维持。然而，由于这位患者的治疗结果，作者暂时觉得不是必须尝试这样做。

（姚　玲　译）

参考文献

[1] Boyes JH. Bunnell's Surgery of the Hand. 5th ed. Philadelphia, PA: JP Lippincott; 1970:441.

[2] Merritt WH. Relative motion splint: active motion after extensor tendon injury and repair. J Hand Surg Am 2014;39(6):1187–1194.

[3] Steichen J, Strickland J, et al. Results of surgical treatment of chronic boutonniere deformity: an analysis of prognostic factors. In: Strickland J, Steichen J, eds. Difficult Problems in Hand Surgery. St. Louis, MO: CV Mosby; 1982:62–69.

第 16 章　慢性矢状束断裂的处理

Wyndell H. Merritt

16.1　病例

一名 80 岁男性患者，6 个月前有从拖拉机上摔下来史，由于桡侧矢状束断裂，导致第 5 指掌指关节出现慢性半脱位。

16.2　解剖学

该患者身体健康，第 5 指向尺侧偏斜，不能主动伸直第 5 指，需用另一只手将其移位到伸直位置。他主诉患处无明显疼痛，但自觉在功能上很笨拙，影响生活质量（图 16.1）。

16.3　推荐治疗方案

2001 年最早开始使用相对运动伸展夹板治疗矢状束断裂，并于 2005 年成功应用并治疗一系列急性矢状束断裂的患者。虽然有很多手术方法治疗慢性矢状束断裂，但都建议术后固定 6~10 周。制动的发病率比相对运动伸展夹板明显增高，后者能早期主动功能锻炼，将修复手指掌指关节比相邻手指背伸大 15°~20° 位置。虽然这可能适用于慢性矢状带断裂的任何一种技术，但我们更倾向联合肾上腺素进行局部麻醉，以验证矫正是否成功，并检查夹板是否可维持并矫正畸形；我们还重建了肌腱滑车，以避免过度依赖修复或重建后的矢状束强度。视频中演示了夹板有效保护重建，首先只用一条 6-0 尼龙线测试结果，然后再用丝带牵开相对运动伸展夹板测试结果。

16.4　手术技术

移植肌腱穿过掌骨头重建滑车，使伸肌腱居中，利用相对运动伸展夹板维持运动，防止粘连或断裂。作为移植肌腱，示指固有伸肌、腱间联合、伸肌支持带、掌长肌和 1/2 桡侧屈腕肌腱等均已成功用于肌腱滑车重建。作者更喜欢后两种，因为看起来最容易，特别是患者有掌长肌腱的时候。在掌骨头后方皮质贯穿钻孔，移植肌腱穿过骨道，绕过伸肌腱，使其居中，用 4-0 普理灵缝合线行鱼嘴形编织缝合。然后旋转缝合线结，使其位于骨道内。手术后几天，患者使用相对运动伸展夹板，并鼓励积极手部功能恢复。在局部麻醉下完成，先单独使用 6-0 尼龙缝线，再联合丝带牵引相对运动伸展夹板，以观察移植肌腱承受的强度。

16.5　术后效果评估

我们已成功地在应用非手术相对运动伸展夹板治疗闭合性矢状束断裂后 6 周的患者，如果患者有局部炎症和症状，而胶原仍有可能重塑，则夹板帮助恢复，使其恢复运动功能，缓解疼痛。患者完全佩戴夹板固定 6 周，并鼓励他们行功能性锻炼。然而，如患者出现慢性半脱位而没有疼痛或肿胀时，则需进行手术治疗。

几种技术中的任何一种联合相对运动性伸展夹板都可能同样有效，并且发病率远低于单纯固定法（图 16.2）。我们更倾向于行肌腱移植重建滑车以确保安全，因为我们的第一位患者是一位老年类风湿性关节炎患者，由于误诊注射了类固醇，手指随活动方向不同出现掌指关节两侧的半脱位（图 16.3）。肌腱移植重建滑车消除了对病态矢状束的担心，夹板则提供了即刻主动活动和功能锻炼，以及快速的全范围活动；通常在夹板固定 6 周后可恢复正常的活动范围（图

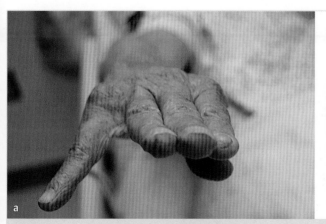
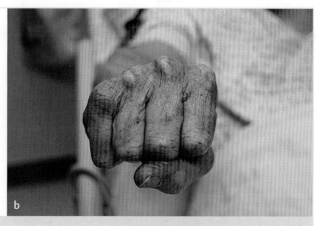

图 16.1　(a, b) 6 个月慢性第 5 指矢状束断裂

59

16.4）。这已经成为我们治疗这一问题的最受欢迎的手术技术，到目前为止没有失败或断裂（图16.5）。患者在术后8周表现出正常的屈曲和背伸活动幅度。

16.6 技术要点

矢状束断裂经常被误诊，如果患者不行掌指关节屈曲，伸肌腱将位于中心位置，但关节会变得僵硬，通常在屈曲时有一定程度的角度，在矢状束断裂的一侧有触痛，并且可能会在使用相对运动的伸展夹板时立即感受到疼痛缓解。流行的贴合夹板，通常对疼痛缓解不明显。

如果未能及早诊断及治疗，患者将需要手术修复矫正，将慢性半脱位的伸肌腱置于正中位置。

术后几天内使用相对运动伸展夹板将为修复提供保护（无论采用哪种技术），并允许主动运动和功能锻炼，预计在6周后达到完全运动范围。这尤其适用

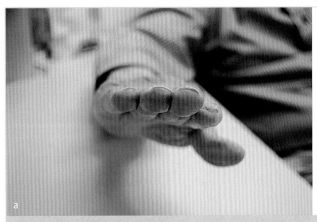
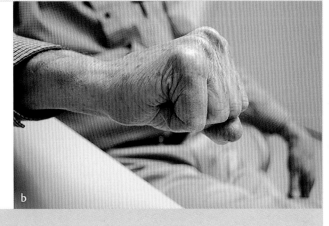

图16.2 （a,b）术后8周活动范围

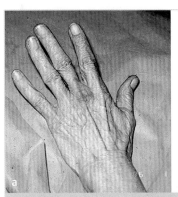
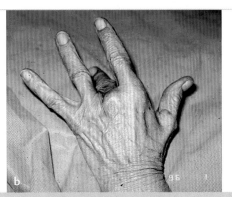
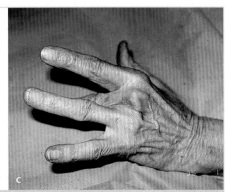

图16.3 （a~c）一名75岁类风湿患者，在注射类固醇后矢状带断裂，掌指关节向尺骨和桡骨方向半脱位

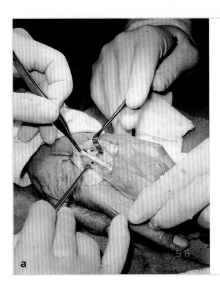
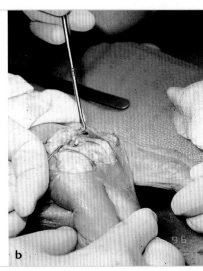

图16.4 （a，b）掌骨头部钻孔，腱间联合移植，用于在肌腱上重建滑车

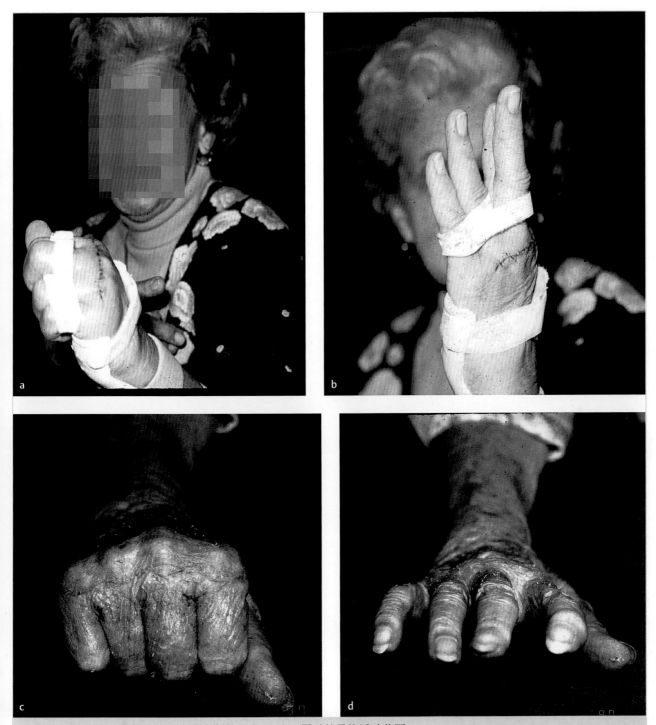

图16.5 （a，b）手术后几天的活动范围。（c，d）7周后的最终活动范围

于急性、非手术或延迟手术治疗矢状束断裂者。

（姚　玲译）

参考文献

[1] Catalano LW III, Gupta S, Ragland R III, Glickel SZ, Johnson C, Barron OA. Closed treatment of nonrheumatoid extensor tendon dislocations at the metacarpophalangeal joint. J Hand Surg Am 2006;31(2):242–245.

[2] Merritt WH. Relative motion splint: active motion after extensor tendon injury and repair. J Hand Surg Am 2014;39(6):1187–1194.

[3] Merritt WH, Howell J, Tune R, Saunders S, Hardy M. Achieving immediate active motion by using relative motion splinting after long extensor tendon repair and sagittal band ruptures with tendon subluxation. Operative Techniques in Plastic and Reconstructive Surgery, WB Saunders Co. 2000;7(1): 31–37.

[4] Strauch RJ. Extensor tendon injury. In: Wolfe SW, Hotchkiss RN, Peterson WC, Kozin SH, eds. Green's Operative Hand Surgery. 6th ed. Philadelphia, PA: Elsevier; 2011:180.

第 17 章　外伤后鹅颈畸形

Jessica Frankenhoff, Jonathan Isaacs

17.1　病例

一名 24 岁工人（右利手），在一家锯木厂工作时被机器卡住右手，右手随即出现了挤压、扭曲伤。在多指关节、骨骼和肌腱损伤中，他的小指近节指骨发生开放性关节外骨折，用克氏针固定（图 17.1）。术后 3.5 周拔除克氏针，开始手部康复治疗。手术后 3 个月，小指出现了鹅颈畸形（SND）。他可以主动弯曲手指，但从过伸至屈曲时，伸肌装置出现相应张力，促使近端指间关节超过平衡点，患者出现疼痛性弹响。

17.2　解剖学

鹅颈畸形绝大多数可被动矫正。但小指不能完全被动屈曲至远掌纹时，说明有部分伸肌腱粘连。患指既不痛也不肿。检查内在肌紧张的 Bunnell 试验阴性。近端指间关节（PIPJ）过度背伸 30°，远端指间关节（DIPJ）屈曲 25°~30°。具有独立的指深屈肌和指浅屈肌功能。小手指屈曲启动困难，鹅颈畸形阻碍其抓握和精细的运动技能。X 线片显示近节指骨骨折畸形愈合，约 10° 背侧成角（图 17.2）。近端指间关节及远端指间关节对位正常，无关节炎。

17.2.1　了解病情

要了解这个问题，必须确定鹅颈畸形的病因，然后根据患者的需求和病症选择最适合的治疗方案。

鹅颈畸形是手指在近端指间关节过度背伸，伴随远端指间关节屈曲。虽然鹅颈畸形的外观几乎一致，但导致其鹅颈畸形的病因却各不相同。畸形相关的功能缺损，与近端指间关节运动功能丧失有关。在一些患者中，畸形只导致轻微的临床症状，且在很大程度上只是一个外观问题。一些患者可能仅因屈指过程中出现机械性弹响而感到不适。对于其他患者，畸形可能会对功能产生不利影响，降低手指握力，并导致疼痛。

伸肌腱结构由外在肌肌腱和内在肌肌腱组成（图 17.3）。发自前臂指总伸肌（EDC）的外在肌肌腱穿过掌指关节（MCP）背侧进入手指。在近侧指骨背侧，

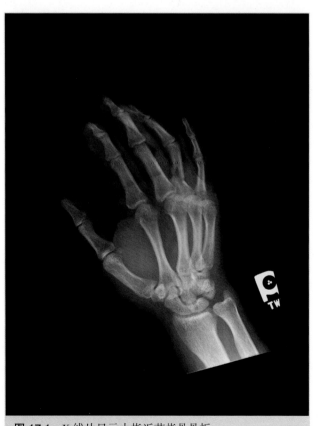

图 17.1　X 线片显示小指近节指骨骨折

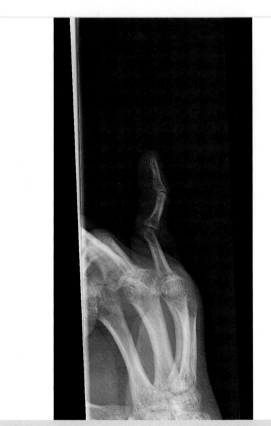

图 17.2　术后 3 个月 X 线片显示鹅颈畸形和指骨畸形愈合

每个指总伸肌腱分叉成一个中央肌腱和两个侧束肌腱，中央束肌腱止于中节指骨基底部，两个侧束肌腱与外侧带连接，形成位于近端指间关节远端的联合肌腱。联合的侧束一直延续并止于远节指骨基底部，被称为终末肌腱。内在肌伸肌装置由蚓状肌及骨间背侧肌组成。蚓状肌起于相应指深屈肌腱（FDP）桡侧。骨间背侧肌的深头浅出至矢状束和内侧束，矢状束形成近节指骨中部伸肌腱帽两侧的横向纤维（为掌指关节提供屈曲力臂）；内侧束加入中央束，帮助背伸近端指间关节。横向支持韧带起源于屈肌腱鞘，止于外侧束的掌侧，防止外侧束背侧半脱位；而三角形韧带远侧连接两侧外侧束，形成联合外侧束，防止外侧束掌侧滑脱。外在肌背伸系统通常伸掌指关节（通过伸肌腱帽掌侧连接），而内在肌系统屈伸掌指关节，背伸近端指间关节及远端指间关节。当两个系统协同工作时，通过3个关节协调控制手指背伸。

鹅颈畸形是由于这种背伸机制的不平衡引起的。这种不平衡源于以下3个方面中的一个或多个：①外在，前臂、腕关节或MCP关节水平；②内在，来自内在肌伸肌腱系统；③近端指间关节或远端指间关节出现问题。例如，手腕或掌指关节屈曲挛缩畸形会增加外在肌指总伸肌的张力。这种增加的张力通过中央束传递到中节指骨底部，并可能导致远端指间关节过度背伸。或者，内在肌系统挛缩或痉挛会导致掌指关节屈曲和近端指间关节过度背伸（通过侧束），导致相同的畸形。由于指浅屈肌腱断裂（止于中节指骨基底掌侧）造成近端指间关节屈曲张力丧失也可以有相同的结果；而这是内在肌伸直/外在肌屈曲力量失衡引起的近端指间

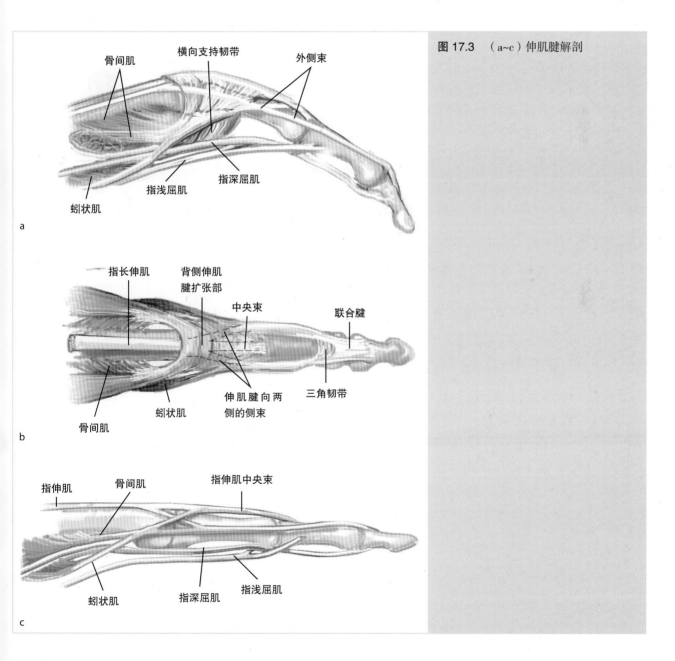

图17.3 （a~c）伸肌腱解剖

关节过度背伸。最后，由于末端肌腱在远端指间关节处断裂（锤状指），导致伸肌装置向近端移位，引起中央束背伸力量增加和近端指间关节过度背伸，这是另外一种发病机制；而近指关节的掌板松弛（或拉长）可以独立地导致鹅颈畸形。

17.2.2　评估

鹅颈畸形的诊断基于手指的体征和患者功能主诉。在设计成功的治疗方案时，必须考虑肌腱失衡的病理生理学，关节是否有关节炎的存在，软组织条件和肌腱粘连程度。已知疾病的病史（如类风湿性关节炎、脑瘫）或外伤史（如锤状畸形、掌板撕脱骨折）可以指导检查，关节部位的放射学评估可提示关节是否为退变或创伤后改变。

手腕、掌指关节和指间关节的被动和主动活动范围应该在手处于放松姿势和被动矫正鹅颈畸形的情况下进行评估。这可以区别慢性锤状损伤是由于终末束的创伤性断裂或逐渐衰减而造成的。外在肌紧张度可以通过评估外在肌伸肌腱张力随腕关节位置的变化来评估。当外在肌紧张，背伸腕关节时手指出现明显屈曲。另一方面，内在肌紧张度可以用 Bunnell 试验来确定。Bunnell 试验是分别在掌指关节背伸位和屈曲位，观察近端指间关节主动、被动屈曲功能。掌指关节背伸时，近端指间关节被动屈曲受限说明内在肌紧张（侧束向掌指关节掌侧、指间关节背侧移位）。

鹅颈畸形由 Nalebuff 和 Millender 分类标准可分为4种类型：
- Ⅰ型：关节的运动范围正常，没有明显的功能限制。
- Ⅱ型：Bunnell 试验阳性提示内在肌系统紧张；近端指间关节只有在掌指关节屈曲位下活动正常。
- Ⅲ型：不论掌指关节位置如何，近端指间关节主动和被动均僵硬。
- Ⅳ型：与Ⅲ型相同，但影像学显示在近端指间关节有关节炎改变。

17.2.3　推荐治疗方案
Ⅰ型

对于Ⅰ型畸形，只需要处理近端指间关节过度背伸。这可以通过皮肤切除减少掌侧皮肤量，或者通过指浅屈肌悬吊索、斜支持韧带（ORL）重建术或侧束改道手术等方法限制背伸。从近端指间关节的掌侧切除一个椭圆形皮肤并缝合只对非常轻微的畸形有帮助（并随着时间推移皮肤被延长）。用指浅屈肌制作限制性吊索，被称为"指浅肌腱吊索"，可实现对过度背伸的更强限制。这是在患者身上实施的，稍后将在"技术"一节中描述。这些方法仅解决近端指间关节

过度背伸问题，而不解决远端指间关节背伸滞后问题。如果近端指间关节被动矫正后，问题仍然存在的话，可以使用以下重建技术。在斜支持韧带重建中，尺侧束在掌指关节水平近端从伸肌结构上分离，以掌侧近端指间关节旋转轴，经骨道放射状缝合于屈肌腱鞘或穿过近节指骨。或者，可以使用游离掌长肌腱移植，缝合到末端肌腱上，然后沿着与尺侧束相同的路径进行，如前所述。最后，将一侧或双侧带从背侧游离出来，向掌侧移位，然后缝合到同侧指浅屈肌腱膜和掌板上，或者放入位于近端指间关节水平的屈肌腱鞘中。

Ⅱ型

对于Ⅱ型畸形，近端指间关节畸形可采用与Ⅰ型相同的手术方式，但掌指关节也需要处理。一般情况下仅需要行内在的松解即可。然而，任何加重手指失衡的掌指关节或手腕疾病，如半脱位或偏斜，也必须纠正。

Ⅲ型

对于Ⅲ型畸形，除了内在松解外，还需要松解近端指间关节。这可能需要解决背部皮肤缺少的问题。彻底的关节松解往往伴随侧副韧带的断裂，外侧束的掌侧移位，以及中央束的阶梯式延长。此外，由于长期活动受限，屈肌腱可能出现粘连，需要同时松解。这种方法显然更加复杂，结果往往难以预测。

Ⅳ型

对于Ⅳ型畸形，近端指间关节大多需要进行关节融合术。

病例

我们的患者患有Ⅰ型鹅颈畸形，合并近节指骨畸形愈合及伸肌腱粘连。他最大的问题是开始屈曲时，他的小手指鹅颈姿势让他无法抓住物体。对于年轻的劳动者来说，皮肤紧缩术并不可靠及持久。这就只剩下指浅屈肌悬吊索手术、侧束移位手术和斜支持韧带重建术可以选择。最后一种术式有助于矫正远端指间关节屈曲畸形。他的远端指间关节屈曲畸形并不严重，不需要矫正，特别是小指。由于他最初受伤机制为挤压伤，有人担心解决肌腱粘连和僵硬是更复杂的问题。

17.3　技术要点

患者在手术室进行了局麻，并采取了仰卧位。上肢止血带充气至 250mmHg。患者清醒状态（WALANT）无止血带且局麻通常作为首选，因为这样可以在术中

实时观察运动范围，并根据情况在术中适当调整手术方案。然而，在这种情况下是不可能的，因为还需要做其他的手术。

暴露屈肌腱鞘有多种方法，制作吊索的技术也有许多方案（例如，使用 1 个或 2 个指浅屈肌束，通过 A1 或 A2 滑车固定肌腱或固定到近侧指骨）。

在这个患者手术中，我们采取了 Brunner 切口从 A1 滑车水平至 A3 滑车水平。分离并掀起皮瓣，用 4-0 丝线固定在皮肤一侧。刀片松解伸肌结构桡侧和尺侧下方，松解伸肌结构与近节指骨骨折处粘连区域。然后切开 A3 滑车，露出指浅屈肌腱的远端，中节指骨基底的止点处（图 17.4a）。确保没有屈肌腱粘连，在 A1 滑车近端的指浅肌腱周围用 Allis 钳轻轻地绕着 A1 滑轮旋转肌腱。这是对肌腱主动屈曲的模拟。每一个都进行了独立的测试。这里有一点触到了深肌，在深肌和骨头之间松解粘连。

然后，将浅层分离到 A1 滑轮的近端（图 17.4b）。肌腱束很小，所以两束都分离了。肌腱末端向前侧牵拉，交叉切断。然后，通过先前在 A3 滑轮上的开口，将 2 个肌腱末端向远端拉（图 17.4c）。然后，指浅屈肌束穿过 A2 滑轮远端 1/3 处用小刀片制成的一个小的横向口。以直角钳抓住肌腱末端，然后将其送入 A2 滑轮的远端边缘下方，并以背侧至掌侧方向穿过滑车中的裂隙（图 17.4d）。浅肌远端回折，近端指间关节向下屈曲 20°，指浅屈肌束在 A2 滑车远端边缘与自身用 4-0 爱惜邦缝线缝合（图 17.4e）。然后将深肌腱放在近端，用 Allis 握住，再次旋转牵拉肌腱，确认深肌腱伸缩无明显卡压。伤口用生理盐水冲洗。皮肤切口采用 4-0 尼龙线行间断缝合。于背侧放置夹板，防止近端指间关节过度背伸。术后患者佩戴夹板后主动进行屈指锻炼。

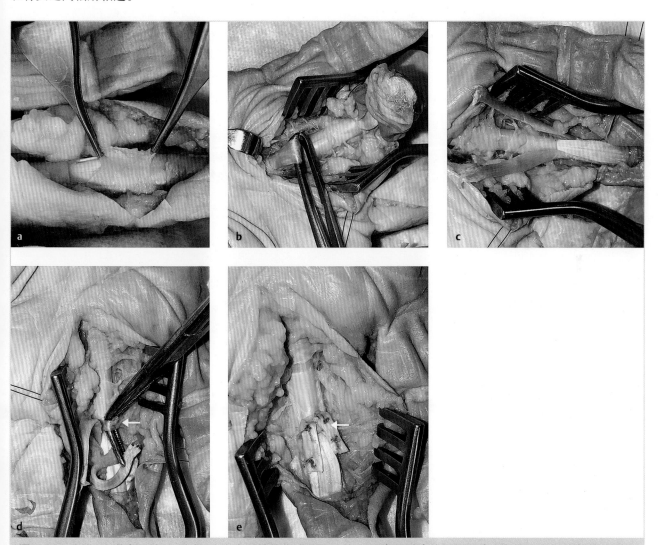

图 17.4 （a）A3 滑车。（b）游离 A1 滑车近端的指浅屈肌。（c）两条肌腱束均松解至其止点处。（d）牵拉指浅屈肌束穿过 A2 滑车的横向支持带（白色箭头所指为 A2 滑车远端边缘）。（e）指浅屈肌在 A2 滑车边缘和自身肌束缝合（白色箭头）

17.3.1　指浅屈肌吊索重建步骤

1. 暴露屈肌腱鞘。
2. 游离 A1 滑车近端或 A1 和 A2 滑车之间的 1 个或 2 个指浅屈肌束。
3. 切开指浅屈肌近端的 1 个或 2 个肌束，至少游离 5cm。
4. 向远端牵拉肌腱，将肌腱肌束从远端到近端以直角钳穿过 A2 滑车中远端 1/3。
5. 用 4–0 不可吸收缝线将指浅屈肌束在 A2 滑车边缘与自身缝合，确保近端指间关节保持屈曲 20°～30°。
6. 关闭切口并放置背侧阻挡夹板。

　　指浅屈肌吊索的另一种选择是斜支持韧带重建。在手指背侧做一个弧形切口，暴露从近节指骨底部到远端指间关节的伸肌系统。找到尺侧束（图 17.5a），切断近端，并游离至远端指间关节水平（图 17.5b）。游离肌腱束向近端拉伸，背伸远端指间关节，然后用较大的直角钳通过近端指间关节远端的掌侧骨皮韧带（图 17.5c）。这将创造一个指向近端指间关节旋转轴掌侧的拉力，从而使近端指间关节屈曲。紧缩肌腱束以使近端指关节屈曲约 30°，并通过近节指骨中段的钻孔通道，用锚钉固定或缝合于屈肌腱鞘边缘（图 17.5d）。后期尽管肌腱束的张力会延展至远端指间关节，但近端指间关节主动背伸时仍将受到改道后的肌腱束的限制。

17.3.2　斜支持韧带重建步骤

1. 暴露伸肌系统 P1~P3。
2. 在 P1 水平分离出肌腱尺侧束及中央肌束。
3. 游离侧束至远端指间关节水平。
4. 将尺侧束从近端指间关节远侧骨皮韧带穿至桡侧。
5. 将肌束固定到 P1 的桡侧，使近端指间关节屈曲 30°。
6. 关闭切口，放置背侧阻挡夹板。

17.4　术后照片及效果评估

　　手外科手术目的是使患者术后的功能优于术前。患者休息位时，畸形较术前改善，屈曲动作不再受限（图 17.6a，b）。在后期的随访中，患者对症状的改善相当满意。然而，他的屈曲度最终也没有完全恢复正常，也没有恢复到术中模拟的被动屈曲和主动屈曲活动度（图 17.6c~e）。术后因患者路程较远，手康复治疗师的跟进治疗和随访不能及时进行，但也更加重了我们对更复杂重建方案选择的关注。

17.5　技术要点

- 评估鹅颈畸形是继发性（类风湿性关节炎或脑瘫等）还是创伤引起。
- 确定鹅颈畸形的原因。
- 需注意畸形可能涉及除近端指间关节以外的其他结构（例如掌指关节），必须同时处理其余异常以获得最

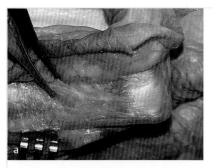
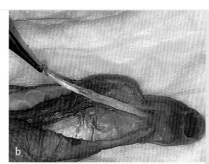
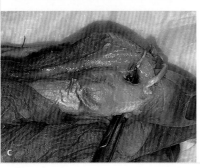
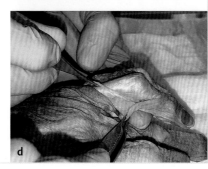

图 17.5　尸体上斜支持韧带重建术的描述过程。（a）找到尺侧带。（b）将尺侧带向近端横切至远端指间关节的水平。（c）将掌侧带转至近端指间关节水平的屈肌腱。（d）拉紧移位的侧带并将其固定在近侧指骨的水平上

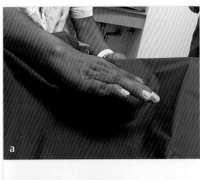
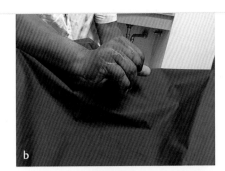
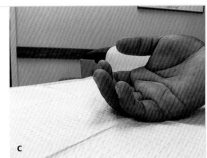
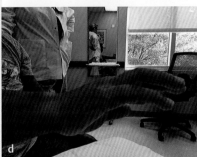
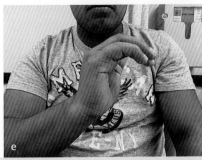

图17.6 （a，b）吊索手术前。（c~e）吊索手术后

佳结果。

- 术后用背侧夹板维持关节屈曲、防止过伸，以利于修复。

（姚　玲　译）

参考文献

[1] Charruau B, Laulan J, Saint-Cast Y. Lateral band translocation for swan-neck deformity: Outcomes of 41 digits after a mean follow-up of eight years. Orthop Traumatol Surg Res 2016;102(4) Suppl:S221–S224.

[2] McKeon KE, Lee DH. Posttraumatic boutonnière and swan neck deformities. J Am Acad Orthop Surg 2015;23(10):623–632.

[3] Nalebuff EA, Millender LH. Surgical treatment of the swan-neck deformity in rheumatoid arthritis. Orthop Clin North Am 1975;6(3):733–752.

[4] Wei DH, Terrono AL. Superficialis sling(flexor digitorum superficialis tenodesis) for swan neck reconstruction. J Hand Surg Am 2015;40(10):2068–2074Fig. 17.6(a, b) Before sublimis sling surgery. (c–e) After sublimis sling surgery.© 2020. Thieme. All rights reserved.

第六部分

血管痉挛

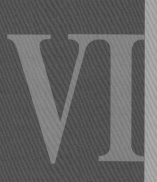

第 18 章　难治性雷诺现象

Collier S. Pace, Lauren Hutchinson, Michael W. Neumeister

18.1　病例

　　一名 42 岁的女性，双手严重缺血。她曾被诊断为雷诺病且无自身免疫性疾病。她之前做过近端交感神经切除术以及手掌和手指交感神经切除术。但病情进展导致拇指、示指和中指进行性缺血以致截指（图 18.1）。她目前主要表现为右手所有手指和左手其余手指严重缺血。她非常担心失去左手剩下的手指和右手的手指，因为要靠它们完成日常活动。考虑到近端交感神经阻滞作用不大，与患者讨论治疗方案主要围绕着再次手掌和手指交感神经切除术或肉毒杆菌毒素（或肉毒杆菌毒素 A）注射。

18.2　解剖学

　　雷诺现象是指疼痛性血管痉挛，通常是由于压力或受凉引起的。血管痉挛在手部产生特征性的三色变化，开始是苍白、发绀，最后是充血。如果时间长，动脉血管痉挛可导致手指缺血，引起溃疡和坏疽。

　　虽然雷诺现象的确切病因尚未阐明，但已有几种理论被提出。大多数理论都围绕着局部交感神经系统的功能失调展开。但是，其他研究表明可能与血小板功能异常或红细胞形态异常或神经肽功能异常有关。

18.3　推荐治疗方案

　　雷诺现象的初始治疗是非手术性的，其特点是行为改变，包括戒烟、减少寒冷暴露和压力。除了改变生活方式之外，药物也是治疗雷诺现象中出现血管异常反应的一种方式。钙通道阻滞剂最常用；然而，磷酸二酯酶 –5 抑制剂和内皮素拮抗剂也经常使用。如果患者保守治疗失败，则应考虑采取其他干预措施。

　　颈背交感神经切除术、指交感神经切除术和动脉旁路移植术都是目前公认的治疗难治性雷诺现象的手术方法。但是，这些干预措施可能与高发病率相关，并产生不同的结果。

　　关于指背交感神经解剖的位置和范围，仍然存在许多争论。由于治疗效果欠佳，近端或胸腔交感神经切除术已不受欢迎。在更靠近症状部位进行交感神经切除术是目前最有效的方法，同时进行更广泛的手掌解剖以改善长期效果。扩大的动脉周围交感神经切除术，包括尺动脉外膜、浅弓、普通指动脉分叉处的外膜，以及桡动脉的背侧，可以改善 95% 的患者的缺血性疼痛，并可使 80% 患者的指溃疡完全愈合。

　　然而，交感神经切除术也不会得到长期改善的效果。另外，某些患者可能不愿接受手术。在这种情况下，肉毒杆菌注射是一个很好的选择。尽管肉毒杆菌毒素的确切作用机制尚不清楚，但许多临床研究已显示良好的结果。肉毒杆菌毒素可能通过阻断异位钠通道或特定的慢性疼痛受体，例如瞬时感受器电位 –1（TRPV–1）起作用，也可能通过交感神经阻滞起作用，甚至通过调节神经递质，如 P 物质、降钙素基因相关肽、去甲肾上腺素和谷氨酸发挥作用。

　　手掌注射 A 型肉毒杆菌毒素可增加组织灌注，显著减少甚至消除疼痛，并可彻底解决手指溃疡，使相关发病率降至最低。

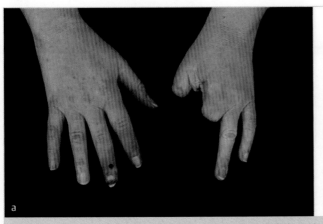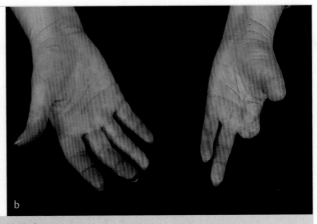

图 18.1　（a，b）患者双手外观照，可见远端手指变色和缺血性溃疡

患者选择接受肉毒杆菌毒素注射。她之前的手掌交感神经切除手术失败了。注射肉毒杆菌素耗时短，患者可以在当天恢复正常活动。

18.4　手术技术

这种手术可以在办公室完成。在手术之前，应先行腕关节锻炼，以消除注射肉毒杆菌毒素 A 产生的疼痛和灼热感（图 18.2）。20mL 注射用试剂由无防腐剂的生理盐水加 100U 的肉毒杆菌毒素 A 组成，最终浓度为 5U/mL。双手各 20mL，每个神经血管束 2mL 或 10U。在计划的注射区域将患者的手掌用酒精消毒。无菌操作下，在每个神经血管束 A1 滑轮附近注入 2mL。

18.5　术后效果评估

患者感觉到手指变得暖和，疼痛减轻，手指的活动范围变大（图 18.3）。激光灌注扫描显示，由于肉毒杆菌毒素的注射增加了左手的血流量（图 18.4）。患者注射肉毒杆菌 4 年后没有复发。

现有的临床数据表明，注射肉毒杆菌毒素可以改善 75% 以上患者的缺血性疼痛，并且大多数患者的手指溃疡可以在 3 个月内治愈。尽管许多患者的症状得到了显著改善，但 20%～45% 的患者需要多次注射，而有些患者根本无法从这种治疗中受益。进一步的研究将有助于患者认识手术或化学交感神经切除术并进行选择，也使我们能够更好地了解这一具有挑战性的疾病过程。

18.6　技术要点

副作用微乎其微，包括注射疼痛、脱水和暂时性内在肌肉无力。

在注射肉毒杆菌毒素 A 前，在腕部神经和尺神经应用局麻药进行神经阻滞，可消除多次注射引起的疼痛。

应当小心地将注射针放置在靠近 A1 滑车附近的指神经和血管的分叉处，以覆盖神经血管束。

在注射前一定要先抽吸，以确保针头的位置不在血管内。

疼痛缓解最快可能需要 5min，一般需要几天或几周的时间。

（郭孝菊　译）

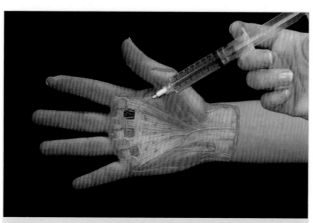

图 18.2　肉毒杆菌毒素的注射技术

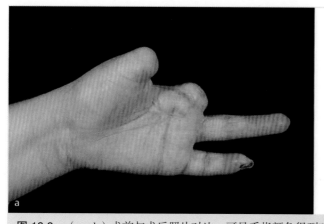
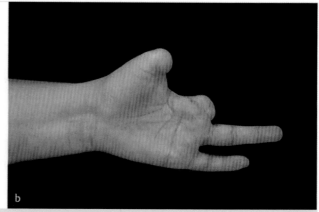

图 18.3　（a，b）术前与术后照片对比，可见手指颜色得到改善，小指溃疡愈合

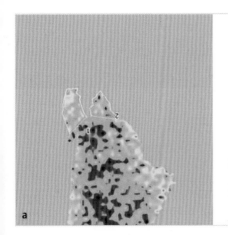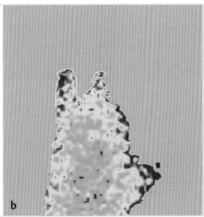

图 18.4 （a，b）术前与术后激光多普勒分析显示改善灌注

参考文献

[1] Baddeley RM. The place of upper dorsal sympathectomy in the treatment of primary Raynaud's disease. Br J Surg 1965;52:426–430.

[2] Egloff DV, Mifsud RP, Verdan C. Superselective digital sympathectomy in Raynaud's phenomenon. Hand 1983;15(1):110–114.

[3] Flatt AE. Digital artery sympathectomy. J Hand Surg Am 1980;5(6):550–556.

[4] Kaarela O, Raatikainen T, Carlson S, Huopaniemi T, Waris T. Effect of perivascular sympathectomy on distal adrenergic innervation in the hands of monkeys. J Hand Surg [Br] 1991;16(4):386–388.

[5] Merritt WH. Comprehensive management of Raynaud's syndrome. Clin Plast Surg 1997;24(1):133–159.

[6] Morgan RF, Reisman NR, Wilgis EF. Anatomic localization of sympathetic nerves in the hand. J Hand Surg Am 1983;8(3):283–288.

[7] Neumeister MW. Botulinum toxin type A in the treatment of Raynaud's phenomenon. J Hand Surg Am 2010;35(12):2085–2092.

[8] Neumeister MW. The role of botulinum toxin in vasospastic disorders of the hand. Hand Clin 2015;31(1):23–37.

[9] Ojimba TA, Cameron AEP. Drawbacks of endoscopic thoracic sympathectomy. Br J Surg 2004;91(3):264–269.

[10] Pace CS, Merritt WH. Extended periarterial sympathectomy: evaluation of longterm outcomes. Hand (N Y) 2018;13(4):395–402.

[11] Pick J. The Autonomic Nervous System; Morphological, Comparative, Clinical, and Surgical Aspects. Philadelphia, PA: Lippincott; 1970.

[12] Uppal L, Dhaliwal K, Butler PE. A prospective study of the use of botulinum toxin injections in the treatment of Raynaud's syndrome associated with scleroderma. J Hand Surg Eur Vol 2014;39(8):876–880.

第七部分

压迫性神经病

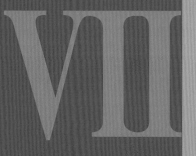

第 19 章　复发性腕管综合征的治疗方法

Robert C. Russell, Franziska Huettner

19.1　病例

一名 37 岁的男性，在 6 年前进行了左侧腕管松解，术后麻木和刺痛的症状有所改善，但并没有完全消失。在 6 个月前，这些症状明显加重，并影响了日常的活动。多次神经传导检查（NCS）/ 肌电图（EMG）显示腕管处有严重的正中神经卡压。

19.2　解剖学

腕管松解是世界各地手外科医生最常见的外科手术。据估计，美国腕管综合征的患病率高达 3.72%，每年约有 500 000 例松解手术。大多数患者术后恢复良好，无并发症或复发。主要并发症如罕见的正中神经分支永久性损伤（0.01%~0.12%），神经本身的损伤也少见（0.06%）。一小部分患者（通常少于 3%，也有报道高达 20%）在松解后出现症状持续或复发。尽管需要再次手术的患者数量不多，但外科医生仍面临着两难的境地，即决定哪些患者可以从腕正中神经的再次探查中受益、再次手术的时机以及采取何种不同的措施来充分松解神经和（或）防止再次复发。

再次探查时发现引起症状反复的原因很多，有些患者的腕横韧带是完整的，即发生了增生，需要行二次松解。这些患者的持续症状可能是由于屈肌支持带或前臂筋膜的松解不完全引起的。更常见的情况是，正中神经被包裹在厚厚的软组织瘢痕中，在手指和手腕运动时，这些瘢痕会导致神经受压和（或）阻止神经滑动，可能还会减少腕管内神经的血供。少数患者发现神经在腕管外走行，位于皮肤正下方的浅表位置。刀或工具的手柄产生的压力很容易使这些患者出现神经症状。

反复出现症状是一个较复杂的情况。作者通常会尝试用手部理疗的方式来处理这些问题，包括按摩、神经脱敏、主动和被动的活动度练习、神经滑动、肌贴（Kinesiotape）、深部热疗等；在再次探查卡压或过于敏感的神经前，可先用这些方法治疗一段时间。一般来说，最好在第一次松解后至少等待 6~8 个月，并尝试理疗，然后考虑对有症状的患者再次探查。

一般来说，翻修时不建议行单纯的减压和单纯的神经外的松解，因为这样的效果较差。我们不能期望第二次使用同样的手术方法会有更好的结果，正如 L.Vasconez 博士所说："如果 A 计划不起作用，就不要让 B 计划和 A 计划一样。"翻修的手术方式有多种选择。它们包括但不限于使用带血管的小鱼际脂肪垫皮瓣、肌瓣，如掌短肌翻转皮瓣、旋前方肌瓣或小指外展肌瓣；桡动脉穿支筋膜瓣、腱膜瓣、静脉包裹，甚至使用网膜作为游离皮瓣。每种选择都有利弊。

19.3　推荐治疗方案

对于腕管综合征反复发作或神经松解后瘢痕形成并压迫的患者，作者的首选方案是将神经包裹在血运良好的脂肪筋膜瓣中，该脂肪筋膜瓣由腕掌侧远端尺动脉穿支皮瓣转移而来。

这种皮瓣有几个优点：

- 使用原来的切口。
- 切口延伸至前臂，而不是更明显的手掌。
- 保留手部的肌肉。
- 手掌皮支损伤的风险很小。
- 可靠的血液供应。
- 不需要遥远的供区。
- 不使用显微镜。
- 技术上简单，无须到专科医院。

19.4　手术技术

切开腕横韧带，与第一次松解一样，切除 1~2mm 的韧带（图 19.1a）。用手术刀在放大镜下锐性切除瘢痕来释放包裹在瘢痕中的神经。

如果以前没有松解过远端尺神经管（Guyon Canal）的话，需要将其打开。掌侧的腕管切口向近端行 "Z" 形或 "S" 形延长，在尺动脉上解剖出尺动脉脂肪 / 筋膜穿支皮瓣。在真皮的深面分离皮肤，尺动脉上方约有 2cm × 4cm 的脂肪和筋膜瓣。从前臂远端中部开始，切开脂肪和深层肌肉筋膜，小心地向尺动脉方向分离。皮瓣的尺侧同样向动脉呈放射状分离。在一些较大的皮瓣中，应将尺神经的背支在近端进行解剖、标识并保留。然后，脂肪 / 筋膜瓣从近端到远端切取，并向远端分离，保留最远端的尺动脉穿支血管，该血管在豌豆骨近端 1~1.5cm 处出现（图 19.1b）。在止血带加压的情况下解剖皮瓣；松止血带，将皮瓣翻转到腕管的神经上。可以切除一些皮下脂肪、滑膜或掌筋膜，以便为移位的皮瓣提供足够的空间（图 19.1c），松弛的缝合掌侧的皮肤，放置一条 19G 的蝶形引流管。将血管化的软组织皮瓣放置在神经周围，防止患者的症

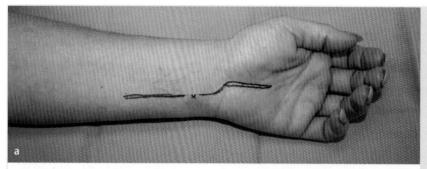

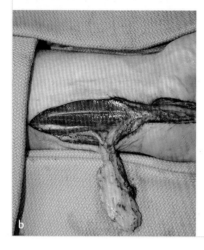
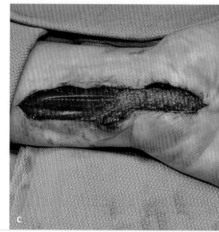

图19.1 （a）切除腕管处的陈旧性瘢痕，切口向近端延伸至尺侧腕屈肌腱。（b）皮肤边缘在真皮下进行分离。筋膜/脂肪瓣由近端分离到远端，保留最远端的尺动脉穿支。（c）翻转皮瓣并环绕正中神经以提供血管化软组织覆盖

状复发。有时，供区切口皮肤边缘会出现伤口延迟愈合，但无须再次手术。

术后留置一个小的引流管3~5天。可以使用蝶形针引流，针端插入血液收集管的红色橡胶头中。

夹板固定手腕10~14天。然后开始进行活动度的锻炼。

手术步骤

1. 通过神经松解术重新释放和重新放置正中神经。
2. 使用尺动脉脂肪/筋膜穿支皮瓣覆盖。
3. 引流24h。
4. 用夹板固定手腕于背伸位5天。

19.5　术后效果评估

患者的腕管症状完全消失。术后6个月随访，没有复发的迹象。瘢痕和活动度的情况见图19.2。

19.6　技术要点

- 通过原切口进行手术，并向近端延伸至尺侧腕屈肌腱。
- 切除腕管内的所有瘢痕组织。
- 根据尺动脉的穿支分离脂肪筋膜瓣。
- 需要计划足够多的近端皮瓣，以便能翻转覆盖到腕管远端。
- 皮瓣的旋转中心就在供血穿支的附近。
- 移位后皮瓣应无张力。

（谭洪波　袁礼波　译）

参考文献

[1] Boeckstyns ME, Sørensen AI. Does endoscopic carpal tunnel release have a higher rate of complications than open carpal tunnel release? An analysis of published series. J Hand Surg [Br] 1999;24(1):9–15.

[2] Chung KC. Current status of outcomes research in carpal tunnel surgery. Hand (N Y) 2006;1(1):9–13.

[3] Chrysopoulo MT, Greenberg JA, Kleinman WB. The hypothenar fat pad transposi- tion flap: a modified surgical technique. Tech Hand Up Extrem Surg 2006;10(3): 150–156.

[4] Cobb TK, Amadio PC. Reoperation for carpal tunnel syndrome. Hand Clin 1996;12(2):313–323.

[5] Craft RO, Duncan SF, Smith AA. Management of recurrent carpal tunnel syndrome with microneurolysis and the hypothenar fat pad flap. Hand (N Y) 2007; 2(3):85–89.

[6] Dahlin LB, Salö M, Thomsen N, Stütz N. Carpal tunnel syndrome and treatment of recurrent symptoms. Scand J Plast Reconstr Surg Hand Surg 2010;44(1):4–11 Dellon AL, Mackinnon SE. The pronator quadratus muscle flap. J Hand Surg Am 1984;9(3):423–427.

[7] Goitz RJ, Steichen JB. Microvascular omental transfer for the treatment of severe recurrent median neuritis of the wrist: a long-term

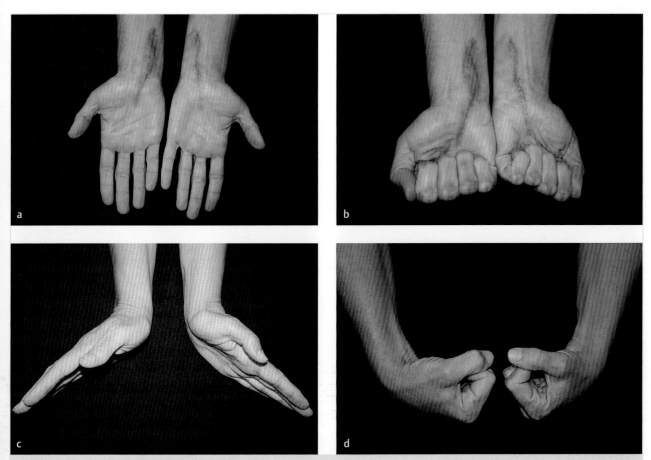

图 19.2　（a~d）患者手指和手腕完全屈曲和背伸，无神经症状

follow-up. Plast Reconstr Surg 2005;115(1):163–171.

[8] Karthik K, Nanda R, Stothard J. Recurrent carpal tunnel syndrome: analysis of the impact of patient personality in altering functional outcome following a vascularised hypothenar fat pad flap surgery. J Hand Microsurg 2012; 4(1):1–6.

[9] Langloh ND, Linscheid RL. Recurrent and unrelieved carpal-tunnel syndrome. Clin Orthop Relat Res 1972;83(83):41–47.

[10] Murthy PG, Abzug JM, Jacoby SM, Culp RW. The tenosynovial flap for recalci- trant carpal tunnel syndrome. Tech Hand Up Extrem Surg 2013;17(2): 84–86.

[11] Palmer DH, Hanrahan LP. Social and economic costs of carpal tunnel surgery. Instr Course Lect 1995;44:167–172.

[12] Reisman NR, Dellon AL. The abductor digiti minimi muscle flap: a salvage tech- nique for palmar wrist pain. Plast Reconstr Surg 1983;72(6):859–865.

[13] Rose EH. The use of the palmaris brevis flap in recurrent carpal tunnel syndrome. Hand Clin 1996;12(2):389–395.

[14] Strickland JW, Idler RS, Lourie GM, Plancher KD. The hypothenar fat pad flap for management of recalcitrant carpal tunnel syndrome.

J Hand Surg Am 1996;21(5):840–848.

[15] Tang DT, Barbour JR, Davidge KM, Yee A, Mackinnon SE. Nerve entrapment: update. Plast Reconstr Surg 2015;135(1):199e–215e.

[16] Tham SK, Ireland DC, Riccio M, Morrison WA. Reverse radial artery fascial flap: a treatment for the chronically scarred median nerve in recurrent carpal tunnel syndrome. J Hand Surg Am 1996;21(5):849–854.

[17] Tollestrup T, Berg C, Netscher D. Management of distal traumatic median nerve painful neuromas and of recurrent carpal tunnel syndrome: hypothenar fat pad flap. J Hand Surg Am 2010;35(6):1010–1014.

[18] Varitimidis SE, Riano F, Vardakas DG, Sotereanos DG. Recurrent compressive neurop- athy of the median nerve at the wrist: treatment with autogenous saphenous vein wrapping. J Hand Surg [Br] 2000;25(3):271–275.

[19] Vasiliadis HS, Nikolakopoulou A, Shrier I, et al. Endoscopic and open release simi- larly safe for the treatment of carpal tunnel syndrome. A systematic review and meta-analysis. PLoS One 2015;10(12):e0143683.

第 20 章　复发性腕管综合征

Chye Yew Ng, Michael J. Hayton

20.1　病例

一名 55 岁女性患者，2 型糖尿病，曾在 3 年前局麻下行左侧腕管松解术，术后患者左手麻木及夜间症状完全缓解，6 个月后麻木感逐渐复发，患者接受了神经传导检查，结果显示腕部传到速度减慢，但略优于术前。由于存在术后的症状缓解期，被确诊为复发性腕管综合征（CTS）。

20.2　解剖学

患者腕关节瘢痕愈合良好。桡侧 3 指感觉减退。大鱼际肌饱满，拇短展肌肌力 V 级。Tinel 征及 Phalen 征阳性。患者腕关节及手指进行反复屈伸活动后可出现桡侧 3 指的麻刺感，说明正中神经拴系和移动受限，这一临床发现被命名为"牵张 Tinel 征"。另外，患者主诉手指僵硬，而患者主动提出手指僵硬并不常见，因此针对此症状进行详细询问。我们都知道慢性糖尿病患者会发展成为典型的手和手指"月亮"状的糖尿病性手关节病。然而，我们也应该把屈指肌腱瘢痕粘连和腱鞘炎作为手指僵硬和复发性腕管综合征的原因之一。在这个病例中，糖尿病性神经病变对患者症状的潜在影响需要被告知。

术后 6 周，腕横韧带前凸瘢痕愈合，这会导致腕管内容物体积增加（0~24%）并前移（0~3.5mm），腕管综合征术后症状不缓解的常见原因是腕横韧带松解不够。复发性腕管综合征是由于正中神经周围的环形纤维化。出现新的症状，特别是疼痛加重或神经功能障碍，可能是于神经的医源性损伤。

20.3　推荐治疗方案

解决这一问题的关键是准确的临床评估。首先，要明确复发性腕管综合征的诊断，先排除近端的神经压迫（如神经根型颈椎病和旋前综合征）。需要记录好一些容易混淆的全身情况（如糖尿病和酒精中毒）。明确 CTS 是持续复发的还是新发的。疑似医源性损伤的患者应立即进行检查。其他患者经过手术治疗后会有一段时间的缓解。偶尔注射类固醇激素可能对不确定的病例有帮助，但其结果不能作为进一步手术的绝对指征或禁忌证。对保守治疗无效的患者可以进行翻修手术。

在翻修手术中，应采取妥当的方法。在腕管中由近端向远端探查正中神经。然后进行神经周围松解并切开神经外膜。神经内部不推荐松解，会导致更多的神经内瘢痕。屈肌腱鞘切除在初次腕管综合征中没有明显作用，但在翻修病例中可以改善指间关节的僵硬。另外，屈肌腱鞘切除也能减少腕关节内容物，为后续神经覆盖手术创造空间。

已经有报道使用自体组织或合成材料进行神经包裹。但是这种干预的必要性没有得到前瞻性随机对照试验的支持。然而，在进行严重瘢痕粘连的正中神经松解中，这种设计是符合逻辑的，松解后防止再次复发。我们首选小鱼际肌脂肪垫组织瓣，该皮瓣在局部切取，提供带血运的软组织覆盖。

推荐治疗方案

- 对正中神经进行彻底的减压和外膜松解，然后行屈肌腱鞘切除术，选择神经包裹的自体组织包括有：
  小鱼际肌脂肪垫组织瓣。
  滑膜瓣。
  肌瓣。
  筋膜瓣。
  静脉包裹。
- 合成包装材料的选择（市面上有售）包括：
  Ⅰ 型胶原蛋白。
  黏膜下层的细胞外基质。

20.4　手术技术

手术在局部麻醉或全身麻醉下，在放大镜下进行。利用原手术切口并作延长（图 20.1a），在前臂近端深筋膜下的正常组织中寻找正中神经，然后从近端到远端进行分离，直视下分离腕横韧带（图 20.1b），如果瘢痕广泛，正中神经可另外从手掌区探查，从远端到近端方向解剖，直到神经完全游离。小心正中神经反支和掌浅弓，它们在腕管的远端区域有损伤危险。切除包裹正中神经的瘢痕，对于挑战性神经松解术，建议使用显微镜。在适当的情况下，可以进行屈肌腱鞘切除术（图 20.1c）。

20.4.1　小鱼际肌脂肪垫组织瓣

通过前臂远端的切口近端（呈尺侧角度），在进入 Guyon 管前显露尺神经和尺动脉。松解掌侧韧，这有助于后续小鱼际肌脂肪垫组织瓣转位。从腕管综合

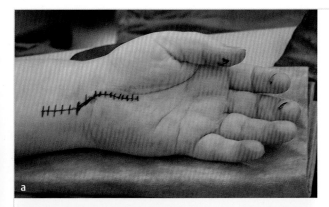
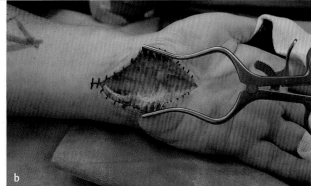
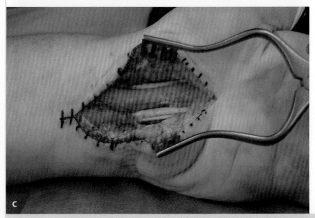

图 20.1　（a）切口标记在原手术瘢痕处（且向近端和远端延伸）。（b）切开腕横韧带，见广泛瘢痕。（c）正中神经松解和屈肌腱鞘切除术后的外观。注意正中神经局部紧缩和缺血

征切口尺侧开始，在皮下锐性分离切取皮瓣。表层解剖从真皮下层开始，延续至掌短肌真皮附着处尺侧。远端区域分离的潜在风险是损伤环指和小指的神经。同时也要注意确保表层皮肤不会太薄。然后进行深层解剖，将组织瓣从腕横韧带尺侧残余部分提起，直至尺神经血管束（图 20.2a）。切除腕横韧带的尺侧叶，更好显露组织瓣（图 20.2b）。移位组织瓣，用 3 号外科缝线褥式缝合，将皮瓣与腕管桡侧壁缝合（图 20.2c）。需要注意确保拇长屈肌腱和正中神经没有被缝合到组织瓣上。用间断缝线缝合切口，术后用夹板固定手腕 10 天（图 20.2d）。

20.4.2　手术步骤

1. 探查正中神经，由正常部分向损伤部分探查。
2. 行正中神经外松解和神经外膜切开松解。
3. 切除屈肌腱鞘。
4. 确认尺神经血管束，松解 Guyon 管。
5. 将小鱼际肌脂肪垫组织瓣由浅层向深层解剖，同时保留来自尺动脉的小穿支血管。
6. 组织瓣覆盖后缝合切口。

20.5　术后效果评估

术后立即开始手指锻炼，手掌夹板固定 10 天以减轻疼痛并稳定伤口，之后在康复师指导下进行简单的腕部运动练习。切口 4 周后的外观如图所示（图 20.3），在术后早期，患者感觉异常消失，与初次腕管综合征成功手术松解的经历类似。几周后，她感觉手指活动显著改善，并且在 1 年的随访中手指活动越来越好。

另外 1 例腕管综合征的患者在术后随访的第 16 个月复发并再次手术（她同时也进行了示指 A1 滑车松解）（图 20.4）。

20.6　技术要点

- 腕管综合征的手术目的应该是彻底切开腕横韧带（包括韧带最远端筋膜），并且不造成任何医源性损伤。
- 遇到腕管综合征松解失败的患者，要确定它是一个复发的问题，还是新的问题。
- 临床评估仍然是解决问题的关键，神经生理学可提供补充信息。
- 复发的腕管综合征，要仔细探查正中神经并进行神经体外松解。

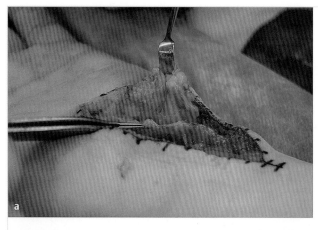
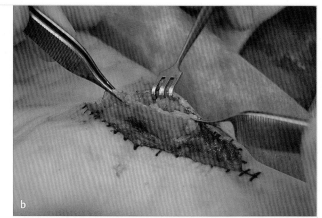
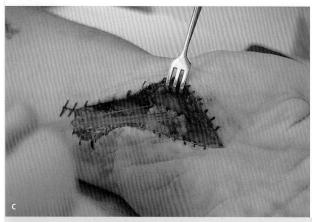
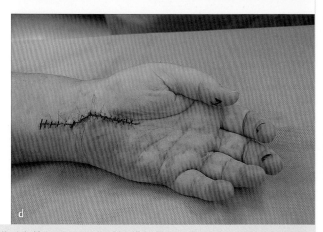

图 20.2 （a）提起组织瓣，分离出腕横韧带尺侧部分（用钳子夹持）。（b）切除腕横韧带的尺侧部分，增加组织瓣的移动度（用钳子夹持）。（c）将组织瓣缝合到腕管桡侧组织，注意不要缝到屈肌腱和正中神经。（d）间断褥式缝合切口

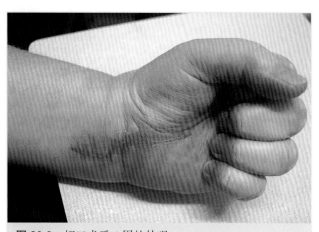

图 20.3 切口术后 4 周的外观

- 建议切除屈肌腱鞘，这可以改善手指僵硬，减少腕管内容物。
- 设计防止正中神经周围组织再次形成瘢痕的方法。
- 小鱼际肌脂肪垫组织瓣是首选。

（浦路桥 译）

参考文献

[1] Amadio PC. Interventions for recurrent/persistent carpal tunnel syndrome after carpal tunnel release. J Hand Surg Am 2009;34(7):1320–1322.

[2] Beck JD, Brothers JG, Maloney PJ, Deegan JH, Tang X, Klena JC. Predicting the outcome of revision carpal tunnel release. J Hand Surg Am 2012;37(2):282–287.

[3] Faour-Martín O, Martín-Ferrero MA, Almaraz-Gómez A, Vega-Castrillo A. The longterm post-operative electromyographic evaluation of patients who have undergone carpal tunnel decompression. J Bone Joint Surg Br 2012;94(7):941–945.

[4] Ginanneschi F, Milani P, Reale F, Rossi A. Short-term electrophysiological conduction change in median nerve fibres after carpal tunnel release. Clin Neurol Neurosurg 2008;110(10):1025–1030.

[5] Jones NF, Ahn HC, Eo S. Revision surgery for persistent and recurrent carpal tunnel syndrome and for failed carpal tunnel release. Plast Reconstr Surg 2012;129(3):683–692.

[6] Karthik K, Nanda R, Stothard J. Recurrent carpal tunnel syndrome-analysis of the impact of patient personality in altering functional

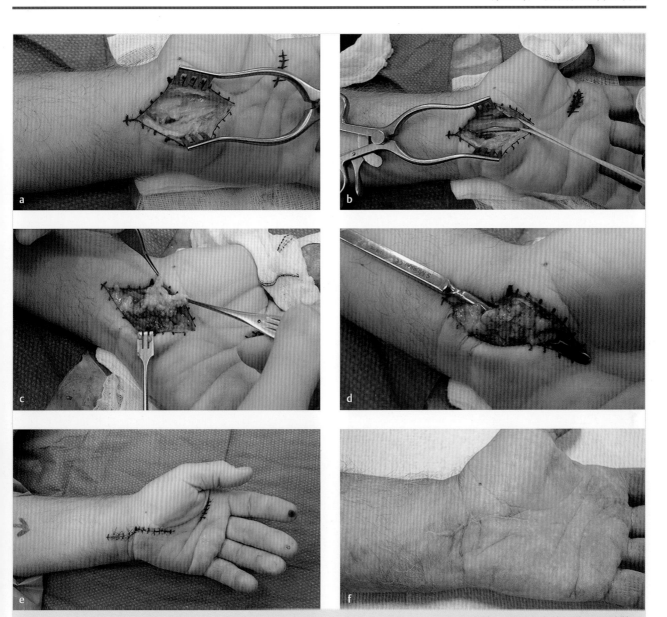

图20.4　（a）切开修复后的腕横韧带，可见正中神经和屈肌腱周围广泛瘢痕。（b）松解正中神经周围瘢痕并切除屈肌腱鞘，可见正中神经呈沙漏状狭窄。（c）提起小鱼际肌脂肪垫组织瓣。（d）脂肪垫组织瓣覆盖后，一把 MacDonald 剥离子从组织瓣下穿过，确保正中神经无继发性的卡压。（e）缝合切口。（f）术后 16 个月外观

outcome following a vascularised hypothenar fat pad flap surgery. J Hand Microsurg 2012;4(1):1–6.

[7] Mulgrew S, Kanabar GP, Papanastasiou S. Further evidence for treatment of recalcitrant neuropathy of the upper limb with autologous vein wrapping. Ann Plast Surg 2012;69(3):288–291.

[8] Richman JA, Gelberman RH, Rydevik BL, et al. Carpal tunnel syndrome: morphologic changes after release of the transverse carpal ligament. J Hand Surg Am 1989;14(5):852–857.

[9] Robinson S, Ng CY. Traction Tinel sign. J Hand Microsurg 2016;8(2):125–126.

[10] Strickland JW, Idler RS, Lourie GM, Plancher KD. The hypothenar fat pad flap for management of recalcitrant carpal tunnel syndrome. J Hand Surg Am 1996;21(5):840–848.

[11] Stütz N, Gohritz A, van Schoonhoven J, Lanz U. Revision surgery after carpal tunnel release: analysis of the pathology in 200 cases during a 2 year period. J Hand Surg [Br] 2006;31(1):68–71.

[12] Stütz NM, Gohritz A, Novotny A, Falkenberg U, Lanz U, van Schoonhoven J. Clinical and electrophysiological comparison of different methods of soft tissue coverage of the median nerve in recurrent carpal tunnel syndrome. Neurosurgery 2008;62(3, Suppl 1):194–199, discussion 199–200.

[13] Varitimidis SE, Riano F, Vardakas DG, Sotereanos DG. Recurrent compressive neuropathy of the median nerve at the wrist: treatment with autogenous saphenous vein wrapping. J Hand Surg [Br] 2000;25(3):271–275.

[14] Wright TW, Glowczewskie F, Wheeler D, Miller G, Cowin D. Excursion and strain of the median nerve. J Bone Joint Surg Am 1996;78(12):1897–1903.

第 21 章　腕管松解失败：鉴别纤维束综合征

Elisabet Hagert, Catherine Curtin

21.1　病例

一名 45 岁右利手女性患者诉双侧正中神经支配区域出现麻木，在就诊 1 年前被诊断为双侧腕管综合征（CTS），神经传导检测及临床查体为阳性，右侧为中度 CTS，左侧为轻度 CTS。右侧接受了内窥镜腕管松解手术（ECTR），术后，她的右手夜间感觉异常减轻，但术后 9 个月仍然感觉拇指、示指和中指的指尖麻木。患者从事办公室工作，也养马，经常在马厩里工作。除了麻木，患者在做日常家务或体力劳动时感觉右手无力、缺乏耐力。左手偶然夜间感觉异常。无糖尿病或甲状腺疾病史，血压正常，不肥胖，不吸烟。

由于腕管综合征手术失败率为 10%~20%，因此在询问患者残留正中神经症状时以下几个问题需要思考：

- 手术是否正确（完全 / 不完全松解）？
- 诊断是否正确？
- 手术是否能恢复神经功能？

21.2　解剖学

21.2.1　一般外观

右手在掌侧的腕横纹处有一个小的横向瘢痕（图 21.1），瘢痕愈合良好，没有感觉过敏或过度角化，手掌部皮肤无出汗、无充血、无疼痛症状，在腕管上没有明显的肿胀，也没有明显的肌肉萎缩。

21.2.2　临床检查

当检查患者是否有残留的 CTS 时，Tinel 征在手术治疗的右侧为阴性，在未手术的左侧腕管为阳性，Phalen 征和 Durkan 征也类似，右侧阴性，左侧阳性。

使用人工肌肉测试中位神经受累情况，右侧腕屈肌、拇长屈肌和指屈肌肌力 II 级（FDP II；视频 21.1）。

Scratch Collapse 试验（SCT）在右侧肱二头肌肌腱水平呈阳性，与压迫时的疼痛处于同一水平（视频 21.1）。

结果发现：近端正中神经支配的肌肉肌无力；SCT 阳性；在肱二头肌腱膜水平的正中神经上的疼痛表明患者是近端正中神经卡压，即所谓的纤维束综合征。

21.2.3　超声检查

超声（US）是一个有价值的工具，用来探查潜在的失败（或未经治疗）的腕管综合征。使用横视图和神经检查程序，可以轻易地看到正中神经在腕横纹处的近端。

右侧正中神经超声外观正常，略呈椭圆形，无高回声（图 21.2a），相反，在左侧有腕管综合征的临床症状，正中神经的直径和横截面积增大，并有高回声，提示神经水肿（图 21.2b）。

21.3　推荐治疗方案

重要的是要认识到，正中神经腕管近端的卡压使用神经传导检查及肌电图检查不容易发现。双挤压综合征也是识别慢性神经压迫综合征的重要因素，任何出现"经典"腕管综合征的患者也可能有近端正中神经受累（图 21.3）。本例患者在第一次内窥镜腕管松解手术（ECTR）前进行了彻底的临床检查，可排除近端正中神经的卡压，这是导致正中神经症状的原因和 / 或诱因。

推荐治疗方案

- 早期有纤维束综合征的患者可在肱二头肌腱膜下局部注射可的松。

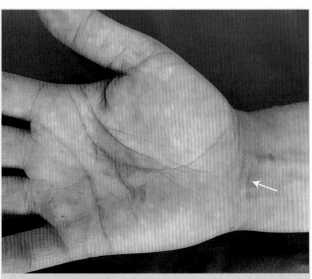

图 21.1　手的一般外观。箭头所指的是内窥镜下腕管松解的瘢痕

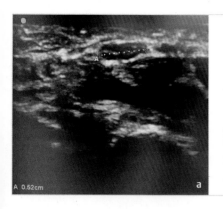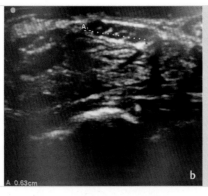

图21.2 （a）腕管横切面超声示正中神经，外观正常，直径为0.52cm。（b）同一名患者另外一侧超声可见正中神经有高回声，直径增大为0.63cm

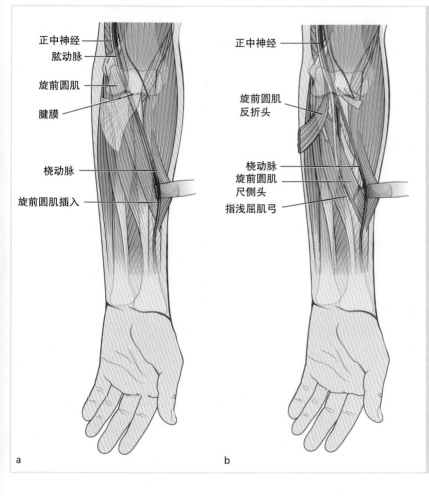

图21.3 近端正中神经卡压的解剖。（a）在纤维束综合征中，正中神经在肌纤维层发生卡压，导致桡侧腕屈肌、拇长屈肌和指屈肌肌无力，在手术中，应该完全切断纤维束。（b）如果同时出现表浅症候群，正中神经在指浅屈肌弓处也受到压迫（FDS），导致指浅屈肌肌力减弱（Ⅳ级），有时手部正中神经分布感觉异常，在这种情况下，FDS弓的松解也需要在手术中完成

- 除了可的松，神经滑行运动和人体工程学评估可能是保守治疗的一部分。
- 在腕屈肌、拇长屈肌和指屈肌肌力Ⅱ级，肌力明显减弱（有或无感觉症状）的患者中，提示需要进行肱二头肌腱膜的松解。
- 手术治疗纤维束综合征通常是在完全清醒的麻醉下进行的，以便在手术期间控制近端正中神经松解后的肌肉力量。

21.4 手术技术

　　该手术可在门诊进行，通常在患者完全清醒的状态下进行，有些患者需要增加镇静药物，但很少需要全身麻醉。

　　术前20~30min，使用20~30mL%利多卡因（10mg/mL）和肾上腺素（5μg/mL）进行局部麻醉，用2~3mL碳酸氢钠（50mg/mL）中和利多卡因的pH。

　　使用一根27G的针，从肘关节内侧的肘横纹处缓慢浸润，并斜穿到肱二头肌腱膜区，即肘横纹中远端约4cm处（图21.4）。

　　皮肤切口横置于肘关节前内侧掌横纹处，以便术后美观。在肘横纹处做2~3cm的横向切口，切口从肱二头肌腱内侧1~2cm处到内上髁外侧2cm处（图

21.5a），皮下解剖前臂内侧皮神经并保护，直至旋前圆肌筋膜（图21.5b），切开旋前圆肌筋膜并拉向内侧，肱二头肌腱膜的中央和侧方容易辨别（图21.5c），将肱二头肌腱膜的近端提起，使其下神经血管束不受损伤，同时将肱二头肌腱膜完全分开（图21.5d）。正中神经可以在裂孔中被识别出来（图21.5e），也可能在旋前圆肌肌腹内。此时，神经适当松解后肌力恢复是立即发生的，所以皮肤闭合前再次测试拇长屈肌和指屈肌的肌力（视频21.2）。

充分止血后，4-0 Monocryl缝线皮内缝合切口，软敷料包扎，并鼓励患者开始活动，无体力劳动的患者术后1~2天即可恢复工作，但首次悬吊避免超过1kg，2周以内避免体育锻炼，4周后可以进行较重的搬运和体力劳动。

21.5　术后效果评估

在完全清醒的麻醉状态下进行纤维束综合征松解的优点之一是，一旦松解完成，就有可能测试拇长屈肌和指屈肌的肌力恢复情况（视频21.2）。由于大多数慢性神经压迫导致神经循环和跳跃式传导的变化，而不是实际的轴突损伤，神经压迫解除后，肌力恢复，感觉异常减弱或消失。

如果患者在手术期间服用了镇静剂，建议在术后第一次随访时检查患者的肌力恢复情况。此时，可以重新检查SCT。如果正中神经已经充分松解，患者肌力恢复良好，正中神经的SCT呈阴性（图21.3）。

尽管力量恢复经常被延迟，但是术前有长期症状或肌力明显减弱的患者肌力恢复可能要几个月，在这段时间里，前臂掌侧肌肉的酸痛症状较常见。

随着时间的推移，瘢痕通常会以令人满意的美学效果愈合（图21.6），由于掌横纹的皮肤特征，有些患者术后6~8周会出现硬瘢痕和肿胀。

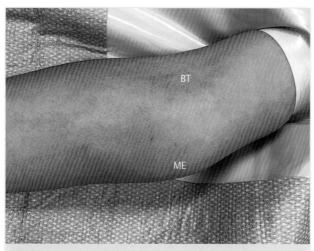

图21.4　肘横纹掌侧利多卡因–肾上腺素浸润麻醉，皮肤颜色苍白，肾上腺素作用明显。缩写：BT，肱二头肌肌腱；ME，内上髁

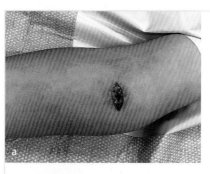
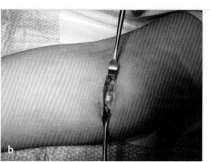
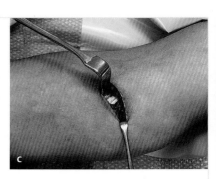

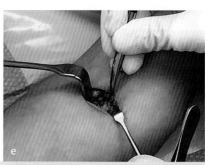

图21.5　（a）肘横纹掌尺侧横切口。（b）钝性切开旋前圆肌筋膜，使旋圆肌腹内侧收窄。（c）伤口外侧可见厚的肱二头肌腱膜纤维。（d）将肱二头肌腱膜近端提起，使其下神经血管束不受损伤，同时将肱二头肌腱膜完全分开。（e）肱二头肌腱膜切开后正中神经清晰可见（手术剪指向正中神经）

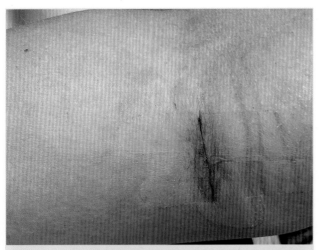

图 21.6　术后 1 周切口。患者被允许清洗，并被指示用胶带包扎伤口以达到愈合和美观的目的

21.6　技术要点

- 经常检测复发性腕管综合征患者的桡侧腕屈肌 / 拇长屈肌和指屈肌的肌力，以筛查可能的纤维束综合征。
- 在测试拇长伸肌和指深屈肌的肌力时，应在测试时分离近端指间关节和远端指间关节，并弯曲手腕，以避免在手腕伸展时可能发生代偿性肌腱固定效应。
- 先在健康侧进行 SCT，观察对患者的影响，然后再对受压神经进行检查。此外，对于有正中神经症状的患者，要同时检查腕管和肱二头肌腱膜。
- 陷阱也可发生在浅表弓，这类患者中，桡侧腕屈肌的强度是正常的，但拇长伸肌肌力会明显减弱，第 2 和第 4 指屈肌腱也会减弱

- 对于纤维束综合征，预计神经传导研究和肌电图检查结果为阴性。

（浦路桥　译）

参考文献

[1] Bland JD. Carpal tunnel syndrome. BMJ 2007;335(7615):343–346 Cheng CJ, Mackinnon-Patterson B, Beck JL, Mackinnon SE. Scratch collapse test for evaluation of carpal and cubital tunnel syndrome. J Hand Surg Am 2008;33(9):1518–1524.

[2] Hagert CG, Hagert E. Manual muscle testing: a clinical examination technique for diagnosing focal neuropathies in the upper extremity. In: Slutsky DJ, ed. Upper Extremity Nerve Repair: Tips and Techniques —A Master Skills Publication. Rosemont, IL: American Society for Surgery of the Hand; 2008:451–466.

[3] Hagert E. Clinical diagnosis and wide-awake surgical treatment of proximal median nerve entrapment at the elbow: a prospective study. Hand (N Y) 2013;8(1): 41–46.

[4] Hagert E, Hagert CG. Upper extremity nerve entrapments: the axillary and radial nerves--clinical diagnosis and surgical treatment. Plast Reconstr Surg 2014;134(1):71–80.

[5] Hagert E, Lalonde D. Nerve entrapment syndromes. In: Chang J, Neligan PC, eds. Neligan's Plastic Surgery. Elsevier; 2016(6).

[6] Kerasnoudis A, Tsivgoulis G. Nerve ultrasound in peripheral neuropathies: a review. J Neuroimaging 2015;25(4):528–538.

[7] Lalonde D. Minimally invasive anesthesia in wide awake hand surgery. Hand Clin 2014; 30(1):1–6.

[8] Upton AR, McComas AJ. The double crush in nerve entrapment syndromes. Lancet 1973;2(7825):359–362.

[9] Zancolli ER III, Zancolli EP IV, Perrotto CJ. New mini-invasive decompression for pronator teres syndrome. J Hand Surg Am 2012;37(8):1706–1710.

第 22 章　肘管松解术

Steven T. Lanier, Jason H. Ko

22.1　病例

一名 44 岁的右利手女性患者，左手小指和环指感觉异常和麻木 12 个月，在过去的 3 个月里存在左手不灵活和持物不稳的情况。患者尝试了保守的方法都没有显著效果，如：改变运动方式，口服非甾体类抗炎药物，夜间使用肘部固定支具。

查体中，患者持续屈肘 1min 出现症状，从内上髁的近端至远端整个肘管都可以引出 Tinel 征阳性。与没有受影响的手相比，第一骨间背侧肌外展力量与其对称，没有明显的内耗。Froment 征阴性，静态二点辨别觉在环指为 5mm/7mm，小指为 9mm/9mm。环指和小指指深屈肌腱的力量和尺侧腕屈肌的力量为 5/5，手部尺侧背侧的浅感觉减退，肘部被动屈和伸没有发现尺神经的半脱位。

根据这些资料诊断肘管综合征，并且用电生理检查诊断确认。虽然我们初步诊断为肘管综合征，我们常规进行电生理诊断检查和超声检查来确认诊断。结果有症状的患者的电生理检查经常为阴性，特别是对因为动态缺血，而不是广泛的脱髓鞘和轴突丢失的慢性卡压症状较轻患者。电生理检查尤其对诊断不清的和没有典型表现的患者有效，或者这些患者有颈椎病史，这可能导致双卡现象。在患者从肘管的减压持续获益后，认识到颈椎受压可帮助预测和转诊管理颈椎病变。超声可以提供额外的有益评估，可以从动态和静态的视角观察肘关节伸和屈时的肘管内尺神经。

我们讨论对患者的治疗选项包括对患者的保守治疗和密切随访，或者当患者症状严重影响其生活质量，选择外科手术减压。

22.2　解剖学

患者的尺神经在走行路径没有外伤，没有尺神经支配肌肉的萎缩。在临床检查中，尺神经于内上髁沟没有明显的脱位、不稳定。然而，基于患者的临床检查，我们推断患者在肘管处有神经卡压，特别是屈曲肘关节时。

肘管的解剖界限前方是内上髁，尺神经沟和肘关节内侧附韧带在尺神经的下表面，后方是鹰嘴，顶部包含了连接尺侧腕屈肌肱骨头和尺侧头的韧带，尺侧腕屈肌肱骨头起于神经前方的内上髁，尺侧头起于尺神经后方背侧边界和鹰嘴。尺侧腕屈肌的两个头近端

韧带是著名的 Osborne 韧带。在前臂筋膜的更远端一些是著名的弓状韧带，肘部近端 Struthers 弓是从神经的前方内侧肌间隔跨越到神经后方肱三头肌的内侧头的筋膜带。Struther 弓位于近端距内上髁 6~8cm。尺神经卡压另外一个潜在的原因是滑车上的肘后肌（图 22.1），肘后肌在大概 34% 的人群中出现，跨过内上髁到鹰嘴，是一块先天的辅助型肌肉。

22.3　推荐治疗方案

对于出现早期卡压症状没有运动障碍的患者，可以尝试至少 3 个月的保守治疗。保守治疗主要是针对避免过度肘曲引起症状，因为肘管这个区域面积减至 50%，肘管内压力增加。这些包括夜间肘部伸展矫正器和改变工作场所活动来避免肘部严重屈曲。姿势调整可以用非甾体类抗炎药来补充。然而对肘管进行激素注射还没有被证明有效。如果保守治疗失败了，症状严重影响患者的工作和休闲生活，或者有证据证明内附肌肉引起更严重的卡压神经病变，可以建议外科手术。

当要进行外科手术时，我们更偏爱用微创的方式原位减压肘管内的尺神经的方案。相比有创手术方式，这种原位减压方式的优点包括减少医源性神经损伤，或者通过牺牲尺神经伴行动脉分支的造成尺神经瞬时血供阻断，减少手术时间，不需患者术后制动以促进患者的早期恢复。原位减压手术给顽固的肘管综合征患者预留更多的入路方式，包括置于皮下、肌间、肌肉下的前方神经位移术。作者并不推荐手术处理内上髁。原位减压的禁忌证包括前一次失败的原位减压，

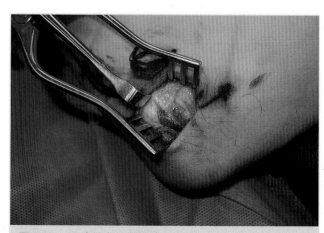

图 22.1　于肱骨内上髁处确认尺神经

肘关节炎，术前或者术中的尺神经不稳定。这种情况主要行皮下和肌肉下的神经位移术。

推荐治疗方案

- 对肘管内的尺神经原位减压，包含以下方面：
  —分离肘管上的 Osborne 韧带。
  —分离尺侧腕屈肌远端肱骨头和尺骨头之间的筋膜（弓状韧带）。
  —分离内上髁沟和近端 Struthers 弓的深筋膜。
  —肘管去顶之前确保尺神经没有半脱位。
  —直接一系列积极的运动手臂，不需夹板固定。

22.4　手术技术

患者被送进手术室，在手术台上取仰卧位。手臂外展90°，并放在手术桌上。对于肘管的原位减压，麻醉可以根据手术改变，全身麻醉、神经阻滞、静脉局部麻醉、局部麻醉加镇静，都可用于这个手术。使用止血带时可以用有菌或者无菌的方式。常规使用双氯苯双胍己烷（氯己定）洗手消毒。

术者坐在患者手臂内侧，助手坐在患者手臂外侧。助手旋转患者肩膀，屈曲肘关节暴露肱骨内上髁和尺骨鹰嘴，在内上髁和鹰嘴之间皮肤标记手术切口线，远端跨过尺侧腕屈肌，近端延长 2~3cm，直接在尺神经的走行路线上（图 22.2）。如果使用止血带，上举手臂用驱血绷带驱血，扎上止血带。止血带充气到250mmHg，移开驱血绷带。

用 15 号刀片切开皮肤和皮下组织（图 22.3）。垂直切口用组织剪扩开皮下组织辨认前臂内侧皮神经后支，这支神经走行路线通过解剖面。组织剪分开旋前 /旋后肌的起点深筋膜，移开皮瓣，暴露深筋膜。

可以触及内上髁后方的尺神经及其在肌间隔后方的走行路线。沿着肌间隔由远端到近端可以辨认出尺侧腕屈肌前缘（Osborne 韧带）。用 15 号刀片小心地切开神经上的筋膜。继续向近端松解尺神经沟的韧带和 Struthers 弓，直到肱三头肌的内侧头（图 22.4）。

应该对尺神经沟的神经周围进行松解，这增加了尺神经的不稳定和半脱位的风险。用组织剪完全分离Osborne 韧带和尺侧腕屈肌的深筋膜可以直接辨认并保

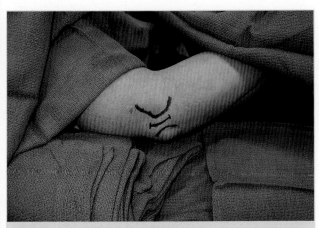

图 22.2　切口设计在尺神经的正上方，在内侧上髁和尺骨鹰嘴之间

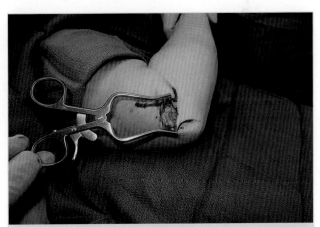

图 22.3　肌腱剪刀用于解剖皮下平面，沿前臂内侧皮神经支方向扩张

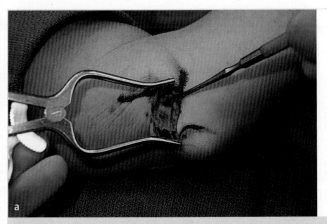

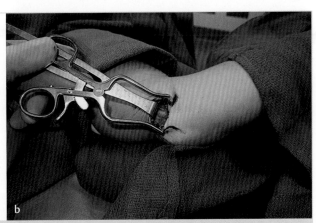

图 22.4　（a）尺神经可在内侧上髁后方及内侧肌间隔后方触及。（b）尺神经的近端松解。所有尖锐的筋膜边缘都被切除了

护尺神经（图 22.5）。

　　邻近鹰嘴和内上髁在后方分离筋膜，可以获得前方筋膜皮瓣来防止尺神经半脱位。小心分离尺神经上的尺侧腕屈肌的表面和深面的深筋膜来减压所有远端的压迫点（图 22.6）。

　　活动肘关节完全屈曲和完全伸直辨认是否还有残留的压迫点，确认减压后没有不稳定，这样可以明确

尺神经沟以外的半脱位。松开止血带，用双极电凝止血。

　　用 4-0 丝线缝合皮下组织，用 3-0 可吸收缝线皮下缝合（图 22.7）。用皮肤胶水或者 Steri-Strips。盖一条大的 Owen 纱布在切口上，轻轻地缠上弹力绷带。允许一系列积极地活动，24~48h 后，需要去掉敷料。术后加压包扎 2 周防止水肿。

　　原位减压没有发现尺神经潜在的压迫位置包括肱

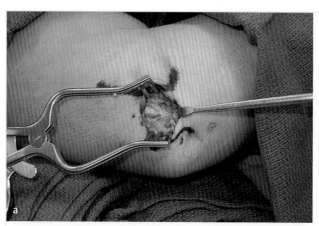
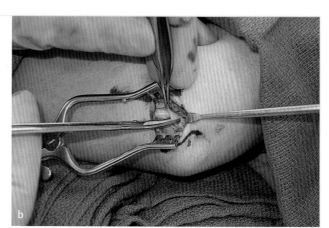
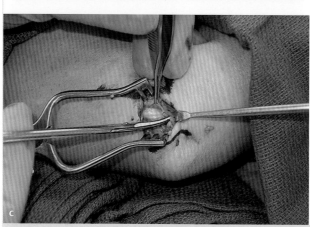

图 22.5　（a）可见 Osborne 韧带、尺侧腕屈肌（FCU）筋膜的前缘。（b）尺神经从 Osborne 韧带和 FCU 筋膜分离。筋膜和肌肉的分离保持在后方，以防止屈肘时掌侧神经半脱位。（c）松解覆盖尺神经的 FCU 浅筋膜和深筋膜以解除远端压迫点

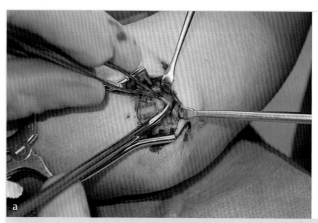
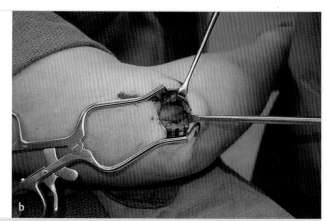

图 22.6　（a，b）确保尺神经远端完全松解

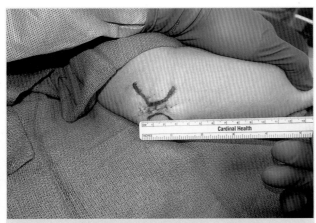

图 22.7　采用深真皮和皮下缝合进行分层缝合。

三头肌内侧头和肌间隔内侧。

手术步骤

1. 在内上髁和鹰嘴之间向近段做 2~3cm 切口。
2. 如果使用止血带，用驱血绷带和充气止血带驱血。
3. 用 15 号刀片切开皮肤和皮下组织。
4. 用组织剪刀扩开，保护臂内侧皮神经后支。
5. 辨认和切除尺侧腕屈肌的肱骨头和尺骨头之间的韧带。
6. 保护尺神经，从弓状韧带和 Osborn 韧带的后方边界锐性切开。于尺神经上向近段分离内上髁的韧带和筋膜和腱膜，包括弓状韧带。
7. 活动肘关节辨认尺神经半脱位和残余的压迫点。
8. 松止血带和止血。
9. 皮下缝合，加压包扎。

22.5　术后效果评估

患者症状完全缓解，伤口愈合良好，无术后并发症。

22.6　技术要点

- 肘管综合征的临床诊断，以受影响一侧的小指和环指的感觉异常和麻木为特征，当变为慢性和严重时，可以出现内在肌的无力和手的萎缩。电生理检测和超声检测是有帮助的。
- 没有运动受损证据的早期病例和以在手术之前尝试保守治疗。主要包括矫正器避免睡觉时肘关节过度屈曲，

生活方式的改变，和非甾体类消炎药。
- 保守治疗失败，症状严重影响生活质量和活动乏力，建议在肘关节处对尺神经行手术减压治疗。
- 原位减压是一线治疗方式，它包括减少医源性神经损伤或者尺神经的血运阻断，减少手术时间，术后不需要固定以促进患者康复。
- 对顽固肘管综合征在原位减压后需要更积极的外科治疗，包括皮下、肌肉间、肌肉下的神经前侧移位术。

（沈俊宏 译）

参考文献

[1] Chimenti PC, Hammert WC. Ulnar neuropathy at the elbow: an evidence-based algorithm. Hand Clin 2013;29(3):435–442.

[2] Dy CJ, Mackinnon SE. Ulnar neuropathy: evaluation and management. Curr RevMusculoskelet Med 2016;9(2):178–184.

[3] Fink A, Teggeler M, Schmitz M, Janssen J, Pisters M. Reproducibility of ultrasonographic measurements of the ulnar nerve at the cubital tunnel. Ultrasound MedBiol 2017;43(2):439–444.

[4] Hsu PA, Hsu AR, Sutter EG, et al. Effect of anterior versus posterior in situ decompression on ulnar nerve subluxation. Am J Orthop 2013;42(6):262–266.

[5] Landau ME, Campbell WW. Clinical features and electrodiagnosis of ulnar neuropathies. Phys Med Rehabil Clin N Am 2013;24(1):49–66.

[6] Macadam SA, Gandhi R, Bezuhly M, Lefaivre KA. Simple decompression versus anterior subcutaneous and submuscular transposition of the ulnar nerve for cubital tunnel syndrome: a meta-analysis. J Hand Surg Am 2008;33(8): 1314.e1–1314.e12.

[7] Matzon JL, Lutsky KF, Hoffler CE, Kim N, Maltenfort M, Beredjiklian PK. Risk factors for ulnar nerve instability resulting in transposition in patients with cubital tunnel syndrome. J Hand Surg Am 2016;41(2):180–183.

[8] vanVeen KE, Alblas KC, Alons IM, et al. Corticosteroid injection in patients with ulnar neuropathy at the elbow: a randomized, double-blind, placebo-controlled trial. Muscle Nerve 2015;52(3):380–385.

[9] Zhang D, Earp BE, Blazar P. Rates of complications and secondary surgeries after in situ cubital tunnel release compared with ulnar nerve transposition: a retrospective review. J Hand Surg Am 2017;42(4):294.e1–294.e5.

[10]Zlowodzki M, Chan S, Bhandari M, Kalliainen L, Schubert W. Anterior transposition compared with simple decompression for treatment of cubital tunnel syndrome. A meta-analysis of randomized, controlled trials. J Bone Joint Surg Am 2007;89(12):2591–2598.

第 23 章　复发性肘管综合征

Emily M. Krauss, Susan E. Mackinnon

23.1　病例

　　一名 28 岁男性患者，因非惯用手的环指和小指严重疼痛和麻木就诊于诊所。患者因复发症状接受了 3 次尺神经手术：第一次是尺神经皮下转位术，第二次是尺神经肌下转位术，最后一次是尺神经静脉包绕。第 3 次手术后立即出现尺神经分布区剧烈疼痛，环指及小指严重麻木，逐步进展为尺侧肌力减退、手内肌萎缩及爪形手。

23.2　解剖学

　　内上髁后方有一个陈旧性的手术瘢痕。患者左手尺侧肌萎缩明显，除了环指和小指爪形畸形外，还伴 Wartenberg 征阳性。患者做捏手动作时，运动检查显示最小的蚓状功能和第一骨间背侧肌功能和容积是可见的。有明显的 Froment 征，尺侧指深屈肌肌力明显减弱，患侧手的夹力和握力分别为 6.34kg（1kg=9.8N）和 37.7kg，与之相比，未受累肢体的夹力和握力分别为 12.7kg 和 56.8kg。

　　受累及的尺神经分布区在感觉测试上没有功能性的两点辨别觉，而对侧手两点辨别觉为 4mm。在肘部有明显的 Tinel 征和分级 SC（Scratch Collapse）试验。Guyon 管位于手臂近端内侧，Struthers 弓处。

　　患者已经完成了疼痛、抑郁、愤怒、沮丧和对生活质量的负面影响的视觉模拟量表（VAS）（图 23.1）。患者描述他的疼痛像灼烧和挤压一样，沿手掌、小指和环指尺侧边缘，平均到最严重的疼痛程度为 VAS 7~8 分。疼痛对他的生活质量有 80% 的负面影响。

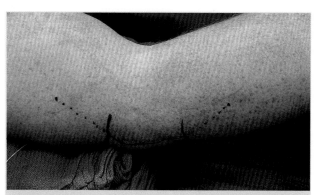

图 23.1　标记上一个切口，提示原手术切口的手术区域。切口向的近端和远端延伸呈弧形

23.3　推荐治疗方案

　　肘管翻修手术的适应证为：持续性、复发性或新症状的肘管综合征。复发肘管综合征是一个比较难处理的问题，需要一个系统的方法来识别神经和手术减压。出现肘管复发的患者可能会有与先前手术相关的不同症状表现。每一种情况所需的手术程序略有不同；然而，总的方法是将翻修术式转变为我们的主要手术：通过跨尺神经减压，避免神经的任何扭曲，并确保所有近端和远端压迫点都得到释放（表 23.2）。

推荐治疗方案

　　治疗重点应放在疼痛的缓解和尺神经功能的恢复上：
- 减轻疼痛。
- 保护尺神经。
- 尺神经完全减压（表 23.1）。
- 重建功能（运动、感觉、可能有肌腱远端转位术）。
- 治疗任何内侧前臂皮肤（MABC）神经瘤。

23.4　手术技术

　　将手术手臂消毒至腋窝，呈 90° 外展，并在高过肘部的部位放置一个无菌止血带（以便在随后的操作中移除以检查是否有 Struthers 弓），标记切口，并在视觉上提醒瘢痕区域（图 23.1）。扩大切口近端和远端，广泛显露确定既往的手术区域尺神经近端，尺神经位于肱二头肌和肱三头肌之间的肌间隔的后面（图 23.2a）。切除近端肌间隔（PIMS）的整个长度。然后将皮肤分开，向下解剖显露尺侧腕屈筋膜，确定既往手术部位的远端尺神经。前臂筋膜内有一层厚厚的浅筋膜带（"未命名的"隔膜），即使在翻修手术中也

表 23.1　复发性肘管综合征的压迫结构
1. 先前皮下移位造成的筋膜带
2. 内侧肌间的隔膜（PMIS）
3. 尺侧腕屈肌（FCU）筋膜隔中隔位于受神经支配的前臂屈肌和肌间隔远端（DIMS）之间
4. 位于尺神经上的 FCU 筋膜薄而韧
5. FCU 远端交叉血管，转位时神经扭结
6. 来源于先前肌下换位术的屈肌肌间隔膜团块
7. Struthers 弓

表 23.2 预期症状，手术结果，尺神经既往手术的手术过程

尺神经手术史	常见的症状	预期的结果	手术步骤
减压术	持续性或复发性尺神经麻木、刺痛、可能的疼痛和无力±肘关节半脱位	完整 MABC半脱位+ 瘢痕	有限神经松解屈肌旋前肌滑动标准的筋膜瓣跨肌移位术
皮下转位术	复发或新发症状：复发性尺神经麻木，刺痛，可能神经性疼痛	远（近端）扭结前置处束带+ 瘢痕MABC 神经瘤	松解所有的扭结有限神经松解将尺神经横置± 筋膜瓣
Learmonth 肌下转位术	持续或新症状：++ 神经性疼痛（尺侧分布）内在肌性无力外在肌性无力麻木	肌内纤维束和筋膜隔压迫尺神经++ 瘢痕远端双直角扭结	松解远端的扭结移除压迫神经的肌肉内的纤维束和隔膜选择保留肌肉完整 / 去除腱组织
肌下转位术	持续或新症状：++ 神经性疼痛（尺侧分布和 MABC 分布）内在肌性无力、萎缩外在肌性无力麻木	+++ 瘢痕尺骨神经在不同位置，通常在内侧上髁上或对着内侧上髁远端双扭结MABC/MBC 神经瘤	松解远端的扭结神经减压有限神经松解
MABC 神经瘤	新症状：++ 神经性疼痛和前臂内侧感觉过敏Tinel 征分布于前臂 MABC	切口穿过正中上髁远端 3.5cm 处内侧前臂疼痛敏感性近端 Tinel 征在 MABC 区域	评估尺后神经并识别和保护在前臂正中识别伴贵要静脉的 MABC远端探查，如果有神经瘤，压碎近端，烧灼远端，转置近端，就地用纤维蛋白胶固定

缩写 :MABC，前臂内侧皮肤；MBC，臂内侧皮肤

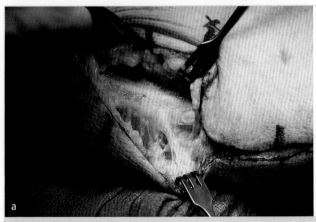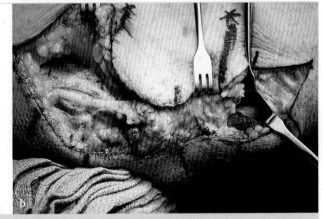

图 23.2 （a）尺神经位于既往手术区域的近端，内侧肌间隔的后方。（b）尺神经位于既往手术区远端，位于"未命名"隔和尺侧腕屈肌纤维的正下方

是如此，它将有神经支配的前臂屈肌从外侧区与内侧区分开（图 23.2b）。远中隔及其与尺神经的关系与近中隔相似，同样可以作为识别未损伤远中神经的有用的解剖标志。尺神经直接位于未命名的远端肌间的隔（DIMS）下方，深至 FCU 纤维。

在鉴定尺神经后的初次手术中，我们对前臂内侧皮神经（MABC）进行了解剖。在肘管修正手术中，之前我们忽略 MABC，直到整个尺神经暴露，为防止意外损伤尺神经，尤其在尺神经通过瘢痕组织时。在识别近端和远端后，我们仔细地将尺神经解剖到前面的手术区域，了解到神经、瘢痕组织和筋膜表面都是白色的，因此必须"从已知的组织到未知组织"进行操作。牵拉试验可用于预测尺神经的走行，并确保尺神经在瘢痕手术野内的连续性。

在先前进行的简单减压手术后，尺神经将位于内上髁后方，或者当它半脱位穿过骨突起时位于上髁（图23.3a）。行环向减压，直到确定全部尺骨神经被松解并恢复活动。然后显露屈肌旋前肌的附着点。将屈肌旋前肌切取成筋膜皮瓣。显露并切除前臂屈肌之间的中央"T"形厚筋膜，以防止尺骨神经转位到该部位时发生局部扭结或压迫。使用双极电烧灼术将屈肌向远端松解滑动至少2.54cm（图23.3b）。远端尺骨神经经过FCU，切除"未命名"的DIMS。很薄但很紧的筋膜覆盖在FCU内的尺神经上，必须予以释放。同样在FCU内，也经常遇到尺神经表面和垂直的小交叉血管，必须将其分开，以防止转位时发生神经弯折。应将FCU的小运动分支从尺神经近端分离，以实现无张力转位，同时保留到FCU的重要运动神经支配。一旦向前转位，神经应在屈肌滑动所形成的槽内保持自由、笔直，筋膜皮瓣应该非常松散地贴近尺骨神经（图23.3c）。

在既往行尺神经皮下转位术的患者中，由于神经和皮下瘢痕看起来是一样的，所以通过损伤区进行剥离是非常困难的。通常在行皮下转位术后，尺神经上方有一个紧压带，这通常是为了保持神经前移。在这个情况下，内侧肌间隔（PIMS）、未命名的隔（DIMS）和远端交叉血管通常完好无损，必须予以释放或移除。进行屈肌滑动。这使得神经平缓地位于前，没有弯曲或压迫。通常来说，神经具有"记忆"，不需要筋膜瓣来维持其之前位置。仅对神经前表面进行有限的神经松解术，以释放受压的瘢痕神经外膜。

既往行Learmonth术或是肌下转位的患者，松解位于屈肌群肌间隔筋膜，对减压转位神经至关重要（图23.4）。有肌下转位的患者可能也需要通过沿尺神经的近端和远端进行肌肉纤维释放。如前所述，所有其他压缩或扭结结构均已释放，同时对神经前表面进行有限的神经松解术。最后，移除止血带和仔细检查，确定Struthers弓的支柱并松解是必要的。Struthers弓是肱三头肌筋膜的一个筋膜套索，位于神经的后部和内侧，横穿向肌间隔膜，在伸肘的同时主动压迫神经（图23.5）。

附加手术

确诊MABC神经瘤是通过神经瘤分支近端神经松

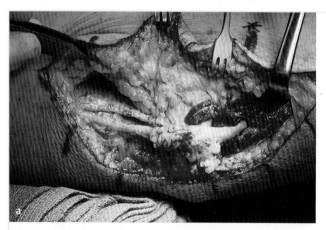
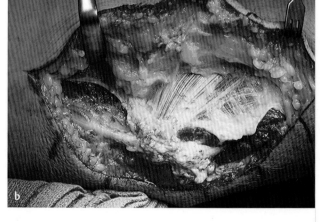
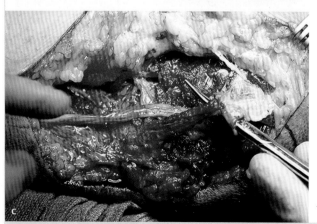

图23.3　（a）单纯神经松解术后，尺神经瘢痕增生位于内上髁上面。（b）尺神经和前臂屈肌起始筋膜，用于制作筋膜瓣，远端至少保证有2.54cm的屈肌肌腱滑动。（c）尺神经经肌肉转位，筋膜瓣松解，尺神经直行放置

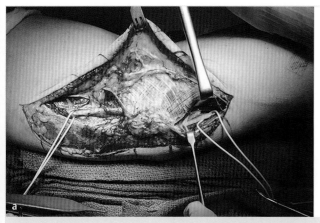
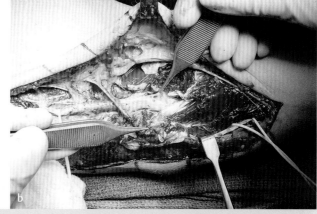

图 23.4　既往肌下转位术。（a）屈肌旋前肌下的尺神经在神经部分有两个近90°的转弯。（b）由于有较厚的筋膜带，多余的屈肌需要切除以进行一个跨肌转位

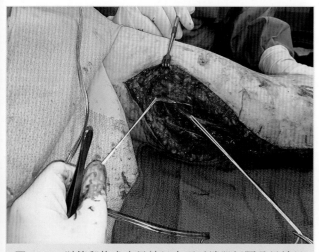

图 23.5　肘管翻修术中尺神经表面近端肌间隔及尺神经后方 Struthers 弓

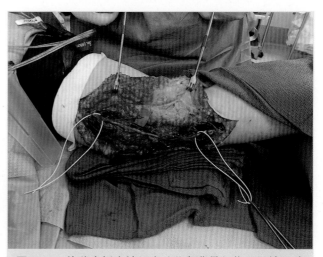

图 23.6　前臂内侧皮神经瘤（蓝色背景）位于尺神经减压和前移的旁边

解进行治疗（图 23.6）。然后用止血钳将分支近端压碎，造成二级损伤，并移动再生神经纤维的前部。然后切除神经瘤，用烧灼或长的无细胞异体神经移植封盖远端。肌间神经松解移位面内。

考虑将骨间前神经（AIN）转移到尺骨运动神经上，作为一个两端增压（SETS），使用旋前方肌的分支，以便在严重的近端神经损伤或压迫时进行早期远端神经再支配。远端神经转移特别适用于尺骨固有性萎缩，如果电诊断研究显示纤维增生和复合运动动作电位降低，则表明轴突损伤和轴突丢失。在我们的肘管翻修患者中，运动移位常伴有深部腱鞘炎。

考虑远端感觉转移以尽早恢复尺侧感觉，尤其是在严重近端瘢痕的患者。我们使用神经移植物以"侧－侧"的方式从正中第3个网状间隙束桥接到尺骨感觉束（我们称之为交叉移植；图 23.7）。确保正中神经的任何神经松解都只将神经束带到第3个网状间隙，并保护剩余的正中神经，以免造成损伤。

23.5　术后效果评估

患者被放置在一个填充良好的掌侧夹板上，肘部弯曲90°，前臂旋前，手腕处于中立状态48h。使用引流和止痛泵。当在48h内取出夹板时，早期开始适当地运动，这对于防止尺骨神经进一步瘢痕形成至关重要。患者还可以从手部治疗师指导的脱敏和强化训练中受益。

最近对复发性肘管综合征首选技术的结果进行了评估，结果表明术前 VAS 疼痛评分高于原发性肘管综合征患者。接受我们推荐的复发性肘管综合征技术的患者术后疼痛和疼痛对生活质量的影响有显著改善，改善程度与原发性尺神经转位组的改善无统计学差异。

23.6　技术要点

● 一般手术考虑：
　　—计划 4h 的手术室时间（预期瘢痕）。

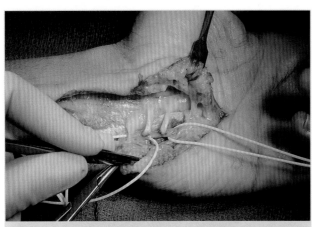

图 23.7　采用无细胞神经移植，从正中神经第三传导束到腕管和 Guyon 管水平尺神经感觉支的远端交叉移植。

—重点识别尺神经（而不是 MABC）。

—如果有明显瘢痕，则在尺神经上行广泛解剖。

—有限分级神经松解，但移除所有扭结转位 – 跨肌肉。

—MABC 神经松解或移位。

—当给止血带放气时，检查 Struthers 弓。

（蔡芝军 译）

—全身麻醉 / 静脉区域麻醉，如果疼痛是关键组成部分使用盐酸右美托咪定制剂。

—无菌止血带。

—如果有严重疼痛（Guyon，SETS，深肌腱固定术），延迟远端手术。

• 手术步骤：

—延伸上一切口的近端和远端。

—近距离辨认 PMIS 尺神经是后部的。

—远端识别正中肌和尺肌之间的筋膜间隔（DIMS）尺神经位于后方。

—沿着尺神经缓慢移动，移动可由近端向远端和远端向近端。

—使用牵引试验确认尺神经的连续性和位置。

参考文献

[1] Cheng CJ, Mackinnon-Patterson B, Beck JL, Mackinnon SE. Scratch collapse test for evaluation of carpal and cubital tunnel syndrome. J Hand Surg Am 2008; 33(9):1518–1524.

[2] Davidge KM, Gontre G, Tang D, et al. The "hierarchical" Scratch Collapse Test for identifying multilevel ulnar nerve compression. Hand (N Y) 2015;10(3): 388–395.

[3] Davidge KM, Ebersole GC, Mackinnon SE. Pain and function following revision cubital tunnel surgery. Hand (N Y) 2019;14(2):172–178.

[4] Mackinnon SE. ed. Nerve Surgery. 1st ed. New York, NY Thieme; 2015.

[5] Mackinnon SE, Novak CB. Operative findings in reoperation of patients with cubital tunnel syndrome. Hand (N Y) 2007;2(3):137–143.

[6] Tung TH, Mackinnon SE. Secondary carpal tunnel surgery. Plast Reconstr Surg 2001;107(7):1830–1843, quiz 1844, 1933.

[7] Yee A, Mackinnon SE. Revision ulnar nerve transposition. Surgical Education, Washington University School of Medicine. https://surgicaleducation.wustl. edu/revision-ulnar-nerve-transposition-following-failed-submuscular- ulnarnerve-transposition.

第 24 章　复发性尺神经病变

Thomas H.Tung

24.1　病例

一名 54 岁男性患者，尺神经减压移位术后持续性尺神经病变 1 年余。

患者于 1 年半以前开始出现右手无力、不灵活，被诊断为重度肘管综合征，并接受尺神经移位术。然而，患者术后尺神经功能障碍加重，并出现严重的尺神经疼痛，需要服用去甲替林治疗，并伴有前臂、手部尺侧、环指和小指的感觉过敏。

24.2　解剖学

患者右肘部（原文为左侧，译者改为右侧）内上髁前外侧可见一长约 6cm 纵向切口瘢痕，愈合良好。右手（原文为左手，译者改为右手）尺侧内在肌萎缩，功能严重减退，夹纸试验阳性（图 24.1）。尺侧外在肌功能也严重减退。右手捏力和握力分别为 9lb 和 55lb，而左侧分别为 20lb 和 110lb。正中神经支配区的两点辨别觉值为 4~5mm，而尺神经支配区的两点辨别觉丧失，甚至只残留少量的触觉。右肘部 Tinel 征强阳性，特别是在手术切口瘢痕远端，在该部位甚至可以触及膨大的尺神经。

24.3　推荐治疗方案

尺神经移位术后常见的问题是在切口最近端和最远端对尺神经的游离松解不充分，导致尺神经移位后这两个部位成角。移位路径周围软组织和筋膜松解不

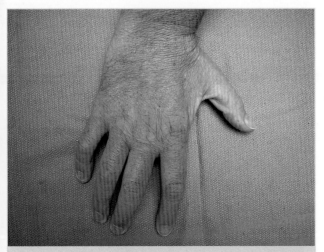

图 24.1　尺神经病变继发内在肌萎缩，第 1 背侧骨间肌萎缩最明显

充分也会形成坚硬的边缘，对移位后的尺神经产生挤压，导致与移位前相类似的病变。所有这些区域都应被充分松解，使得尺神经在近端和远端均有充分的活动度，从而使尺神经从解剖位置平缓的移位到新位置。该患者的症状也可能是前臂内侧皮神经（MBAC）的一个或多个分支受到损伤的结果，这需要切除神经瘤并将其近端转位到远离瘢痕的肌肉中。

长期慢性的失神经支配导致明显的肌肉萎缩，此时适当和彻底地减压对于疼痛的缓解和感觉恢复是有帮助的，但是肌萎缩则难以恢复。此时，可以考虑远端前骨间神经在内在肌近端移位，为内在肌提供运动轴突，从而使内在肌更快地恢复神经支配。逆向端端吻合（RETS）或增压式端端吻合（SETS）均有助于患者的尺神经功能恢复。

推荐治疗方案

- 前臂内侧皮神经和神经瘤需要被显并辨认、切除，神经近端需要从瘢痕近端移位。
- 尺神经应该被更广泛地游离，包括所有的筋膜和隔膜边缘，以便松解所有瘢痕、存在的或潜在的压迫点。
- 尺神经应该很轻松地完成移位，且最近端和最远端没有明显的成角弯曲和受压点。
- 推荐行前骨间神经增压式端端吻合（SETS），以便使内在肌和尺神经功能恢复达到最佳。

24.4　手术技术

切除原手术切口瘢痕，并向近端和远端扩大切口，掀开皮瓣。辨认并游离前臂内侧皮神经，切除任何存在的神经瘤，再将其近端埋入有神经支配的肌肉以避免再次形成复发性神经瘤。移位的尺神经也需要辨认和显露，周围的瘢痕需要完全松解，特别是之前用于固定尺神经而现在却对神经形成压迫的筋膜。通过切口内尺神经远近端的显露，使尺神经具有良好的活动度，神经周围的筋膜和肌肉需要彻底切开和松解，保证尺神经移位全程是平滑的弯曲，没有任何扭曲或明显的筋膜边缘对神经产生挤压。如果之前做的或本次做的是肌肉下通道移位，神经通道下方的肌间隔也需要被切除，以便为神经提供一个光滑、柔软、没有硬脊和硬边缘的着床，因为这些硬脊和硬边缘会随着瘢痕形成硬化。如果需要缝合筋膜来固定神经，应该远离神经进行很松的 Semmes-Weinstein Testing 缝合，并

尽量不让筋膜直接覆盖神经（图 24.2）。肘管内尺神经的分支，如关节支和尺侧腕屈肌分支，应该尽量从近端开始游离，以留出足够的长度，使尺神经能不被其束缚地轻松进行前移。

远端的神经转移需要在前臂远端单独做纵向切口，切口远端应"锯齿状"跨过腕关节，显露并松解腕尺管。辨认深部的运动支，并将其与尺神经感觉支在尽量靠近近端的位置分离开。在旋前方肌近端辨认出骨间前神经，并顺行向远端游离直至其进入肌肉的位置（图 24.3a），这样可以使我们获得足够长度的骨间前神经以用于到尺神经的移位。辨认出尺神经运动束之后，最佳选择是使用骨间前神经与尺神经运动束做逆向端端吻合（RETS），吻合可使用 9-0 尼龙缝线间断缝合，或使用纤维蛋白胶黏合（图 24.3b）。我们更倾向于在拟吻合部位切开神经外膜 / 束膜。留置引流管和止痛泵导管后缝合切口。使用夹板固定肘关节约 5 天，之后开始活动，以减少神经粘连和瘢痕形成。

24.5 术后效果评估

术后 1.5 年随访时，患者的症状明显改善。疼痛完全消失，已停止服用去甲替林。他的生活质量、沮丧、挫败感和愤怒的视觉模拟评分从最大值 5 降低到 0。尺神经支配区的两点辨别觉为 8mm，小指 Semmes-Weinstein 单丝试验检测值从术前的无感觉恢复到 2.83。右手的捏力和握力为 9lb 和 80lb。捏握时可见第 1 背侧骨间肌收缩。

在初次手术时，只要仔细注意这些细节，就可以避免该患者遇到的许多问题。前臂内侧皮神经的分支应该被逐一辨认并尽可能保留。如果不能保留，则应用电刀烧灼断端，并将其埋在远离瘢痕的近端组织中。移位前应注意充分显露尺神经，使其具有良好的活动度，从而在移位到深部肌肉和筋膜表面时不会在近端和远端产生新的致压点。神经应该具有足够的活动度，使其可以轻松地、无张力地移位。缝合筋膜形成悬索固定神经，要尽量松弛，缝合要尽量远离神经，以尽可能地减少神经被瘢痕影响。

增压式端端吻合（SETS）神经转位为改善肌肉的神经支配和功能提供了一种选择，但近端尺神经彻底减压后手内在肌仍可自发恢复神经支配。只是我们认为，如果不做 SETS，长时间失神经支配的肌肉功能恢复将较为有限。

24.6 技术要点

- 小切口及有限的暴露不利于神经的显露游离和转位。
- 重视前臂内侧皮神经的处理，避免带来严重的术后疼痛。
- 所有可能对神经产生压迫的位置都需要注意到，包括

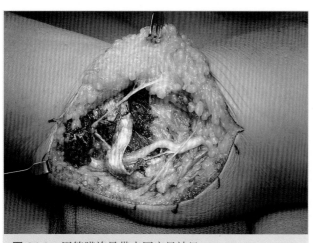

图 24.2 用筋膜旋吊带来固定尺神经

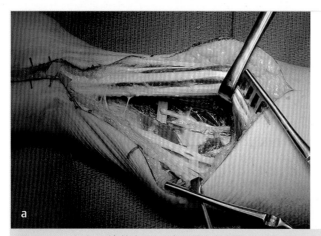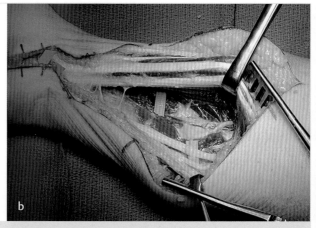

图 24.3 （a）于旋前方肌近端显露出骨间前神经远端，并顺行向远端游离直至其进入肌肉的位置。（b）辨认出尺神经运动束之后，最佳选择是使用骨间前神经与尺神经运动束做逆向端端吻合（RETS），吻合可使用 9-0 尼龙缝线间断缝合，或使用纤维蛋白胶黏合

剥离和移位过程中可能产生的新的压迫，这些位置的筋膜和隔膜可能在愈合和瘢痕化后形成硬化带。

- 当部分神经功能少量残留时，增压式端端吻合（SETS）神经转位是一个好的选择，额外的轴突输入有利于远端神经功能的恢复。
- 早期活动有利于减少瘢痕形成，减少远期疼痛和功能障碍的发生。

（施荣茂 译）

参考文献

[1] Baltzer H, Woo A, Oh C, Moran SL. Comparison of ulnar intrinsic function following supercharge end-to-side anterior interosseous-to-ulnar motor nerve transfer: a matched cohort study of proximal ulnar nerve injury patients. Plast Reconstr Surg 2016;138(6):1264–1272.

[2] Dy CJ, Mackinnon SE. Ulnar neuropathy: evaluation and management. Curr Rev Musculoskelet Med 2016;9(2):178–184.

[3] Lancigu R, Saint Cast Y, Raimbeau G, Rabarin F. Dellon's anterior submuscular transposition of the ulnar nerve: retrospective study of 82 operated patients with 11.5 years' follow-up. Chir Main 2015;34(5):234–239.

[4] Mahan MA, Gasco J, Mokhtee DB, Brown JM. Anatomical considerations of fascial release in ulnar nerve transposition: a concept revisited. J Neurosurg 2015;123(5):1216–1222.

[5] Mackinnon SE, Novak CB. Operative findings in reoperation of patients with cubital tunnel syndrome. Hand (N Y) 2007;2(3):137–143.

[6] Ng ZY, Mitchell JH, Fogg QA, Hart AM. The anatomy of ulnar nerve branches in anterior transposition. Hand Surg 2013;18(3):301–306.

[7] Nellans K, Tang P. Evaluation and treatment of failed ulnar nerve release at the elbow. Orthop Clin North Am 2012;43(4):487–494.

[8] Palmer BA, Hughes TB. Cubital tunnel syndrome. J Hand Surg Am 2010;35(1):153–163.

[9] Ruchelsman DE, Lee SK, Posner MA. Failed surgery for ulnar nerve compression at the elbow. Hand Clin 2007;23(3):359–371, vi–vii.

[10] Williams EH, Dellon AL. Anterior submuscular transposition. Hand Clin 2007;23(3):345–358, vi.

[11] Wojewnik B, Bindra R. Cubital tunnel syndrome: review of current literature on causes, diagnosis and treatment. J Hand Microsurg 2009;1(2):76–81.

第 25 章　前臂桡管松解

Steven T.Lanie, Jason H.Ko

25.1　病例

35 岁的女性右利手患者，双侧前臂近端桡背侧疼痛 3 年，左侧症状较右侧为重。患者的主诉还包括左手伸指无力，左腕部及手部背侧有间歇性麻木和刺痛。该患者是一名护士，由于疼痛，她甚至难以完成自己的日常工作。

体格检查发现，左肱骨外髁远端 5cm、前臂桡背侧骨间背侧神经区域局部压痛，桡管区域神经 Tinel 征阳性。左前臂背侧桡神经 Scratch–Collapse 试验阳性。前臂抗阻力旋后时症状加重。双侧伸腕肌肌力 5 级，右侧伸指肌力 4 级，左侧伸指肌力 5 级，右侧桡神经支配区触觉轻度减退。右侧肱骨外上髁无压痛，腕关节背伸时疼痛无加重，因此肱骨外上髁炎的可能性较小。综合病史及查体，诊断为桡管综合征。患者未行神经传导检查和肌电图，因为桡管综合征患者这两项检查结果往往是正常的，因此，这是一个基于临床的诊断。

在就诊之前，患者未经外科医生诊疗，自行按肱骨外上髁炎使用非甾体类抗炎药及运动疗法治疗，效果不佳。患者曾尝试避免导致疼痛加重的动作，但她依然在疼痛没有控制的情况下坚持工作。保守治疗措施并不能缓解疼痛，在确认桡管综合征的诊断后，患者希望采取手术治疗，缓解疼痛以便恢复正常工作。

25.2　解剖学

患者肱骨外上髁及前臂桡背侧无明显外伤痕迹。根据她的病史及体格检查，我们可以推断桡管内桡神经受压。在前臂远端，桡神经走行于外侧肌间隔前方。在发出分支进入肱肌和肱桡肌之后，从肱骨外髁前方进入前臂桡背侧。桡神经在前臂发出分支支配腕长伸肌、腕短伸肌和旋后肌后，分为桡侧感觉支和骨间背神经，骨间背神经发出后立即经旋后肌浅层近端深部进入桡管。桡管的桡侧壁为桡侧腕短伸肌，内侧壁为二头肌肌腱和肱肌，底壁近端为肱桡关节，远端为旋后肌深层。桡管的顶壁为旋后肌浅层，因此旋后肌的最近端形成了 Frohse 弓。桡神经潜在的受压点包括肱桡关节纤维带、桡返血管、桡侧腕短伸肌近端内侧缘、Frohse 弓和旋后肌远端。

25.3　推荐治疗方案

对于出现神经受压早期症状，但是无肌力减退的患者，首先尝试进行至少 3 个月的保守治疗，治疗措施包括活动调整、NSAID 和皮质类固醇注射。Sarhadi 等的研究显示，23 例患者行单次曲安奈德 40mg 注射后，16 例患者患者 2 年内疼痛得到缓解。若保守治疗失败，或症状明显影响到患者的正常工作和日常活动，或者有骨间背神经支配的伸肌肌力减退时，应采取手术减压。3 种常用的手术入路包括掌侧入路（Henry 入路）、肱桡肌劈开入路和背侧入路。我们首选背侧入路，从肱桡肌和桡侧腕长伸肌之间进入。文献报道桡神经减压的手术成功率为 67%~92%。最近 Simon Perez 等的报道显示采用背侧入路治疗桡管综合征，约 50% 的患者取得疼痛完全缓解的优良结果，另有 37% 的患者取得良好的结果，这些结果良好的患者只会偶尔在长时间持续活动后出现相关症状。

推荐治疗方案

- 采用背侧入路，从肱桡肌和桡侧腕长伸肌之间进入，对桡管内的桡神经进行手术减压。
- 对 Frohse 弓和旋后肌浅层进行彻底松解。
- 如果桡返血管束对桡神经形成压迫，则对其进行结扎。

25.4　手术技术

患者取仰卧位，左上肢外展 90°，根部扎止血带。术者坐在患者患肢的背侧，助手坐在对侧面对患肢的掌面。选择肱桡肌和桡侧腕长伸肌之间做切口标记线（图 25.1）。切口近端起于肱骨外上髁远端约 2cm，沿桡骨内侧缘斜向远端沿伸长约 8cm，驱血，止血带

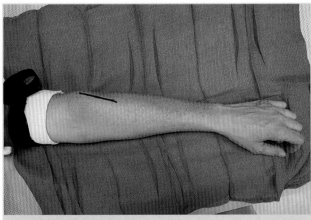

图 25.1　手术体位和切口标记：前臂旋前位，沿肱桡肌和桡侧腕长伸肌间沟标记切口线

充气。肌腱剪剪开皮下组织（图 25.2a）。分离过程中可能遇到前臂后侧皮神经，需注意保护。前臂后侧皮神经位于肱桡肌和桡侧腕长伸肌之间隙，可以作为定位该肌间隙的标志（图 25.2b）。

肱桡肌和桡侧腕长伸肌表面筋膜的厚度具有明显的差异，可用手术刀切开此筋膜间隙。使用肌腱剪钝性分离该筋膜间隙（图 25.3a），然后使用一个自动牵开器，以显露桡神经及其表面覆盖的结构（图 25.3b）。

桡返血管束可以用血管夹结扎，然后进一步分离显露骨间背神经和桡神经感觉支（图 25.4）。此时术野内可见旋后肌及其较厚的腱弓，并可见骨间背神经从旋后肌近端深入到较厚的腱弓（Frohse 弓）下。

术野内可见桡神经感觉支与骨间背神经呈放射状走行，将骨间背神经表面的旋后肌近端的 Frohse 弓和旋后肌浅层完全切开（图 25.5）。

完全切开肱桡关节近端任何潜在的纤维腱性结构，确认神经周围已完全减压（图 25.6）。

松开止血带，使用双极电凝止血。逐层间断缝合切口，使用 3-0 可吸收缝线缝合皮下，并用 4-0 尼龙线做皮内缝合。敷料包裹切口后，使用弹性绷带轻轻加压包扎固定。48h 后更换敷料。术后即刻开始患肢的主动和被动活动训练。

手术步骤

1. 标记切口线，切口近端起于肱骨外上髁远端约 2cm，沿桡骨内侧缘斜向远端沿伸长约 8cm。
2. 驱血，止血带充气。
3. 切开皮肤，分离肱桡肌桡侧及桡侧腕伸肌尺侧筋膜组织，注意保护前臂后侧皮神经。
4. 牵开肱桡肌和桡侧腕长伸肌，可见到旋后肌浅层及其前缘的骨间背神经。
5. 使用血管夹结扎桡返血管束。
6. 保护好骨间背神经，使用双极电凝切开 Frohse 弓和旋后肌浅层。
7. 分别在前臂旋前位和旋后位检查骨间后神经的减压情况，并确认桡神经感觉支无受压。
8. 探查近端桡神经，松解肱桡关节前方的纤维腱性结构。
9. 止血，逐层间断缝合。
10. 使用柔软的敷料包扎，48h 后更换敷料。术后即可开始活动患肢。

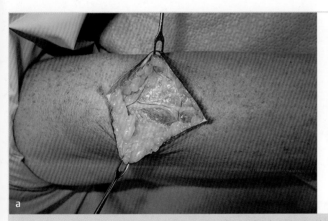
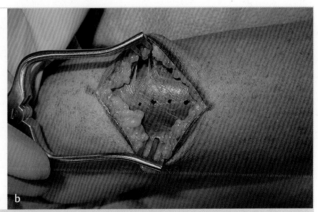

图 25.2 （a）分开皮下组织显露前臂后侧皮神经。（b）前臂后侧皮神经可作为肱桡肌和桡侧腕长伸肌肌间隔的解剖标志（黑点所示）

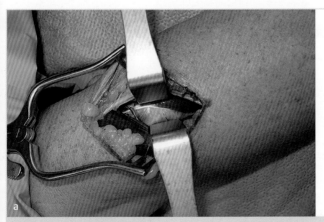
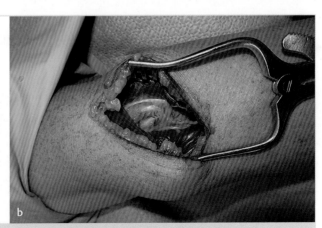

图 25.3 显露桡神经。（a）肌腱剪剪开筋膜间隔，钝性分离。（b）使用自动拉钩暴露桡神经及其表面的结构

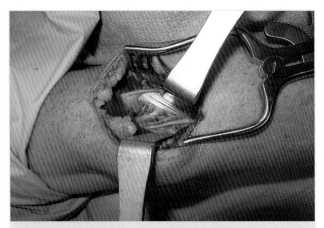

图 25.4　结扎桡返血管束，显露骨间后神经

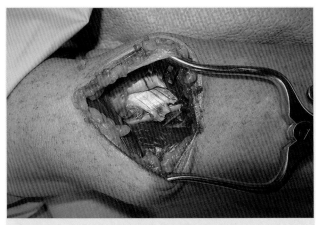

图 25.5　切开骨间背神经表面的旋后肌浅层

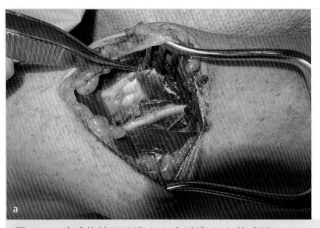

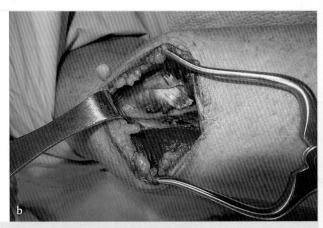

图 25.6　完成桡神经远端（a）和近端（b）的减压

25.5　术后效果评估

　　术后患者的症状完全缓解，切口愈合良好，没有手术相关的并发症。

25.6　技术要点

- 桡管综合征是前臂桡背侧骨间背神经受压，导致该区域的疼痛，有时伴有伸指肌力减退。没有明显疼痛，主要表现为肌力减退时，被称为骨间背神经综合征，但受压部位和解剖与桡管综合征是相同的。
- 桡管综合征需要与肱骨外上髁炎相鉴别。
- 桡管的桡侧壁为桡侧腕短伸肌，内侧壁为二头肌肌腱和肱肌，底壁近端为肱桡关节，远端为旋后肌深层。
- 手术前的保守治疗措施包括活动调整、NSAIDs 和皮质类固醇注射 3~6 个月。已有证据表明皮质类固醇注射可能有效，但需要进一步的研究。
- 保守治疗效果不佳导致疼痛影响日常活动，或出现肌力减退，都是手术减压的适应证。
- 掌侧和背侧入路都有不同的筋膜间隙显露桡管，作者喜欢采用经肱桡肌和桡侧腕长伸肌之间的背侧入路。

- 术后使用柔软的敷料包扎，术后即刻开始患肢的主动和被动活动。

（施荣茂　译）

参考文献

[1] Knutsen EJ, Calfee RP. Uncommon upper extremity compression neuropathies. Hand Clin 2013;29(3):443–453.

[2] Moradi A, Ebrahimzadeh MH, Jupiter JB. Radial tunnel syndrome, diagnostic and treatment dilemma. Arch Bone Jt Surg 2015;3(3):156–162.

[3] Naam NH, Nemani S. Radial tunnel syndrome. Orthop Clin North Am 2012;43(4):529–536.

[4] Sarhadi NS, Korday SN, Bainbridge LC. Radial tunnel syndrome: diagnosis and management. J Hand Surg [Br] 1998;23(5):617–619.

[5] Simon Perez C, García Medrano B, Rodriguez Mateos JI, Coco Martin B, Faour Martin O, Martin Ferrero MA. Radial tunnel syndrome results of surgical decompression by a postero-lateral approach. Int Orthop 2014;38(10):2129–2135.

[6] Urch EY, Model Z, Wolfe SW, Lee SK. Anatomical study of the surgical approaches to the radial tunnel. J Hand Surg Am 2015;40(7):1416–1420.

[7] Vergara-Amador E, Ramírez A. Anatomic study of the extensor carpi radialis brevis in its relation with the motor branch of the radial nerve. Orthop Traumatol Surg Res 2015;101(8):909–912.

第八部分

神经修复

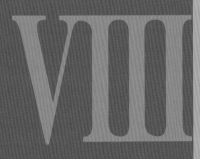

第 26 章　残端神经瘤

Theodore A. Kung, Paul S. Cederna

26.1　病例

一位 47 岁男性，因外伤行左下肢膝关节以上股骨截肢术后数年。诉在大腿残肢后方的固定位置出现剧烈的神经性疼痛。在触压某个特定点时会加剧患者的疼痛，因此患者戴上假肢后很难下地活动。经探查，坐骨神经远端发现了一个大的残端神经瘤（图 26.1）。

26.2　解剖学

周围神经（神经干）切断后，损伤部位的远端发生华勒氏变性，随后在局部多种神经营养因子的诱导下，轴突开始增生并伸长。在条件许可的情况下，对周围神经离断采取神经断端吻合术是最佳的治疗措施，这样可以通过神经轴突的再生与远端神经自我修复而再次建立联系。然而，在截肢的情况下，由于远端神经缺失而导致轴突的不断再生与施旺细胞、成纤维细胞及毛细血管组成的紊乱的团块即残端神经瘤。其中，高达 1/3 的截肢患者伴有症状性神经瘤。在外伤性截肢患者中，残肢疼痛的发生率高达 70%。

虽然经历神经瘤疼会使人非常虚弱，但残肢持续疼痛的一个严重后果是患者无法佩戴假肢。这严重影响了患者的日常活动，并显著降低了生活质量。由于神经瘤的疼痛，上肢截肢的患者经常放弃假肢带来的功能优势，甚至可能无法忍受被动的美容假肢。下肢截肢者由于失去行走能力，其发病率可能更高。因此，所有肢体丧失的患者都应仔细评估是否存在症状性神经瘤。如果存在神经瘤，应予以手术治疗，使患者能够舒适地佩戴假体。

26.3　推荐治疗方案

对神经瘤疼痛的保守治疗包括脱敏疗法，注射化学物质抑制神经瘤轴突生长，一些化学药物如抗抑郁剂、抗惊厥剂和麻醉剂。然而，根治治疗包括手术探查切除神经瘤，以及致力于减少神经瘤疼痛的复发或阻止神经瘤复发形成。对复发性神经瘤疼痛最常用的治疗方法为切除神经瘤后将神经末端埋入正常肌肉组织。由于肌肉作为生物缓冲带，可减轻对神经瘤疼痛症状的刺激。所以，该方法有望改善残端神经瘤的症状。

最近，对神经义肢控制研究的新方法中获得了抑制神经瘤形成的技术。通过促进诱导轴突再生和神经支配的肌肉去神经化这些方法可以防止神经瘤过度兴奋、混乱无序的发展。例如，靶向神经移植（Targeted Nerve Transplantation，TMR），即通过神经移植为轴突提供神经化靶点，以防止残端神经瘤的形成。切除有症状的神经瘤后，选择性离断特定的受体运动支，从而使相应肌肉去神经化。然后，将近端神经（以前有神经瘤）和远端受体运动支之间进行吻合，使轴突向去神经化肌肉的方向再生，随后建立肌肉的神经支配。

再生性周围神经接口（RPNI）是一种防止周围神经切断后神经瘤形成的新型方法。RPNI 是在截肢或切除神经瘤时将周围神经移植到游离的骨骼肌中而形成（图 26.2）。由于游离肌肉中的肌纤维既没有血管化也没有神经支配，因此它首先经过退变，然后通过植入的神经轴突再生而逐渐恢复神经支配。通过这种方式，RPNI 刺激游离肌肉中形成新的神经肌肉接头，从而大大减少了神经末梢无目的轴突数量，减少了神经瘤复发的机会。在截肢部位可以将多个可用的周围神经末端移植到一块游离的肌肉中同时建立多个 RPNI。

推荐治疗方案

- 植入肌肉。
- 靶向肌肉再神经化。
- 再生性周围神经接口。

26.4　手术技术

捆扎止血带并确认残端神经瘤的位置，将产生症状的神经向近端解剖几厘米并充分松解周围组织。如

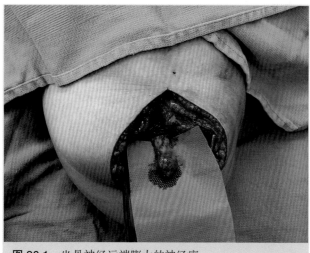

图 26.1　坐骨神经远端膨大的神经瘤

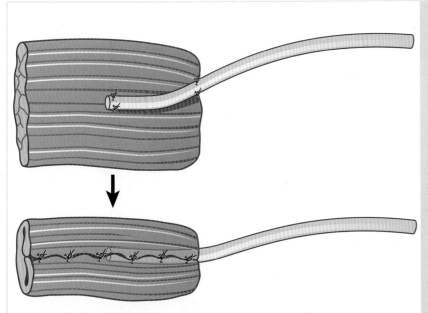

图 26.2 再生性周围神经接口

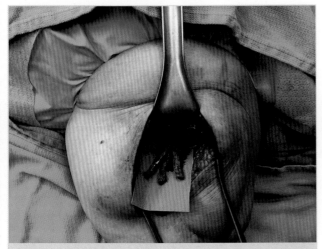

图 26.3 神经内解剖的神经束

果神经瘤位于残端的负重区，则需要进行神经转位，以便保护 RPNI 免受外部挤压的影响。使用锋利的刀片切除神经瘤。残端神经瘤累及小感觉神经时可以用 RPNI 来治疗。然而，较大的混合神经，如坐骨神经，含有几个主要的神经束，可以通过分离神经外膜和进行神经内解剖来仔细分离（图 26.3）。可以通过建立多个 RPNI，优化再生轴突与失神经肌肉纤维的比例。此外，如果将 RPNI 用于控制假体，则大神经内的神经束分裂还允许将来从这些神经束中检测离散的肌电图运动信号。

每个 RPNI 移植的游离肌肉均采用锋利刀片切取。为了保持肌肉纤维的活力，应避免电刀灼伤。肌肉组织的供体通常取自远端截肢残端内的周围肌肉组织，但也可以从远处获得，如股外侧肌。移植的肌肉组织应使用组织剪尽可能去除脂肪组织及筋膜，以促进肌肉组织再生和恢复神经支配。游离的肌肉大小随神经或神经束的大小而异，通常保持 2∶1 的长宽比例（图 26.4a）。然后将神经移植到游离肌肉移植物的中间，并使用两条 6-0 不吸收单丝缝合线将神经外膜固定于肌外膜。随后，将肌肉完全包裹在神经周围并用缝合线缝合（图 26.4b）。在多数情况下，肌肉圆柱体的长度为 3~4mm，直径为 1.5~2mm。残肢内有多个 RPNI 时，其位置可彼此相邻（图 26.4c）。最后，逐层关闭切口。

手术步骤

1. 识别残端神经瘤，将神经从瘢痕组织中分离出来。
2. 讯速切除神经瘤球。
3. 确定是否要建立一个或多个 RPNI。大的神经可以分成多个神经束。
4. 为每个神经束切取一块游离的肌肉。
5. 神经移植后，将肌肉包裹在神经周围，在放大镜下用 6-0 不吸收单丝缝合线固定。

26.5 术后效果评估

完成 RPNI 手术后，患者神经瘤症状通常得到明显改善，这可能是切除了高兴奋性神经瘤的直接效果。在 3~4 个月内，随着游离肌肉再生及再神经化，疼痛有望得到进一步缓解。一个成熟的 RPNI 可以通过超声成像来确定游离肌肉移植的存在（图 26.5）。在 RPNI 手术后，患者应佩戴假肢进行康复训练。

患有症状性神经瘤的截肢患者经常遭受来自周围和中枢神经系统的慢性疼痛。这些患者通常依赖多种药物来治疗疼痛，包括慢性阿片类药物治疗，这可能

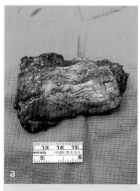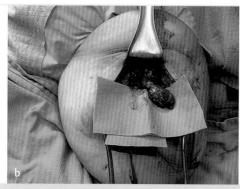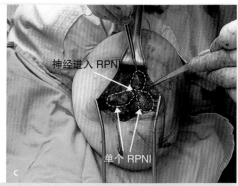

图 26.4　（a）再生性周围神经接口（RPNI）游离的移植肌肉。（b）游离的肌肉包裹神经并缝合。（c）在残肢内多个 RPNI 彼此相邻

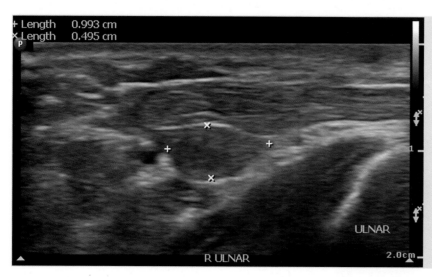

图 26.5　游离肌肉移植的超声成像

使中枢神经敏感化途径更加复杂。由于神经性疼痛具有复杂的病理生理学机制，在残端神经瘤的治疗上并不能完全缓解残肢疼痛。例如，幻肢痛主要来自中枢神经机制，而神经瘤的存在会加剧这种现象。神经瘤的外科治疗虽然可以消除假肢疼痛的外周触发因素，但并不会影响起源于中枢神经系统的支配。

26.6　技术要点

- 症状性神经瘤可导致放弃安装假肢，从而降低了截肢者的活动功能和生活质量。
- 从周围神经分裂再生的轴突试图重建与末梢器官的生理联系。在没有神经支配的情况下，这些游离轴突易形成残端神经瘤。
- 截肢部位症状性神经瘤的外科治疗包括神经瘤的切除和残余神经末端的处理，以减轻复发性神经瘤的疼痛或防止神经瘤的再生。
- RPNI 是一种治疗残端神经瘤的新方法。轴突再生引导去神经支配的游离肌肉，随后建立神经支配联系以防神经瘤的形成。

（赵永辉　译）

参考文献

[1] Gart MS, Souza JM, Dumanian GA. Targeted muscle reinnervation in the upper extremity amputee: a technical roadmap. J Hand Surg Am 2015;40(9):1877–1888.

[2] Guse DM, Moran SL. Outcomes of the surgical treatment of peripheral neuromas of the hand and forearm: a 25-year comparative outcome study. Ann Plast Surg 2013;71(6):654 658.

[3] Hanley MA, Ehde DM, Jensen M, Czerniecki J, Smith DG, Robinson LR. Chronic pain associated with upper-limb loss. Am J Phys Med Rehabil 2009;88(9):742–751, quiz 752, 779.

[4] Irwin ZT, Schroeder KE, Vu PP, et al. Chronic recording of hand prosthesis control signals via a regenerative peripheral nerve interface in a rhesus macaque. J Neural Eng 2016;13(4):046007.

[5] Kim PS, Ko JH, O'Shaughnessy KK, Kuiken TA, Pohlmeyer EA, Dumanian GA. The effects of targeted muscle reinnervation on neuromas in a rabbit rectus abdominis flap model. J Hand Surg Am 2012;37(8):1609–1616.

[6] Kung TA, Bueno RA, Alkhalefah GK, Langhals NB, Urbanchek MG, Cederna PS. Innovations in prosthetic interfaces for the upper extremity. Plast Reconstr Surg 2013;132(6):1515–1523.

[7] Kung TA, Langhals NB, Martin DC, Johnson PJ, Cederna PS, Urbanchek MG. Regenerative peripheral nerve interface viability and

signal transduction with an implanted electrode. Plast Reconstr Surg 2014;133(6):1380–1394.

[8] Langhals NB, Woo SL, Moon JD, et al. Electrically stimulated signals from a longterm regenerative peripheral nerve interface. Conf Proc IEEE Eng Med Biol Soc 2014;2014:1989–1992.

[9] Mackinnon SE, Dellon AL, Hudson AR, Hunter DA. Alteration of neuroma formation by manipulation of its microenvironment. Plast Reconstr Surg 1985;76(3):345–353.

[10]Menorca RM, Fussell TS, Elfar JC. Nerve physiology: mechanisms of injury and recovery. Hand Clin 2013;29(3):317–330.

[11]Souza JM, Cheesborough JE, Ko JH, Cho MS, Kuiken TA, Dumanian GA. Targeted muscle reinnervation: a novel approach to postamputation neuroma pain. Clin Orthop Relat Res 2014;472(10):2984–2990.

[12]Tintle SM, Keeling JJ, Shawen SB, Forsberg JA, Potter BK. Traumatic and trauma-related amputations: part I: general principles and lower-extremity amputations. J Bone Joint Surg Am 2010;92(17):2852–2868.

[13]Urbanchek MG, Kung TA, Frost CM, et al. Development of a regenerative peripheral nerve interface for control of a neuroprosthetic limb. BioMed Res Int 2016;2016: 5726730.

[14]Woo SL, Kung TA, Brown DL, Leonard JA, Kelly BM, Cederna PS. Regenerative peripheral nerve interfaces for the treatment of postamputation neuroma pain: a pilot study. Plast Reconstr Surg Glob Open 2016;4(12): e1038.

[15]Woo SL, Urbanchek MG, Leach MK, Moon JD, Cederna P, Langhals NB. Quantification of muscle-derived signal interference during monopolar needle electromyography of a peripheral nerve interface in the rat hind limb. Conf Proc IEEE Eng Med Biol Soc 2014;2014: 4382–4385.

第 27 章　神经修复后疼痛

Ida K. Fox, Leahthan F. Domeshek

27.1　病例

一名右利手的 40 岁女性患者，在转诊时出现亚急性上臂神经性疼痛，疼痛左侧较右侧明显。患者 5 天前在楼梯上摔倒，不慎被玻璃碎片划伤双上肢及双侧动脉、神经和肌腱损伤，随后转移到外部设施可进行紧急处理。给予恢复灌注，肌腱修复，主要神经分支用导管暂时封闭。转到医院时，患者出现心动过速，剧烈疼痛。

27.2　解剖学

27.2.1　检查结果

左上肢肘窝处可见已缝合的横行伤口，水肿明显，无感染迹象。远端灌注完整，肘部屈曲无明显疼痛，远端正中神经和桡神经功能缺失。在近端缝合处的内侧和外侧皮肤触觉异常敏感，前壁内侧皮神经（MABC）及前壁外侧神经（LABC）分布区感觉丧失，而远端尺神经功能存在。

右侧前臂尺侧有一已缝合的斜行裂伤，远端尺神经功能缺失。

27.2.2　术中情况

左上肢沿原伤口两端分别延长，充分暴露正中神

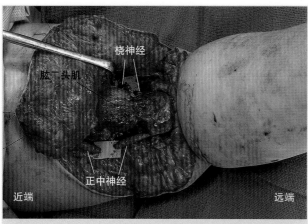

图 27.1　沿左上肢伤口两端延长术口，充分暴露并移除先前置入的神经导管。见正中神经和桡神经完全切断；肱二头肌在肌腱交界处切断；肱肌部分切断，在张力下降近端肌肉与远端肱骨肌缝合。肱二头肌远端肌腱未进行修复。神经残端合并有挫伤，显示了更具有撕裂性的损伤机制

经和桡神经的断端。在适当的张力下，它们通过神经导管分别将断端靠近（图 27.1）。此外，通过对皮下组织进行细致而复杂的解剖后，可确定被切断的 LABC 和 MABC 的近端，而远端则很难识别。肱二头肌与肌腱连接处以及肱肌肌腹也有撕裂。

在右上肢，沿先前的伤口少许延长并暴露尺神经（带置入导管）断端。指浅屈肌（FDS）和尺侧腕屈肌（FCU）有部分切断（图 27.2）。

27.2.3　生理学

切割伤后，近端神经轴突再生，如果不予修复，会产生创伤性神经瘤。刺激受伤的近端神经残端会导致疼痛和感觉异常。如果神经近端与接受的支架（即切断神经的远端残端、自体移植、异体移植等）适当接近，则可再生，防止神经瘤形成及其伴随的疼痛。此外，当神经损伤修复时，吻合的断端必须是正常的且应避开损伤的区域。受损的神经束缠绕在一起会阻碍正常的神经再生，从而导致一段异常的神经束再生及瘢痕（连续的神经瘤）。在神经修复过程中，张力会抑制轴突生长和增加间隙，这两种情况都会进一步促进神经瘤的连续性形成。由于这些原因，神经损伤的急性修复需要对损伤的神经末梢进行积极的修剪，并且通常需要进行嫁接移植以避免张力。

27.3　推荐治疗方案

预测和处理神经损伤时可能出现的神经性疼痛，通过药物、手术和治疗干预可以帮助预防这一问题。如果不能一期无张力修复，则必须使用移植材料修复具有关键功能的神经。远端的压迫对受损神经（双重

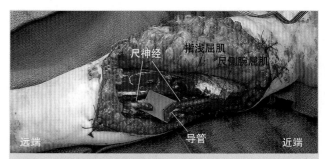

图 27.2　右上肢可见切断的尺神经以及先前置入的导管仍附着在近端。指浅屈肌（FDS）和尺侧腕屈肌（FCU）的腹部撕裂。远端神经残端可见瘀血且质量较差，有撕脱性损伤机制的证据

挤压现象）来说则是雪上加霜，应予以解除，以促进远端再生，尽可能减少疼痛或功能障碍。

对于损伤的皮神经（如 LABC 和 MABC）一定要高度重视，这同样会形成神经瘤导致疼痛。仔细解剖，确定近端神经很重要。如果找不到远端，则应将近端烧灼，并向近端挤压（以使近端再生时远离切割端），并形成一个松散环，固定在相对更深的肌肉平面。这些损伤的皮神经也可以被获取用作移植材料的"备件"，以修复功能更为重要的神经。

神经性止痛药，如加巴喷丁、去甲三嗪或普瑞巴林，应在受伤时开始服用，并根据需要调整剂量以控制术后疼痛。这些药物应该与抗炎药、肌松药和麻醉剂一起使用。早期转诊疼痛专科医生不仅对药物治疗更有帮助，而且对术前和术后神经阻滞的表现也有帮助。术中在锁骨上留置深静脉导管，以便持续输注局麻药。另外，星状（交感神经）神经节阻滞可以显著缓解疼痛，甚至有助于防止进展为复杂局部疼痛综合征（CRPS）。

最后，物理治疗可能是一个强有力的辅助手段。脱敏和运动疗法等技术可以帮助控制疼痛。此外，在神经修复后，进行早期神经滑动练习（在保护肌肉和 / 或肌腱修复所需的有限运动范围内）有助于确保新修复的神经不会被瘢痕包裹粘连。

27.4 神经获取和修复技术

27.4.1 腓肠神经的获取

患者俯卧位可同时获取双侧腓肠神经（仰卧位可用于获取单侧或用于儿童 / 较小患者）。通过外踝后方切口（图 27.3）进行定位，该切口由小隐静脉延伸至跟腱的外侧。在神经剥离器的帮助下（不要使用肌腱剥离器替代，它容易切断神经），可直接将神经从周围组织中分离出来，无须再沿小腿后侧大切口切开。沿腓肠神经走行的近端可能需要几个小切口，切除分支以便顺利使用神经剥离器。标记并获取每根神经的近端。

27.4.2 上肢神经修复

经证实，如果 MABC 和 LABC 神经的断面质量良好，则可作为自体移植物使用。烧灼每根神经新的近端残端，用止血钳将其压向近端，然后松散地置于近端肌腹。在正中神经和桡神经清创时，近端和远端断面修剪至有正常的神经束分布，以便进行神经移植（图 27.4）。

右上肢尺神经残端的近端和远端在清创时直至横断面上呈现正常的神经束分布，通过多神经移植恢复神经的连续性（图 27.5）。充分地修剪神经残端至关重要。

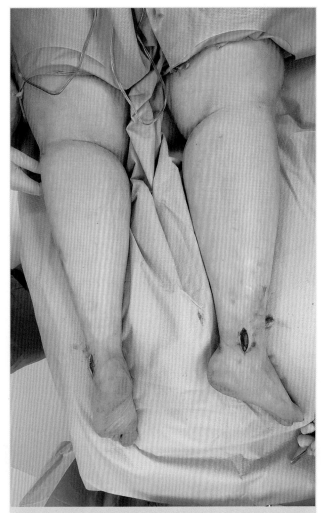

图 27.3 获取双侧腓肠神经。切口位于外踝后方及跟腱前侧。患者取俯卧位以便于获取双侧腓肠神经。然后，做近端切口，使两侧腓肠神经都达到膝后方的水平

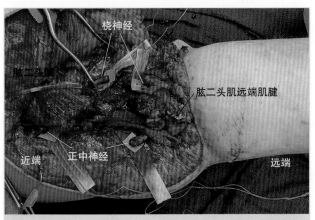

图 27.4 左上肢完成肌肉和神经清创术。正中神经和桡神经在清创时其近端及远端需要修剪至断端质地较软，无瘀血且断端可见清晰的神经束分布

27.4.3　神经移植术

根据神经缺损的大小，可能必须使用多根神经移植修复正中神经、尺神经和桡神经（图 27.6）。确定损伤神经的直径，以选择与之匹配的神经束数量。

将制备好的神经移植物的近端与被修复神经的远端反向置于损伤神经的间隙中并使其与残端合拢。这样做的目的是为了避免供体自体移植物中存在分支而

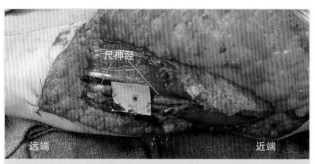

图 27.5　右上肢完成肌肉和神经清创术。神经断端的近端和远端虽有回缩但仍存在连续性

影响轴突的再生。使用 9-0 尼龙线缝合神经外膜，注意避免形成神经束簇或神经束脱落。可通过纤维蛋白胶对缝合处加固（图 27.7）。左上肢在最后修复缝合之前，将神经移植物放置到位的情况下，活动整个肘关节，以确保肘关节能够完全伸直，这样修复是不会产生张力。

27.4.4　肌腱和肌肉修复

右侧 FDS 和 FCU 肌腹未行修复。这样做的目的使患者至少使用一只手通过神经滑动训练以减少术后疼痛。左侧对肱二头肌肌腱与肌腹处进行了修复，同时也修复了肱肌（未描述）。

27.5　术后护理及效果评估

如前所述，患者采用了神经性疼痛药物和物理治疗。物理治疗继续用于控制疼痛（脱敏和运动疗法），同时术后固定 48~72h，待消肿后在一定范围内开始被动活动。由于左侧修复了肱二头肌，所以采用一个保护支具，使肘关节在 90° 至完全屈曲的范围内活动以

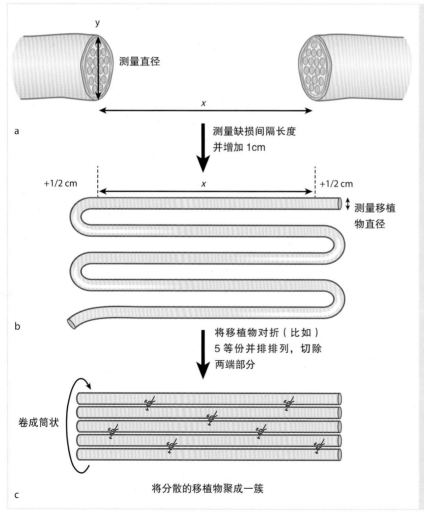

图 27.6　神经移植示意图。当一组将患者由俯卧位更换仰卧位时（切取腓肠神经为例）或处理神经残端时，另一组可以在后面的桌台上处理神经移植物。（a）测量神经残端的近端到远端的距离（x）并增加约 1cm。（b）将神经移植物以 $x+1$cm 的长度折叠起来（示意图中我们将神经对折了 5 段）。我们可将折叠的神经放在缺损的位置比对，以便确定折叠的段数，使其与缺损的尺寸相匹配。（c）选择 9-0 尼龙缝线将折叠的神经疏松缝合使其靠拢排列

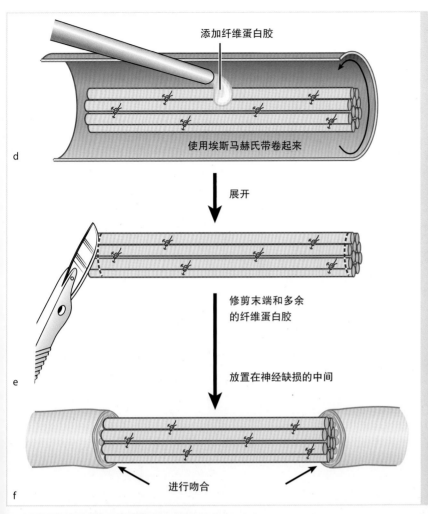

图 27.6（续）（d）使用埃斯马赫氏带将多股神经卷成一股，并添加纤维蛋白胶固定，同时保持神经平行排列避免交叉或缠绕。（e）展开埃斯马赫氏带并修剪神经移植物的两端，切去多余的纤维蛋白胶。（f）将神经移植物放置在神经缺损的中间，避免神经扭曲，确保损伤的神经在自然状态下与神经的近端和远端对齐。当损伤神经的两端对齐后使用纤维蛋白胶加固连接部位。在纤维蛋白胶凝固以前，保持埃斯马赫氏带或蓝色片状物置于其下以防止神经移植物与周围组织粘连

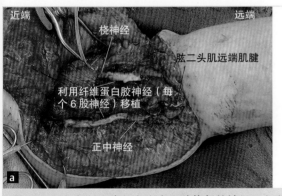

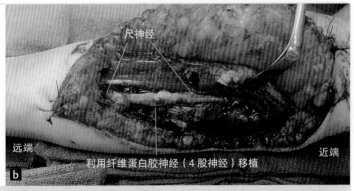

图 27.7 （a）左上肢和（b）右上肢修复的神经。（a）左侧分别选择了 6 股神经折叠的移植物进行修复正中神经和桡神经。（b）右侧选择了 4 股神经折叠的移植物进行修复尺神经。所有神经的近端和远端均使用 9-0 尼龙线缝合，缝线修补后再用纤维蛋白胶进行加固

促进神经滑动，同时保护修复的肌腱。右上肢开始锻炼，对活动范围并没有太多的限制。

通过精细的神经修复（无张力修复，使用神经移植物，对断端的处理），同时在损伤时就开始使用神经性止痛药物，这样可能会避免修复后的神经性疼痛。此外，术前和 / 或术后星状神经节阻滞可能有助于预防术后明显的神经病疼痛。对于首次出现神经性疼痛的

患者，应考虑术后早期进行脱敏或运动疗法的物理治疗以及转诊疼痛专科医生。

治疗后（图 27.8），该患者右侧无明显疼痛；末次检查尺神经远端功能丧失（随访照片中可以看到右手抓握样改变）。左侧继续显示 CRPS 不断进展 - 充血、弥漫性水肿和皮肤光滑发亮。该情况下对强化治疗和星状传导阻滞的反应迟缓。一旦病情继续发展，则需

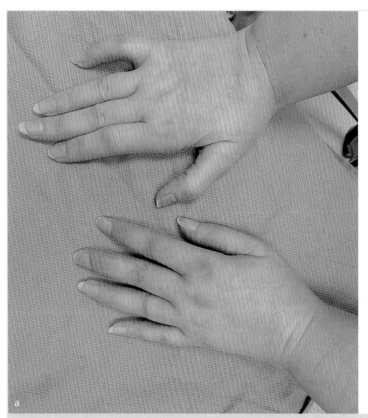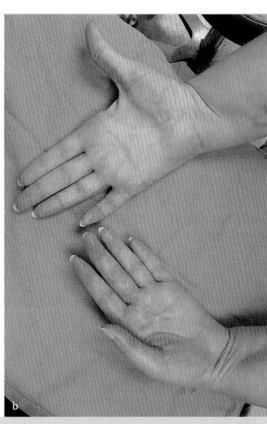

图27.8 术后4个月患者双手背侧（a）和双手掌侧（b）外观照片。右小指明显的抓握样改变，这是尺神经离断伤后的结果。左手复杂性区域疼痛综合征（CRPS）的常见临床症状：充血、弥漫性水肿和皮肤光滑发亮。可以看到左侧关节处皮纹变化。左侧关节明显僵硬，主动及被动活动范围减少（未描述）

要根据她的工作时间安排考虑对神经压迫部位的远端进行减压手术。目前她已成功返回工作岗位并能参加一些休闲活动。

27.6 技术要点

- 神经痛具有挑战性，通常需要多种治疗方法，包括手术、药物、物理治疗和其他策略。
- 在严重的上肢创伤情况下，对"轻微"感觉神经损伤应予以处理（例如，探查并处理前臂内外侧皮神经及其他神经的断面）；这对预防疼痛性神经瘤至关重要。
- 需要耐心，神经再生、运动和感觉康复训练及功能强化可能需要数年才能达到一个稳定的状态。
- 仔细规划，多数大的神经修复病例一般需要在预约全天的手术室。移植物的获取和准备以及原发性损伤部位的探查，神经末梢需修整，移植物的移植及显微外科手术的修复都是一个烦琐的过程，如果要做好，则

需要更多时间。

（赵永辉 译）

参考文献

[1] Boyd KU, Nimigan AS, Mackinnon SE. Nerve reconstruction in the hand and upper extremity. Clin Plast Surg 2011;38(4):643–660.

[2] Colbert SH. Painful sequelae of peripheral nerve injuries. In: Mackinnon SE, ed. Nerve Surgery. New York, NY: Thieme; 2015:591–619.

[3] Kremer M, Salvat E, Muller A, Yalcin I, Barrot M. Antidepressants and gabapentinoids in neuropathic pain: mechanistic insights. Neuroscience 2016; 338:183–206–; Epub ahead of print.

[4] Priganc VW, Stralka SW. Graded motor imagery. J Hand Ther 2011;24(2):164–168, quiz 169.

[5] Yi C, Dahlin LB. Impaired nerve regeneration and Schwann cell activation after repair with tension. Neuroreport 2010;21(14):958–962.

第九部分

神经麻痹

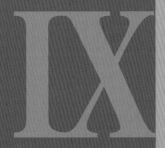

第 28 章　手指挛缩

Yan Chen, Peter M. Murray

28.1　病例

　　一名 23 岁男性患者，因机动车事故，导致左股骨骨折、左前臂骨折、左臂丛神经麻痹。体格检查与神经电生理检查和 CT 或是 X 线脊髓造影的结果一致，均显示 C5、C6、C7 神经根挫伤。经过一段时间的观察，患者 C8 和 T1 神经根（下干）所支配的肌肉功能恢复 80%。受伤后的第 6 个月，患者接受了左臂丛神经探查术、脊神经根转位肩胛上神经、尺神经部分转位肌皮神经的二头肌分支（Oberlin 转位术）。

　　术后 18 个月，患者仅能恢复有限的肘部和肩部活动（视频 28.1）。同时出现示指、中指、环指、小指爪形畸形。尽管他的手指能弯曲，但他的手几乎不能正常使用，也不能抓东西，这是由于他的爪形畸形造成的。

28.2　解剖学

　　在体格检查中，患者表现出示指、中指、环指、小指明显的爪形手。由于患者的下躯干不完全性损伤，存在指深屈肌功能，但没有骨间肌功能（视频 28.1）。

　　示指、中指、环指、小指掌指关节（MCP）固定在 40° 过伸位，而近端指间指关节（PIP）的活动范围如下：
- 示指：–60° /100°。
- 中指：–45° /100°。
- 环指：–45° /100°。
- 小指：–45° /105°。

28.3　推荐治疗方案

- 术前通过规范化的手疗方法恢复近端指间关节（PIP）的完全被动运动。
- 由于指浅屈肌（FDS）相对较弱，将指浅屈肌（FDS）转移到手指的侧束，在 MCP 屈曲时 PIP 伸展无法达到的预期效果。
- 掌侧 MCP 关节囊固定术是为了防止 MCP 关节过伸和改善抓力。

28.4　手术技术

　　在掌横纹远端水平行掌侧横向切口分离屈肌腱鞘。切开 A1 滑车、滑动指深屈肌和 FDS 肌腱，识别 MCP 关节掌部关节囊。创建 MCP 关节掌侧囊远端基底皮瓣。在掌骨颈部放置 1 个缝合锚点，并用 2-0 编织缝线缝合。

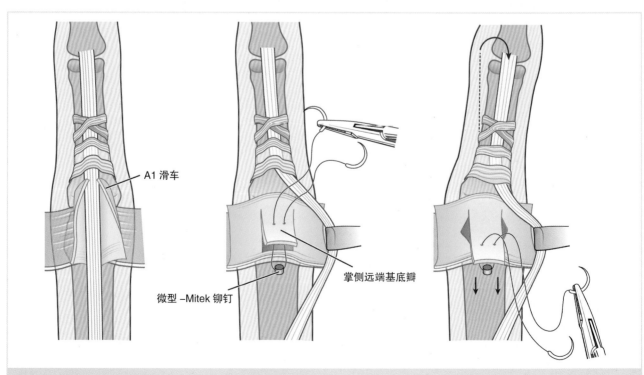

A1 滑车

微型 –Mitek 铆钉

掌侧远端基底瓣

图 28.1　掌侧关节囊前移手术

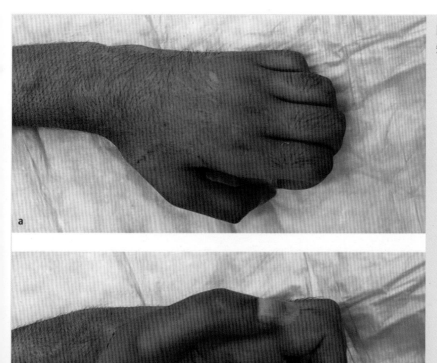

图 28.2 （a，b）术后左手关节囊前移矫正爪畸形的外观

远端基底皮瓣向前推进，使 MCP 关节处于 0° 伸展的静息位。然后使用 2–0 编织缝线将远端基底皮瓣固定在掌骨颈部，并将其缝合至之前放置的缝合锚钉（图 28.1）。每一个用于爪畸形矫正的 MCP 关节都要重复上述步骤。在本例中，示指、中指、环指和小指 MCP 关节都得到了纠正。

28.5 术后效果评估

术后 3 个月，手部远端掌侧切口愈合良好。示指、中指、环指和小指的 MCP 关节保持 0° 伸展（图 28.2）。患者能弯曲 PIP 的手指，以便作为辅助手进行抓握，这是手术的目标。由于 MCP 过伸的矫正，患者的抓握功能明显改善。

28.6 技术要点

- 尺神经麻痹或下干性麻痹是一种严重的损伤。
- 尺神经麻痹或下干神经麻痹导致的爪形手畸形，造成手功能的缺陷。
- 可以通过推进 MCP 掌侧关节囊来完成 MCP 关节过伸的矫正。
- 爪形手畸形矫正的目的是恢复手在日常生活活动中的辅助功能。

（浦路桥 黎景源 译）

参考文献

[1] Bednar M. Tendon transfers for ulnar nerve palsy. In: Wiesel S, ed. Operative Techniques in Orthopedic Surgery. Philadelphia, PA: Lippincott Williams and Wilkins; 2011:2715–2728.

[2] Bindra R, Kingston D. Tendon transfers: radial, median and ulnar nerve injuries. In: Murray P, Hammert W, eds. Hand Surgery Update VI. Chicago, IL: American Society for Surgery of the Hand; 2016:313–318.

[3] Brandsma J, Brand P. Claw-dinger correction. Considerations in choice of technique. J Hand Surg Am 1992;17B:615–628.

[4] Davis T. Median and ulnar nerve palsy. In: Wolfe S, Pederson W, Kozin SH, Cohen M, eds. Green's Operative Hand Surgery. 6th ed. Philadelphia, PA: Elsevier; 2011:1093–1138.

[5] Malliaris S, Lee S. Adult brachial plexus injury. In: Murray P, Hammert W, eds. Hand Surgery Update VI. Chicago, IL: American Society for Surgery of the Hand; 2016:295–304.

[6] Ono S, Sebastin S, Chung K. Ulnar nerve palsy. In: Weiss APC, ed. Textbook of Hand and Upper Limb Surgery. Chicago, IL: American Society for Surgery of the Hand; 2013:1259–1276.

[7] Ozkan T, Ozer K, Gülgönen A. Three tendon transfer methods in reconstruction of ulnar nerve palsy. J Hand Surg Am 2003;28(1):35–43.

[8] Sultana SS, MacDermid JC, Grewal R, Rath S. The effectiveness of early mobilization after tendon transfers in the hand: a systematic review. J Hand Ther 2013;26(1):1–20, quiz 21.

第十部分

肉瘤

X

第 29 章　手部软组织肉瘤不完全切除

Björn Behr, Marcus Lehnhardt

29.1　病例

88 岁的女性患者，因为左侧环指近端无痛包块来到诊室就诊。3 个月前她因为手指包块在门诊对该手指进行了外科手术。手术过程中，手术团队尝试切除包块，但是失败了。这个包块没有消失反而因为这次手术增大了。最近这个包块开始疼痛。对之前切除的离体组织进行组织学分析，诊断是 G2 等级的软骨组织肉瘤。外科切除边界没有被评估，因此，切除可能是不彻底的。

29.2　解剖学

仔细观察，患者左侧环指近指节桡侧有一个 2cm×3cm×1cm 大小的包块（图 29.1a，b）。检查发现肿瘤使得手指明显向尺侧偏移，以前手术在手指的尺背侧留下一个斜形瘢痕。手指的血液循环和感觉是完整的。X 线的前后位和侧位片提示，指骨近端存在病理性骨折，骨质溶解，骨内软组织肿瘤潜在侵犯周围组织（图 29.1c，d）。第一次手术前磁共振影像显示，肿瘤从背侧半包围地包裹了指骨近端（图 29.1e，f）。

29.3　推荐治疗方案

当治疗前臂或者手的肿瘤患者时，我们通常计划清晰的（阴性）边界。此外，我们例行检查远处是否有转移，转移通常发生在肺部。那么，最初做肺部 CT 扫描检查。根据近端指骨破坏，肿瘤大小，伴随着疼痛，

我们推荐在掌指关节处关节截断进行截肢。患者要求一个简单的方案，所以我们没有讨论和评估细节技术。比如为了减少产生的误差没讨论 X 线的旋转位移。旋转导致在大量手产生了许多复杂的结果。因此我们根据患者的情况调整我们的方案。我们确保关节截断时有足够的皮肤和软组织包裹缺损。否则需要用原位皮瓣比如旋转掌指背侧动脉皮瓣。手术过程中，肿瘤表面有一层可以移动的膜，可以确保不切除到需要的覆盖皮瓣。

推荐治疗方案

- 活检证实诊断。
- 跨学科的委员会制定的患者分级和病例临床表现。
- 切除肿瘤要有清晰的边界。
- 受累手指在掌指关节水平关节截骨。
- 充分的软组织覆盖。

29.4　手术技术

患者取仰卧位及在止血带下手术。切口的设计是为了使有足够的掌侧软组织来覆盖产生的缺损。关节截骨的入路是从背侧分开伸肌及切除侧副韧带。然后从掌侧切口，切除神经血管结构，固定短缩屈肌腱部（图 29.2）。不截肢时的情况下，就目前而言肿瘤和周围软组织的界限没那么好确定。这些情况下把切下来的组织定在软板上可能是明智的。重要的是，此时

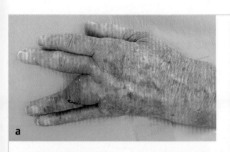
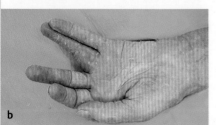
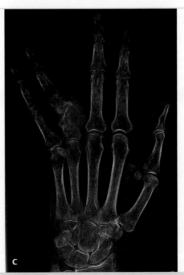
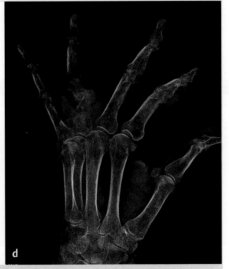

图 29.1　（a，b）术前照片显示患者左侧环指近端指骨桡侧有一巨大包块。（c，d）包块的术前 X 线片

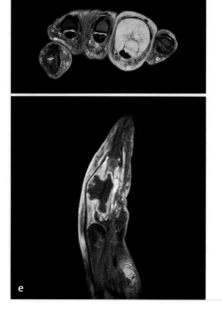 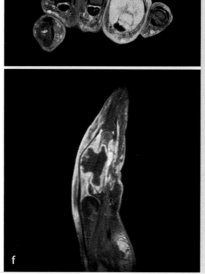

图 29.1（续）　（e，f）受累区域术前 MRI 表现

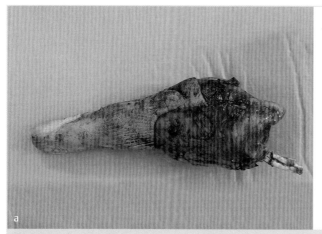 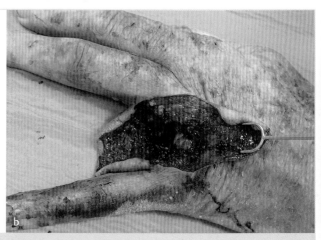

图 29.2　（a）切除的环指。（b）环指掌指关节术中关节截断后情况

要更换器械和手套，打开止血带。

手术步骤

1. 背侧入路分离伸肌腱。
2. 切除侧副韧带。
3. 掌侧切除（保护掌侧皮瓣）神经血管分支。
4. 短缩屈肌腱。
5. 止血。
6. 用掌侧皮瓣盖住伤口。

29.5　术后效果评估

在对手指的组织学评价后，证实诊断是 G2 的软骨组织肉瘤。病理学证实边界清晰。患者伤口正常愈合，剩余的手指恢复活动范围。幸运的是，术后并发症比如幻觉痛和神经纤维瘤没有出现。瘢痕愈合是普通的（图 29.3）。跨学科肿瘤委员会推荐辅助放疗，但是患者拒绝了。

随后安排患者定期随访：每 3 个月临床检查 1 次，磁共振对比成像对照是否局部复发，胸部 X 线片复查评估是否远处肺部转移。在我们科室，如果无瘤生存 2 年，随访间隔时间延长到半年，再随访 3 年。

29.6　技术要点

- 充分手术计划需要术前影像（胸部 CT 和 X 线检查评估是否有远处转移）。我们建议肺部CT作为首次检查，肺部 X 线检查随访。
- 尽量做到切除边缘为肿瘤细胞阴性，因为这是最重要的预后因素。
- 然而，切除不必很宽泛。
- 特别是在上肢手术时，需要仔细评估功能情况，并根据患者的具体情况进行调整。

（沈俊宏　译）

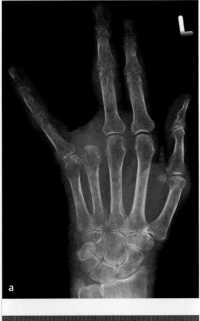
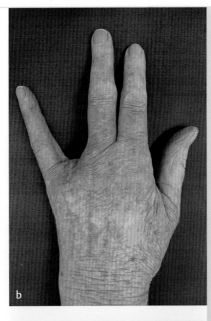

图 29.3 （a~d）患者术后 3 个月复查情况

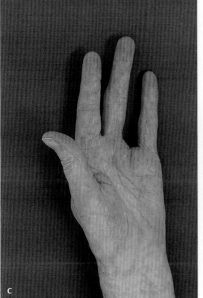
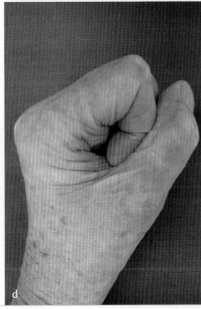

参考文献

[1] Ahmad R, Jacobson A, Hornicek F, et al. The width of the surgical margin does not influence outcomes in extremity and truncal soft tissue sarcoma treated with radiotherapy. Oncologist 2016;21(10):1269–1276.

[2] Billingsley KG, Burt ME, Jara E, et al. Pulmonary metastases from soft tissue sarcoma: analysis of patterns of diseases and postmetastasis survival. Ann Surg 1999;229(5):602–610, discussion 610–612.

[3] Gronchi A, Casali PG, Mariani L, et al. Status of surgical margins and prognosis in adult soft tissue sarcomas of the extremities: a series of patients treated at a single institution. J Clin Oncol 2005;23(1):96–104.

[4] Gronchi A, Lo Vullo S, Colombo C, et al. Extremity soft tissue sarcoma in a series of patients treated at a single institution: local control directly impacts survival. Ann Surg 2010;251(3):506–511.

[5] Harati K, Goertz O, Pieper A, et al. Soft tissue sarcomas of the extremities: Surgical margins can be close as long as the resected tumor has no ink on it. Oncologist 2017;22(11):1400–1410.

[6] Italiano A, Le Cesne A, Mendiboure J, et al. Prognostic factors and impact of adjuvant treatments on local and metastatic relapse of soft-tissue sarcoma patients in the competing risks setting. Cancer 2014;120(21): 3361–3369.

[7] Pisters PW, Leung DH, Woodruff J, Shi W, Brennan MF. Analysis of prognostic factors in 1,041 patients with localized soft tissue sarcomas of the extremities. J Clin Oncol 1996;14(5):1679–1689.

[8] Stojadinovic A, Leung DH, Hoos A, Jaques DP, Lewis JJ, Brennan MF. Analysis of the prognostic significance of microscopic margins in 2,084.

[9] localized primary adult soft tissue sarcomas. Ann Surg 2002;235(3): 424–434.

第十一部分

软组织检查

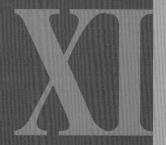

第 30 章　灌注

Charles Yuen Yung Loh, Yu-Te Lin, Fu-Chan Wei

30.1　病例

一名 53 岁的男性患者，因挤压伤导致右手示指第 2 区软组织撕裂，初次修复示指指深屈肌腱后出现严重的肌腱粘连，需再次进行肌腱松解手术，不幸的是患者在家活动后出现第二次的指深屈肌腱断裂。患者先进行了肌腱移植的方式治疗，同时重建了 A3 滑车。经过几个月的康复治疗，近端指间关节的活动范围仍然很差并伴有屈曲挛缩（图 30.1a）。通过手术方式松解近端指间关节的致密瘢痕解决挛缩问题，手术切除瘢痕组织后，右手示指第 2 区形成 3~4cm × 2cm 的软组织缺损。

30.2　解剖学

手指的第 2 区被外科医生称为"无人区"，这是由于手指近端指间关节上的部分包含了许多结构，在这个区域出现了指浅屈肌和指深屈肌腱交叉通过，还有双侧神经血管束和掌板。所有这些结构使其体积庞大，使得软组织覆盖这一区域特别困难。

这个病例的复杂性来自于之前的多次软组织修复手术以及肌腱移植和滑车重建。这导致的结果是肌腱粘连和致密瘢痕，需要手术松解，屈曲挛缩松解需要切除所有纤维化瘢痕组织，充分伸直关节，使肌腱能够平滑移动，其结果是全厚度软组织缺损，使重要结构暴露，包括尺桡侧的血管神经束。

30.3　推荐治疗方案

重建方案应考虑以下因素，以提供足够的覆盖，理想情况下还应包含柔软组织，以避免再次粘连和挛缩。局部皮瓣，在此病例中同种或异种皮瓣不可能提供足够覆盖所需的软组织质量或数量。游离足内侧皮瓣可用于修复足部缺损，但会造成新的供区伤口。一种薄而柔韧的游离皮瓣最适合这个病例，我们选择了从同侧前臂取的游离静脉皮瓣。

传统的静脉皮瓣因其不可靠的灌注而臭名昭著。我们采用"分流限制"技术，并将其应用于静脉皮瓣，以提高其可靠性和对整个皮瓣的灌注。

推荐治疗方案

- 手指第 2 区缺损需要足够的软组织覆盖。
- 静脉瓣（薄、柔韧、大小合适，厚度通常与手指上的软组织相似）能满足这种情况下的要求。
- 前臂远端静脉与指动脉静脉的大小差异最小。
- 供区可保留在同侧前臂，供区并发症发生率最低。
- 静脉瓣的可靠性可以通过一种叫作"分流限制"的技术来提高。

30.4　手术技术

在患者前臂设计静脉皮瓣非常方便。它们最有可能直接缝合和最小的供区并发症发生率，在近红外扫

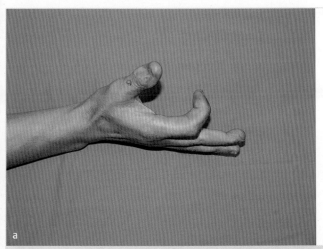
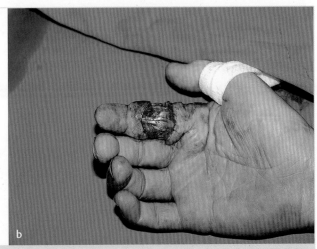

图 30.1　（a）右手示指近端指间关节屈曲挛缩畸形。（b）术中照片为松解屈曲挛缩和密集瘢痕软组织后近端指间关节活动情况。在第 2 区可见软组织缺损

描仪的帮助下，可以对静脉模式进行仔细地规划。

传入静脉是指携带血液进入皮瓣的静脉，而传出静脉是指携带血液离开皮瓣的静脉。需要在皮瓣上建立一条传出静脉和一条传入静脉，如果需要，还可以再吻合一条传出静脉。为防止动静脉内的血液分流，应在皮瓣内使用血管夹进行"分流限制"（图30.2）。动静脉分流导致动脉血液直接通过皮瓣旁路，而不能进行皮瓣灌注，当血液在皮瓣内积聚时，由于房室分流造成的高血管内压，血液不能从皮瓣的传出端流出，当应用"分流限制"时，远端50%左右的静脉网络开始闭塞，动脉化的血液从传入端进入皮瓣并通过皮瓣组织。当血液积聚时，皮瓣内的压力迫使血液流经静脉网内的低压无瓣膜小静脉，并在组织灌注后通过传出静脉流出皮瓣。

手术步骤

1. 术前需要标记前臂浅静脉（图30.3），皮瓣的设计应结合各种浅静脉的形态。使用商用近红外扫描仪可以帮助定位静脉和促进皮瓣设计，皮肤缺损的模板可以先画在一张Surgilon膜上。模板由半透明材料制成，然后可以放置在前臂标记的静脉网络上。然后可以根据静脉的图案调整皮瓣的方向，在皮瓣设计中包含尽可能多的静脉。

2. 应在皮瓣内和皮瓣内部识别出输入静脉和输出静脉，检查静脉，使用血管夹可在占皮瓣内静脉网络（输入到输出）总距离30%~40%的地方进行"分流限制"（图30.4），通过切断和防止动脉血分流，当动脉血被强迫进入皮瓣时，静脉回流被促使进入引流静脉的其余部分，其回流的唯一途径是通过塌陷的远端静脉网和皮瓣的传出静脉。

3. 临时的克氏针穿过近端指间关节以保持关节伸直，这在恢复阶段至关重要，以防止血管扭结。

4. 然后选择一根指动脉，将其吻合到静脉瓣的传入端。在使用分流限制的情况下，正常情况下每条传入静脉和传出静脉各只需要一条。在需要远端血流灌注的静脉瓣处可考虑使用第二传出静脉（图30.5）。

30.5　术后效果评估

可以像其他自由皮瓣一样监测动脉化的"限制分流"静脉皮瓣。在术后的第一时间，我们发现静脉瓣变苍白，没有任何灌注（图30.6）。患者立即被带回到手术室，把手指放到腋窝下以缓解血管痉挛。结果发现吻合口血流不足，切除尺侧指动脉一段重新吻合于静脉瓣，该节段被发现有可能是挤压伤的内膜分离的迹象，这影响了血液流经吻合口，重新吻合后，静脉瓣立即灌注良好，毛细血管再灌注2s，皮肤恢复粉红色。

对于小静脉瓣，其他研究建议采用经流模式（沿瓣膜）。动脉血流量可通过房室分流绕过皮瓣，减少周围灌注，导致皮瓣缺血加重。另一方面，由于皮瓣内静脉网的血管内高压力，静脉回流受阻，导致皮瓣充血。通常的皮瓣监测方法或多普勒灌注成像存在不

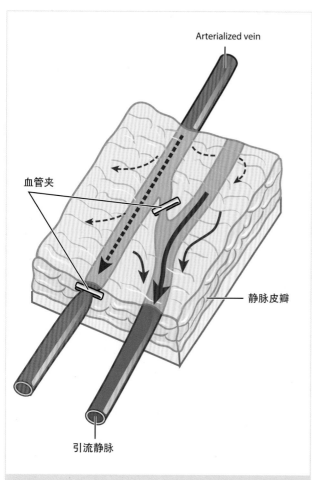

图30.2　显示"H"形静脉皮瓣"分流限制"示意图。在表浅静脉的连接分支之间放置一个血管夹

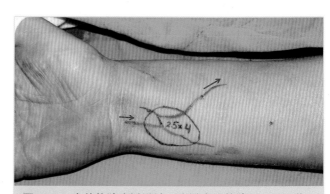

图30.3　术前静脉皮瓣设计，皮瓣内浅静脉呈"H"形，皮瓣大小2.5cm×4cm

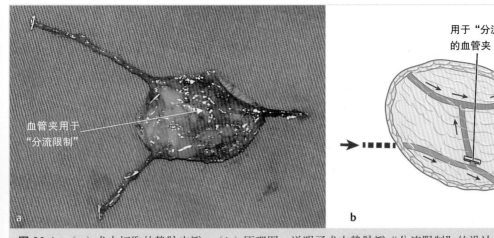
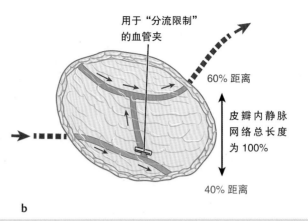

图 30.4 （a）术中切取的静脉皮瓣；（b）原理图，说明了术中静脉瓣"分流限制"的设计及血管内总血管长度的划分在何处放置血管导管

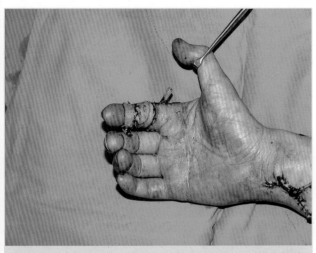

图 30.5 将静脉瓣嵌入挛缩后的第 2 区缺损中，使动静脉桥接指骨尺侧指动脉，并使皮瓣的流出部分连接浅静脉

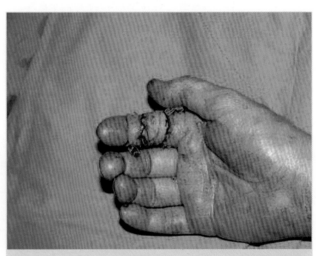

图 30.6 动静脉瓣颜色苍白，无出血，提示动脉问题。立即重新探查

确定性，因此监测也很困难。为了避免这种情况，"分流限制"技术打破了动脉血液的房室分流，迫使血液通过静脉瓣，从而增加了皮瓣的灌注。这样的话，在皮瓣中聚集的血液就会被迫通过已经塌陷的静脉网络远端离开皮瓣（图 30.7）。这将增加静脉回流，因此可以更容易地监测静脉充血程度较轻的皮瓣，正常的毛细血管再充血时间，以及任何其他动脉自由皮瓣的正常参数。轻微程度的松解可以预期在手术后的初期阶段。

自由的静脉瓣可以提供一个薄而柔韧的软组织，允许"类似"的组织重建手的缺陷。可以实现适当的

康复，改善和可接受的活动范围（图 30.8）。

30.6 技术要点

- 静脉皮瓣可提供手部软组织缺损的"样对样"置换。
- 静脉皮瓣又薄又柔韧，允许运动范围不受阻碍。
- 前臂内的静脉在大小上与指动脉和静脉相似。
- "分流限制"可以通过增加皮瓣灌注、增加静脉回流来提高静脉皮瓣的可靠性。
- "限分流"静脉皮瓣的监测与其他游离动脉皮瓣相同，是对传统静脉皮瓣的改进。

（崔 轶 浦路桥 译）

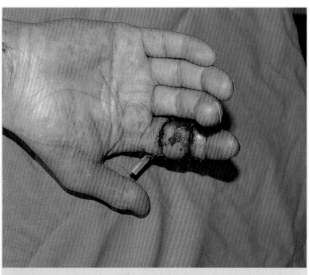

图30.7　照片显示毛细血管反应。这是一个暂时的现象，皮瓣保持粉红色，在灌注和回流之间保持良好的平衡

参考文献

[1] Lam WL, Lin WN, Bell D, Higgins JP, Lin YT, Wei FC. The physiology, microcirculation and clinical application of the shunt-restricted arterialized venous flaps for the reconstruction of digital defects. J Hand Surg Eur Vol 2013;38(4):352–365.

[2] Lin YT, Henry SL, Lin CH, et al. The shunt-restricted arterialized venous flap for hand/digit reconstruction: enhanced perfusion, decreased congestion, and improved reliability. J Trauma 2010;69(2):399–404.

[3] Lin YT, Hsu CC, Lin CH, Loh CY, Lin CH. The position of "shunt restriction" along an arterialized vein affects venous congestion and flap perfusion of an arterialized venous flap. J Plast Reconstr Aesthet Surg 2016;69(10):1389–1396.

[4] Pittet B, Quinodoz P, Alizadeh N, Schlaudraff KU, Mahajan AL. Optimizing the arterialized venous flap. Plast Reconstr Surg 2008;122(6):1681–1689.

[5] Suzuki Y, Suzuki K, Ishikawa K. Direct monitoring of the microcirculation in experimental venous flaps with afferent arteriovenous fistulas. Br J Plast Surg 1994;47(8):554–559.

[6] Woo SH, Kim KC, Lee GJ, et al. A retrospective analysis of 154 arterialized venous flaps for hand reconstruction: an 11-year experience. Plast Reconstr Surg 2007;119(6):1823–1838.

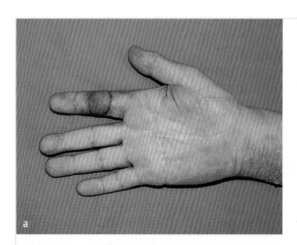
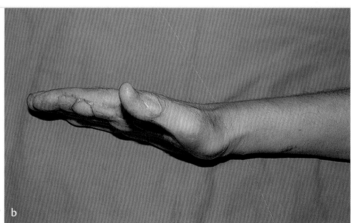
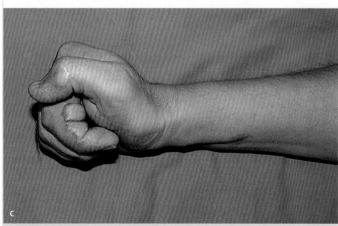

图30.8　（a~c）6个月后门诊随访，拍摄的术后照片，值得注意的是，静脉皮瓣薄而柔韧的特性特别适合于覆盖近端指间关节的缺损，且具有可接受的活动范围

第 31 章　大皮瓣

Kelly Currie, Evyn Neumeister, Michael W. Neumeister

31.1　病例

一名 38 岁女性患者，因车祸导致左上肢毁损，其皮肤损伤严重，大部分屈肌群撕脱，肘关节内侧骨外露。彻底清创冲洗后，前臂和上臂的皮肤缺损面积很大，完整的正中神经完全外露，指深屈肌完好，桡骨近端骨折，使用外固定架临时固定。

31.2　解剖学

创伤造成患者左前臂严重毁损，覆盖创面前需要对失活组织进行彻底清创。皮肤、皮下脂肪和肌肉（主要是指浅屈肌）的清创造成很多重要结构外露，包括正中神经和肘关节内侧（图 31.1）。组织缺损主要以掌侧为主，从肘前窝到腕关节组织缺损，使得正中神经暴露在指深屈肌表面。肘关节前侧关节囊撕脱导致关节外露。肘关节稳定需要使用外固定架，将肱骨远端至桡骨近端进行固定。此外，还需要软组织覆盖，由于缺损面积较大，需要大量软组织进行重建。

31.2.1　皮肤缺损管理

由于需要覆盖的创面较大，因此选择游离筋膜皮瓣进行重建。皮瓣要非常大，供区选择很有限。最终选择了股前外侧皮瓣，创面闭合满意（图 31.2）。在接下来的 3 年里，进行了 3 次皮瓣修整术，以改善前臂外观。

31.2.2　供区问题

因切取大面积皮瓣来覆盖前臂缺损，导致供区不能一期封闭，因此需要在右腿上进行植皮，造成了大腿前侧形态畸形（图 31.3）。除了影响美观外，坚硬的瘢痕还会在行走过程造成患者不适，且患者不能随意穿短裤。

31.3　推荐治疗方案

前臂大片的软组织缺损伴重要结构外露通常需要移植游离组织进行覆盖。选择局部带蒂皮瓣，如大片的腹部带蒂皮瓣，不足以提供完全的覆盖，或需要两次手术。对于这样的缺损，筋膜瓣是一个很好的选择。考虑到可能需要再次手术以改善功能，即肌腱移植和松解，筋膜瓣比肌皮瓣更容易掀起，因为筋膜组织提供了一个新的解剖平面。此外，与游离肌瓣加植皮相比，皮瓣的皮肤部分提供的重建更加美观。

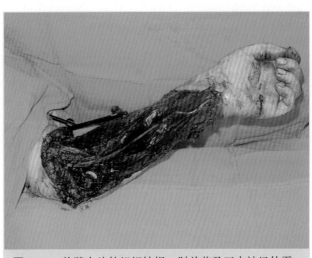

图 31.1　前臂大片软组织缺损，肘关节及正中神经外露

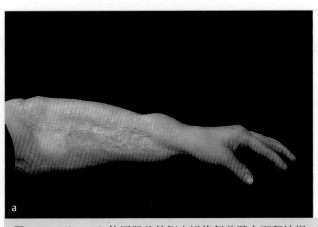

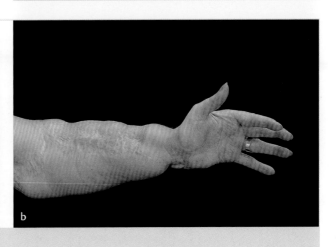

图 31.2　（a，b）使用股前外侧皮瓣修复前臂大面积缺损

选择筋膜瓣时还要注意考虑供区问题，鉴于目前可供选择的皮瓣种类繁多，需要注意避免造成供区缺损。接下来，我们报告一名 18 岁女性患者，其前臂也有类似软组织缺损，只是发生是在背侧（图 31.4）。

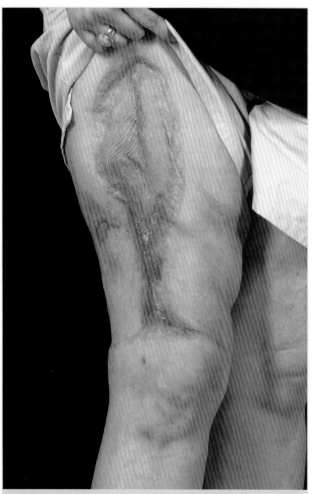

图 31.3　体重指数较大患者股前外侧供区缺损是无法接受的

对伸肌群彻底清创后，尺桡骨内固定外露。鉴于伤口的大小和深度，可行游离皮瓣移植覆盖，最好选择筋膜瓣，原因如上所述。当进行任何类型的皮瓣手术时，无论是游离的还是带蒂的，最好能够实现供区的一期闭合，所以没有太多的筋膜瓣可供选择，它们通常位于足够松弛可闭合的区域，如腹壁下动脉穿支皮瓣（DIEP），这个皮瓣被用于该患者的前臂重建。

推荐治疗方案

- 重建大面积的软组织缺损需要游离组织移植。
- 若预期再次重建，筋膜瓣是最好的选择，外观更美观，且可以掀开。
- 选择皮瓣时注意考虑到供区的一期闭合问题。

31.4　手术技术

皮肤穿支血管可以在术前用多普勒识别并标记。

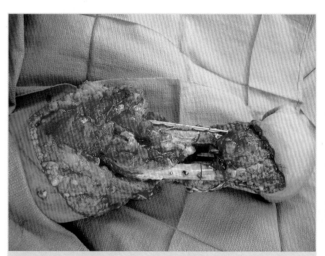

图 31.4　一名 18 岁女孩前臂严重损伤，尺骨和桡骨骨折，大量伸肌肉缺损

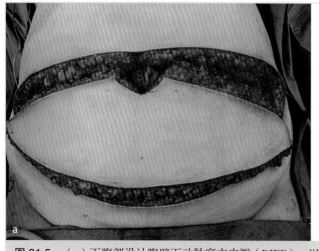

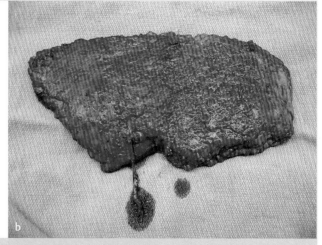

图 31.5　（a）下腹部设计腹壁下动脉穿支皮瓣（DIEP），以减少供区并发症。腹壁下动脉穿支皮瓣可实现供区一期闭合。（b）以一个穿支血管为蒂取下完整的下腹部皮瓣

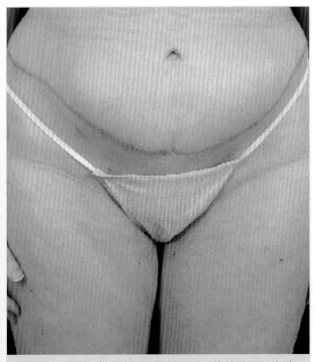

通常从腹壁下动脉向外侧和内侧各发出一排皮肤穿支血管。皮瓣的尺寸即决定使用半个还是整个下腹部皮瓣取决于缺损面积大小，因为从脐上2cm到耻骨头端的供区缺损不难闭合（图31.5a）。解剖时穿过皮肤和脂肪层直至筋膜下，从筋膜下由外向内侧掀开，注意识别并保护穿支血管，一旦选好足以滋养皮瓣的穿支，则通过腹直肌前鞘和肌肉将其解剖到蒂部。沿腹壁下动脉蒂部可追溯其起源于髂外血管，在根部结扎并切取皮瓣（图31.5）。将上腹部皮瓣从筋膜上剥离至肋缘，并向下推进至与供区下缘皮肤相接。用可吸收缝线间断缝合斯卡帕筋膜和深层真皮，再用可吸收线缝合皮下。

31.5 术后效果评估

供区比肢体外露的瘢痕更易接受（图31.6）。大多数人的下腹部组织是多余的，用游离组织移植来封闭任何创面都应该考虑供区并发症。重建的前臂有过多的组织，但创面很容易闭合（图31.7）。筋膜瓣的另一个优点是可以连续修薄，直至获得满意外形。

图31.6 下腹部供区实现一期封闭，最终结果可以接受

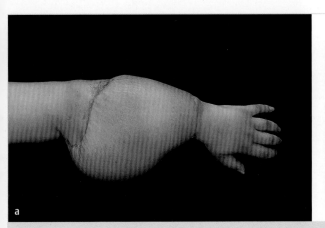
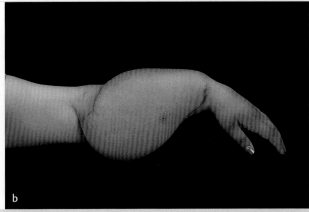

图31.7 （a，b）腹壁下动脉穿支皮瓣已植入前臂，皮瓣很笨重。移除多余组织比移植组织覆盖缺损要容易

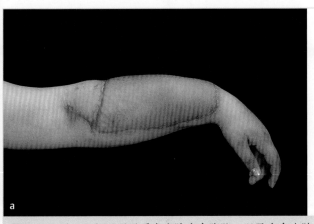
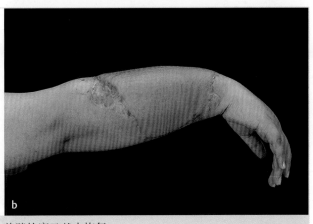

图31.8 （a，b）已通过手术去除多余脂肪，以及多余皮肤。前臂轮廓已基本恢复

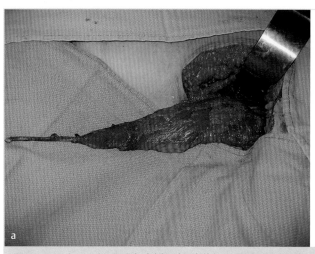
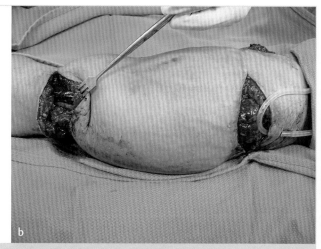

图 31.9　（a，b）通过在皮瓣下打隧道行肌腱移植，改善伸指功能

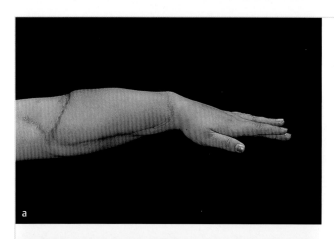
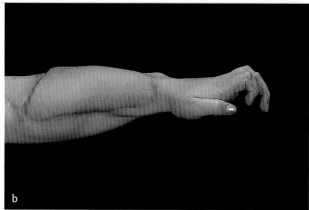
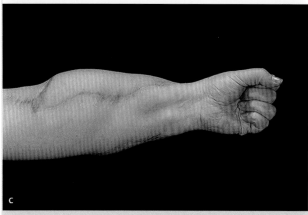

图 31.10　（a~c）皮瓣修薄及肌腱移植术后，五指的伸指功能良好，患者恢复正常活动

该患者接受了两次修薄手术（图 31.8），并在伤后 7 个月进行了股薄肌移植，以恢复主动伸展功能（图 31.9）。修薄手术是一个小手术，切除组织比处理组织缺损要容易（图 31.10）。

31.6　技术要点

- 广泛的软组织缺损通常需要游离组织移植来重建。
- 皮瓣的选择应考虑供区的并发症，同时达到覆盖创面的目的。
- 若预期进行二次重建，筋膜瓣更容易掀起。
- 股前外侧皮瓣很结实耐磨，可以提供大量的组织，但会在大腿上留下"鲨鱼咬过"的痕迹。
- 腹壁下动脉穿支皮瓣也可以提供大量组织，但会在下腹部隐蔽处造成一个可接受的供区瘢痕。
- 使用软组织覆盖，可最大限度地降低供区并发症，同时优化受区的形状和功能。

- 3 个月后，组织会软化，瘢痕在一定程度上成熟，再修整皮瓣。
- 用祛脂术和组织切除术修整皮瓣。
- 每次修整不要超过 50% 的皮瓣。
- 可能需要多次修整达到最终手术目的。

（石　岩　译）

参考文献

[1] Cuadros CL, Driscoll CL, Rothkopf DM. The anatomy of the lower serratus anterior muscle: a fresh cadaver study. Plast Reconstr Surg 1995;95(1):93–97, discussion 98–99.

[2] Fassio E, Laulan J, Aboumoussa J, Senyuva C, Goga D, Ballon G. Serratus anterior free fascial flap for dorsal hand coverage. Ann Plast Surg 1999;43(1):77–82.

[3] Meland NB, Weimar R. Microsurgical reconstruction: experience with free fascia flaps. Ann Plast Surg 1991;27(1):1–8.

第 32 章　爆炸伤急诊术后挛缩

Günter K. Germann

32.1　病例

一名 30 岁男性几个月前因爆炸伤及左手，一期手术进行了清创和部分创面封闭，残余创面在第二次手术后愈合。

尽管在当地急诊科进行了急诊手术及术后康复，但仍导致左手拇指严重畸形，并且拇指与示指之间的第 1 指蹼形成瘢痕挛缩。

此外，患者反映环指与小指神经瘤疼痛，以及因软组织覆盖不当导致示指远端疼痛（图 32.1）。

32.2　解剖学

患者表现为第 1 指蹼间隙严重的皮肤及软组织挛缩（即蹼间隙并指），以及伴随的功能障碍，包括拇指内收、外展和对掌功能受限以及腕关节挛缩畸形。拇指是唯一一个与其余四指相对的手指，对于整只手的功能具有重要意义。当拇指受累时，整只手的功能严重丧失。因此，拇指畸形的矫正是手功能恢复的最重要部分，拇指功能重建包括足够的长度、灵活性、稳定性和感觉。

32.3　推荐治疗方案

要注意的是，早期处置，如早期清创、水肿和感染控制、早期创面覆盖和早期活动，对于烧伤或爆炸伤后结局改善非常重要。正确应用这些简单的原则，严重的烧伤并发症，如手指屈曲挛缩畸形，可以最小化或避免。

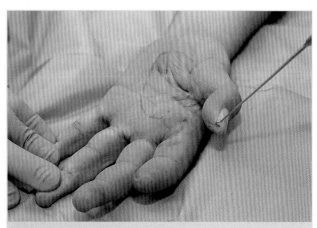

图 32.1　患者术前照片显示手外伤 4 个月后拇指指间关节及掌指关节严重畸形

浅表烧伤通常会在 10 天内自行愈合，累及全层皮肤的创面通常会二期缓慢愈合，并且因瘢痕组织形成而导致功能和活动度受限。另一方面，为防止关节僵硬和减轻水肿而采取的早期活动可能会减缓愈合速度，较深的伤口需要 2 周以上时间才能自愈。因此，可通过取皮植皮或皮瓣覆盖进行治疗，全层或断层皮肤移植可成功治疗手部的浅表和部分深度烧伤。

全层烧伤时，清创后会暴露深层结构（即自由活动的肌腱），因此很少行植皮术，需要行皮瓣覆盖术。

皮瓣手术是解决手部创面一个很好的选择，因为在覆盖伤口的同时，为关节和肌腱的活动提供了一个光滑的平面，利于手掌早期康复锻炼。

当早期缺乏足够的治疗，就会出现挛缩和畸形，正如我们所述的患者，为了获得更好的功能，需要再次行矫形手术。

涉及拇指和邻近指蹼间隙的轻至中度挛缩，可以通过简单的重建技术来解除挛缩，包括皮肤移植，"Z"形皮瓣和 "Y–V" 推进皮瓣。

然而，严重的软组织挛缩会导致严重的畸形，就像我们报道的病例一样，需要更复杂的手术，例如皮瓣移植来覆盖软组织缺损。

在我们的病例中，以前臂远端为蒂设计逆行皮瓣，为覆盖缺损提供了最佳解决方案。

推荐治疗方案

- 爆炸伤通常会导致严重的挛缩。
- 严重的挛缩导致拇指严重畸形和手功能严重丧失，需要二次矫形和瘢痕松解。
- 如我们病例中所示，严重挛缩解除后会产生软组织缺损，需要更复杂的手术来重建，以前臂远端为蒂的逆行皮瓣是重建软组织缺损的一个理想选择。

32.4　手术技术

术前考虑使用前臂逆行皮瓣时，应进行 Allen 试验，以确保通过尺动脉的血流可逆行灌注到手部。

患者随后被带到手术室，手术是在全麻下进行的，上肢驱血后止血带压力升至 250mmHg。

首先，对患者实施左手手掌和手指的部分瘢痕松解术，注意识别并保护神经血管束，然后行拇长屈肌腱松解术。

手术结束时，拇指的掌指关节和指间关节均获得完全矫正，第一个指蹼间隙的瘢痕松解后拇指可以自由外展。

然后用克氏针将拇指固定在合适位置，以确保最大的皮肤缺损。

接下来对第1~4指指神经和正中神经进行探查松解，找到并切除引起疼痛的第4指的神经瘤，随后移植左前臂感觉神经（外侧皮神经）进行神经重建。

完全切除挛缩的瘢痕后，用与缺损面积相同（3cm×8cm）的前臂逆行筋膜瓣以远端为蒂旋转修复左手软组织缺损。切取皮瓣时要带入桡动脉和伴行静脉（图32.2）。止血带放气后，可观察到皮瓣边缘处毛细血管充盈良好。

将皮瓣放置并固定到合适位置，松解内外侧软组织，无张力地拉近创面边缘，封闭部分创面，无法直接闭合的供区需要植皮覆盖（取自左大腿）。

切除左示指末节残存的指骨，设计推进皮瓣覆盖残端，将剩余的爆炸物颗粒从左手取出，手术结束（图32.3）。

手术步骤

1. 术前必须进行 Allen 试验，以确保尺动脉可逆行提供足够的血液供应。
2. 瘢痕松解确保拇指可自由活动。
3. 设计前臂逆行筋膜瓣覆盖软组织缺损。
4. 需要从左大腿取断层皮覆盖供区的部分创面。

32.5 术后效果评估

手术及患者术后住院时间均无异常（图32.4）。

术后第2天，由专业的手部治疗师实施康复锻炼，包括主动的、主动辅助以及被动的功能锻炼。术后第4天拔除克氏针后，加大患者功能锻炼强度，增加了拇指、手指和手腕的指间关节和掌指关节的主动、主动辅助

和被动锻炼。为减少术后皮瓣水肿，可采取适当治疗促进淋巴回流。

住院期间伤口愈合良好。术后2周内每天更换手部敷料。前臂供区的敷料固定1周以促进植皮生长。

无特殊情况，患者术后5天即可出院。

2周后复查显示，供区植皮已愈合，皮瓣愈合良好。供区无并发症。

该皮瓣为暴露的重要结构提供了良好的软组织覆盖。

神经瘤疼痛几乎消失，患者主诉没有感觉缺失的迹象。

术后第11天拆除缝线并用少量敷料包扎。

患者回到他的家乡，继续进行2周的强化康复锻炼。

2周后随访显示，拇指畸形已矫正，功能恢复满意（图32.5）。拇指的屈伸、内收、外展、对掌功能均有明显改善，患者能握拳，手腕功能正常，对手术效果很满意。

用远端带蒂皮瓣覆盖缺损也有潜在的并发症，如术后静脉瘀血，可能需要再次手术吻合静脉使皮瓣充分回流。

我们报道的患者显示有足够的血供，但任何远端带蒂皮瓣都要牺牲手部的一个主要血供来源，可能导致某些患者的动脉供血不足（例如外周循环不良的患者）。

在我们的病例中，供区的完全封闭需要使用断层皮肤移植，如果供区的外观影响了患者日常生活，可能需要二期修整。如果需要，后期还可以进一步整形，如皮瓣修薄。

尽管存在潜在的并发症，以前臂远端为蒂的桡侧皮瓣是一个理想的手术方案，如我们病例中所示，该皮瓣的优点是可以覆盖大面积的缺损，为受区提供类似特征的皮肤，不需要分次手术和广泛剥离，同时不需要吻合血管。

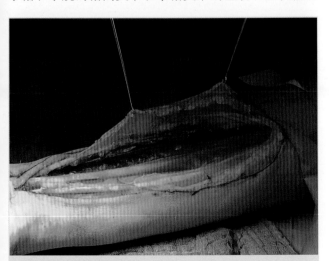

图 32.2 术中掀起皮瓣的照片

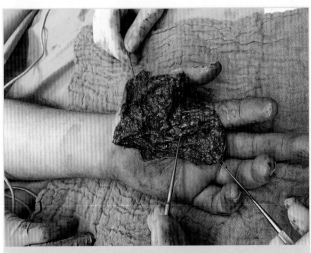

图 32.3 术中瘢痕切除后残留爆炸颗粒的照片

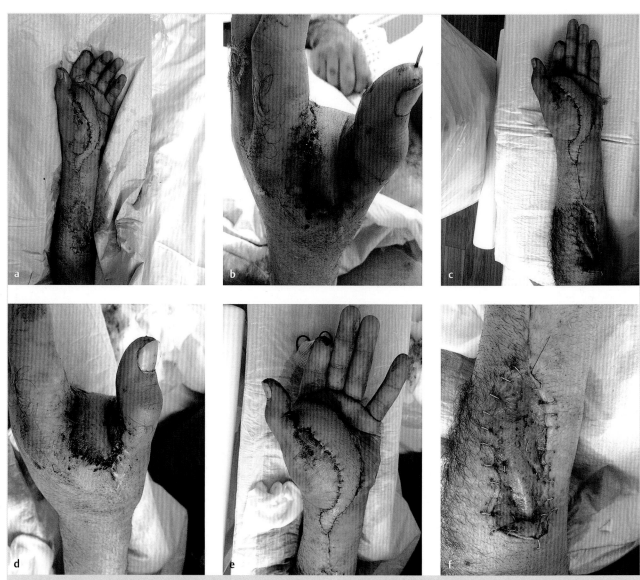

图 32.4 （a）术后第 2 天皮瓣已覆盖创面的照片。（b）照片显示皮瓣覆盖拇指与示指的指蹼间隙，以及拇指的尺侧部分。（c~f）术后第 5 天手部外观

32.6　技术要点

- 烧伤处置要把握早期原则，如早期手术清创和活动，以取得良好预后。
- 坚持这些简单的原则可预防或减轻严重的烧伤后并发症，如屈曲挛缩和畸形。
- 当拇指受累时，整只手的功能丧失最严重。因此，拇指畸形的矫正是改善功能的最重要部分。
- 在大面积缺损时，如我们病例中所示，在瘢痕切除和清创后肌腱外露，需要皮瓣覆盖。
- 如果计划得当，以前臂远端为蒂的桡侧皮瓣是一个很好的选择，可实现早期自主活动及功能锻炼，且供区并发症较少。

（石　岩　译）

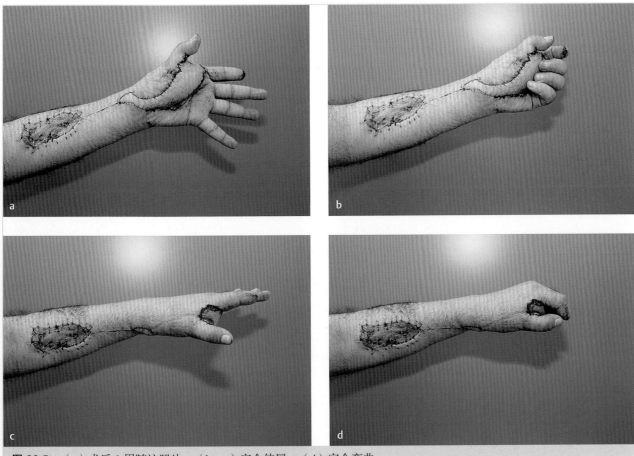

图 32.5 （a）术后 2 周随访照片。（b，c）完全伸展。（d）完全弯曲

参考文献

[1] Chen J, Wu Z, Zhu J, Huang Y, Xie B. Reconstruction of severe contracture of the first web space and wrist by incorporating pedicled retrograde flap of forearm transplantation. Zhongguo Xiu Fu Chong Jian Wai Ke Za Zhi 2011;25(10): 1227–1230.

[2] Elsattawy A, Jabłecki J. Post-traumatic thumb reconstruction with radial forearm flap. Pol Przegl Chir 2013;85(6):351–353.

[3] Eski M, Nisanci M, Sengezer M. Correction of thumb deformities after burn: versatility of first dorsal metacarpal artery flap. Burns 2007;33(1):65–71.

[4] Kaufman MR, Jones NF. The reverse radial forearm flap for soft tissue reconstruction of the wrist and hand. Tech Hand Up Extrem Surg 2005;9(1):47–51.

[5] Plancher KD. MasterCases in Hand and Wrist Surgery. New York, NY. Thieme, 2004.

[6] Vargas A, Chiapas-Gasca K, Hernández-Díaz C, et al. Clinical anatomy of the hand. Reumatol Clin 2012;8(Suppl 2):25–32.

第 33 章 手背缺损

Kelly Currie, Michael Sauerbier, Robert Russell, Michael W. Neumeister

33.1 病例

一名 29 岁男性在装配线上工作时手背受伤。在进行清创术和换药后，由于骨头和肌腱外露，需要用薄质皮瓣对创面进行明确覆盖。示指伸肌腱可见节段性缺损，需要进行移植以恢复功能（图 33.1）。

33.2 解剖学

患者左手背桡侧可见全层皮肤缺损。伤口从手腕延伸到中指的近端指间关节、示指的近中节指骨，并延伸到虎口。伸肌腱外露，第 2 掌骨上的伸肌腱存在节段性缺损。整个创面上可见健康肉芽组织形成。

选择带掌长肌腱的前臂桡侧筋膜带蒂游离皮瓣进行重建。制作一块缺损的模板，用于设计待移植的皮瓣（图 33.2a，b）。皮瓣大小合适，缺损相匹配（图 33.2c）。术后功能获得良好恢复（图 33.3）。

供区问题

尽管获得了良好的功能，但切取前臂桡侧筋膜皮瓣后会在供区留下相当不雅的缺损。由于该区域的皮肤比较紧致，供区很少能够一期闭合，因此有必要进行植皮来加以闭合（图 33.4）。移植的皮肤需要健康的肌肉和腱周组织来愈合，通常需要一段时间的固定，并且在这些结构运动时经常易于剥离。除了较差的外观之外，将瘢痕拴系到其下方的肌腱和肌腹上还会引发疼痛和肌腱滑动受限。

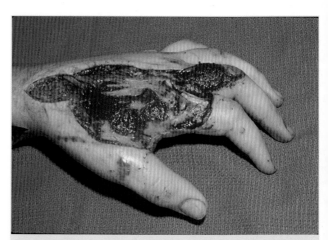

图 33.1 左手背部的全层伤口。肌腱外露，示指的固有伸肌和伸指总肌示指部分存在节段性缺损

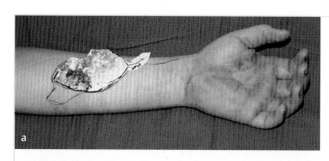

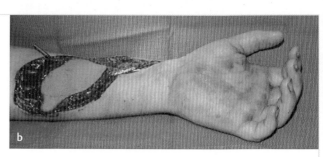

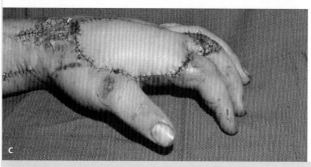

图 33.2 （a）在前臂掌侧设计前臂桡侧逆行皮瓣。使用模板来切取手背缺损所需的精确皮瓣。（b）在远端桡动脉处切取前臂桡侧逆行皮瓣。在切取皮瓣的同时也完整地切取掌长肌腱含在皮瓣内，提供带血管的伸肌腱以移植重建。（c）将皮瓣通过皮肤隧道植入创面，提供稳定的覆盖，以恢复外观和功能

33.3　推荐治疗方案

　　手背缺损的重建是一个特殊的难题。理想的覆盖组织需要有几个特定的特性。首先，其应该是薄层组织，这样把手放在像裤子口袋这样的小地方中就没有阻碍。薄层组织还能在这个区域保持美观。其次，该组织应该是柔韧的，以适应手腕和手指的大弧线运动。再次，该组织下的伸肌腱应能顺畅地滑动。最后，该组织所在的供区还要具有良好的外观。

　　无任何皮肤成分的筋膜瓣具有所有这些特性。即使在这些皮瓣上覆上移植的皮肤，它们也能够产生良好的美学效果。有一位手背受伤的患者（图 33.5a），在接受清创术后有数根指总伸肌腱外露（图 33.5b）。选择游离的锯肌筋膜瓣进行覆盖（图 33.5c）。筋膜瓣上则用未扩张的中厚皮片进行覆盖（图 33.5d）。

推荐治疗方案

- 用于手背缺损覆盖的供体组织的特性：
　—薄层。
　—柔韧。
　—允许伸肌腱滑动。
　—供区具有最低病态率。

- 未扩张的植皮能获得最佳美学效果。

33.4　手术技术

　　患者处于侧卧位，或45°前斜，以便实施两组入路，从腋窝向下，在背阔肌前做一个10~15cm的纵向切口。将侧胸筋膜从背阔肌上剥离。将该筋膜由下至上从锯肌上提起，注意不要损伤胸长神经。从"鱼尾纹"（胸长神经穿过锯肌的动脉主分支处）开始从上往下分离可能会达到更好的效果。将神经保留在前锯肌上，以防止肩胛骨外翻。将背阔肌的血管分支分开，并在胸背蒂上将筋膜瓣提起。蒂的长度可达12~15cm。接上引流管并对供区进行闭合。

33.5　术后效果评估

　　术后1年，患者的手指和腕关节活动自如，且伸肌腱未与皮瓣粘连而导致其功能受到限制（图 33.6）。供区瘢痕呈线状，可轻易用手臂遮住（图 33.7）。

33.6　技术要点

- 手背上的皮肤非常薄。
- 手背皮肤缺失且相关肌腱外露时需要移植薄的皮瓣，且该皮瓣能够为肌腱提供足够的滑动面。

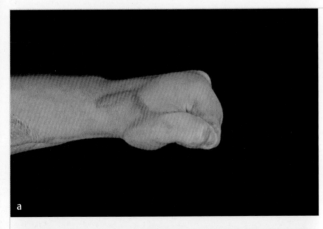
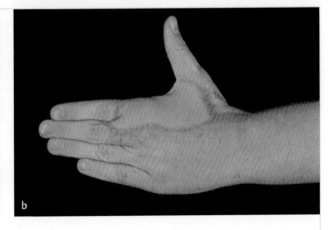
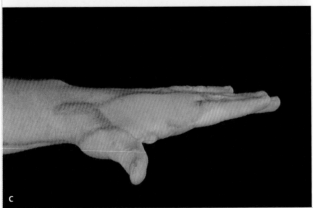

图 33.3　（a~c）手背受区经长期治疗后恢复后外观美观，手指能伸展自如

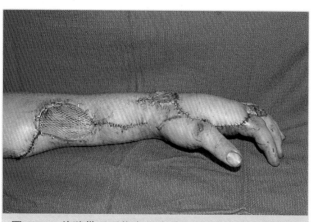

图 33.4 前臂供区可能会很难看，有时还会因为前臂神经瘤而引起疼痛

- 局部皮瓣（如前臂桡侧逆行皮瓣）可以完整覆盖手背的缺损，但供区形状和瘢痕可能不太美观。
- 切取自前锯肌筋膜的皮瓣非常薄，并允许肌腱滑动自如。
- 前锯肌筋膜供区的病态率最低。

（杨晓勇 译）

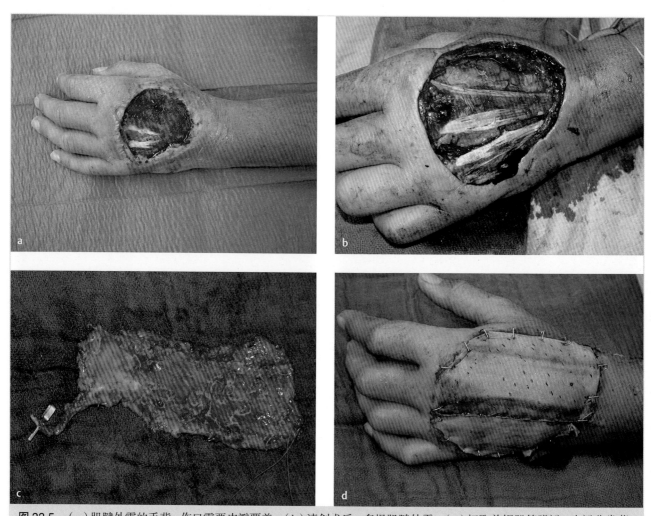

图 33.5 （a）肌腱外露的手背，伤口需要皮瓣覆盖。（b）清创术后，多根肌腱外露。（c）切取前锯肌筋膜瓣。皮瓣非常薄，将为伸肌腱提供良好的滑动表面。（d）使用中厚皮片对筋膜瓣进行覆盖。对桡动脉和头静脉实施吻合术

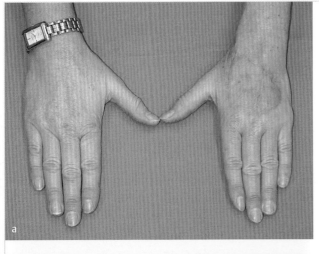
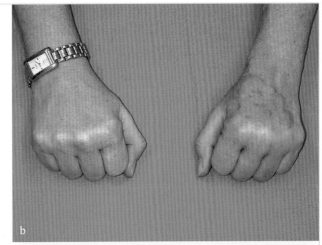
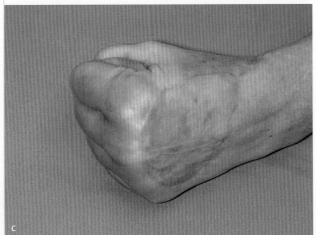
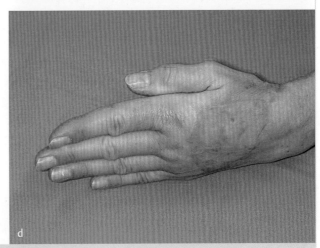

图 33.6 （a~d）前锯肌筋膜瓣移植至手背 1 年后的最终外观和功能

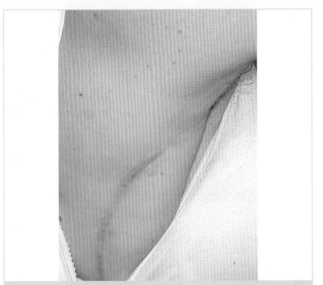

图 33.7 切取前锯肌筋膜瓣的供区只有在患者脱去衬衫时才能看到

参考文献

[1] Cuadros CL, Driscoll CL, Rothkopf DM. The anatomy of the lower serratus anterior muscle: a fresh cadaver study. Plast Reconstr Surg 1995;95(1):93–97, discussion 98–99.

[2] Fassio E, Laulan J, Aboumoussa J, Senyuva C, Goga D, Ballon G. Serratus anterior free fascial flap for dorsal hand coverage. Ann Plast Surg 1999;43(1):77–82.

[3] Meland NB, Weimar R. Microsurgical reconstruction: experience with free fascia flaps. Ann Plast Surg 1991;27(1):1–8.

第十二部分

非关节指骨骨折

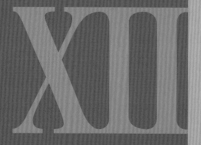

第 34 章 非关节指骨骨折的旋转不良

Mark S. Rekant

34.1 病例

一名 28 岁的女银行出纳员右手握拳困难和手指屈曲僵直，这个问题已持续了很久。14 个月前，她在一次车祸中遭受手部骨折，需要长时间的住院治疗。她使用夹板 4 周以治疗骨折，随后进行了作业疗法。尽管接受了治疗，患者还是抱怨在抓取物品时她的患指妨碍了其他手指的活动。

34.2 解剖学

患者的手外观正常，没有瘢痕或伤口。手的各个部位无压痛。握紧拳头时，右手环指呈现剪刀的形状，这限制了手指向掌远纹做完全弯曲，并伴有旋转失常（图 34.1）。患者完全的右手环指被动活动范围，右手环指的总主动运动度经测量为 226°（左手环指为 260°）。

34.3 推荐治疗方案

近节指骨骨折的外科治疗具有挑战性。本节描述的直接修复技术可能会因为持续的僵硬、钢针感染/松动、深部感染、固定物刺激、关节伸肌腱粘连、畸形愈合和骨折不愈合而变得复杂化。骨间肌止点对近端碎片施加的屈曲力及中央束对中指骨基部施加的伸展力通常引发掌远端畸形。其他情况下，骨折类型和损伤机制可能导致骨折部位旋转不良。尽管处理得当，非手术治疗和手术治疗的近节指骨骨折仍可能发生旋转不良。

旋转畸形愈合是近节指骨骨折导致的常见的致残性并发症。肿胀和疼痛消退后，主动活动不断加强，X 线片上所示的不易察觉的畸形愈合可能会产生明显的旋转不良，这一缺陷在拳头中部最为明显。如果手指的主动和被动运动度在可接受的范围内，则用掌骨截骨术绕过损伤区以纠正旋转不良是一个不错的选择。

推荐治疗方案

- 预防是最好的治疗方法。在发生近节指骨骨折后，在可能的情况下提供被动运动，或观察其早期主动运动以检查是否发生了旋转不良。
- 如果需要手术干预，考虑在患者完全清醒或实施局部麻醉/监测麻醉时进行护理。接着让患者尝试在手术室中握拳，以确保旋转正常并且在充分的固定保护下手部能够做一些早期运动。
- 由于不受近节指骨的致密软组织的限制，在掌骨干骺端区域实施截骨术可提供更好的骨固定和引发较少的软组织问题。

33.4 手术技术

在进入手术室之前，对患者双手旋转的微妙性进行评估。通过受伤手和正常手的主动活动范围评估指甲盖的角度和位置可以为矫正提供必要的指导。

将患者带到配备手外科手术台的手术室，并让其侧卧。实施局部麻醉、区域麻醉，或全身麻醉，使患者处于镇静状态，备好手臂止血带，准备手臂和铺单。触摸病变关节的腕掌关节，并进行荧光透视检查以确

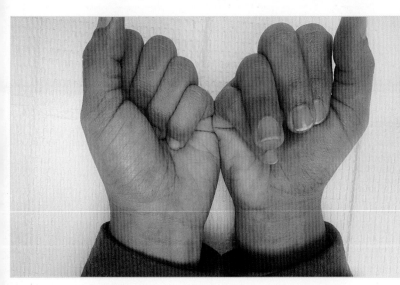

图 34.1 这位患者的右手环指呈剪刀状

定病变关节的位置。从腕掌关节开始并顺着受累手指的掌骨做一个4cm的皮肤切口。识别出伸肌腱并使其缩回，同时使用锐剥离的手法使得掌骨干骺端在骨膜下显露。干骺端显露后，小心翼翼进一步显露掌骨基底部和骨干，以为放置钢板做好准备。

适当显露后，使用双螺钉将2.4mm"T"形钢板（体型小的女性用2.0mm钢板）固定在接受截骨术的手指的近端和远端（图34.2a）。在掌骨基底部钉上两个螺钉即可将钢板固定于整个掌骨上，再使用荧光镜来确认钢板的放置情况并标记出截骨部位。将一根克氏针放置在钢板的远端，用作旋转杆和导向装置（图34.2b）。

确认位置后，将钢板取出，再用锯片进行横向截骨，并进行多次灌洗。在截骨术前用墨水对掌骨进行纵向画线和标记，将有助于记住最初的骨排列。使用克氏针来旋转掌骨，有助于拨出正确的旋转角度（视频34.1）。如取得满意的矫正效果，可将另外一根克氏针从邻近掌骨插入远端节段，以维持矫正效果并为截骨术提供临时固定。为了进一步确认旋转是否正确，在腱固定术中使用腕关节活动和对近端肌腹施加压力来检查级联和旋转是否正常，如果实施完全清醒手外科手术，则让患者轻微动动手指。使用预钻孔固定近端板之后，再按照加压技术用双皮质螺钉填充远端孔。

拍摄X线片，以确认固定是否牢靠，然后冲洗和缝合伤口（图34.3）。将手用夹板固定在内在肌伸展位。在第一次随访后患者可以开始做受保护的运动，并在4~6周时可以脱掉夹板。

经掌骨克氏针是评估真正骨矫正的关键。手动旋转手指或在指骨更远端使用克氏针可以促进某些关节旋转，而软组织也能发挥部分作用。不过这样操作将会低估真正的矫正效果。

纠正效果将会有限。在掌骨做最大程度旋转时，除了小指外，可以获得20°的矫正，其中30°的旋前畸形可以被矫正（在矫正之前旋离舟状结节）。掌骨深横韧带限制旋转，但我们还未发现矫正后出现屈曲受限、矫正不理想或鞍部并发症的问题。

手术步骤

1. 使用触诊和荧光透视检查来识别掌骨基底部，并在腕掌关节的远端做一个4cm的切口。
2. 显露干骺端接合处，进行掌骨准备，以便安装2.4mm"T"形钢板。
3. 钻两个近端孔，并将钢板固定到掌骨上。在螺钉处标记进行截骨术的位置。在钢板远端放置1根克氏针。
4. 用荧光透视镜进行检查。
5. 取下钢板，实施截骨术，并更换钢板。

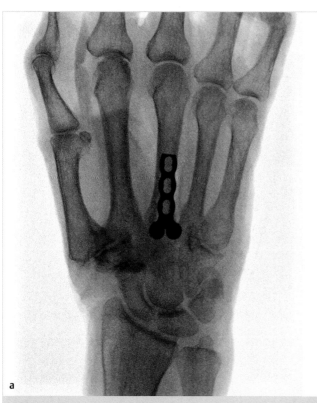
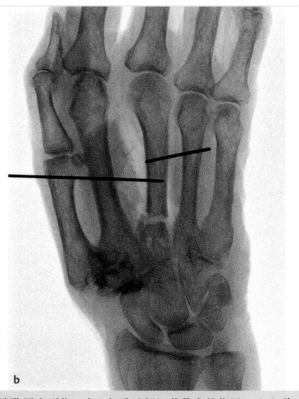

图34.2 （a）将"T"形钢板放置在掌骨基底部，并将两个近端孔固定到位。小心细致地标记截骨术的位置。（b）将1.5mm旋转钢丝绑好后，进行截骨术以矫正旋转不良。经掌骨钢丝仅用于临时固定。腱固定术用于确认矫正术是否令人满意

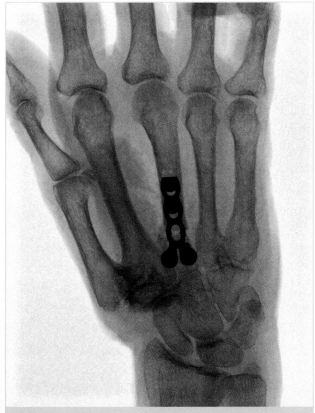

图34.3　术后X线片显示经调整的长掌骨干。注意，两个远端螺钉钉在压缩孔的远端，以便对截骨部位进行额外加压

6. 用1.5mm克氏针矫正畸形。用经掌骨克氏针固定旋转，并提供临时固定。

7. 实施肌腱固定术以确认旋转。

8. 用加压技术将钢板固定在手指末节。

9. 缝合手部伤口，安装和调整夹板，直到患者感到舒适。

34.5　术后效果评估

患者接受掌骨截骨术，以纠正她的指骨畸形愈合。实施术中腱固定术以证实旋转良好。拆线11天后给患者装上定制的热塑性夹板，并让她开始轻微的运动练习。6周后，患者恢复工作，患手的运动未受到限制，

总主动运动度为230°，握力为健侧的80%。

34.6　技术要点

• 加压钢板对于防止骨折不愈合很重要。在近端固定钢板后，将皮质螺钉旋入远离截骨位点的椭圆形孔中以确保加压。在最后拧紧螺钉之前，拆除所有临时固定，以免妨碍加压。

• 旋转校正是有限制的，但这通常不是问题。掌侧深横韧带在初始阶段会约束旋转，但不能为进一步矫正而对其进行松解。这将导致旋转不稳定。

• 测量2次，切割1次。肌腱固定术使用手腕运动和前臂对屈肌腹的压力能够对旋转进行准确的测量。

• 第4掌骨的骨干很窄小。在放置螺钉之前，请确保该位置在远端居中，以避免单皮质螺钉和额外钻孔可能导致的骨折。

• 不要试图通过手法进行纠正。在掌骨远端插入克氏针可确保良好的矫正效果。

• 保留腱周组织、放置骨膜下钢板和轻柔的早期手指运动都有助于防止手术矫正后的手部僵硬。

• 进行大于20°的校正不可靠，而患者的期望则应反映出这一缺点且期待另一种可靠的技术。

（杨晓勇　译）

参考文献

[1] Bindra RR, Burke FD. Metacarpal osteotomy for correction of acquired phalangeal rotational deformity. J Hand Surg Am 2009;34(10):1895–1899.

[2] Gollamudi S, Jones WA. Corrective osteotomy of malunited fractures of phalanges and metacarpals. J Hand Surg [Br] 2000;25(5):439–441.

[3] Gross MS, Gelberman RH. Metacarpal rotational osteotomy. J Hand Surg Am 1985;10(1):105–108.

[4] Pieron AP. Correction of rotational malunion of a phalanx by metacarpal osteotomy. J Bone Joint Surg Br 1972;54(3):516–519.

[5] Pichora DR, Meyer R, Masear VR. Rotational step-cut osteotomy for treatment of metacarpal and phalangeal malunion. J Hand Surg Am 1991;16(3):551–555.

[6] Weckesser EC. Rotational osteotomy of the metacarpal for overlapping fingers. JBJS 1955;26B:584–588.

第 35 章 非关节内骨折指骨的骨折不愈合

A. Lee Osterman, Adam Strohl

35.1 病例

一名 25 岁的右利手男性左手示指疼痛僵硬。4 年前，他的近节指骨遭受了闭合性损伤，在其他医疗机构接受了切开复位内固定治疗。他是在一次与他人发生口角时动手打人而受的伤。1 年前，他因畸形愈合接受了整复矫正截骨术。从那以后，他主诉手指持续疼痛，无法完全伸展开来。他承认手指畸形，但又说："比上次手术伸得更僵直了。"医疗记录没有显示任何感染史。

35.2 解剖学

患者左手示指近节指骨的背侧呈现 3cm 的轻微线性肥大。近端指间关节有 15°的明显尺偏。触诊近节指骨时有轻微的压痛，无整体不稳定、活动或痉挛。未见红斑、发热或流脓。存在毛细血管再灌注，且手指桡侧或尺侧无感觉缺陷。

主动活动范围：掌指关节：30°~80°；近端指间关节：25°~50°；远端指间关节：0°~65°。

被动活动范围：掌指关节：50°~85°；近端指间关节：0°~70°；远端指间关节：0°~65°。

将手指屈曲时，示指与中指相互重叠（表 35.1）。

左手示指的 X 线片上显示，近节指骨中骨干横行透亮（图 35.1）。未见内固定物。前后视图显示尺侧移位以及远末节尺侧成角（30°）。侧位图显示末节手指背侧成角（45°）。诊断为左手示指非关节、近节指骨骨折的不愈合。

35.3 推荐治疗方案

必须考虑骨折不愈合的可能原因，如感染或固定不充分。除了最初的骨折和周围的组织损伤，这位患者还做了 2 次手术，包括切开复位内固定术，导致瘢痕形成和肌腱粘连。可能需要考虑肌腱松解术，某些情况下甚至要考虑关节松解术。坚固内固定对于促进早期活动和防止继发粘连很重要，同时还要慎重考虑入路和内固定物位置问题。将内固定物放置在手外侧而非背侧可以防止伸肌腱粘连。外侧入路还能使伸肌腱和屈肌腱充分显露，为进行肌腱松解提供便利。如

表 35.1 测力计握力测试

Jamar 测力计	右	左
I	75	35
III	105	100
IV	95	85

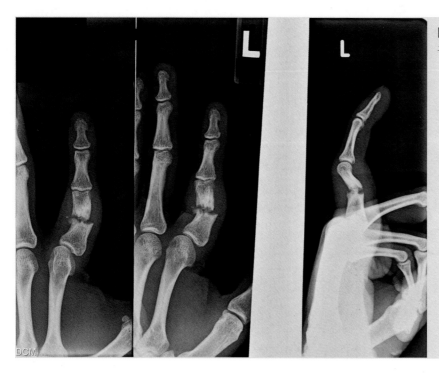

图 35.1 患者 X 线片上近节指骨的中骨干显示横行透亮，并有过伸和成角畸形

果选择背侧入路，则行进一步手术还需做额外的掌侧切口。

推荐治疗方案

- 对骨折不愈合部位的所有纤维组织进行充分清创，直到骨骼表现正常为止，这是成功愈合的关键。
- 必须考虑骨折不愈合的感染，并通过充分清创和抗生素进行适当治疗。有时可能需要使用抗生素骨水泥占位器。
- 骨折不愈合通常与高能量损伤、挤压伤和 / 或开放性损伤以及多发损伤有关。
- 骨折不愈合矫正期间可能需要进行肌腱松解和关节挛缩松解。
- 可能需要植入皮质骨移植物，为缩短术和 / 或成角矫正提供结构支撑。
- 如果发生慢性感染、覆盖面不足、感觉迟钝或大面积骨缺失，则应考虑关节融合或截肢。

35.4　手术技术

令患者仰卧，将其手外展在手外科手术台上，并将气压止血带放置在手术野附近。可以给予区域阻滞麻醉或全身麻醉，也可以实施完全清醒手外科手术（如果考虑做肌腱松解术）。对提供自体骨移植物的其他手术部位如桡骨远端、尺骨近端或髂嵴进行充分显露进行类似的准备。从骨折不愈合部位获得骨培养物前不得服用抗生素。术中需要进行 X 线透视检查。

沿侧正中切开，并标出近节指骨的全长（以近端指间关节掌褶纹的顶点和可触及的近节指骨基底部为标志）。用驱血带给上肢驱血，并将气压止血带充气至合适的压力。

使用 15 号解剖刀沿着做好的皮肤标记切开皮肤。使用解剖剪进行钝性剥离。当顺着手背侧和掌侧将厚皮瓣提起时，注意不要损伤并轻轻牵拉皮神经。始终注意识别和保护好掌侧的神经血管束。

接下来要识别伸肌腱的外侧束。需要将其从下方骨膜剥离开来并沿手背牵拉。或者，可将外侧束锐性分离以达到最大的显露效果而不产生缺陷，但假设另一外侧束是完整的。

解剖剪可以将伸肌腱从骨膜及背侧皮肤瘢痕的任何粘连处机械分离。骨折不愈合部位上方可见致密瘢痕形成。可能需要在手指对侧再做一个切口来完成肌腱松解术。

接下来识别和评估屈肌腱的粘连。应识别出环状滑车。在近端指骨处，可将 A3 滑车锐性切除并舍弃，以显露屈肌腱鞘。可以使用剥离器或肌腱松解刀来将腱分离并解除其粘连。如果需要增加肌腱松解术，则

可能有必要做手掌切口。

然后用手术刀将骨膜纵向锐性切开，并用骨膜剥离器尽可能多地保留骨膜袖。使骨折不愈合部位广泛显露，并识别其间的纤维组织。使用手术刀、刮匙和咬骨钳清除所有纤维组织，直到可以识别出自然的皮质骨。必须评估骨折部位的骨缺失情况，因为短缩术可导致伸指功能受限。

松质骨移植物通常是够用的，但如果供需之间存在较大差距，则可以使用嵌入皮质骨移植物。使用 Craig 针或刮匙在第 2 和第 3 伸肌腱间室切取松质骨移植物。在髂嵴上做一切口，并继续对皮下组织直至骨骼做钝性分离，以切取髂嵴移植物。可能需要深部直角牵开器来保持显露。将骨膜锐性分离，并使用骨膜剥离器来掀起骨膜瓣。测量移植物并将其标记在骨上。可以联合使用克氏针（作为参考标志）、骨凿和锯片来切取移植物。

骨折复位的过程中需要通过肉眼检查和术中 X 线透视来进行角度和旋转纠正。将适当塑形的钢板侧向放置到骨折指节上。将嵌入骨移植物放到指定位置，如果足够大，可使用螺钉将其固定在钢板上，或使用钢板进行加压（图 35.2）。拍摄最终的 X 线片，并通过评估远掌指关节弯曲时端甲床方向和手指的被动活动范围来检查旋转不良的情况。

如果可能的话，在钢板上对骨膜瓣进行修复。在松开止血带之后即可止血。用皮肤缝合线闭合伤口。在患者手上夹板固定。

手术步骤

1. 在止血带控制下显露骨折不愈合部位。
2. 必要时进行屈肌腱松解和 / 或伸肌腱松解。
3. 对纤维性骨折不愈合部位至正常骨端进行清创。
4. 即使存在骨间隙也保持指骨高度，并测量缺损。
5. 切取指定的皮髓质骨移植物或松质骨移植物。
6. 对嵌入骨移植物进行适当的金属内固定。
7. 检查手指是否存在旋转不良和 / 或成角畸形。

35.5　术后效果评估

术后 3 个月的 X 线片显示，通过使用 3 个螺钉在远端和近端进行稳定固定，指骨高度和轴线得以恢复正常（图 35.3）。

35.6　技术要点

- 常见病因为高能量损伤、多发损伤、挤压伤、开放性损伤。
- 增生性骨折不愈合通常继发于骨折片不稳定和固定不当。萎缩性骨折不愈合继发于创伤或感染引起的骨缺

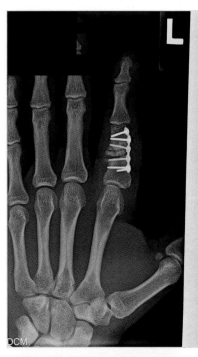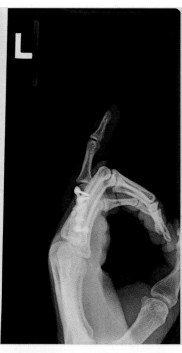

图 35.2 骨折不愈合部位清创术后，通过在骨缺损处嵌入放置一皮质骨片来进行内固定

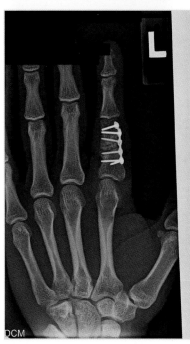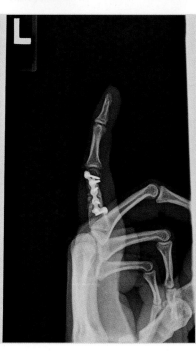

图 35.3 术后 3 个月 X 线片显示骨骼生长良好，无畸形

失。如果在清创术后出现骨缺失，则需要用嵌入骨移植物来进行坚固内固定。

- 确保在最终纠正前清除感染。
- 纤维组织进行充分清除。
- 必要时进行肌腱松解术。
- 如果发生慢性感染、覆盖面不足、感觉迟钝或大面积骨缺失，则应考虑关节融合或截肢。

（石　健译）

参考文献

[1] Balaram AK, Bednar MS. Complications after the fractures of metacarpal and phalanges. Hand Clin 2010;26(2):169–177.

[2] Day CS. Fractures of the metacarpals and phalanges. In Wolfe SW, Hotchkiss RN, Kozin SH, et al, eds. Green's Operative Hand Surgery. 7th ed. Philadelphia, PA:Elsevier; 2017.

[3] Gajendran VK, Gajendran VK, Malone KJ. Management of complications with hand fractures. Hand Clin 2015;31(2):165–77.

[4] Jupiter JB, Koniuch MP, Smith RJ. The management of delayed union and nonunion of the metacarpals and phalanges. J Hand Surg Am 1985;10(4):457–66.

第 36 章 非关节指骨骨折的僵硬和内固定

Max Haerle and Tobias Del Gaudio

36.1 病例

一位 34 岁的右利手女性，向我科主诉 3 个月前在其他医疗机构接受近节指骨骨折切开复位术和钢板固定后，她的右手小指出现疼痛和持续僵硬（图 36.1）。手术后，患者手用塑料夹板固定两周多。然后，在随访中进行 X 线检查后（图 36.2），建议患者进行物理治疗。

36.2 解剖学

小指近节指骨背侧有一肥厚瘢痕。掌指关节存在疼痛僵硬，其固定屈曲度为 20°，近端指间关节则接近 50°，而所有其他小关节均保持良好的活动范围，因此小指的活动范围严重减小。

36.3 推荐治疗方案

许多患者在接受创伤、手术和术后固定后，常发生肌腱粘连和关节僵硬的问题。预防措施有多种，其目的是通过术后早期活动，将肌腱刺激控制在尽可能低的水平，以防止肌腱粘连。

一旦出现僵硬应尽早积极地处理，如果情况允许的话。在这种情况下，我们的首选方法包括多模式保守治疗法，包括一天数次的物理和作业治疗，特殊的疼痛处理，以及必要时的心理支持。治疗的目的是至少恢复部分活动范围和给予充分的疼痛管理。

一旦活动范围持续改善并维持数周，且手术指征持续存在（如钢板刺激、屈曲固定），不同手术策略之间的决策主要受以下两个因素影响：僵硬/关节挛缩的根本原因（瘢痕性收缩、肌腱粘连、韧带/关节囊收缩）和受累的骨/关节本身（如掌指关节与近端指间关节，旋转不良）。

挛缩性瘢痕可通过切除进行治疗，并通过"Z"字成形术或局部皮瓣成形术进行矫正。腱性粘连可通过广泛粘连松解术进行治疗，而韧带/关节囊收缩的治疗则是基于松解技术。由于掌指关节与近端指间关节的解剖结构而不同，因而就需要使用不同的松解技术来治疗。

近端指间关节的活动范围受到侧副韧带、掌板（高非弹性的复合体，通过止回韧带获得稳定，增强，并增强掌侧关节囊）和侧副韧带的限制，侧副韧带插入在掌板上（图 36.3）。因此，导致近端指间关节挛缩

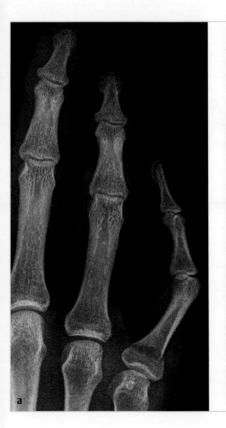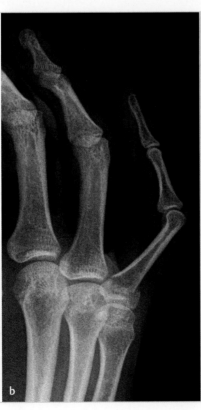

图 36.1 （a，b）外伤后的 X 线片

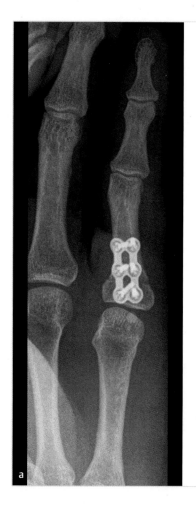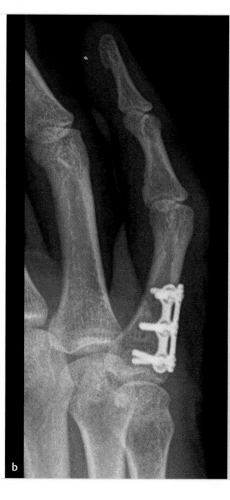

图 36.2　（a，b）钢板固定后的 X 线片

的最常见原因是掌板挛缩，最终使得侧副韧带短缩。通常，在主动和被动活动范围检查中可发现相同的伸直不足。

相反，掌指关节挛缩的特征在于后部侧副韧带的收缩，并且由于这些韧带的不同解剖过程，挛缩通常在关节的过度伸直发生。

如果与运动相关的关节内疼痛持续存在，则应考虑增加关节去神经术。

36.4　手术技术

在进行区域阻滞麻醉和备好上臂止血带后开始实施手术。在近节指骨背侧上从掌指关节到近端指间关节做一个"S"形切口，以切除肥大瘢痕组织（图36.4a）。轻柔地剥离皮下组织，显露伸肌腱系统，剥离皮下粘连，同时保留背侧静脉和感觉神经（图36.4b）。然后在近端指间关节位置识别出伸肌腱的外侧束，用钝性解剖器轻轻提起伸肌腱帽（图36.4c）。将在其下方的钢板显露出来，轻柔地切开钢板和肌腱之间的粘连组织。随后，拆下螺钉和钢板。

然后将钝性剥离器插入伸肌腱帽下，并小心地提起肌腱（图36.4c和图36.5）。在近端到掌指关节这么

宽的范围内，肌腱得以从广泛的粘连中松解开来。

用钝性剥离器在近端指间关节水平对伸肌腱复合体实施肌腱松解，注意避免伸肌腱中央束断裂。通过近端指间关节的背侧入路，可形成2个皮瓣，并且近端指间关节可在其背侧和外侧部位显露。顺着关节囊，无须经双入路也可顺利地显露屈肌腱和掌板。因此，通过横切副侧韧带及分离近端掌板即可对关节进行松解。注意避免副韧带损伤。

最后，在近端指间关节轻微屈曲时将掌板从骨上提起（图36.6a）。此时，如患者感到疼痛，选择这种到近端指间关节的入路不仅可以在单一入路中处理所有结构，而且还可以获得有益的去神经效果。在放大镜下，将关节正常的近端尺神经背侧支和桡神经背侧支进行凝固并横切处理。然后确定掌指关节和近端指间关节的被动活动性。为使伸肌腱更好地滑动，可修整出含脂肪的带蒂骨膜瓣并放置于在骨与伸肌腱之间（图36.6b）。然后用可吸收5-0缝线固定皮瓣。闭合伤口后，对手掌进行包扎（图36.6c）。

36.5　术后效果评估

术后立即进行加强物理治疗，每天数次；在接受

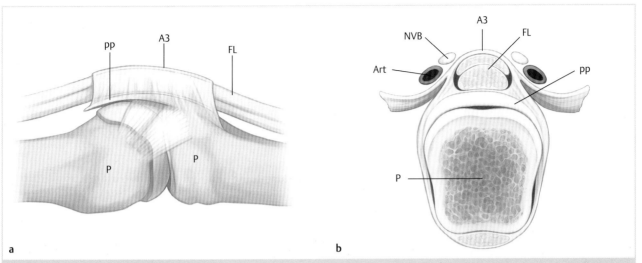

图36.3　（a，b）手掌复合体由掌板、止回韧带和侧副韧带组成。缩写：A3，A3 滑车；　Art，动脉；　FL，屈肌腱；　P，近节指骨；　NVB，神经血管束；　PP，掌板

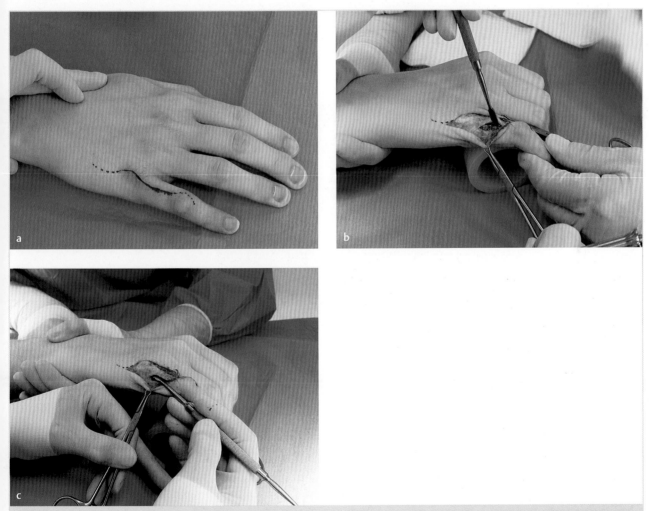

图36.4　（a）在掌指关节和近端指间关节的背侧做切口。（b）伸肌腱帽和钢板显露。（c）通过侧向入路提起伸肌腱帽

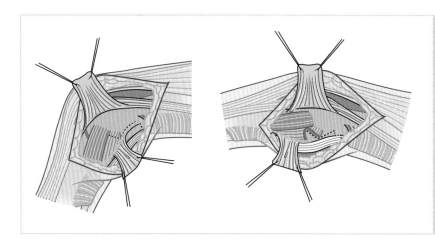

图 36.5　侧副韧带及掌板断面

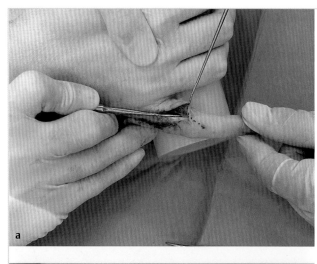

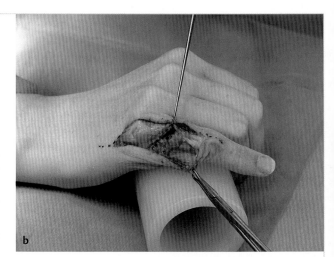

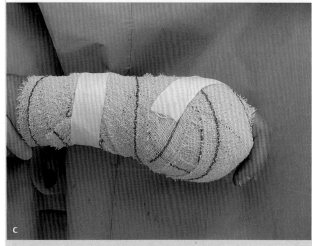

图 36.6　（a）近端指间关节屈曲时提起掌板。（b）在骨和伸肌腱之间放置脂肪岛。（c）包扎

手术以维持活动范围，并接受加强门诊治疗，患者得以出院。实施这些控制措施后，掌指关节活动度有较大幅度的恢复，而近端指间关节屈曲挛缩有轻度复发。安装上动力伸展夹板。通过最终控制，与初始状态相比，手指的活动范围显著改善。近端指间关节再次发生 25°

的轻度伸直不足，但患者未感到疼痛（图 36.7）。

36.6　技术要点

- 通过背侧入路，可顺利显露掌板和副韧带。
- 要获得近端指间关节的完全伸直，必须分离掌板和横

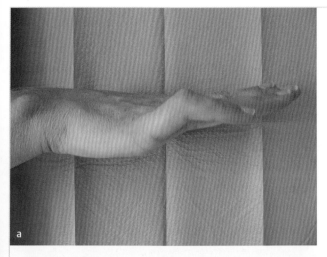
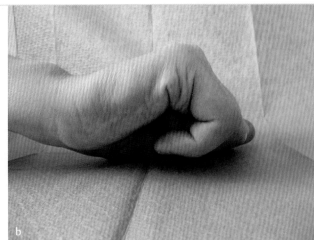
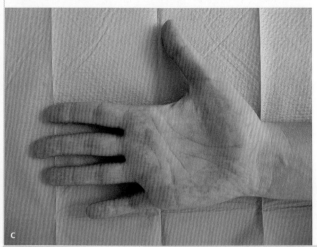

图 36.7　（a~c）随访 2 年后的结果

切侧副韧带。

- 可通过同一入路对近端指间关节去神经。
- 含脂肪岛的带蒂骨膜瓣可增加肌腱滑动，预防早期粘连。
- 为了维持活动范围，术后必须立即进行物理治疗。

（石　健　译）

参考文献

[1] Abbiati G, Delaria G, Saporiti E, Petrolati M, Tremolada C. The treatment of chronic flexion contractures of the proximal interphalangeal joint. J Hand Surg [Br] 1995;20(3):385–389.

[2] Allieu Y, Ould Ouali A, Gomis R, Asencio G, Louchahi N, Pascal M. Simple arthrolysis for flexor rigidity of the proximal interphalangeal joint. Ann Chir Main 1983;2(4):330–335.

[3] Brüser P. Beugekontrakturen der Mittelgelenke: Pathogenese, Klassifikation und Ergebnisse nach Arthrolysen [in German] Handchir Mikrochir Plast Chir 2004;36:218–223.

[4] Ghidella SD, Segalman KA, Murphey MS. Long-term results of surgical management of proximal interphalangeal joint contracture. J Hand Surg Am 2002,27(5):799–805.

[5] Leti Acciaro A, Gabrieli R, Landi A. The total anterior tenoarthrolysis in the treatment of the stiffness in flexion of the fingers. Chir Organi Mov 2009;93(3):163–169.

[6] Lluch A. Intrinsic causes of stiffness of the interphalangeal joint. In: Copeland SA, Gschwend N, Landi A, Saffar P, eds. Joint Stiffness of the Upper Limb. London: Martin Dunitz; 1999:281–285.

[7] Richter M. Contracture release of PIP and MP joints : classification, technique and results Orthopade 2008;37(12):1171–1179.

[8] Sokolow C. Extrinsic causes of stiffness of the interphalangeal joint. In: Copeland SA, Gschwend N, Landi A, Saffar P, eds. Joint Stiffness of the Upper Limb. London:Martin Dunitz; 1999:251–258.

[9] Strickland JW, Steichen JB, Kleinman WB, et al. Phalangeal fractures: Factors influencing digital performance. Orthop Rev 1982;11:39–50.

[10] Weeks PM, Wray RC Jr, Kuxhaus M. The results of non-operative management of stiff joints in the hand. Plast Reconstr Surg 1978;61(1):58–63.

第 37 章 非关节指骨骨折中的角度变化

Berthold Bickert

37.1 病例

一名 19 岁的男性左手示指向中指的角度偏移。在其 2 岁时，他的左手被其父母农场中用于锯木的 "V" 形皮带驱动器所伤。他的左手拇指被完全毁损，不得不截肢。3 年后，医生对他的断指通过游离微血管大脚趾移植手术进行了重建。左手示指的近节指骨表现为一个开放的指骨颈部骨折并通过克氏针固定予以治疗。

37.2 解剖学

术后，左手拇指部分外观接近正常状态，并具有完整的感觉和功能。示指在靠近远端指间关节处（PIP）向尺侧存在一个 15° 的角度移位，阻碍了中指的功能(图 37.1）。此外，近端指间关节伸展功能明显缺陷，主动和被动运动被限制为 0°~40° 和 0°~65°（伸展－屈曲）。

37.3 推荐治疗方案

在复杂的手部损伤中，手外科医生可能难以将他的关注重点从主要问题（拇指截指）转移到次要问题

（开放性指骨颈部骨折或示指）。但是，尽早纠正可能存在的问题将会改善手指后期的功能。具体的治疗方案应首先解决示指的偏斜对中指所造成的损害，然后再改善示指本身的功能。可以尝试通过指屈伸肌腱松解延长术（受伤后 17 年）或近端指间关节矫正固定术来改善示指功能。由于患者已经习惯了示指的僵直，并且接受了示指关节只能有限活动的现状，所以他只希望术后中指能免于示指所带来的损伤。因此，患者同意在示指近端指骨的颈部进行截骨矫正术。

推荐治疗方案

- 在复杂的手部损伤中，不要忽略细小的损伤。
- 截骨矫正可能会进一步限制关节的主动活动。
- 在远离部位设计减少或额外的截骨。
- 通过 1.5mm 锁定钢板固定术可以最好地获得稳定性。

37.4 手术技术

从背侧入路，移动并切开伸肌被膜。进行近端指骨远端的闭合楔形截骨术，并用 1.5mm 锁定 "T"

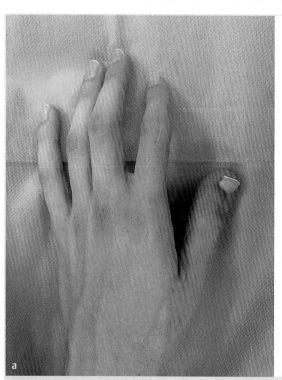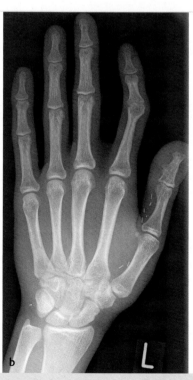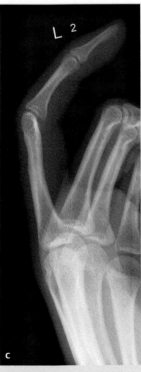

图 37.1 （a）一名 19 岁的年轻男性，在 2 岁时发生 "V" 形皮带机器损伤并行克氏针固定后，左手示指发生侧向成角畸形。（请注意，医生将他的拇指在 5 岁时通过显微血管吻合将足跛趾移植到拇指进行重建）X 线片显示在（b）正位及（c）侧位中，示指指骨颈部骨折部位的侧向成角畸形

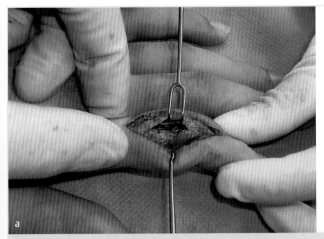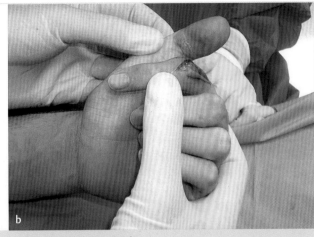

图37.2 （a）截骨部位和锁定钢板固定的术中图。（b）检查轴向和旋转对位是否正确

形钢板稳定固定（图37.2a）。在所有手指向手掌屈曲的过程中，彻底检查轴向及旋转是否正确对位（图37.2b）。最后，用可吸收的缝线纵向连续修复伸肌结构。

37.5 术后效果评估

截骨术骨愈合良好（图37.3），指骨近端指间关节运动保持不变。到目前为止患者尚未要求通过钢板拆除和伸肌腱松解来改善示指的功能。

37.6 技术要点

- 在儿童骨折中，在手指屈伸方向（即矢状面）上有很好的重塑趋势。
- 在儿童骨折中，无法接受任何中外侧的角度形成（即冠状平面角）。
- 对于畸形愈合的骨折，可以通过闭合或开放的楔形截骨术来矫正。截骨术应在原骨折部位进行。
- 可以通过使用克氏针或较小的关节锁定钢板来获得截骨术的稳定性，这两种方法都有其各自的优缺点。
- 在手指骨折的手术中，外科医生不应仅看透视图像。
- 还要检查临床表现及外观，以确保手指在被动屈伸过程中的正确轴向和旋转对位。

（齐 欣 译）

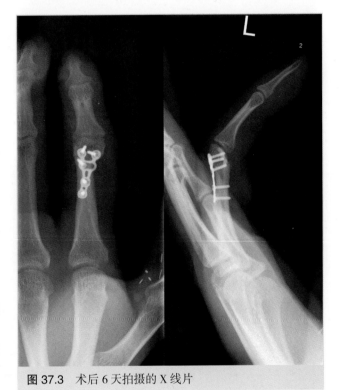

图37.3 术后6天拍摄的X线片

参考文献

[1] Capo JT, Shamian B, Lim PK. Corrective osteotomy and local bone grafting for extra-articular malunion of the proximal phalanx. Hand Surg 2012;17(3): 399–403.

[2] Day CS. Fractures of metacarpals and phalanges. In: Wolfe S, Pederson W, Kozin SH, eds. Green's Operative Hand Surgery. 7th ed. Philadelphia, PA: Elsevier; 2016:231–277.

[3] Miller L, Crosbie J, Wajon A, Ada L. No difference between two types of exercise after proximal phalangeal fracture fixation: a randomised trial. J Physiother 2016;62(1):12–19.

[4] Potenza V, De Luna V, Maglione P, Garro L, Farsetti P, Caterini R. Post-traumat- ic malunion of the proximal phalanx of the finger. Medium-term results in 24 cases treated by "in situ" osteotomy. Open Orthop J 2012;6:468–472.

[5] Puckett BN, Gaston RG, Peljovich AE, Lourie GM, Floyd WE III. Remodeling po- tential of phalangeal distal condylar malunions in children. J Hand Surg Am 2012;37(1):34–41.

[6] Seo BF, Kim D-J, Lee JY, Kwon H, Jung S-N. Minimally invasive correction of pha- langeal malunion under local anaesthesia. Acta Orthop Belg 2013;79(5): 592–595.

[7] Teoh LC, Yong FC, Chong KC. Condylar advancement osteotomy for correcting condy- lar malunion of the finger. J Hand Surg [Br] 2002;27(1):31–35.

第十三部分

关节骨折

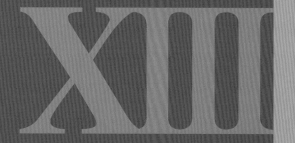

第 38 章　指骨关节骨折的角度变化

Marco Rizzo and Maureen A. O'Shaughnessy

38.1　病例

　　一名 14 岁的男童在院外机构接受了 5 个月的右小指近端指骨骨折合并关节内伸直畸形的治疗后，来到我们的医院就诊（图 38.1）。治疗手段为切开复位及固定针固定。治疗初期效果良好；然而，在初次受伤约 4 个月后，回到棒球赛场，他的手指被棒球击中并再次发生骨折。之后 X 线片显示骨折部位置不佳，现转诊至我院。在检查时，患者的近端指骨有些疼痛，但主要症状是关节僵硬。他发现很难正确握住球棒，并且注意到握拍力度下降。

38.2　解剖学

　　右小指检查显示近端指间关节（PIP）存在桡侧成

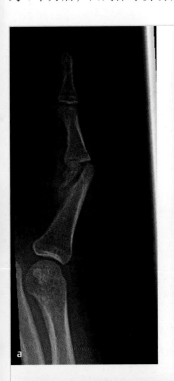
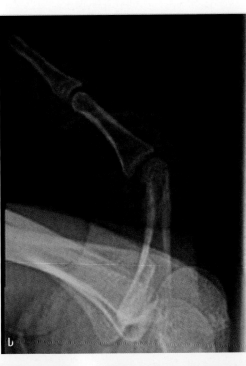
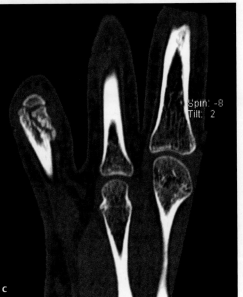
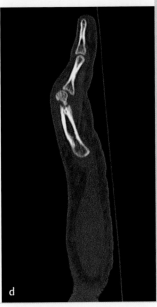

图 38.1　（a~d）就诊时的 X 线片。请注意，近端指骨的旋转变形会随着关节线的下移和骨高度的降低而降低

角。手指肿胀，近端指骨伴有轻度的按压疼痛。先前的手指背侧切口愈合良好。通过全面完整的神经血管检查后发现近端指间关节的运动范围为30°~55°。

38.3 推荐治疗方案

该患者出现术后关节内弯曲的近节指骨畸形。关节畸形可能导致疼痛，畸形，关节僵硬和进行性退行性关节疾病，正如本例所述。大部分的指骨关节外畸形可能会导致手指旋转畸形，由于关节变形引起了疼痛，肌腱平衡的改变和 / 或握力的降低。而关节内畸形可能导致关节表面不规则，滑膜炎，关节囊膜松弛或僵硬，并最终导致关节炎。权衡畸形的临床意义时，应考虑这些因素。值得注意的是，拇指、中指和远端指骨的畸形愈合通常比近端指骨的畸形愈合带来的问题要小。有活力的年轻患者可能需要采取与老年或久坐的患者不同的治疗策略。在任何一位外科医生的工作中，畸形通常很少需要手术矫正。因此，患者的管理和使用技术的偏好通常取决于外科医生个人的判断。外科手术矫正的选择包括关节外截骨术与关节内截骨术。关节外截骨术可以纠正关节对位，但缺乏解决关节不协调的能力。而关节内截骨术可有效矫正关节畸形。但是，这可能是一个复杂的过程因为增加了关节僵硬或关节炎的风险。截骨的时机各不相同。对于关节外骨折，应在受伤后的第6~8周通过骨折平面内进行截骨术。一旦患者受伤超过8周这一界限，就应考虑在骨折平面外进行截骨术。通过骨折平面内进行的关节内截骨术应尽早进行，最好在6个月之前完成。而骨折平面外的关节截骨术很困难，通常不推荐这样做。已经描述了各种用于矫正关节畸形的截骨术。一些值得注意的描述包括 Pieron，Froimson 和 Harness 等的关节外截骨术，以及 Light 和 Teoh 等的关节内矫正术。本例患者接受关节内滑动推进截骨术治疗，该技术对 Teoh 等所述技术进行了改进。采用了同种异体骨和克氏针进行固定，获得了稳定的效果。

38.4 手术技术

可考虑区域阻滞（区域块）。患者取仰卧位，抬高止血带以改善手术视野。在这个病例中，在近端指间关节上使用先前的背侧纵向切口。将厚的软组织皮瓣翻开抬起。伸指装置及结构直视下可见。伸指肌腱分离技术可与中线处的纵向分离一起使用。对近节指骨远端和中节指骨近端进行骨膜下剥离，以直视下观察关节线和关节畸形状况（图38.2a）。任何明显的骨不连，都应使用咬骨钳和刮匙进行轻柔地清创（图38.2b）。考虑送检骨不连标本进行培养，以排除潜在的隐匿性感染，其可作为非畸形或畸形愈合的原因。轻轻地移动关节节段（图38.3a）。如果骨折已经愈合，则在近端进行微截骨，将畸形的关节节段向远端滑动。操作技巧包括在局部区域中使用0.889mm的克氏针作为操纵杠杆，并使用穿刺复位夹以从解剖学角度复位关节节段。另一个技巧是在"猎枪"方法中向下观察关节线，以达到直视下复位整体关节的目的。用多根克氏针固定保持复位，以确保适当的稳定性（图38.3b）。另外，如 Teoh 等所述，可以考虑使用小螺钉，同种异体骨用于回填空隙并为关节复位提供额外的支持。通过直接可视化和影像学透视检查最终的固定结构（图38.4）。可以在皮下剪断克氏针，以便日后潜行拔除。使用不可吸收的缝合线关闭伸肌结构，并以间断缝合方式关闭皮肤。叮嘱患者固定4~6周以确保骨愈合，然后开始早期活动。

手术步骤

- 在关节线水平进行细致的骨膜下剥离以暴露关节畸形。
- 如存在任何怀疑，通过送检骨不连标本行病理分析和 / 或进行培养，以排除急性炎症。

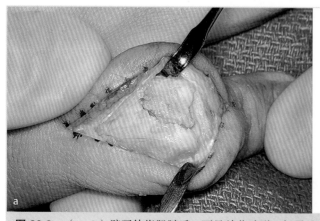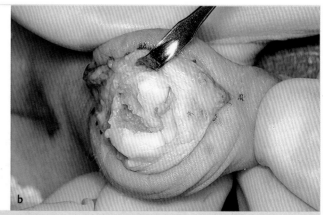

图38.2 （a，b）劈开伸指肌腱后，可见关节畸形。轻柔地进行清创

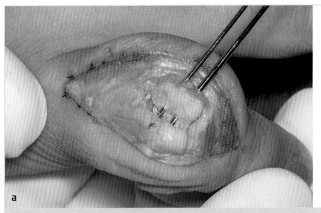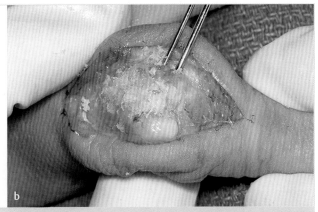

图 38.3 照片显示角度形成。（a）使用滑动截骨术，将畸形的关节间隙撑开，以进行解剖学上的关节内复位。这是用两根 1.1mm 克氏针固定维持的。（b）骨移植物用于填充截骨术中的空隙，以帮助支撑骨折复位

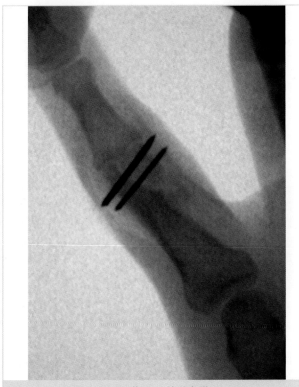

图 38.4 最终的透视图像显示关节复位

- 使用克氏针作为操纵杠杆，轻轻地撬拨复位骨折的区域。
- 如果骨折愈合，使用小号骨凿进行近端滑动截骨。
- 注意确保关节区域的解剖复位。
- 考虑使用骨移植物回填空隙并支撑复位。
- 固定结构应牢固以确保避免复位丢失或固定失败的发生；考虑使用多根克氏针而不是小螺钉。

38.5 术后效果评估

术后随访照片显示骨折愈合和关节对位改善（图38.5）。尽管功能恢复不完整，但患者的运动范围增

加到 20°~75°（术前 30°~55°）。固定 4 周后，该患者转诊于有资质的手部康复医生处，开始锻炼手部的运动功能。患者恢复状况良好，并且无障碍地回归到了棒球比赛中。该患者的结果与最近的报道类似。Teoh 等的系列研究发现，最终的平均手指活动范围为155°，其中有 2 例患者的近端指间关节残留伸直角度为 10°~20°。固定没有失败或术后感染。Buchler 等对57 例创伤后畸形愈合的矫形截骨术进行了评估，发现89% 的患者运动得到了改善，所有患者骨质均愈合，但只有 76% 的患者获得了满意的矫正效果。Harness 等报道了 5 例因髁突畸形接受关节外截骨术治疗的患者。他们的成果包括在所有患者中平均纠正角度从术前 25°到术后 1° 的康复。术后平均运动弧度从 40° 提高到86°。总的来说，截骨术具有纠正关节畸形的能力，尽管运动范围获益可能不大，尤其是在近端指间关节处。医生应告知患者有关手术的风险，包括感染、骨不连、僵硬以及手术后潜在出现的疼痛综合征。手术的益处包括改善了关节的融合度和指骨的高度，从而潜在地避免了畸形的缺陷，恢复了运动、僵硬和进行性关节畸形。应考虑患者的个体因素，如年龄、发病率、生理需求和个人偏好等，最终，患者和外科医生之间应共同制订畸形治疗的方案，以获得最佳效果和满意度。

38.6 技术要点

- 考虑关节内或关节外截骨术以纠正关节内畸形，从而避免疼痛、僵硬、畸形和渐进性关节畸形。
- 应获取适当的术前影像以设计截骨手术，并确定最佳的固定结构和最终对准位置。
- 必要时使用先前的切口。对于解剖学上的关节复位，充分的直视下操作是势在必行的。
- 轻柔地清创骨畸形或骨不连。可考虑将标本送病理检查或多重培养，以排除急性炎症。

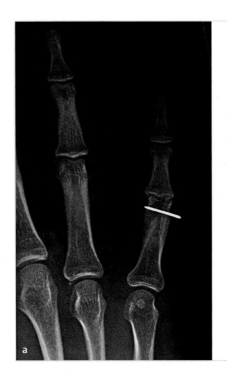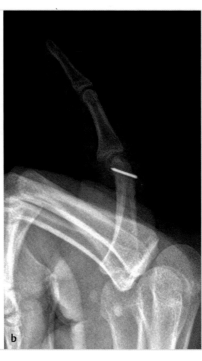

图 38.5 （a，b）随访 6 个月的正侧位 X 线片显示骨已愈合，关节对线得到改善。获得 X 线片后，将最后的固定针移除

- 采用近端滑动截骨术可减少骨折段的凹陷。
- 截骨后，将手指放置于所有关节的运动范围，以确保在最终固定之前没有任何撞击。
- 用固定针或螺钉固定。建议广泛使用骨移植物来支持固定结构。
- 固定后检查手指的外形，以确保关节正确的最终对线。
- 固定适当的时间以确保愈合，然后尽早转诊至手部治疗师行康复治疗，以减少近端指间关节损伤所带来的持续的僵硬。

（齐　欣　译）

参考文献

[1] Büchler U, Gupta A, Ruf S. Corrective osteotomy for post-traumatic malunion of the phalanges in the hand. J Hand Surg [Br] 1996;21(1):33–42.

[2] Freeland AE, Lindley SG. Malunions of the finger metacarpals and phalanges. Hand Clin 2006;22(3):341–355.

[3] Froimson AI. Osteotomy for digital deformity. J Hand Surg Am 1981;6(6): 585–589.

[4] Harness NG, Chen A, Jupiter JB. Extra-articular osteotomy for malunited unicondylar fractures of the proximal phalanx. J Hand Surg Am 2005;30(3):566–572.

[5] Light TR. Salvage of intraarticular malunions of the hand and wrist. The role of realignment osteotomy. Clin Orthop Relat Res 1987(214):130–135.

[6] Pieron AP. Correction of rotational malunion of a phalanx by metacarpal osteotomy. J Bone Joint Surg Br 1972;54(3):516–519.

[7] Teoh LC, Yong FC, Chong KC. Condylar advancement osteotomy for correcting condy- lar malunion of the finger. J Hand Surg [Br] 2002;27(1):31–35.

第 39 章　指骨关节骨折创伤性骨缺损

Carlos Henrique Fernandes and Jorge Raduan Neto

39.1　病例

一名 46 岁男性患者，右拇指开放性损伤 1 周，在使用锯子切割石板时损伤拇指。他已在社区医院进行了紧急处理，迅速使用抗生素静脉注射，并在手术室进行了清创缝合，拇指夹板固定，患者随后被转入我院。

39.2　解剖学

伤口皮缘基本已愈合，无感染迹象。拇指末梢皮温暖和、末梢血运好、感觉正常。因为骨折，手指稳定性差，肌腱屈伸功能差。

最初的 X 线片显示拇指近节指骨骨折，伴有节段性骨和关节面缺损，剩下近节指骨的近端一半（图39.1）。

39.3　推荐治疗方案

首先应该意识到，在受伤初期可以通过立即进行内固定或外固定进行治疗。但是，在灵活的手指中较大的节段性骨缺损可能需进行支撑性骨移植。使用带血管的游离骨移植需要显微外科技术，而这并不容易获得。在同一肢体内的非血管化支撑性骨移植，由于损伤仅涉及单一手术野，其优点是可进行局部麻醉。非血管化髂骨移植已成功用于指骨的结构重建。

远端指间关节和拇指指间关节融合术是恢复手功能和关节稳定性的有效手术方法。可以使用空心无头螺钉进行关节融合固定，这些螺钉具有完全在骨内的理论优势，因此避免了硬件突出，同时具有骨块间的加压作用。因为拇指的远节指骨比其他手指大，因此我们可以使用较大直径的植入物在拇指关节骨融合。

39.4　手术技术

使用手外科操作台，患者取仰卧位。在拇指上做背侧纵向切口，暴露远端指骨基底部，将软骨刮除，暴露软骨下骨。一根细的克氏针通过弯曲的远端指骨以顺行方式推进，并从指尖中线穿出，继续向前推进，直到尖端刚好靠近末节指骨远端表面。将未血管化的矩形髂前上嵴骨块与远端指骨对齐，并将克氏针向近端推进骨块中，将适宜长度的空心无头螺钉置入大约骨块长度的一半，注意保持融合部位复位。骨块近端部分与近节指骨的骨端对齐后，使用一根细的克氏针以顺行方式穿过指骨基底背侧直到到达植骨骨块处，远端置入第 2 枚空心无头螺钉（图 39.2）。

在用 5-0 尼龙缝线缝合切口之前，进行最终透视，然后敷料包扎并夹板固定。

39.5　术后效果评估

术后 10 天拆除缝线，通常不需要专门的手部康复治疗。对患者进行监测直到骨性愈合（图 39.3）。患者拇指握力恢复，恢复其专业活动（图 39.4）。

39.6　技术要点

- 创伤导致的严重粉碎性骨折、骨质缺损和手指关节受累是具有挑战性的损伤。
- 有效的伤口清创、骨固定和植骨以及早期伤口闭合或覆盖，为严重的手、腕关节损伤的愈合和功能恢复提供最有利的环境。
- 手指关节融合术可通过骨内环扎线、克氏针、张力带、空心无头螺钉和钢板进行。
- 延迟的一期骨移植可以促进一期骨愈合，缩短康复周期、减少手术次数、避免伤口挛缩，并在血管良好的无瘢痕创面中进行骨移植。

（赵泽雨 译）

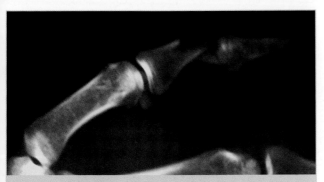

图 39.1　骨折后首次 X 线片显示了骨缺损

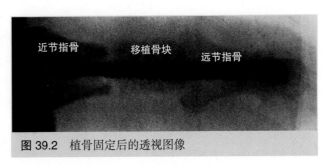

图 39.2　植骨固定后的透视图像

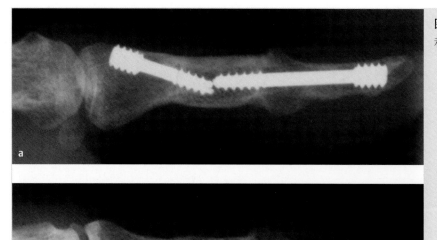

图39.3　（a，b）X线片显示了移植骨和指骨间的骨愈合

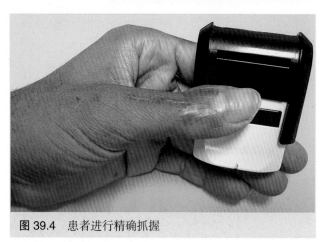

图39.4　患者进行精确抓握

参考文献

[1] Barron OA, Sohal J, McCulloch K, Chia B. Nonvascularized autogenous bone graft for extensive phalangeal bone loss: case report. J Hand Surg Am 2008;33(8): 1401–1404.

[2] del Piñal F, García-Bernal FJ, Delgado J, Sanmartín M, Regalado J, Cagigal L. Vascularized bone blocks from the toe phalanx to solve complex intercalated defects in the fingers. J Hand Surg Am 2006;31(7):1075–1082.

[3] Konan S, Das A, Taylor E, Sorene E. Distal interphalangeal joint arthrodesis in extension using a headless compressive screw. Acta Orthop Belg 2013;79(2): 154–158.

[4] Martín-Ferrero MA, Pedro JA, Fernandes CH, et al. Acute finger injuries. In: Chick G, ed. Acute and Chronic Finger Injuries in Ball Sports. Paris: Springer-Verlag; 2013:175–484.

[5] Neuhaus V, Nagy L, Jupiter JB. Bone loss in the hand. J Hand Surg Am 2013;38(5):1032–1039.

[6] Soong M. Thumb proximal phalanx reconstruction with nonvascularized corticocancellous olecranon bone graft. Orthopedics 2015;38(1):58–61.

第 40 章 优先克氏针固定后的骨折

Carlos Henrique Fernandes, Rodrigo Guerra Sabongi

40.1 病例

一名 26 岁的男性患者,因摩托车事故导致了第 3、第 4 掌骨闭合性骨折(图 40.1)。第 4 掌骨横行骨折采用 2 根克氏针进行髓内固定治疗,而第 3 掌骨关节基部骨折则用 2 根克氏针从第 2 掌骨穿入到第 3 掌骨进行固定治疗(图 40.2)。

克氏针固定和夹板保护维持 6 周。受伤 10 周后,该患者自述在抓握大约 2.04kg 切菜板挂扣时突然疼痛。

40.2 解剖学

右手视诊显示中度水肿,先前的手术伤口已愈合。患者能够在限制的所有掌指(MCP)关节活动范围(ROM)内主动活动手指,这与先前的手术固定有关。

示指弯曲时出现明显的畸形,示指向背侧、桡侧旋转(图 40.3)。

影像学检查发现第 2 掌骨横行骨折(图 40.4),骨折与克氏针轨迹有关,冠状面成角 20°,矢状面成角 5°。有证据表明先前的第 3、第 4 掌骨骨折已愈合。

40.3 推荐治疗方案

掌骨骨折后可能会出现更常见的并发症,例如僵硬和针道感染。为了避免僵硬,应采用早期活动范围(ROM)的计划处理骨折。钢板和螺钉固定骨折可在解剖复位的同时获得即刻稳定。切开复位内固定可能会导致软组织损伤,这是这种方法的缺点。但是稳定固定的优点胜过该缺点。放置钢板必须仔细以避免可能的并发症,例如腱鞘炎、瘢痕形成、肌腱粘连和肌

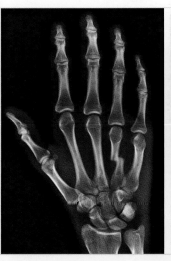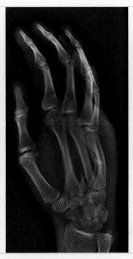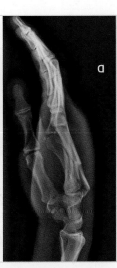

图 40.1 第 3、第 4 掌骨骨折术前 X 线片

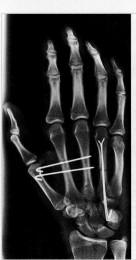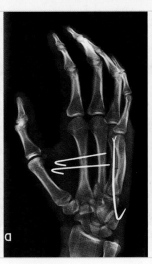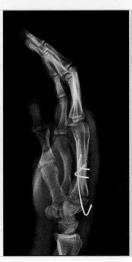

图 40.2 第 3、第 4 掌骨骨折克氏针固定术后 X 线片

155

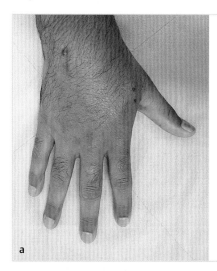
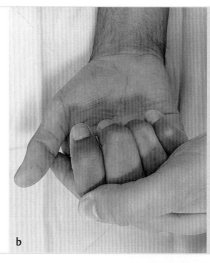

图 40.3　（a，b）右手的临床表现为中度肿胀和旋转畸形

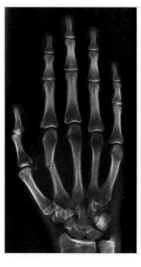
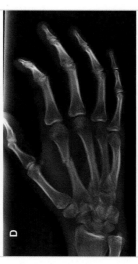
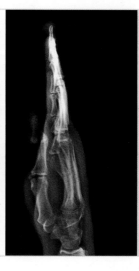

图 40.4　与先前的克氏针固定有关的第 2 掌骨骨折

腱断裂。精细的解剖和最小程度的骨膜剥离是防止延迟愈合或骨不连的关键。

治疗推荐方案

- 充分考虑相关并发症（僵硬或感染）。
- 早期活动范围（ROM）内活动以避免更长时间的固定。
- 适宜的植入物及坚强固定有利于手部康复治疗。
- 钢板和螺钉可提供即刻稳定性。

40.4　手术技术

签署手术同意术后，将患者送到手术室，取仰卧位，将右上肢放在放射透过性的操作台上。于第 2 掌骨背侧做纵行切口，进行解剖分离时要注意牵开感觉神经分支和掌背静脉系统，拉开尺侧伸肌腱。

借助骨钳完成解剖复位，并进行 X 线透视确认对位以及手部旋转的临床评估，使用 2.0mm 双排钛板进行固定。将钛板放置在掌骨干的背面，以确保每片骨片中至少可以放置 3 枚螺钉。在骨折近端放置 3 枚螺钉，远端放置 3 枚螺钉，并且观察示指在活动范围（ROM）

内全方位的活动时骨折端情况。为发现钛板或骨折部位移动。用纤维缝合线缝合切口，大块敷料包扎，并将手放在过前臂的石膏夹板中固定。

40.5　术后效果评估

使用单一的止痛药即可获得最佳的疼痛管理。手术后 1 周对患者进行评估，同时拍摄 X 线片（图 40.5），将内固定物取出后，开始在活动范围（ROM）内进行功能锻炼。告知患者佩戴矫正支具，并告诫他不能使用受伤的手，即便是轻微的活动。手部治疗持续 2 个月，患者在活动范围（ROM）内全方位的活动时持续无痛。患者不受限制地恢复了自己的活动，并且手术部位没有任何并发症。

克氏针主要用于多种手外伤，为骨折固定或在软组织修复重建起稳定作用。它是廉价的多用途植入物，应用相对简单且对周围软组织的损害最小。这种固定方式的主要缺点是缺乏稳定性，术后可能需要一段时间的固定。为了增加稳定性，可以采用多枚针固定、较粗的克氏针以及多种几何构型。

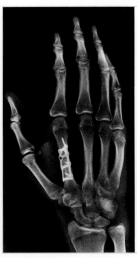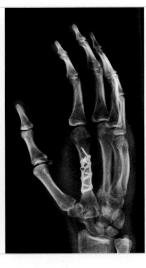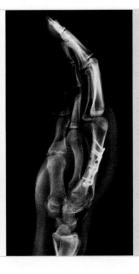

图40.5　第2个掌骨钢板和螺钉固定术后的X线片随访

尽管克氏针广泛用于多种手外伤，但其并发症发生率高达14%。多数与感染的严重程度或轻微并发症有关，例如伤口红肿、渗出、延迟愈合、皮肤增生、针松动和移位。针道骨折是一种罕见的并发症，与手部平滑克氏针固定有关。它可能与植入物的厚度、与其他克氏针的关系以及多次尝试穿孔有关。仔细的术前计划可以最大限度地减少固定部位损伤风险。手术过程中，在透视引导下，可以在皮肤上标记克氏针的路径，并且必须避免穿孔的次数和多次尝试穿孔之间的接近位置。此外，应告知患者在拔除固定针后，骨质可能会变得脆弱，必须在数周内避免使用受伤的手进行剧烈活动。

40.6　技术要点

- 掌骨骨折很常见，并会对经济造成明显的影响。
- 必须根据年龄、活动能力、职业和软组织情况指导正确的治疗。
- 可能出现相关的并发症，例如僵硬、感染、伤口愈合延迟、畸形愈合和骨不连。
- 术前仔细规划骨复位固定和植入物的类型，然后进行细致的手术操作，是避免并发症的基本原理。
- 克氏针是手部骨折的主要工具，但不能避免并发症。
- 当临床需要早期适度活动（ROM）时，钢板螺钉固定可能会提供更好的坚强固定。

- 手部治疗和良好的患者沟通是取得成功的临床疗效的关键因素。

（赵泽雨　译）

参考文献

[1] Ben-Amotz O, Sammer DM. Practical management of metacarpal fractures. Plast Reconstr Surg 2015;136(3):370e–379e.

[2] Bloom JMP, Hammert WC. Evidence-based medicine: metacarpal fractures. Plast Reconstr Surg 2014;133(5):1252–1260.

[3] Cheah AE, Yao J. Hand fractures: indications, the tried and true and new innovations. J Hand Surg Am 2016;41(6):712–722.

[4] Corkum JP, Davison PG, Lalonde DH. Systematic review of the best evidence in intramedullary fixation for metacarpal fractures. Hand (N Y) 2013;8(3): 253–260.

[5] Fusetti C, Della Santa DR. Influence of fracture pattern on consolidation after metacarpal plate fixation. Chir Main 2004;23(1):32–36.

[6] Gajendran VK, Gajendran VK, Malone KJ. Management of complications with hand fractures. Hand Clin 2015;31(2):165–177.

[7] Galanakis I, Aligizakis A, Katonis P, Papadokostakis G, Stergiopoulos K, Hadjipavlou A. Treatment of closed unstable metacarpal fractures using percutaneous transverse fixation with Kirschner wires. J Trauma 2003;55(3):509–513.

[8] Giddins GEB. The non-operative management of hand fractures. J Hand Surg Eur Vol 2015;40(1):33–41.

[9] Gonzalez MH, Igram CM, Hall RF Jr. Flexible intramedullary nailing for metacarpal fractures. J Hand Surg Am 1995;20(3):382–387.

第 41 章　指骨关节骨折导致的手指挛缩

Christian K. Spies, Frank Unglaub

41.1　病例

　　一名 81 岁男性患者，因左小指近节指骨头经髁的关节内骨折，经切开复位克氏针联合指骨背侧锁定钢板内固定后表现出近端指间关节僵硬的症状。这名患者 12 周前为了避免摔倒而不慎伤及小指。患者术后固定了 2 周，接着我们将患指与邻近手指用 Buddy-Tape 绷带固定并鼓励患者主动活动手指。在转诊时，患指近端指间关节完全僵硬，患者抱怨手指红肿是因为内固定引起的。复位 11 周后经复查 X 线证实骨折骨性愈合（图 41.1）。

41.2　解剖学

　　患者小指轻微肿胀（图 41.2）。近节指骨和指间关节背侧的瘢痕组织与皮下组织牢固地粘连在一起。

　　在近端指间关节尺侧经皮可触及克氏针。近端指间关节完全僵硬（视频 41.1）。远端指间关节和掌指关节被动活动不受限制。掌指关节可以主动屈伸，而远端指间关节不能进行主动活动。对 6 区域肌腱粘连的伸肌试验未能得出阴性结果。此检查的对象是 5 区和 6 区，正常生理情况下，不管手腕位置如何，掌指关节的无限屈曲可以通过近端指间关节的屈曲实现，而在病理情况下，掌指关节的屈曲则需通过近端指间关节的伸直实现，反之亦然。然而髓柱试验与虎爪试验都提示近节指骨处肌腱粘连。髓柱试验覆盖了 4~6 区，其结果表明，生理上，手指在最大可能伸向近端手掌的过程中，掌指关节与近端指间关节屈曲，而远端指间关节伸直。虎爪试验的对象是 1~3 区，其结果表明，正常生理情况下，同一手指的近端指间关节和远端指间关节都存在屈曲。

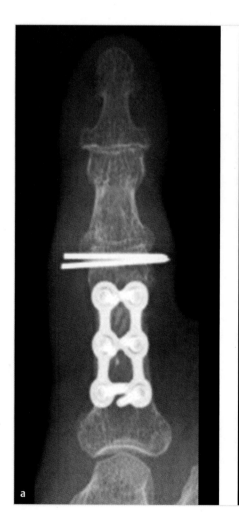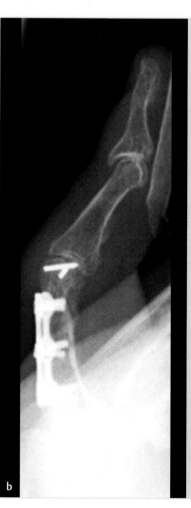

图 41.1　（a，b）这名患者左小指骨折后使用克氏针及背侧锁定钢板固定后，表现出左小指近端指间关节僵硬的症状

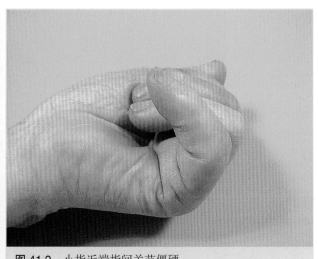

图 41.2 小指近端指间关节僵硬

41.3 推荐治疗方案

经过详细的临床检查，我们认为近端指间关节挛缩是由 3~5 区伸肌腱粘连导致的。在结构稳定、保守治疗有效的前提下，应避免进行"侵入性"的骨结合术。根据解剖区域看，指骨背侧钢板的放置会导致肌腱粘连继而并发指间关节僵硬。在关节挛缩的外科手术治疗中每步手术操作后都需要进一步评估关节活动度，防止出现关节不稳定。

推荐治疗方案

- 去除内固定物。
- 伸肌腱松解术。
- 近端指间关节松解术。

41.4 手术技术

采用原手术切口，锐性分离暴露指伸肌腱（图

41.3a，b）。纵向切开中央腱束显露下面的钢板（图41.3c）。用手术刀将伸肌腱从钢板上松解开。拧下螺钉后将钢板取出，清除指骨表面多余组织（图41.3d~f）。术中探查见指伸肌腱粘连区域为 3~5 区。在用骨膜剥离子进行肌腱松解前，经单独的皮肤切口取出克氏针。伸肌腱松解后，检查近端指间关节活动度，见活动度范围增加了 20°。为了更好地活动伸肌装置切断指横支持韧带（图 41.3g）。切开背侧关节囊松解近端指间关节。横向切开关节囊背侧并用骨膜剥离子插入关节进行松解（图 41.3h）。松解掌板和掌侧关节囊至关重要，因为粘连会明显限制关节运动（图41.3i）。缝合中央腱束后检查近端指间关节，可见关节活动度达到 10° ~100°（图 41.3j，视频 41.2）。

41.5 术后效果评估

术中关节活动度从 10° 增加到 100°，已经是相当好的结果。术后指导患者进行物理治疗以及对患者的教育是至关重要的。我们建议术后在保证无痛的情况下加强物理锻炼（图 41.4）。

41.6 技术要点

- 为了确定病变，要进行严格的临床检查。
- 使用手术放大镜逐步进行手术。
- 从正常的组织界面开始识别所有解剖结构。
- 用手术刀和骨膜剥离子锐性切断和分离伸肌装置。
- 每一步手术操作后，必须进行肌腱滑动和关节活动度的检查。
- 术后在保证无痛前提下立刻进行物理锻炼。
- 减轻组织水肿至关重要。
- 为了维持关节活动，要进行 6 个月严格的功能锻炼。

（魏明杰 译）

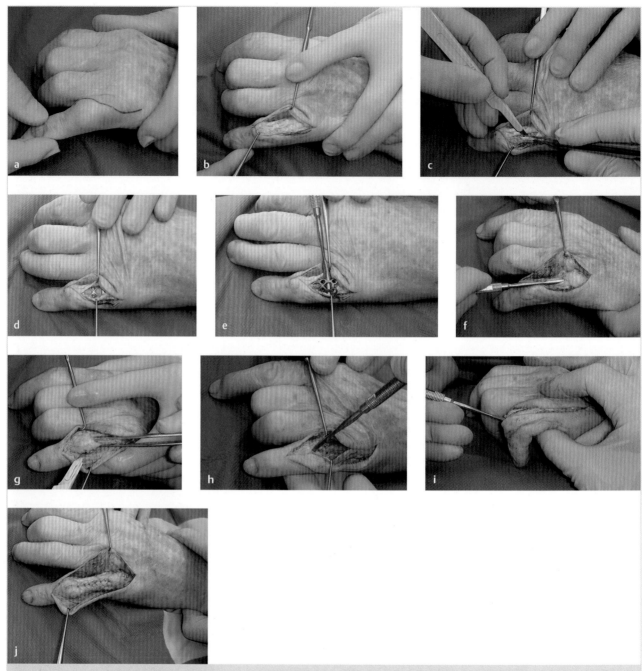

图 41.3 （a~c）锐性分离暴露指伸肌腱。（d）显露伸肌腱底下的钢板。（e）用骨膜剥离子取出钢板。（f）用骨膜剥离子松解伸肌腱 4 区。（g）切除指横支持韧带。（h，i）横向切开关节囊背侧并用骨膜剥离子插入近端指间关节进行松解。（j）中央腱束缝合后的位置

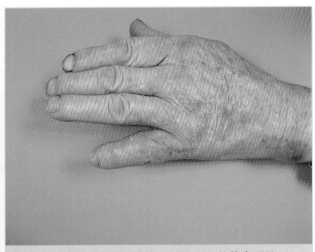

图 41.4　术后 6 个月的结果，可见 10° 的伸直不足

参考文献

[1] Abbiati G, Delaria G, Saporiti E, Petrolati M, Tremolada C. The treatment of chronic flexion contractures of the proximal interphalangeal joint. J Hand Surg [Br] 1995;20(3):385–389.

[2] Ghidella SD, Segalman KA, Murphey MS. Long-term results of surgical management of proximal interphalangeal joint contracture. J Hand Surg Am 2002;27(5): 799–805.

[3] Hahn P, Unglaub F. Therapy of the stiff hand. In: Towfigh H, Hierner R, Langer M, Friedel R, eds. 1st ed. Heidelberg: Springer; 2011:268–276.

[4] Kaplan FTD. The stiff finger. Hand Clin 2010;26(2):191–204.

[5] Kilgore ES Jr, Graham WP III, Newmeyer WL, Brown LG. The extensor plus finger. Hand 1975;7(2):159–165.

[6] Kulkarni M, Harris SB, Elliot D. The significance of extensor tendon tethering and dorsal joint capsule tightening after injury to the hand. J Hand Surg [Br] 2006;31(1):52–60.

[7] Onishi T, Omokawa S, Shimizu T, Fujitani R, Shigematsu K, Tanaka Y. Predictors of postoperative finger stiffness in unstable proximal phalangeal fractures. Plast Reconstr Surg Glob Open 2015;3(6):e431.

[8] Spies CK, Unglaub F, Hahn P. Contractures of finger joints. In: Sauerbier M, Eisenschenk A, Krimmer H, Partecke B, Schaller HE, eds. Die Handchirurgie. 1st ed. Munich: Elsevier; 2014:83–94.

[9] Unglaub F, Langer MF, Hahn P, Müller LP, Ahrens C, Spies CK. Fractures of the proximal interphalangeal joint: Diagnostic and operative therapy options Unfallchirurg 2016;119(2):133–143.

第十四部分

掌骨骨折

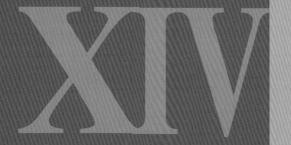

第 42 章　掌骨骨不连

Carsten Surke, Esther Vögelin

42.1　病例

一名 28 岁患者，左手不慎搅入和面机里，回缩左

手时，导致第 3 掌骨撕脱离断。患者是个重度烟瘾者。在进入急诊室时，患者中指软组织完全撕脱。初次治疗将第 3 掌骨中段以远切除，并将第 2 掌骨转位至第

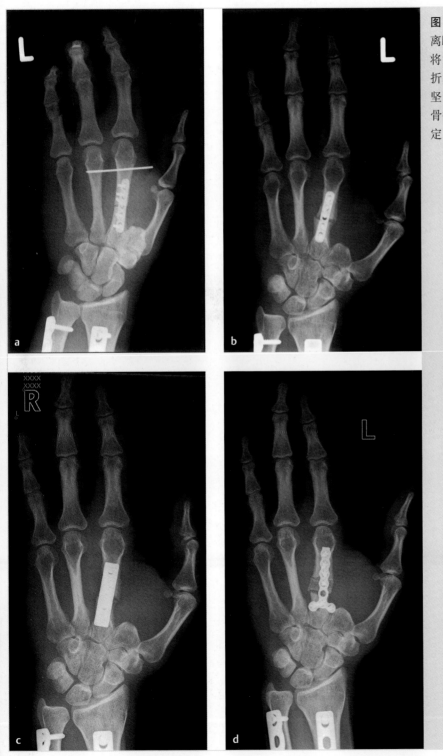

图 42.1　X 线片显示患者第 3 掌骨撕脱离断。（a）初次治疗切除了第 3 掌骨，将第 2 掌骨转位至第 3 掌骨。（b）骨折端愈合失败，形成骨不连。（c）更坚强的 2.7mm 接骨板再次固定。（d）骨折再次不愈合，2.4mm 接骨板再次固定，骨折端取髂骨植骨

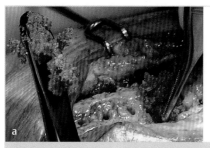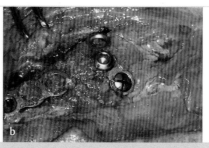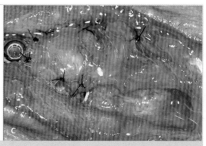

图 42.2　掌骨骨不连病例。初次治疗后 19 个月术中图片。切除骨不连。（a）联合应用 rhBMP-7 和 β-TCP。（b）2.4mm 接骨板固定。（c）缺损部位以局部骨膜瓣转位覆盖

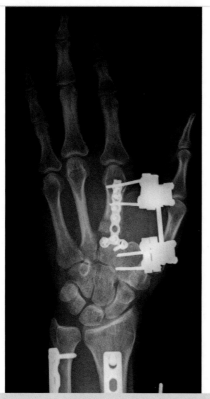

图 42.3　掌骨骨不连病例。术后 X 线片显示使用外固定增强稳定性

表 42.1　患者手术史小结

	治疗次数（次）	距上次手术时间	问题
1	第 2 掌骨转位至第 3 掌骨，5 孔非锁定接骨板固定		
2	2.7mm 4 孔非锁定接骨板再次固定	6 个月	疼痛性肥大性骨不连
3	2.4mm 8 孔 "T" 形钢板再次固定，取左侧髂骨植骨	7 个月	疼痛性肥大性骨不连
4	再次以 2.4mm 8 孔锁定钛板固定，外固定架固定 5 个月，局部应用 rhBMP-7 和 β-TCP，骨膜瓣转位	6 个月	萎缩性骨不连

3 掌骨，2.0mm 非锁定接骨板固定掌骨，远端使用 3 枚螺钉，近端使用 2 枚螺钉（图 42.1a）。术后患者出现了伴有疼痛的肥大性骨不连（图 42.1b）。初次治疗后 6 个月，使用 4 孔不锈钢钢板再次固定（图 42.1c）。又过了半年，患者再次在第 3 掌骨近 1/3 处出现肥大性骨不连，伴有活动时疼痛。7 个月后，再次切除假关节，使用 8 孔 2.4mm "T" 形钛接骨板，取左侧自体带皮质骨和松质骨的髂骨在缺损处植骨（图 42.1d）。

在愈合期间，接骨部位再次不愈合。为了在切除骨不连后诱导骨愈合，联合应用 Osigraft（rhBMP-7）和 Vitoss（Beta Tri Calcium Phosphate-Matrix），以及带蒂骨膜瓣覆盖骨缺损区，同时使用接骨板固定（图 42.2）。8 孔 2.4mm 钛锁定接骨板固定掌骨，外固定

架桥接固定第 3 腕掌关节 5 个月，直至骨愈合（图 42.3）。表 42.1 总结了患者最终治愈前的手术史。

42.2　解剖学

当患者接受最后一次手术后（伤后 26 个月，第 4 次接骨术后 7 个月），患者能够全范围屈伸手指。在愈合期间，患者回忆称轻微的外伤造成手部裂开的声音。

入院时，患者表现为第 3 掌骨近端疼痛、肿胀、因疼痛不能握拳和伸直手指。X 线片和 CT 扫描证实第 3 掌骨近端持续性萎缩性假关节，接骨板固定失效。先前的植骨几乎被完全吸收。

骨折愈合是一个复杂的过程。细胞、分子、环境和机械因素的相互作用影响骨再生。在愈合的任何时间节点上，破坏其中一个因素将会对骨折愈合产生负面影响，并可能导致骨不连。

掌骨骨不连极为罕见，常与开放性骨折、严重软组织损伤或感染有关。截骨时过热会导致成骨细胞死亡，增加骨不愈合的风险。

骨不连可分为肥大性骨不连和营养不良性骨不连。在肥大性骨不连中，由于不充分的固定和制动，骨折端持续微动阻碍了骨愈合。在营养不良性骨不连中，

营养受损，例如，由于血管形成受阻，阻碍了骨愈合。此外，吸烟还会延长长骨的愈合时间，对骨愈合产生不利影响，增加骨不连的发生率。掌骨常发生营养不良性骨不连。

不受限的手功能取决于骨结构的稳定性以及周围组织的完整性，尤其是滑动结构。由于最初的软组织损伤，无效的桥接骨缺损，多次手术，骨不连几乎总会严重损害手的功能。即使在骨愈合后，手部功能也会受到限制。

42.3 推荐治疗方案

根据放射学诊断，患者由持续的肥大性骨不连转变为营养不良性假关节，导致内植物失效。在治疗过程中，关注重点从使用更强类型的固定物改善稳定性，转变到通过引入生长因子和局部带血管蒂骨膜瓣改善截骨部位的营养和血液供应。最终，这些尝试都失败了。

为了达到骨愈合，必须选择一种不同的方法。在骨不连处引入独立供血的健康骨。这可以通过移植带血管蒂的皮质松质骨实现。这些移植物可以从髂骨或其他来源如股骨内侧髁、腓骨、肩胛骨或肱骨获取。此外，包含皮瓣的骨移植物还可以监测移植物的血运。

首先，必须彻底地清除骨不连部位。任何肉眼可识别的坏死组织都必须切除。必须将掌骨断端清创至点状出血。测量缺损的大小和缺损部位到合适供区血管的距离，据此选择合适的带血管蒂的移植物。在选择髂骨移植时，必须确保供区未受损伤。在这例特殊病例中，因前次手术已取左侧髂骨移植物，本次手术选择右侧髂骨。计划切取带血管蒂骨皮瓣监测移植物

血运。

推荐治疗方案

• 治疗应关注潜在的问题——血管化和稳定性。
• 彻底切除假关节并用带血管蒂的移植物替代。
• 可从髂骨、腓骨、肩胛骨或肱骨切取一块带血管蒂的游离骨移植物，桥接较大的缺损或持续性骨不连。
• 为了监测移植物血运，可以选择骨皮瓣移植物。

42.4 手术技术

患者转运到手术室，仰卧位，左上肢放在手术桌上。在全身麻醉下，使用上肢止血带，将左上肢和右侧髂嵴消毒。

42.4.1 左手

切开转位的示指部位手术瘢痕，然后显露断裂的钛接骨板（图 42.4a，b）。如果在手术前手指位置是可以接受的，则通过 2 枚 1.25mm 的克氏针将第 3 掌骨暂时固定至第 4 掌骨以维持其位置。取出断裂的接骨板，随后，小心切除假关节和所有瘢痕组织（图 42.4c）。

在止血带充气前，先显露掌骨的断端，然后用线锯和 / 或摆锯逐步切除，直至松质骨和断端可见出血点，确保完全切除瘢痕组织和硬化骨。要注意的是，要持续用水冷却，避免截骨时产热过多。测量骨缺损的尺寸。然后将切口向桡侧和近端鼻烟窝内的桡动脉处延伸。注意不要损伤桡神经浅支。识别桡动脉腕背支和头静脉并用线结标记。

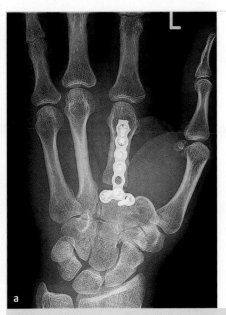 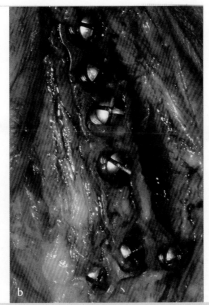 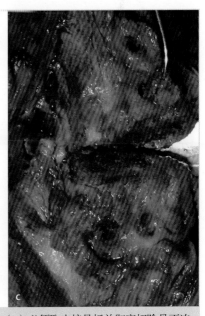

图 42.4 掌骨骨不连病例。（a）X 线片和（b）术中照片显示内固定失败，骨折不愈合。（c）必须取出接骨板并彻底切除骨不连

42.4.2　右侧髂骨

在腹股沟韧带下方股动脉搏动处沿腹股沟韧带向髂前上棘做切口，向髂嵴方向延长切口，根据左手皮肤缺损尺寸保留合适大小的皮瓣，劈开肌纤维显露腹直肌下缘，随后切断腹内斜肌和腹横肌，识别出旋髂深动脉的血管蒂（图42.5a）。在皮瓣内侧切开，沿血管蒂向头侧、外侧显露。将髂肌从髂骨上剥离，根据计划切取骨瓣。截骨的最腹侧位置应在髂前上棘背侧约3cm处，以防止髂骨骨折。切取皮瓣，并从外侧显露髂骨，然后截骨，切取骨皮瓣（图42.5b），需注意保护股外侧神经。

42.4.3　左手

根据掌骨缺损尺寸修剪骨移植物，避免损伤血管蒂和皮瓣。修剪骨移植物时需保留骨膜。调整骨移植物至合适的方向，将移植骨与掌骨的皮质骨和松质骨对合。移植骨匹配缺损区后，2.0mm桥接钢板放置在

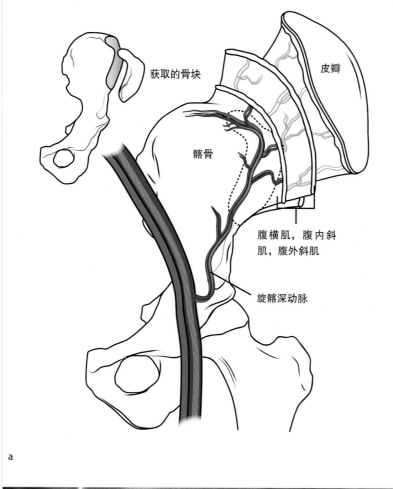

获取的骨块

皮瓣

髂骨

腹横肌，腹内斜肌，腹外斜肌

旋髂深动脉

a

图42.5　掌骨骨不连病例。（a）示意图。（b）从髂骨切取带血管蒂游离皮瓣、松质骨瓣术中照片

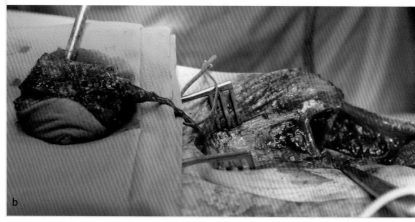

b

掌骨桡侧，接骨板远端固定转位的第2掌骨远端，近端固定第3掌骨近端。可通过克氏针或螺钉固定移植骨。残留小的骨缺损填充松质骨。

血管蒂修剪至合适长度避免迂曲和张力。随后，显微镜下以10-0缝线将移植物静脉与头静脉吻合，动脉与桡动脉腕背支端端或端侧吻合。通过皮瓣观察移植物血运（图42.6），将骨膜包绕移植物和促骨愈合材料。以单结缝合皮肤，避免皮瓣受压。最后，使用简易的引流避免血肿压迫。敷料覆盖以观察骨皮瓣血运。

42.4.4　手术步骤

1. 经掌骨克氏针将掌骨固定在正确的轴向和旋转位置。
2. 必须完全切除假关节（通常比预期的缺损大得多）。
3. 准备骨端，切除硬化骨，直至新鲜的出血点。
4. 在缺损附近准备足够的血管。

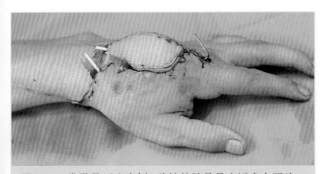

图42.6　掌骨骨不连病例。移植的髂骨骨皮瓣术中照片。可通过皮瓣观察移植物血运

5. 从髂骨取骨移植物。
6. 将移植物修剪到合适的大小并植入缺损部位。
7. 显微血管吻合。
8. 使用引流预防血肿压迫移植物。
9. 术后5天，通过颜色、毛细血管反应和皮温持续监测骨皮瓣血运。

42.5　术后效果评估

通过手术切除骨不连，从髂骨移植骨皮瓣，最终使转位的掌骨骨性愈合。手部骨折的牢固愈合改善了患者的疼痛状态，通过物理治疗恢复手部主动活动（图42.7）。

掌、指骨骨不连非常少见，最终愈合前，清晰的骨折线可持续长达1年之久。在这个病例中，发展成肥大性骨不连，在截骨部位形成硬化骨。截骨部位不稳定的固定导致断端过多微动，最终导致骨不连。在初次手术中，接骨近端仅有2枚螺钉固定。使用更长的钢板，跨第3腕掌关节临时固定可提供足够的稳定性。这个问题可在初次手术中在更近端截骨避免。皮质骨通过骨内或软骨内成骨，松质骨愈合通过膜内成骨，非板层骨直接通过骨髓产生，似乎可快速愈合。尽管添加了非血管化的骨移植物，3次连续的手术导致了持续的肥大性骨不连。由于营养不良和不稳定固定，进一步的手术尽管尝试添加生长因子和局部带血管的骨膜，最终手术失败，导致萎缩性骨不连。

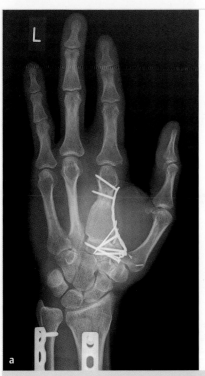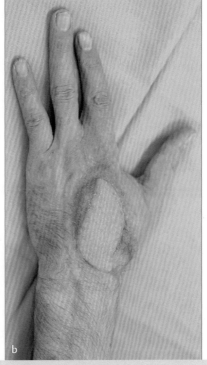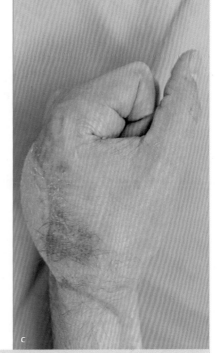

图42.7　掌骨骨不连病例。（a）X线片。（b，c）术后1年左手功能照片

在治疗过程中，反复的手术使骨的营养越来越差，促使瘢痕组织的形成，只有彻底地切除瘢痕并引入带血管蒂的游离骨移植物才能解决这一问题。因为需要 7cm×3cm 的皮瓣，我们选择带血管蒂的髂骨皮瓣，而不是股骨髁骨皮瓣，所需骨皮瓣的大小与所选择的髂嵴相吻合。

42.6　技术要点

- 理解潜在的问题：
    - 肥大性骨不连：增加稳定性。
    - 萎缩性骨不连：增加血供 / 营养。
- 彻底切除骨不连。
- 根据缺损尺寸切取移植物（松质骨移植物、皮质松质骨移植物、血管化骨皮质松质骨移植物及骨膜）。
- 根据移植物的大小和排列进行细致的修剪。
- 在不影响移植物血运的前提下坚强固定。
- 评估移植物的血管蒂最佳长度。
- 尽量在干骺端截骨。
- 吸烟不利于骨愈合。

（宗海洋　译）

参考文献

[1] Chen WT, Han C, Zhang PX, et al. A special healing pattern in stable metaphyseal fractures. Acta Orthop 2015;86(2):238–242.

[2] Giannoudis PV, Einhorn TA, Marsh D. Fracture healing: the diamond concept. Injury 2007;38 Suppl 4:S3–S6.

[3] Green DP. Complications of phalangeal and metacarpal fractures. Hand Clin 1986;2(2):307–328.

[4] Jones DB Jr, Rhee PC, Bishop AT, Shin AY. Free vascularized medial femoral condyle autograft for challenging upper extremity nonunions. Hand Clin 2012;28(4):493–501.

[5] Jupiter JB, Koniuch MP, Smith RJ. The management of delayed union and nonunion of the metacarpals and phalanges. J Hand Surg Am 1985;10(4):457–466.

[6] Ring D. Malunion and nonunion of the metacarpals and phalanges. Instructional Course Lectures. JBJS 2006;55:121–128.

[7] Safak T, Klebuc MJ, Mavili E, Shenaq SM. A new design of the iliac crest microsurgical free flap without including the "obligatory" muscle cuff. Plast Reconstr Surg 1997;100(7):1703–1709.

[8] Scolaro JA, Schenker ML, Yannascoli S, Baldwin K, Mehta S, Ahn J. Cigarette smoking increases complications following fracture: a systematic review. J Bone Joint Surg Am 2014;96(8):674–681.

第 43 章　掌骨骨折畸形愈合

Richard J. Tosti, Jesse B. Jupiter

43.1　病例

　　一名 26 岁右利手的男性，从高处跌落，左手环指受伤。X 线片显示第 4 掌骨基底骨折，骨折端轻微成角并移位（图 43.1a）。施以石膏固定治疗，在拆除石膏后，他发现握拳时，环指与中指重叠（图 43.1b）。胶带固定失败，握力显著降低。

43.2　解剖学

　　该患者掌骨关节外骨折旋转畸形愈合。畸形愈合可以根据所涉及的骨骼、畸形类型（角度、缩短、旋转、组合）、位置（关节内与关节外）、成人与儿童、合并或不合并软组织损伤进行分类。对于掌骨，如果预期畸形愈合会限制功能，外科医生应考虑矫正骨折畸形愈合。关节内畸形愈合会导致关节活动时疼痛、僵硬和关节软骨加速退变。掌骨颈畸形愈合最常表现为

向背侧成角畸形，功能受限较少。尽管尸体模型显示，掌骨每缩短 2mm，就会出现 7° 的伸直受限，但临床试验报告指出，小指和环指的向背侧成角畸形耐受性良好。然而，示指和中指掌骨颈部超过 10° 成角畸形可导致握拳时掌骨头突出部位的疼痛。此外，掌骨干成角超过 20° 可导致力量下降和手内在及无力。任何水平超过 10° 的旋转畸形常导致邻近手指重叠和干扰。旋转、短缩和成角畸形常同时发生，然而，通常只有一种主要畸形需要手术矫正以恢复功能。

43.3　推荐治疗方案

　　早期鉴别并矫正旋转畸形可预防畸形愈合。由于骨折碎片在 X 线片上不易识别，从平片观察骨折位置可能相对良好。所有掌骨骨折的患者都应在固定支具外，观察指甲的旋转平面。当手部疼痛时，使用肌腱的滑动效应（伸腕关节时观察手指的被动屈曲）可帮

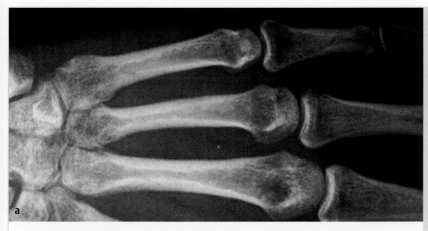

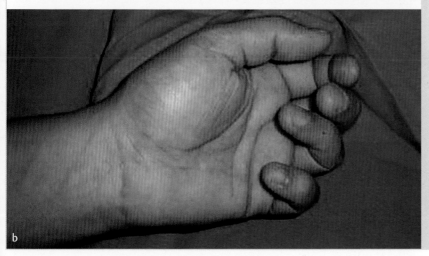

图 43.1　（a）掌骨骨折畸形愈合后旋转畸形 X 线片。（b）临床照片显示"剪刀"征

助患者握拳。当屈指时，指尖应指向舟状骨；在手指半屈曲时更易观察相邻手指的重叠。此外，胶带固定手指似乎可矫正畸形，但是，该技术只是将手指在掌指关节处旋转，在拆除胶带后手指旋转畸形重现。

应从畸形分型，软组织损伤，关节挛缩，骨折固定和康复计划综合评估畸形。摄片应包括后前位、侧位和斜位。CT扫描常有帮助，尤其是关节内骨折。在平片上追踪骨折线，并与健侧对比对手术方案很有帮助。理想的矫正时间是，有健康的软组织覆盖，初始骨折线仍可见，通常在受伤后3~4个月内。截骨方案取决于畸形愈合的类型，部位，肌腱平衡和关节活动度（表43.1）。简单关节外畸形愈合可通过矫正截骨，然而，伴有退行性变的晚期畸形或复杂畸形愈合最好行关节成形或关节融合术。桡尺侧成角畸形常通过不完全闭合的楔形截骨矫正，铰链位于哪一侧取决于远端皮质的完整性，桡尺侧成角畸形在掌骨少见，除非伴有骨缺损。掌背侧成角畸形较为常见，常需开放楔形截骨，并在开链部位植入楔形骨块，接骨板固定恢复骨长度和肌腱平衡，然而，如果没有明显短缩，闭合楔形截骨也是可接受的。如果主要表现为短缩畸形，手术医生应选择一期植骨延长接骨板固定或缓慢

牵张成骨延长。旋转畸形可通过水平去旋转截骨，或Manktelow和Mahoney介绍的阶梯式截骨。我们更喜欢阶梯式截骨，其有如下优点：骨接触面大，截骨容易控制，畸形矫正更精确，需要更少的内固定。一些医生更喜欢使用Weckesser描述的掌骨基底部水平截骨方法矫正旋转畸形，然而，该方法骨愈合面积较小、精确度低，接骨板固定可导致肌腱粘连。

推荐治疗方案

- 确定畸形愈合的类型、位置和软组织状态。
- 为功能受限行矫正手术。
- 以对侧掌骨为参照模板进行截骨。
- 横向或阶梯式截骨术矫正旋转畸形。

表 43.1　截骨矫形技术

畸形类型	截骨方案	技术
成角畸形	不完全	开放或闭合楔形截骨
旋转畸形	完全	去旋转
短缩畸形	完全	即刻或缓慢延长
联合畸形	完全	联合

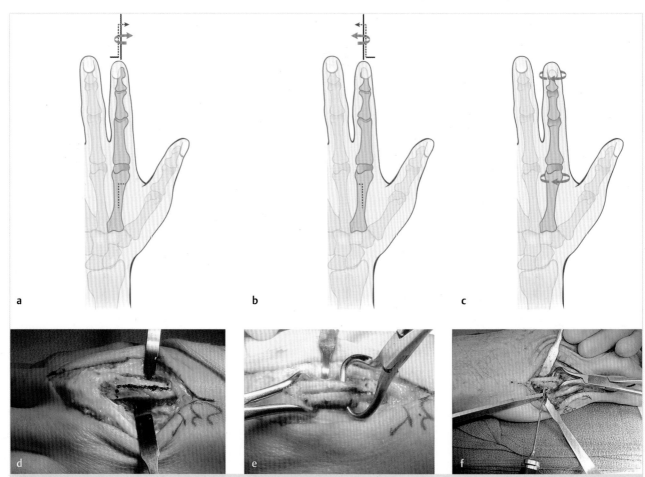

图 43.2　（a~c）去旋转和截骨手术步骤示意图。术中照片显示：（d）切开、（e）截骨、（f）固定

43.4 手术技术

通常在手指半屈曲时测量畸形的最大幅度。根据需要矫正的畸形计算背侧截骨量；楔形切除2mm背侧皮质可矫正20°（或2cm）的畸形。通过纵向背侧切口显露掌骨。牵开并保护伸肌腱。通过摆锯阶梯式截骨，计划"Z"形截骨：两个半横行和一个背侧楔形截骨。半横行截骨决定了旋转方向（图43.2a~c）。最容易观察的是远端半横行截骨与畸形在同一侧面。反向的截骨将使远端向相反方向旋转。两个半横行截骨部位相距2~3cm（图43.2d）。然后根据术前计划需要矫正的程度，在背侧骨皮质2次纵向截取纵向楔形骨块，保持掌侧皮质完整，点状复位钳可使背侧缺损对合，掌侧皮质裂开，但掌侧骨膜仍保持完整（图43.2e）。确认旋转畸形矫正，使用1.5mm或2.0mm拉力螺钉固定截骨部位（图43.2f）。

43.5 术后效果评估

术后第1天即可活动手指。夹板可以增加舒适度。术后3~4个月，放射学表现骨愈合时可允许手指全范围活动（图43.3）。

因矫正畸形的临床效果病例报道较少，掌骨畸形愈合最佳治疗方法仍有争议。Manktelow和Mahoney最早报道阶梯式截骨：22例尸体手指和10例患者。他们认为该方法是可靠、骨愈合面积大、截骨精度高，1mm背侧截骨可矫正（8.6±2）mm的畸形。Gross和Gelberman发现，尸体解剖上示指、中指和环指最大旋转畸形矫正角度为19°，小指最大角度为30°，他们认为限制旋转畸形矫正的结构为掌骨深横韧带。最近，Jawa团队报道了12例掌骨、指骨阶梯式截骨矫正旋转畸形的临床效果。所有患者均矫形成功，截骨部位愈合，关节活动度增加，1例患者需要行屈肌腱松解。

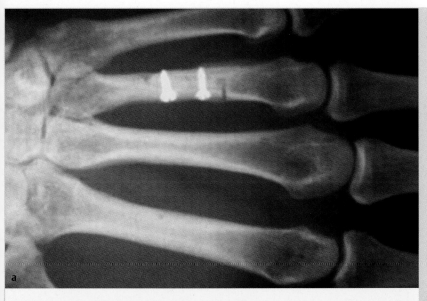

图43.3 （a）术后X线片。（b）临床效果

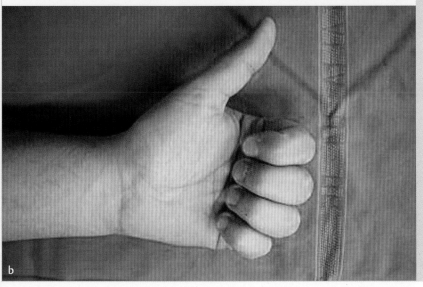

43.6　技术要点

- 通过背侧切口显露掌骨。
- 测量畸形并计算背侧皮质切除范围。
- 从远端半横行截骨面向畸形方向进行阶梯式截骨。
- 用小直径的拉力螺钉固定截骨。

（宗海洋　译）

参考文献

[1] Duncan KH, Jupiter JB. Intraarticular osteotomy for malunion of metacarpal head fractures. J Hand Surg Am 1989;14(5):888–893.

[2] Ford DJ, Ali MS, Steel WM. Fractures of the ffth metacarpal neck: is reduction or immobilisation necessary? J Hand Surg [Br] 1989;14(2):165–167.

[3] Gross MS, Gelberman RH. Metacarpal rotational osteotomy. J Hand Surg Am 1985;10(1):105–108.

[4] Hunter JM, Cowen NJ. Fifth metacarpal fractures in a compensation clinic population. A report on one hundred and thirty-three cases. J Bone Joint Surg Am 1970;52(6):1159–1165.

[5] Jawa A, Zucchini M, Lauri G, Jupiter J. Modifed step-cut osteotomy for metacarpal and phalangeal rotational deformity. J Hand Surg Am 2009;34(2):335–340.

[6] Jupiter JB, Goldfarb CA, Nagy L, Boyer MI. Posttraumatic reconstruction in the hand. Instr Course Lect 2007;56:91–99.

[7] Manktelow RT, Mahoney JL. Step osteotomy: a precise rotation osteotomy to correct scissoring deformities of the fngers. Plast Reconstr Surg 1981;68(4):571–576.

[8] Ring D. Malunion and nonunion of the metacarpals and phalanges. Instr Course Lect 2006;55:121–128.

[9] Royle SG. Rotational deformity following metacarpal fracture. J Hand Surg [Br] 1990;15(1):124–125.

[10] Strauch RJ, Rosenwasser MP, Lunt JG. Metacarpal shaft fractures: the effect of shortening on the extensor tendon mechanism. J Hand Surg Am 1998;23(3): 519–523.

[11] Weckesser EC. Rotational osteotomy of the metacarpal for overlapping fngers. J Bone Joint Surg Am 1965;47:751–756.

第 44 章 掌骨骨折成角畸形

Jeffrey Greenberg

44.1 病例

一名 20 岁男性，右手受伤 2 周（图 44.1），主诉猛击墙壁后，右手尺侧立即感到疼痛。疼痛、肿胀和无法伸指导致他的手功能下降，随后，被诊断为右手第 4、第 5 掌骨骨折移位。

44.2 解剖学

患者的第 4、第 5 掌骨骨折移位。冠状面成角 10°，矢状面成角 45°。该患者表现为掌骨干骨折中最常见的成角移位模式。由于手内在肌或外在肌腱单位牵拉，引起掌侧成角或顶端向背侧成角畸形。尽管在掌骨干骨折，矢状面成角畸形比旋转或冠状面更易接受，该例患者因各种原因考虑行手术治疗。因小鱼际肌牵拉冠状面成角 10°，冠状面成角复位失败影响功能。非解剖的冠状面对线会导致握拳时手指重叠，握力下降。矢状面成角畸形可导致手部伸直受限和 / 或外观畸形。表 44.1 总结了可接受的矢状面成角畸形范围。在单一掌骨中段骨折中，邻近的完整掌骨间韧带和腕掌关节的稳定结构可能有助于防止骨折移位。为了恢复掌骨级联、对线、主动伸指并最大限度恢复功能，最终建议手术矫正冠状面和矢状面对线不良。

44.3 推荐治疗方案

- 必须纠正冠状面、矢状面和旋转畸形。
- 必须维持骨折愈合的稳定性。
- 复位和使用器械时应尽可能减少损伤。
- 器械不应干扰内在或外在的肌腱滑动单位。
- 该患者的方案选择包括以下几点：
  —闭合复位和经皮固定。
  —切开复位和经皮固定。
  —切开复位和髓内固定。
  —切开复位和接骨板固定。

表 44.1 掌骨骨折可接受的矢状面成角畸形

示指	10° ~20°
中指	10° ~20°
环指	20° ~30°
小指	30° ~40°

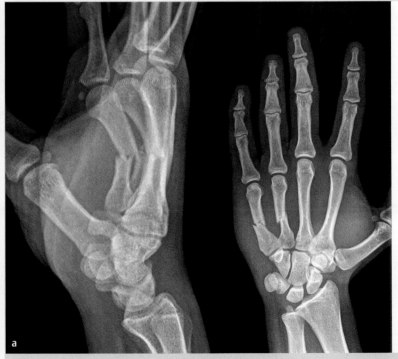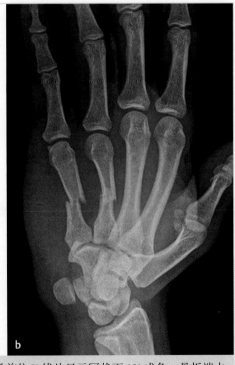

图 44.1 （a）侧位 X 线片显示第 4、第 5 掌骨横形骨折，45° 成角。（b）后前位 X 线片显示冠状面 10° 成角，骨折端水平移位

- 克氏针固定方案：
  - 张力带。
  - 交叉克氏针。
  - 横向克氏针固定。
  - 髓内固定。
- 由于就诊延迟，我们选择切开复位两处骨折，然后使用多根髓内针固定。

44.4　手术技术

患者仰卧于手术台，手臂放在可透视的手术桌上。麻醉方式通常由外科医生决定，该例患者采用局麻辅助镇静药物。上臂绑止血带，手臂常规消毒、铺单。取第4、第5掌骨背侧基底部切口，向远端延伸至骨折端。如果没有必要显露骨折端，仅需小切口显露掌骨基底部。钝性分离，保护并拉开伸肌腱，显露骨膜。剥离附着于掌骨干的手内在肌，在骨折端切开并掀起骨膜，显露骨折端。

显露骨折端后，清理早期骨痂可使骨折端精确复位，此时髓腔可见，然后，显露掌骨基底部。3.5mm钻头在掌骨基底部向髓腔内开口（图44.2a）。在透视下精确定位开口点。第2~第4掌骨进针点位于腕掌关节远端掌骨基底部，掌骨干连线上。第5掌骨开口点位于腕掌关节远端，掌骨基底部尺侧。为利于克氏针的穿入，钻头先垂直于掌骨表面背侧，全速开启电钻直至钻头钻入背侧皮质，缓慢将钻头贴向前臂，沿掌骨轴线方向钻向远端（图44.2b）。当钻透背侧皮质后，将钻头与背侧皮质呈30°角。钻头全速启动将单皮质孔扩大，防止医源性骨折。当可取得髓腔通道后，可选择并准备克氏针以固定骨折。

第4掌骨髓腔峡部最小，仅需较少的小直径的克氏针。通常，髓腔可容纳2~5根克氏针。剪断克氏针

尖端，防止克氏针穿入或穿出骨皮质（图44.3）。将克氏针远端轻度折弯，利于其通过骨折端。

准备好克氏针后，"T"形手柄或持针器持住并操纵克氏针。将克氏针折弯的一端通过背侧开口点顺行插入髓腔（图44.4a）。小的折弯允许克氏针从掌侧皮质滑过，避免穿出骨皮质。术中透视确保克氏针穿过骨折端，连接到骨折远端（图44.4b）。手法复位骨折并旋转克氏针可帮助克氏针通过骨折端。

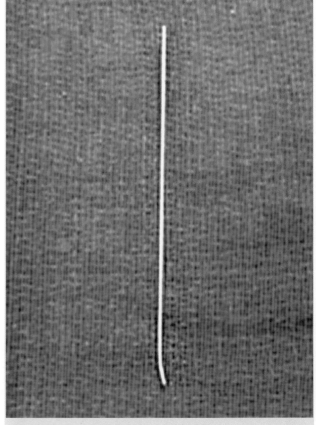

图44.3　剪去克氏针尖端，远端轻度折弯

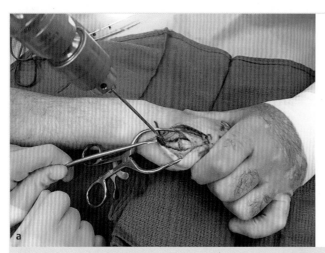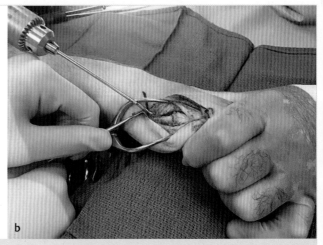

图44.2　（a）与掌骨干垂直方向开始钻孔。（b）缓慢将钻头向前臂下压，在此位置下钻透近端皮质。该角度可使克氏针易于通过髓腔

克氏针位于掌骨头软骨下骨，此时，手柄或持针器可以取下。保留克氏针尾端的原始长度。当插入多根克氏针后，骨折端一般会进一步复位。至少再插入一根相同尺寸的克氏针（图44.5a）。每根克氏针以不同的位置插入至掌骨头软骨下骨：尺侧、桡侧、掌侧、背侧和中央。当髓腔填满后，骨折复位应满意。可通过旋转单根克氏针或手法微调，复位骨折。在近端，每根克氏针向外抽出足够长度并剪断，然后再次将克氏针置入髓腔内，避免穿入掌骨头（图44.5b）。当所有的克氏针剪断并插入后，透视确认克氏针尾端没有突出于掌骨基底部，以免干扰伸肌腱，同样需要透视确认，避免克氏针远端穿入掌指关节。关闭伤口前，活动手指确保旋转复位。

术后，在敷料包扎下，活动未固定的关节。术后首次随访，通常在术后10~14天，拆除缝线，手部夹板固定，允许指间关节活动。与内固定刚性固定相比，

髓内固定强度足够允许早期关节活动。术后6周即可达到临床愈合，全范围活动手指。

44.5 术后效果评估

实际上，髓内针固定掌骨干骨折，取得了良好的临床效果（图44.6）。急性骨折，不切开骨折端，闭合复位髓内针固定通常是可行的（图44.7）。如果复位不满意或复位困难，推荐有限切开复位技术（图44.8）。该技术的特殊并发症为克氏针穿入掌指关节和伸肌腱干扰。如果需要取出内植物，通常可通过皮质切开取出；然而，仔细观察术中透视影像和直视下观察克氏针近端可避免此类并发症。

44.6 技术要点

• 使用透视确定合适的进针点，并确保良好的冠状排列，以便在掌骨基底部开口。开口点不应干扰近端腕掌关

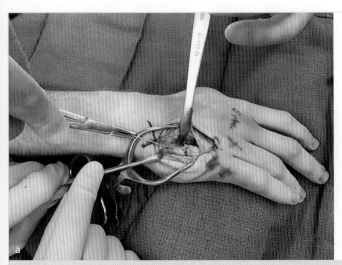
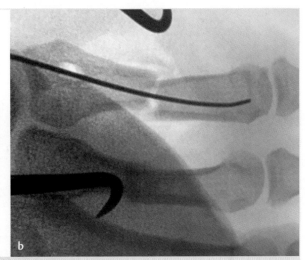

图44.4 （a）第1根克氏针穿过骨折端。（b）穿入第一根克氏针的透视影像

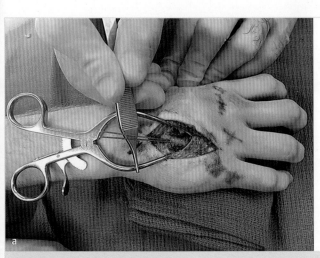
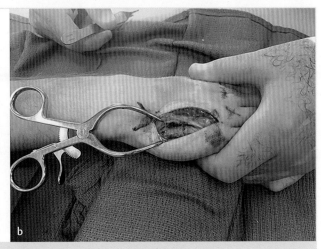

图44.5 （a）穿入第2根克氏针。（b）剪断克氏针后，再次敲入克氏针，尾端与背侧皮质齐平

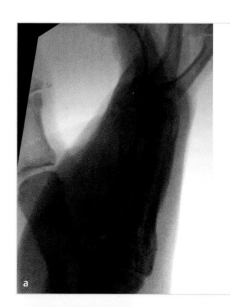
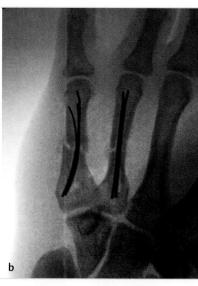

图 44.6 （a）术后侧位 X 线片显示骨折复位，矢状面畸形矫正。（b）术后正位 X 线片确认冠状面成角和水平移位矫正

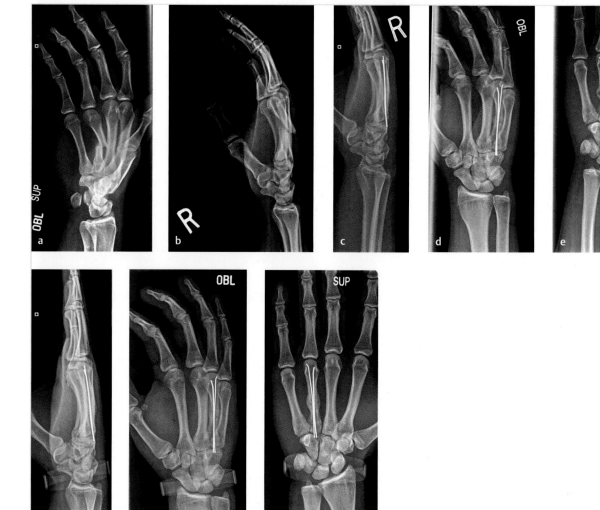

图 44.7 18 岁男性，第 4 掌骨干闭合性骨折移位。（a，b）术前 X 线片。（c~e）经皮髓内针固定术后 2 周 X 线片。注意早期大量的骨痂与骨折二期愈合反应一致。（f~h）经皮克氏针髓内固定术后 6 周 X 线片。该患者可以全范围活动手指

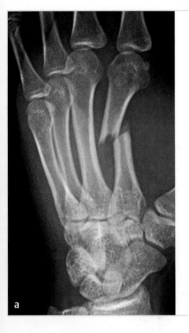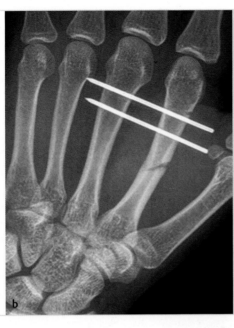

图44.8 第2掌骨向掌侧成角移位的不稳定骨折。(a)术前X线片。(b)另一种克氏针固定掌骨干、矫正成角畸形的方案

节，并以髓腔为中心。

- 用钻头或锥子在背侧皮质垂直开口，缓慢降低电钻，平行于掌骨髓腔，以利于克氏针穿过髓腔。
- 剪断克氏针尖端并预弯。
- 使用术中透视影像、手法操作和弯曲克氏针帮助克氏针穿过骨折部位。
- 使用2~5根克氏针逐步改善骨折复位，增强旋转稳定性。
- 对于第4掌骨骨折，因峡部细小，需要较小直径的克氏针。
- 将克氏针稍微向外拉出以切断至合适长度，然后敲击克氏针末端，防止克氏针尾端突出于近端背部。
- 透视并严格评估，以确保克氏针远端没有穿入掌指关节。
- 这项技术不适用于粉碎性掌骨骨折或伴有骨缺损的骨折，因为可能无法取得纵向稳定性。

（宗海洋 译）

参考文献

[1] Cheah AE, Yao J. Hand fractures: indications, the tried and true and new innovations. J Hand Surg Am 2016;41(6):712–722.

[2] Foucher G. "Bouquet" osteosynthesis in metacarpal neck fractures: a series of 66 patients. J Hand Surg Am 1995;20(3, Pt 2):S86–S90.

[3] Galanakis I, Aligizakis A, Katonis P, Papadokostakis G, Stergiopoulos K, Hadjipavlou A. Treatment of closed unstable metacarpal fractures using percutaneous transverse fxation with Kirschner wires. J Trauma 2003;55(3):509–513.

[4] Moon SH, Kim HS, Jung SN, Kwon H. The efcacy of transverse fxation and early exercise in the treatment of fourth metacarpal bone fractures. Arch Plast Surg 2016;43(2):189–196.

[5] Potenza V, Caterini R, De Maio F, Bisicchia S, Farsetti P. Fractures of the neck of the fifth metacarpal bone. Medium-term results in 28 cases treated by percutaneous transverse pinning. Injury 2012;43(2):242–245.

[6] Rhee SH, Lee SK, Lee SL, Kim J, Baek GH, Lee YH. Prospective multicenter trial of modifed retrograde percutaneous intramedullary Kirschner wire fxation for displaced metacarpal neck and shaft fractures. Plast Reconstr Surg 2012;129(3):694–703.

[7] Ruchelsman DE, Puri S, Feinberg-Zadek N, Leibman MI, Belsky MR. Clinical outcomes of limited-open retrograde intramedullary headless screw fxation of metacarpal fractures. J Hand Surg Am 2014;39(12):2390–2395.

[8] Sletten IN, Nordsletten L, Husby T, Ødegaard RA, Hellund JC, Kvernmo HD. Isolated, extra-articular neck and shaft fractures of the 4th and 5th metacarpals: a comparison of transverse and bouquet (intra-medullary) pinning in 67 patients. J Hand Surg Eur Vol 2012;37(5):387–395.

第十五部分

Problems 关节炎

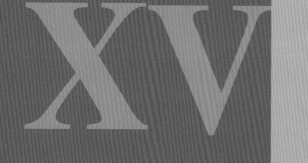

第 45 章　疼痛反复发作的基底关节炎

Michael S. Gart, Daniel J. Nagle

45.1　病例

一名 47 岁右利手女性，因掌大关节炎在外院接受手术后反复出现右拇指疼痛。她的初次手术是大多角骨切除，桡侧腕屈肌悬吊术，因为出现术后不稳定，再次行翻修性关节成形术，并用拇长展肌（APL）肌腱重建掌骨间韧带。陈述病史时，患者诉右拇指基底部疼痛，日常活动难以进行，包括捏和抓的动作。

45.2　体格检查

体格检查可见既往手术瘢痕。拇指掌指关节（MCP）活动时无疼痛。第 1 掌骨向近端移位，拇指呈"之"字形，掌指关节过伸 25°。这种过伸可通过第 1 掌骨解剖复位纠正。腕部可触及桡侧腕伸肌腱残端的滑动以及清晰的掌长肌腱。第一次手术后复查的 X 线片符合大多角骨切除和 FCR 韧带重建术术后影像。值得一提的是，第 1 掌骨向近端移位，撞击舟状骨，但掌指关节无关节炎表现（图 45.1a~c）。在关节翻修手术后，拇长展肌腱骨锚重建后，第 1 掌骨和舟状骨之间的间隙已恢复（图 45.1d~f）。然后 6 个月后，她的第 1 掌骨再次向近端移位，与舟状骨接触（图 45.1g~i）。

45.3　推荐治疗方案

虽然她的前两次手术是在另一家医疗机构进行的，

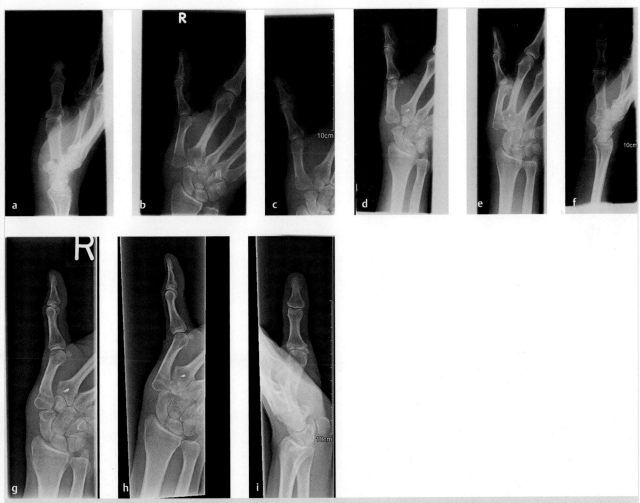

图 45.1　（a~c）大多角骨切除术和桡侧腕屈肌悬吊术后的影像学表现。注意第 1 掌骨基部的骨隧道，第 1 掌骨向近端移位导致的舟状骨撞击。（d~f）关节成形术翻修后的影像学表现。可以看到大多角骨切除后的空间。（g~i）术后 6 个月，第 1 掌骨向近端移位，与舟状骨发生撞击

但我们认为，他们手术操作得当，因为患者确实暂时缓解了症状，X线片提示影像上改变明显。虽然手术操作得当，但第1掌骨向近端的反复移位，强烈提示韧带松弛。然而，并没有其他证据提示患者是马凡氏综合征或Ellers-Danloss综合征。考虑到年龄和功能状况，我们选择重建掌骨间韧带，并切除第1掌骨的已经发生关节炎改变的基底部分。鉴于桡侧腕伸肌和拇长展肌腱已不复存在，所以我们切取掌长肌腱移植来重建掌骨间韧带。

推荐治疗方案

- 切除第1掌骨基底是增加第1掌骨和大多角骨间隙的关键。
- 移植的肌腱必须牢固锚定于第1掌骨基底。
- 对于这个切取了FCR和APL肌腱的患者而言，掌长肌腱是可以就地取材、进行肌腱移植的良好选择。
- 对于掌长肌腱缺如患者，可以选取其他肌腱进行移植，比如跖肌腱或者桡侧腕长伸肌腱来重建掌间韧带。
- 当使用肌腱游离移植时，术后需要延长固定时间，当开始小幅度的运动锻炼时需要在严密监督下进行。康复计划需要推迟2周进行。

45.4 手术技术

术前用留置导管进行锁骨区域神经阻滞，以减轻术后疼痛。患者进入手术室后取平卧位，四肢置于手术台上。常规消毒铺巾，驱血后气囊止血带充气至250mmHg。操作可参考视频45.1。采用Wagner切口进入拇指腕掌关节（CMC），向近端延长切口，以便切取掌长肌腱。切口做Z成形，以防止术后瘢痕挛缩，影响腕关节活动（图45.2）。向下分离至鱼际肌，注意保护桡神经浅支和桡动脉。切开鱼际肌在第1掌骨和尺骨上的筋膜支点，就可以显露第1掌骨和CMC关

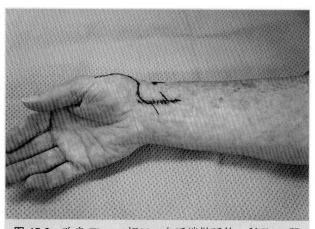

图45.2 改良Wagner切口，向近端做延伸，利于PL肌腱切取

节囊。在拇长展肌腱和拇短伸肌腱之间或APL滑车之间纵向切开关节囊，向桡侧或者尺侧分离关节囊。注意保护关节囊的完整性，以便后续缝合。

用往复锯截除第1掌骨基部。截骨在关节面最远端处、干骺交界处进行（图45.3）。必须去除第1掌骨基部周围的骨赘，以防止术后第2掌骨的撞击。

使用Mini-Mitek锚钉将切取的掌长肌腱锚定在第2掌骨根部（桡侧腕屈肌）插入点。

使用逐次增大的钻头，从掌骨截骨处近端背侧偏桡侧处钻孔，孔径足够穿过掌长肌腱，从截骨端尺侧出，朝向第2掌骨基部方向（图45.4）。在掌骨基底部再钻一孔，以"T"形与第一个钻孔相交，以便锚钉缝合针通过来缝合固定PL腱。最后，将Mini-Mitek锚定沿掌骨桡骨峰拧入，距离第一个（PL）钻孔远端1.5~2cm。

修整骨隧道以确保骨隧道不存在锯齿状边缘或骨刺，因为久而久之这些骨刺和锐利边缘可能会磨损肌腱磨损从而导致肌腱断裂。接下来，用Hewson缝合器从第1掌骨基部拉回PL腱，从近端到远端穿过腱。将一个纱布卷放在患者手上，使拇指保持握拳位（图45.5）。助手用钳子夹住在桡侧腕屈肌腱（FCR）插入处，保持第1掌骨基部与第2掌骨基部接触，注意不要过度夹持骨隧道，以避免意外骨折（这种做法不会导致第1和第2掌骨之间的撞击）。保持掌长肌腱的张力，使其垂直作用于第2掌骨基部。用3-0普提丝线（PDS）穿过之前钻的缝合孔并穿过孔中央的PL肌腱，将其牢固固定在第1掌骨基部。在缝合时一定注意，不要使掌骨向近端或远端移位。否则会导致重建后不稳。然后使用先前放置的Mitek锚进一步将肌腱固定在第1掌骨远端。

用4-0 PDS缝线拉紧原先大多角骨切除后的空腔的深层组织，以闭合关节囊（此技术将关节囊拉入掌舟间隙，帮助修复稳定，防止第1掌骨向近端移位）。使用4-0 PDS将关节囊重叠缝合关闭。

然后将拇短伸肌腱（EPB）缝合到腕掌关节（CMC）的关节囊上，使拇短伸肌腱（EPB）代替拇外展肌功能，帮助稳定修复并降低拇指掌指关节（MCP）过伸畸形的可能性。EPB肌腱缝合在关节囊上的远端剩余部分，1~1.5cm的肌腱需切除，防止形成瘢痕粘连。

然后用4-0 PDS缝合修复鱼际筋膜，注意保护桡神经浅支。将止血带放气后彻底止血。用4-0 Prolene线按之前标记的"Z"成形法缝合皮肤（图45.6）。拇指用管型石膏固定。

通常在手术后3天患者做首次术后访视，由于做了游离肌腱移植，患者在术后6周内都要使用管型石膏固定拇指（图45.7）。第6周时，患者将会更换为

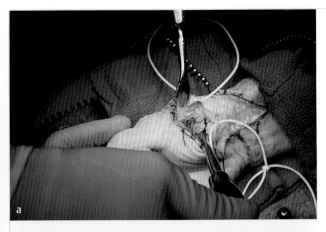
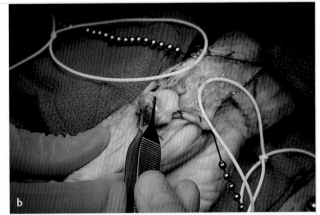
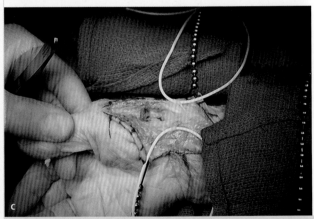

图 45.3 （a）第1掌骨基部切除。显露的是第1掌骨基部，以便切除。（b）第1掌骨基部节段切除。（c）掌骨基部切除后掌骨－舟骨间隙

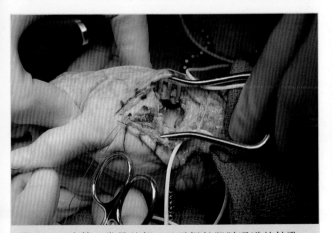
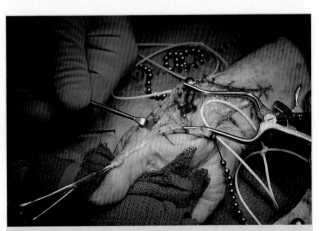

图 45.4 在第1掌骨基部，显示拇长肌腱通道的钻孔，沿桡骨嵴拧入 Mini-Mitek 锚钉，离桡骨嵴远约 1cm，标记第2个钻孔，锚定缝线针将通过该钻孔

图 45.5 当拇指处于握拳的位置时，保持掌长肌腱张力，用 3-0 PDS 缝线和 Mitek 缝线将其牢固固定，注意使掌骨向近端或远端移位

石膏托，允许拇指做限制性活动，但要避免拇指内收。第8周时，拇指可以进行全范围的活动，在第10周时根据情况可进行拇指强化锻炼。在3周时拆除缝线。

45.5　术后效果评估

切除掌骨基底部，术后恢复了掌舟间隙（图

45.8）。未发现掌骨向近端移位。在14周内患者拆除固定的石膏，恢复了所有的日常活动，没有疼痛。

45.6　技术要点

• 短缩第1掌骨，移除关节炎骨，保留掌骨－舟状骨间隙。

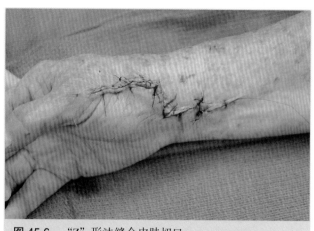

图 45.6　"Z"形法缝合皮肤切口

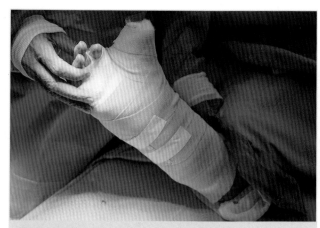

图 45.7　术后随访时的管型石膏固定拇指

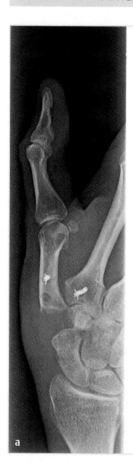

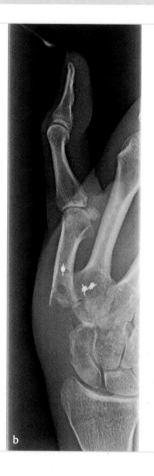

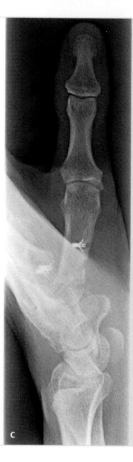

图 45.8　（a~c）第 1 掌骨基部切除、用掌长肌腱重建掌间韧带后的影像学表现

- 为避免术后不稳定，用于重建的肌腱必须牢固固定于第 1 掌骨基部，同时确保掌骨不向近端或远端移位。
- 拇短伸肌 EPB 缝合到 CMC 关节囊，将其代替拇外展肌功能，切除远端 EPB 有助于防止掌指关节 MCP 过伸。
- 将缝合线拉紧大多角骨切除空腔的深部组织，以重叠方式进行关节囊修复，可增加重建的稳定性，也可作为间隔物防止第 1 掌骨撞击或近端迁移。
- 患者多次使用肌腱重建的方式进行第 1 掌骨悬吊失

败，可能与患者肌腱本身质地较松弛有关，这可能导致它们易于拉伸，并导致最终悬吊失败。
- 足够长的固定时间和渐次开始的恢复锻炼对手术远期疗效至关重要。
- 进行 CMC 关节成形术，术前必须告知患者有损伤桡神经浅支风险，术后感觉异常可能会持续数月。术中操作一定要避免损伤该神经。

（范新宇　译）

参考文献

[1] Burton RI, Pellegrini VD Jr. Basal joint arthritis of thumb. J Hand Surg Am 1987;12(4):645.

[2] Conolly WB, Rath S. Revision procedures for complications of surgery for osteoarthritis of the carpometacarpal joint of the thumb. J Hand Surg [Br]1993;18(4):533–539.

[3] Cooney WP III, Leddy TP, Larson DR. Revision of thumb trapeziometacarpal arthroplasty. J Hand Surg Am 2006;31(2):219–227.

[4] Eaton RG, Glickel SZ, Littler JW. Tendon interposition arthroplasty for degenerative arthritis of the trapeziometacarpal joint of the thumb. J Hand Surg Am 1985;10(5):645–654.

[5] Eaton RG, Lane LB, Littler JW, Keyser JJ. Ligament reconstruction for the painful thumb carpometacarpal joint: a long-term assessment. J Hand Surg Am 1984;9(5):692–699.

[6] Gerwin M, Griffith A, Weiland AJ, Hotchkiss RN, McCormack RR. Ligament reconstruction basal joint arthroplasty without tendon interposition. Clin Orthop Relat Res 1997(342):42–45.

[7] Illarramendi AA, Boretto JG, Gallucci GL, De Carli P. Trapeziectomy and intermetacarpal ligament reconstruction with the extensor carpi radialis longus for osteoarthritis of the trapeziometacarpal joint: surgical technique and long-term results. J Hand Surg Am 2006;31(8):1315–1321.

[8] Renfree KJ, Dell PC. Functional outcome following salvage of failed trapeziometacarpal joint arthroplasty. J Hand Surg [Br] 2002;27(1):96–100.

[9] Tomaino MM, Pellegrini VD Jr, Burton RI. Arthroplasty of the basal joint of the thumb. Long-term follow-up after ligament reconstruction with tendon interposition. J Bone Joint Surg Am 1995;77(3):346–355.

[10] Van Heest AE, Kallemeier P. Thumb carpal metacarpal arthritis. J Am Acad Orthop Surg 2008;16(3):140–151.

[11] Yaffe MA, Butler B, Saucedo JM, Nagle DJ. First carpometacarpal arthroplasty with ligamentous reconstruction: a long-term follow-up. Hand (N Y) 2014;9(3):346–350.

第46章　大多角骨切除术后第1掌骨疼痛性近移

Martin Richter

46.1　病例

　　一名患有 Ⅲ 期疼痛性拇指基底部骨关节炎（Eaton-Littler 分期）的 71 岁老年女性患者，接受了大多角骨切除术。术后无并发症发生。初次手术 6 个月后，患者仍诉第 1 掌骨基底部疼痛，疼痛在强力抓捏时加重，因此患者健身运动和日常生活活动量受限，并希望得以改善。

46.2　体格检查

　　体格检查显示第 1 掌骨基底部压痛，活动范围不受限。当患者进行捏或用力抓握时，第 1 腕掌（CMC1）关节发生持续疼痛，同时伴第 1 掌骨基底半脱位。牵伸和挤压应力下，第 1 掌骨基底分别向远端和近端移动 1cm（图 46.1）。研磨试验诱发疼痛，在压应力下加重，张力下消失。

　　第一腕掌（CMC1）关节 X 线片显示，第 1 掌骨近端没有直接接触舟骨（图 46.2a）。CT 断层扫描中显示，第 1 掌骨掌侧偏尺侧与小多角骨斜面接触（图 46.2b）。

46.3　推荐治疗方案

　　实施翻修手术。为避免小多角骨与第 1 掌骨基底部接触，垂直截除与之前大多角骨相对的小多角骨斜面（图 46.3），同时为防止第 1 掌骨再次向近侧移位，取一段肋软骨移植物填充于大多角骨残留间隙，并与舟骨远端固定。

推荐治疗方案

- 部分水平切除小多角骨，避免与第 1 掌骨撞击。
- 用肋软骨移植物维持大多角骨间隙高度。
- 缝合固定避免移植物脱位，制动 4 周。

46.4　手术技术

　　在第 1 腕掌（CMC1）关节的桡侧切除陈旧瘢痕，然后将切口向近端和远端方向分别延伸 2cm。在瘢痕组织中，桡浅神经的 2 个感觉分支必须进行显微神经松解术。为此，高度推荐使用外科手术放大镜。随后显露桡动脉。一旦上述结构确认安全，则行第 1 掌骨与舟骨间经瘢痕组织的纵行切口，将瘢痕组织解剖分离至一侧，显露残留的大多角骨间隙。如果第 1 掌骨推移困难，用剪刀将第 1 掌骨基底部与瘢痕组织解剖分离。在这种情况下，最重要的是确保拇长展肌肌腱（APL）止点不被分离。完成显露后，可探及小多角骨关节斜面，常可见软骨磨损（图 46.4）。如果是这样，

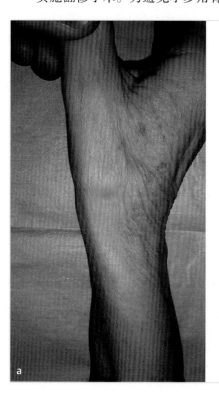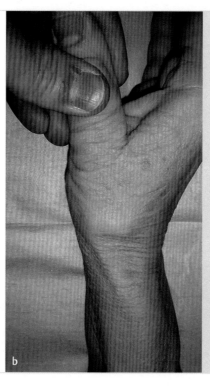

图 46.1　第 1 掌骨基底部在（a）牵张和（b）挤压下呈现不稳定

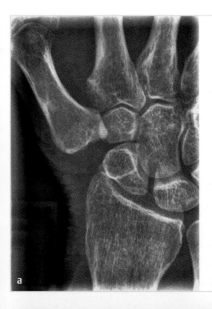
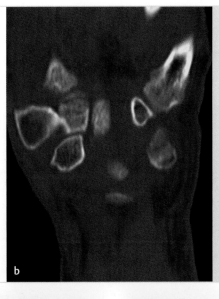

图46.2 （a）第1掌骨近端未与舟骨直接接触。（b）第1掌骨的尺掌侧缘和小多角骨关节斜面撞击

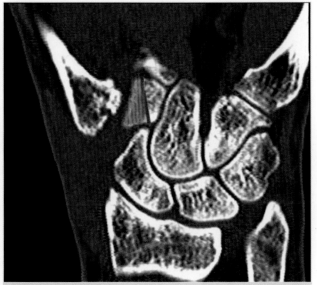

图46.3 腕关节CT扫描。红色部分显示小多角骨截骨，避免撞击

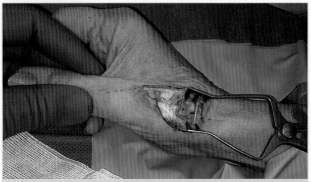

图46.4 打开大多角骨间隙，显示间隙底部小多角骨软骨病变，因与第1掌骨撞击所致

应行关节面部分垂直切除，仅留少量与舟骨相关的关节面，这样可以防止骨间接触撞击。

随后，从对侧中间肋弓处切取一个大约1cm×1cm大小的肋软骨移植物（图46.5）。在腹直肌于肋弓止点处做一长3~4cm横行切口，切皮肤、皮下组织，横行切开腹直肌前鞘，纵行劈开腹直肌，牵向一侧，显露低位肋弓。切开软骨膜，锐性分离肋软骨腹侧和背侧。避免分离过深而造成胸廓内损伤。剥离出软骨后，可用剪刀或凿子取下。逐层缝合关闭切口。

将切取的肋软骨移植物修整至适合大多角骨间隙大小（图46.6a）。为防止软骨移植物后续脱位，在舟骨远端靠近舟骨头状骨关节面处锚钉固定。移植物固定于间隙内（图46.6b、c）。2-0可吸收线缝合关节囊，尽量完整闭合关节囊。在这一步操作中注意保护桡动

脉和桡神经感觉分支。术中透视以确认第1掌骨的位置（图46.6d）。术后先使用跨拇指 - 前臂夹板固定，拆除缝线后，使用第1腕掌关节（CMC1）支具固定。术后8周内，禁止强力活动第1腕掌关节。

手术步骤

1. 首先显露桡神经感觉支与桡动脉。
2. 沿原手术切口瘢痕纵行切开显露，使第1掌骨基底部能够充分活动。
3. 切开肋弓软骨膜后，小心切取肋软骨移植物。
4. 纵行切除小多角骨斜面部分。
5. 缝合锚定固定肋软骨移植物于舟骨远端尺侧。
6. 用2-0 PDS紧密缝合关节囊，注意保护神经、动脉及肌腱。
7. 第1腕掌（CMC1）关节制动4周。
8. 术后8周内不要做强力的被动活动。

46.5 术后效果评估

术中和术后X线显示间隙高度恢复。术后3~6个

185

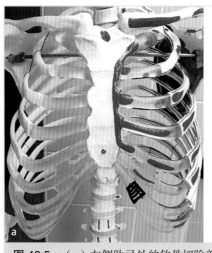
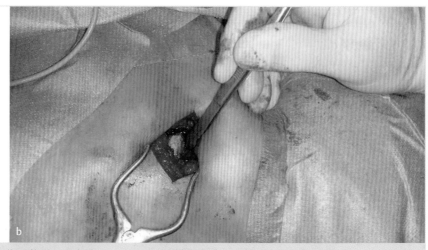

图 46.5　（a）左侧肋弓处的软骨切除部位和数量以黑色表示。（b）通过横向皮肤切口和纵行劈开腹直肌

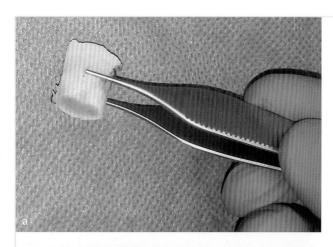
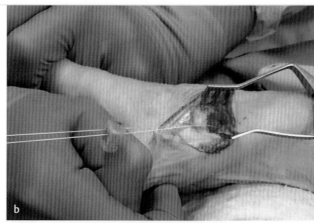
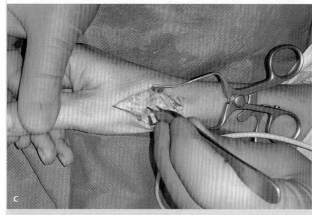
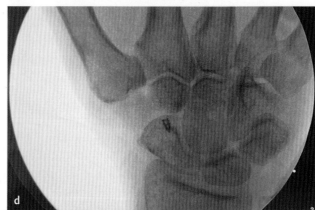

图 46.6　（a）肋软骨移植。（b）舟骨远端缝合锚定移植物。（c）位于大多角骨间隙内的移植物（两钳之间）。（d）术中 X 线显示，移植物缝合锚定到位

月后可逐步恢复第 1 腕掌关节（CMC1）的自由运动度（图 46.7）。

大多角骨切除术后的第 1 掌骨近端移位是第 1 腕掌关节（CMC1）骨关节炎治疗中偶尔发现的问题。虽然在第 1 腕掌关节（CMC1）假体置换术失败后，大多数作者建议行大多角骨切除术，但术后再次翻修仍存

争议。过去经常使用硅质间置物，但这些植入物可能脱位并导致硅胶滑膜炎，恢复其稳定是极其困难的。采用各种肌腱，如桡侧腕屈肌腱、拇长展肌腱（APL）和桡侧腕伸肌腱，进行关节悬吊成形术的翻修手术，仍然是最常用的方法。然而，这些方法的结果并不总是令人满意的。文献报道高达 30% 的结果令人失望。

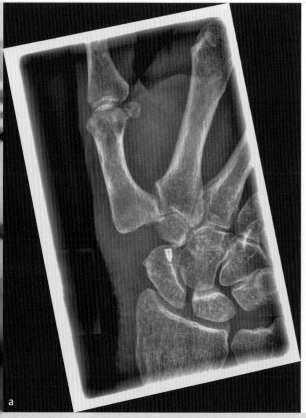
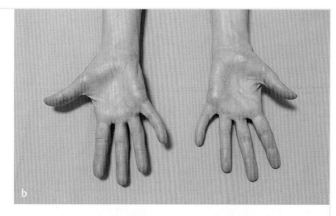
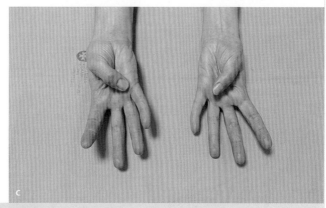

图 46.7　（a）术后 X 线片显示几乎正常的高度。（b，c）肋软骨植入 1 年后的功能

在一项拇长展肌腱（APL）行韧带成形术的系列翻修手术研究中，Brunelli 等发现 14 例患者中只有 2 例结果令人失望。但在大多数病例中存在平均 6mm 的向近端移位，表明第 1 掌骨近端移位并未得到影像学纠正。利用肋软骨移植修复大多角骨切除术后的近端移位，首次由 Glard 等描述。他们在 4 例患者中成功使用了这种方法。因此，我们越来越多地使用肋骨软骨移植在大多角骨切除术后进行翻修手术。我们随访的 10 个系列病例中，目前只有 1 例结果不满意。必须注意的是，在我们使用骨锚固定之前，我们存在肋软骨脱位的问题。尽管如此，术后的影像学近端移位情况得到改善。自从我们开始前述的手术操作方法以来，再无脱位情况发生。

46.6　技术要点

- 小多角骨水平的撞击是引起大多角骨切除术后失败疼痛的常见原因，即使第 1 掌骨和舟骨间仍存在明显间隙。
- 移植物填充维持大多角骨间隙可避免撞击的复发。
- 即使存在第 1 掌骨近侧移位，小多角骨部分水平切除也可避免撞击复发。

- 可使用缝合锚定的方法来避免移植物脱位。
- 桡神经感觉支的神经松解术和桡动脉的解剖显露，应作为外科手术的第一步，从而避免神经瘤形成及远端血流灌注不足。

（范新宇　译）

参考文献

[1] Brunelli G, Monini L, Brunelli F. Stabilisation of the trapezio-metacarpal joint. J Hand Surg [Br] 1989;14(2):209–212.

[2] Conolly WB, Rath S. Revision procedures for complications of surgery for osteoarthritis of the carpometacarpal joint of the thumb. J Hand Surg [Br] 1993;18(4):533–539.

[3] Glard Y, Gay A, Valenti D, Berwald C, Guinard D, Legré R. Costochondral autograft as a salvage procedure after failed trapeziectomy in trapeziometacarpal osteoarthritis. J Hand Surg Am 2006;31(9):1461–1467.

[4] Megerle K, Grouls S, Germann G, Kloeters O, Hellmich S. Revision surgery after trapeziometacarpal arthroplasty. Arch Orthop Trauma Surg 2011;131(2):205–210.

[5] Renfree KJ, Dell PC. Functional outcome following salvage of failed trapeziometacarpal joint arthroplasty. J Hand Surg [Br] 2002;27(1):96–100.

第 47 章　掌指骨的过度背伸畸形

Anne Argenta, Mark E. Baratz

47.1　病例

一名 54 岁右利手女性患者，主诉右拇指基部疼痛，活动拇指后疼痛加重。在过去的 3 年里，疼痛症状逐步加重，夜不能寐。她是一名护士，也是一名收银员，写字和拧瓶盖时拇指疼痛加剧，靠吃布洛芬和阿斯匹林止痛，佩戴拇指支具 6 个月，但症状没有得到改善。

专科查体见掌大关节处有类似肩样突起，第 1 掌骨内收畸形（图 47.1a，b）。休息位时掌指关节位于 25° 过伸位，可被动背伸至 45°（图 47.1c）。被动屈伸掌大关节均有疼痛。研磨试验阳性。拇指的感觉及血运正常。X 线片显示腕掌关节 Eaton 分期 4 期关节炎，掌指关节 30° 过伸畸形，掌指关节未见明显关节炎改变（图 47.2）。

47.2　解剖学

除了做精细动作时的疼痛和受限（扭瓶盖、使用剪刀等），基底关节炎患者常常抱怨的还有拇指畸形。腕掌关节韧带的松弛导致第 1 掌骨基底相对于大多角骨向桡背侧半脱位，以及拇指掌骨内收，并且进行性

加重。同时，拇短伸肌（拇短伸肌）导致代偿性掌指关节过伸。这称为 "Z" 形畸形或拇指塌陷畸形。拿钥匙的动作会加重这种畸形。

代偿性掌指关节过伸是基底关节关节炎的病理改变的一部分，可导致掌指关节关节炎和腕掌关节成形术后持续疼痛。在进行腕掌关节成形术的同时处理掌指关节过伸畸形方可获得最佳手术效果。图 47.3 显示患者在未处理掌指关节的情况下进行了腕掌关节的关节成形术；术后，她主诉掌指关节持续疼痛和畸形。

47.3　推荐治疗方案

所有腕掌关节炎的病例术前都需要对拇指掌指关节进行评估。应测量掌指关节在休息位和被动背伸时的背伸角度。痛苦和掌指关节的稳定性也是查体内容之一。X 线片用来评估掌指关节有无缺损和塌陷。

没有证据表明手术干预对轻度掌指关节过伸（< 25°）有任何功能上的优势。对于较严重的畸形（> 25°），手术干预已被普遍接受，但对于远期疗效如何尚存在争议。掌指关节过伸的手术包括软组织和/或骨的处理。由于数据有限，也没有随机对照试验表明哪种术式效

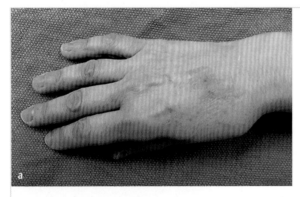
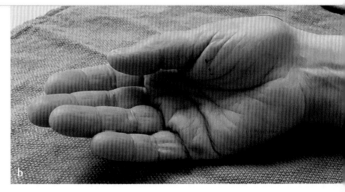
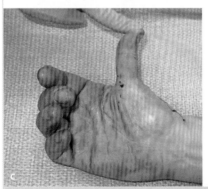

图 47.1　（a，b）术前右手照片显示典型的"肩样"畸形和掌指关节过伸。（c）被动活动可见掌指关节过度背伸

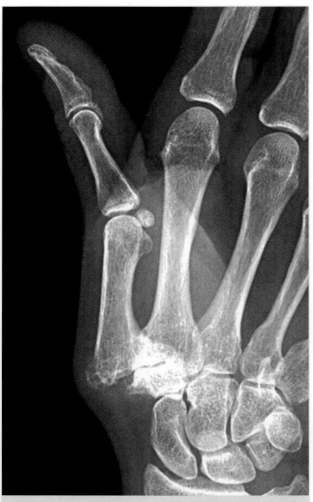

图 47.2 术前右手 X 线片显示腕掌关节 Eaton 分期 4 期关节炎，掌指关节关节尚无关节炎改变

果更佳，或与非手术治疗相比更有优势。

对于那些掌指关节有轻度关节炎或者可被动复位的患者，单纯进行软组织的修复手术即可使掌指关节在功能和外观上均得到明显改善。普遍接受的软组织手术包括肌腱平衡术和 / 或掌指关节的掌板成形术。2 个术式在技术操作部分都有概述。我们建议这些手术与腕掌关节成形术同时进行。但是随着时间的推移，肌腱和掌侧板松弛后还是会发生一定程度的复发。

在并发晚期掌指关节和腕掌关节关节炎的病例中，疼痛源自患者 2 个关节。手术最好做掌指关节融合术和腕掌关节成形术。

推荐治疗方案

- 通过临床检查和 X 线片对掌指关节进行术前评估。
- 对于 30° 或以上的掌指关节过伸畸形，考虑手术治疗。
- 如果掌指关节有轻度关节炎，考虑软组织重建（掌板成形 ± 肌腱移植）。
- 如果掌指关节系晚期关节炎，考虑掌指关节融合。

47.4　手术技术

47.4.1　掌板成形术

当与腕掌关节成形术和韧带重建联合进行时，掌指关节掌板成形术应在大多角骨切除之后、桡侧腕屈肌肌腱或其他移植肌腱拉紧之前进行。该患者所做的腕掌关节成形术是大多角骨切除，用桡侧腕屈肌缝合于第 1 掌骨基底悬吊掌骨，再将拇长展肌（拇长展肌）缝合于桡侧腕长伸肌在第 2 掌骨基底的止点。首先进

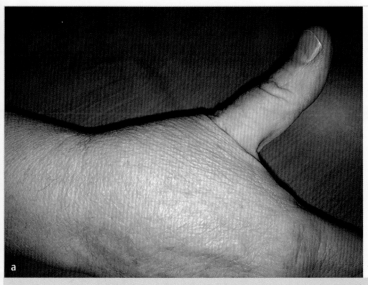

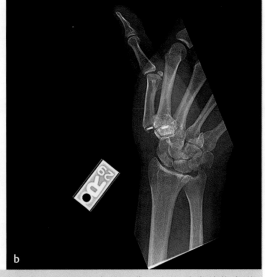

图 47.3 （a）由于在腕掌关节成形术中未处理掌指关节，导致了持续的疼痛、畸形和患者的不满。（b）腕掌关节成形术后 X 线片显示掌指关节过伸和早期关节炎改变

行大多角骨切除术，并预置好悬吊缝线。等掌指关节掌板成形做好之后，再拉紧打结之前预置的缝线。

采用 Brunner 切口暴露拇指掌指关节（图47.4a）。切开屈肌鞘，注意保护斜滑车（图47.4b）。牵开拇长屈肌腱，在掌板上设计近端蒂的顺行"U"形皮瓣，然后根据设计线切开并掀起掌板瓣（图47.4c，d）。将掌板瓣向远端牵拉，用锚钉将掌板瓣远端固定在拇指近端指骨基部（图47.4e，f）。在这之前，应先

用 1 根克氏针穿过掌骨头打入近节指骨，将拇指稳定在掌指关节屈曲约 30° 的位置（图47.4g，h）。术中可通过透视来确认固定掌指关节的克氏针位置和近节指骨锚钉的位置。待锚钉固定掌板且确定位置良好后，可完成余下的腕掌关节成形术。为了避免拉紧肌腱时导致掌板锚定处松脱，建议用双钩牵拉克氏针，不要直接向上牵拉拇指（图47.4i）。

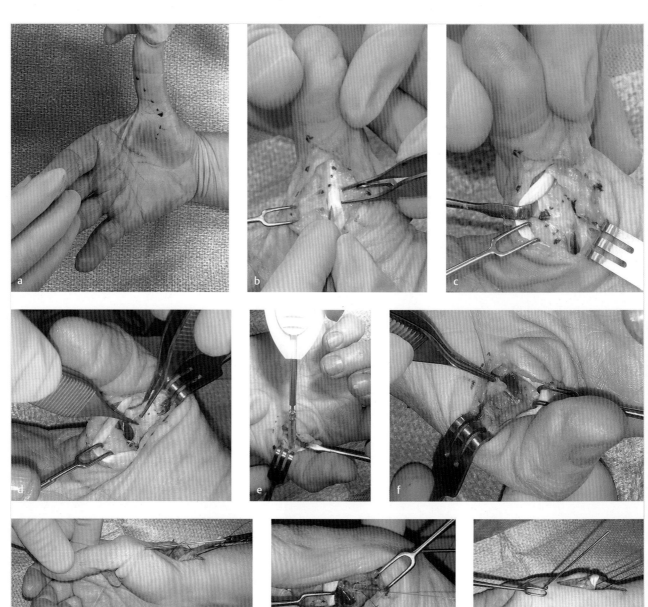

图 47.4　掌板成形术。（a）Brunner 切口显露掌指关节掌板。（b）显露屈指肌腱腱鞘。打点标记的为斜滑车。（c）在掌板上设计近端蒂"U"形瓣。（d）切取掌板瓣并用镊子掀起。（e）在拇指近端指骨底部拧入锚钉。（f）将掌板瓣向远端推进至锚钉处。（g）用克氏针从掌骨头穿入近节指骨，将掌指关节固定在屈曲约 30° 位置。（h）将掌板瓣远端锚定缝合至近节指骨。（i）在拉紧肌腱、完成腕掌关节成形术的同时，为了保护锚定的掌板瓣，使用双钩来牵拉克氏针，而不是直接牵拉拇指

47.4.2 拇短伸肌转位至拇长展肌

完成掌板成形术后，由于该患者先天性拇短伸肌缺失，原计划的肌腱转位被迫放弃。图47.5显示了对另一位患有腕掌关节炎和掌指关节过伸畸形患者进行拇短伸肌转位至拇长展肌的操作。在行腕掌关节成形术的同时进行伸肌腱松解（图47.5a）。从远端切断拇短伸肌后将其转位至拇长展肌。完全显露拇短伸肌腱后，将其拉伸至最大延展度的50%左右时（图47.5b，c），保持此张力，用3-0不可吸收缝线将其缝合至拇长展肌（图47.5d）。此病例，腕掌关节成形术与肌腱转位术相结合，成功地使拇指掌指关节恢复到屈曲大约20°的状态。

47.5 术后效果评估

文献报道，在掌板成形术和拇短伸肌转位至拇长展肌术后，有部分患者出现掌指关节过伸复发，可能是由于软组织拉伸松弛所致。在术后1个月的随访中，

患者对拇指的位置感到满意（图47.6a）。X线片显示克氏针和锚钉位置良好，掌指关节稳定在屈曲35°（图47.6b）。该患者在术后6周时拔出克氏针，拔针时仅有轻微疼痛。术后石膏托固定直到术后8周，然后逐渐开始功能锻炼。图47.7为术后4个月的随访。

此时，她的左手已完成了相同的手术（腕掌关节成形术和掌指关节掌板成形术）1年时间（图47.8）。她的掌指关节保持在大约10°过伸的位置，为轻度复发。她说术后拇指活动时无疼痛，并且灵活性逐步提高，她对左手外观也很满意。

47.6 技术要点

- 代偿性掌指关节过伸是基底关节关节炎的病理组成部分。
- 在进行腕掌关节成形术的同时解决掌指关节过伸畸形是最佳手术选择。
- 大多数文献建议只手术干预25°~30°及以上的过度背伸畸形，尽管没有确切的循证医学证据。

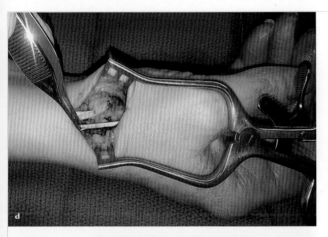
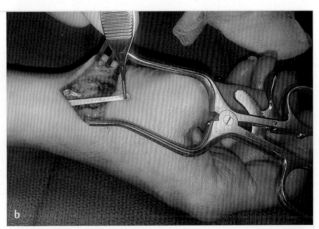
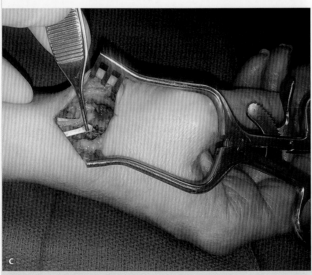
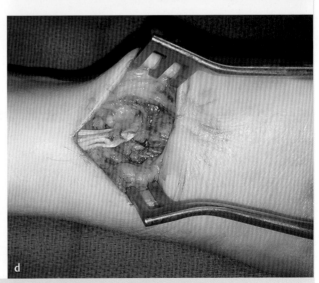

图47.5 拇短伸肌转移至拇长外展肌的步骤。（a）背伸肌腱松解。（b）将切断的拇短伸肌拉至最大延展度。（c）拇短伸肌拉至50%延展度。（d）拇短伸肌在50%延展度的张力下与拇长展肌缝合

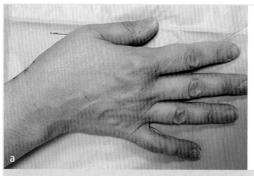
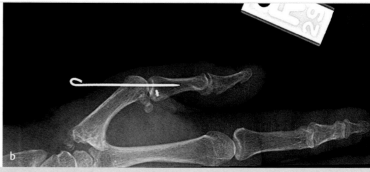

图47.6　腕掌关节成形术和掌指关节掌板成形术后1个月（a）照片和（b）X线片

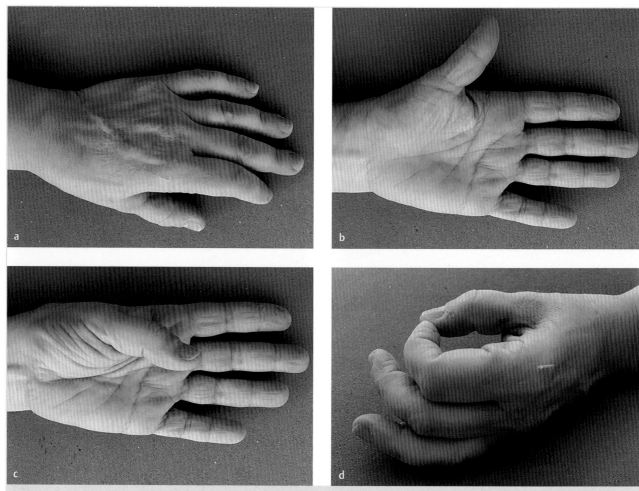

图47.7　腕掌关节成形术和掌指关节掌板成形术术后4个月的照片。（a）背侧观，（b）掌侧观，（c）拇对掌，（d）拇对指

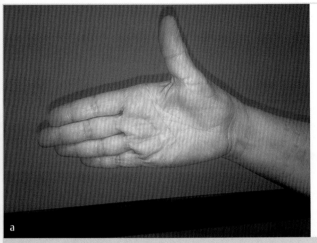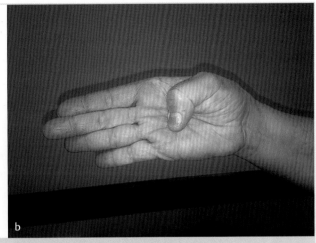

图 47.8　右侧掌指关节掌板成形术和腕掌关节成形术 1 年随访。（a）拇背伸，（b）拇屈曲

- 掌指关节过伸畸形可以通过软组织手术（掌板成形术、拇短伸肌转位至拇长展肌）或掌指关节融合术来治疗。几乎没有证据支持一种手术方式优于另一种，或任何一种手术方式优于非手术治疗。
- 在掌侧板成形术和 / 或拇短伸肌转位至拇长展肌后，掌指关节过伸复发应该是可以预见的。

（范新宇　译）

参考文献

[1] Blank J, Feldon P. Thumb metacarpophalangeal joint stabilization during carpometacarpal joint surgery. Atlas Hand Clin 1997;2:217–225.

[2] Lourie GM. The role and implementation of metacarpophalangeal joint fusionand capsulodesis: indications and treatment alternatives. Hand Clin 2001;17(2):255–260.

[3] Miller NJK, Davis TRC. Palmar plate capsulodesis for thumb metacarpophalangeal joint hyperextension in association with trapeziometacarpal osteoarthritis.J Hand Surg Eur Vol 2014;39(3):272–275.

[4] Poulter RJ, Davis TR. Management of hyperextension of the metacarpophalangeal joint in association with trapeziometacarpal joint osteoarthritis. J Hand Surg Eur Vol 2011;36(4):280–284.

第十六部分

人工关节置换术后
掌指骨骨关节炎

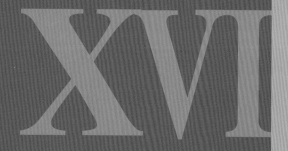

第 48 章　掌指关节置换术治疗骨关节炎的术中不稳定

Chelsea Harris, Yuki Fujihara, Kevin C. Chung

48.1　病例

一名 63 岁右利手男性患者，就诊于第 3 手部中心，主诉右中、环指掌指关节持续疼痛、握力差，活动受限。患者 3 个月前因挤压致伤右手，在 MCP 关节以远截除了右示指。给他行初次手术的团队未对他的其他关节进行任何手术干预。考虑到他持续的疼痛和轻度的畸形，我们考虑给他行碳纤维假体置换术，先从中指 MCP 关节开始。术中，患者 MCP 关节挛缩并脱位，近节指骨基底位于掌骨头掌侧。掌骨头切除后，关节变得不稳定。

48.2　解剖学

了解并掌握掌指关节碳纤维假体置换术的适应证和禁忌证，可以提前预测到术中是否会出现假体不稳定。由于假体设计的特殊性，该假体主要依靠良好的髓内压配和外周牢固的韧带支持来维持其稳定性。在进行碳纤维假体置换术之前，外科医生必须明确该患者的掌指骨有足够厚实的皮质骨来支持假体，还必须确认关节的伸肌装置、侧副韧带和关节囊是完整的，或至少可以通过手术得到修复。术前评估应包括正位、侧位、斜位三个视角的 X 线片，以了解关节的完整性，评估皮质骨量。

体格检查显示，该患者的中、环指 MCP 关节主动、被动活动范围均丧失，可能继发于伸肌装置的粘连（图48.1）。当向桡侧和尺侧做侧方应力试验时，两个关节均未出现不稳定，表明副韧带完好。术前 X 线片显示MCP 关节完整性受损，关节表面破坏，中指近节指骨基底向第 3 掌骨头下方半脱位（图 48.2）。考虑到他的关节完整性受损、近节指骨脱位，我们计划在关节置换术时进行部分骨段切除和关节松解。最后，由于伸肌腱滑移度很差，我们计划进行伸肌腱松解术以改善关节活动度。

48.3　推荐治疗方案

即使是经验丰富的外科医生也可能遇到术中关节不稳的情况，因此了解补救方法对处理这一不利局面非常重要。换用更大的远端和／或近端的假体就是一个有效的初始手段，因为较大的假体可以占满关节间隙，实现更好的假体组件之间的接触。在韧带松弛或侧副韧带损伤的情况下，通过修补韧带或肌腱移植重建韧

带也可恢复软组织稳定性。

当出现术中骨折、骨支撑不足、软组织结构缺陷或多因素不稳定的情况下，使用外固定可以提供了最大的初始稳定性。外固定不仅能保持关节对合良好，其固定的作用也能使修复的软组织有愈合的机会。最后，如果这些技术失败了，外科医生可能会用限制性的硅胶假体来替代碳纤维假体。此时更适合使用外固定。

推荐治疗方案

- 在组织间隙较大的关节中，用更大号的假体可以填充关节间隙，提高假体的匹配度和稳定性。
- 可以通过直接修补或肌腱重建侧副韧带来进一步提高软组织稳定性。
- 如果术中关节不稳定，在假体近端和远端置钉安装外固定架，固定关节 6~8 周。
- 如果所有补救措施均失败，可用限制性的硅胶假体来替代碳纤维假体。

48.4　手术技术

48.4.1　术中不稳定

与术前检查一样，唯有精确的手术技术方能减少术中不稳定的发生：严格注意假体植入物的放置是关键。我们通过切开矢状束进入关节，避免了损伤伸肌装置，并保持了关节的整体稳定性（图 48.3）。选择掌骨截骨位置应该首先确认掌骨头背外侧凹陷处即侧副韧带的止点，与止点保持安全距离后选择一个合适的位置截骨。在横截面上，开口锥进入点位于距离背侧皮质 1/3、中线偏尺侧的位置。术中使用透视来确认假体没有安放在偏桡侧的位置，因为这随后会导致假体尺侧倾斜和不稳定。我们以类似的方式对近节指骨扩髓。

对于该患者，我们打开掌指关节后，清楚地看到近节指骨基底部位于掌骨头下方，呈现半脱位状态（图48.4a）。用摆锯截除掌骨头，复位关节，使侧副韧带回到正常位置。牵拉近节指骨，用咬骨钳去除掌骨和近节指骨之间的纤维结缔组织。我们先在掌骨侧安装30 号假体，但关节稳定性不好。即使将近端指骨假体物放大至 40 号，关节仍然不稳定（图 48.4b）。

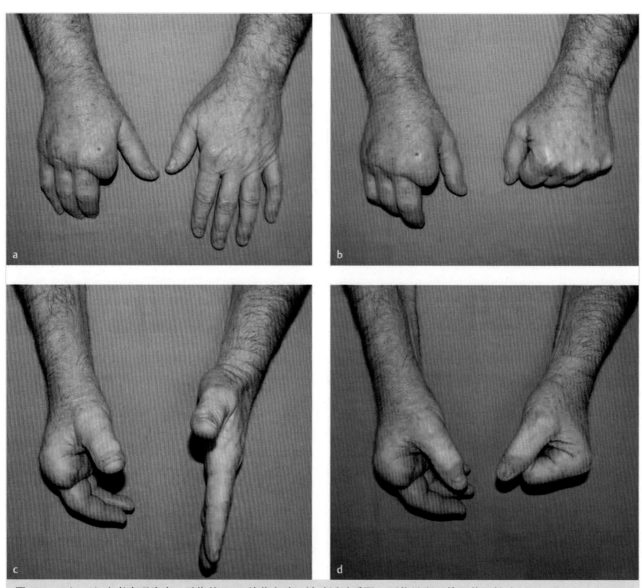

图 48.1 （a~d）患者表现为中、示指的 MCP 关节主动、被动活动受限，可能继发于伸肌装置粘连

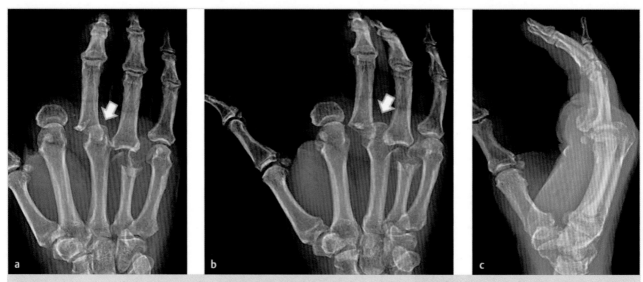

图 48.2 （a~c）X 线片显示 MCP 关节完整性受损，关节表面破坏，中指近节指骨基底（箭头）向掌骨头下方半脱位

48.4.2　外固定

如果在术中发生关节不稳，外科医生必须尽一切努力复位和稳定关节。在开始外固定之前，我们在近节指骨远端头部背侧中央做一个 1cm 的纵向切口。我们在 Cleland 韧带和外侧束之间分离处置钉点，该置钉点避开了手指掌侧的神经血管束（图 48.5）。然后我们通过透视确认假体的位置。首先钻入远端钉，然后距离 2mm、成 90° 钻入近端钉，近端钉应距离假体末端 5mm。

然后在手背侧做第 2 个切口，切口从掌骨干中段至掌骨基底，注意保护桡神经浅支的末端分支。剥离骨间背侧肌肉以便置钉。在确定背侧伸肌复合体后，进行透视确定假体位置，然后邻近和远离假体分别置

钉（图 48.6）。

安装连接棒连接钢针，将 MCP 关节复位并固定在屈曲 10° 的位置。通过目测和透视确认假体对线对位良好（图 48.7）。用 4-0 编织缝线水平间断缝合，修复副韧带。最后，进行伸肌腱松解：用 15 号刀片切除 MCP 关节的伸肌腱和下层骨之间的疤痕组织。用 3-0 永久缝线水平褥式修复矢状束，闭合皮肤。外固定时间大约 7 周。

48.4.3　手术步骤

1. 在掌骨基底和近节指骨头做附加切口。
2. 透视确定假体柄的位置，在距离假体柄 5mm 处置钉。
3. 复位掌指关节并屈曲 10°，保持此位置，安装连接杆，拧紧针杆夹。
4. 对于肌腱粘连严重的患者，用 15 号刀片对伸肌装置进行松解。
5. 如果伴有侧副韧带损伤，用 4-0 编织缝线水平褥式缝合修复。
6. 外固定持续 6~8 周，使掌指关节获得足够的稳定性。

48.5　术后照片及效果评估

初步研究表明，与近节指间关节并发症发生率高不同，MCP 关节处的碳纤维假体耐用且功能活动良好；然而，这些结论所依据的大部分数据来自于随访时间有限的小型回顾性队列研究。因此，周密细致的术后随访势在必行。我们在 7 周时去除了外固定架，此时关节对位良好且稳定。对患者右环指 MCP 关节进行了附加手术，包括示指固有伸肌腱转位、近端指间关节背侧关节囊切开和 A1 滑车松解术。患者获得了足够的运动度，并对手术表示满意（图 48.8）。术后 X 线片

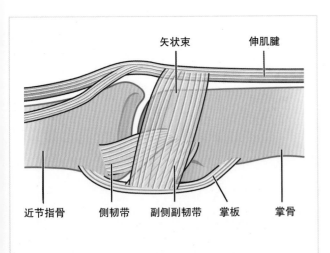

图 48.3　切开矢状束进入关节，避免了损伤伸肌装置，并保持了关节的整体稳定性

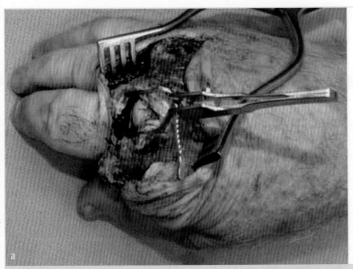
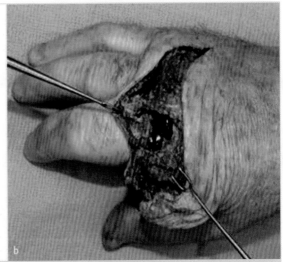

图 48.4　（a）近节指骨基底部位于掌骨头下方，呈现半脱位状态。（b）将近端指骨假体物放大至 40 号，关节仍然不稳

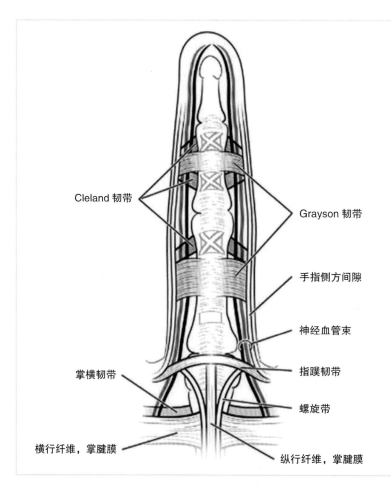

图 48.5　在 Cleland 韧带和外侧束之间分离处置钉点，该置钉点避开了手指掌侧的神经血管束

图中标注：

Cleland 韧带

Grayson 韧带

手指侧方间隙

神经血管束

指蹼韧带

螺旋带

掌横韧带

横行纤维，掌腱膜

纵行纤维，掌腱膜

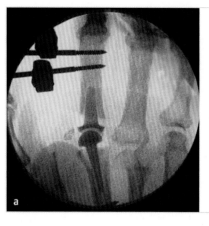
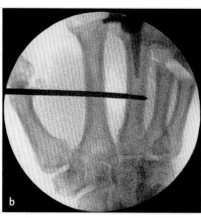

图 48.6　（a，b）术中透视用来确定假体的位置，以及远近端外固定针与假体的距离

显示关节对位良好（图 48.9）。

48.6　技术要点

- 关节周围的软组织和皮质骨质量决定了碳纤维假体的稳定性，当两者有缺陷时，假体无法获得足够的稳定。
- 术前查体应该包括伸肌装置的主动活动度和被动活动度，以及通过尺侧应力试验和桡侧应力试验检查侧副韧带的完整性。

- 正位、侧位、斜位 3 个位置的 X 线片才可以确认皮质骨的骨量。
- 术中意外骨折、软组织薄弱或者创伤导致的骨量丢失均可导致假体稳定性不足，此时额外的手术干预非常必要。
- 当遭遇术中假体不稳时，换更大型号的假体、修复侧副韧带、外固定或者将碳纤维假体更换为限制性假体是处理这一难题的有效手段。
- 安装外固定架时，置针位置必须距离假体柄 5mm。

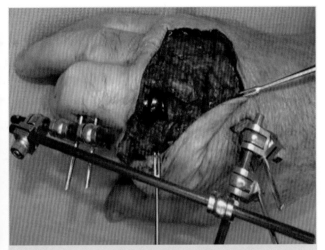

图 48.7　通过目测和透视确认假体对线对位良好

致谢

这项研究得到了 Kevin C. Chung 获得的患者导向研究中期研究者奖 (2 K24-AR053120-06) 的部分支持。T32 培训基金 (5T32GM008616-17) 为这项工作提供了额外的资金支持。

（范新宇　译）

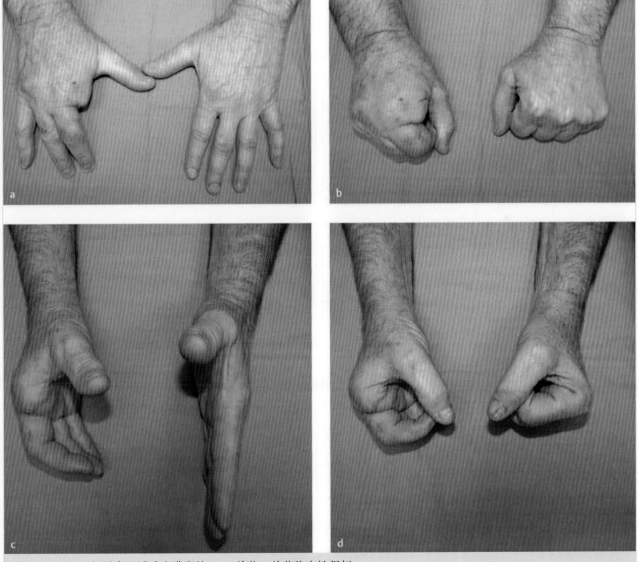

图 48.8　（a~d）无痛且活动度满意的 MCP 关节。关节稳定性很好

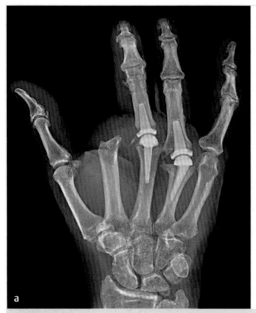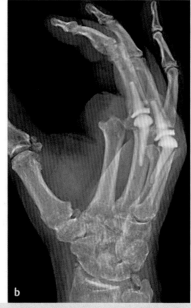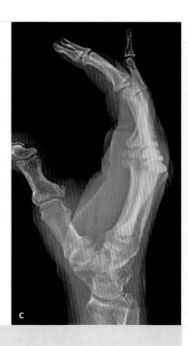

图 48.9 （a~c）长期随访的 X 线片显示假体对位对线良好

参考文献

[1] Chung KC. Operative Techniques: Hand and Wrist Surgery. 2nd ed. Atlanta, GA:Elsevier;2012:545–563.

[2] Cook SD, Beckenbaugh RD, Redondo J, Popich LS, Klawitter JJ, Linscheid RL.Long-term follow-up of pyrolytic carbon metacarpophalangeal implants.J Bone Joint Surg Am 1999;81(5):635–648.

[3] Dickson DR, Badge R, Nuttall D, et al. Pyrocarbon metacarpophalangeal joint arthroplasty in noninflammatory arthritis: minimum 5-year follow-up. J Hand Surg Am 2015;40(10):1956–1962.

[4] Herren DB, Schindele S, Goldhahn J, Simmen BR. Problematic bone fixation with pyrocarbon implants in proximal interphalangeal joint replacement: short-term results. J Hand Surg [Br] 2006;31(6):643–651.

[5] Kalichman L, Hernández-Molina G. Hand osteoarthritis: an epidemiological perspective. Semin Arthritis Rheum 2010;39(6):465–476.

[6] Marshall M, van der Windt D, Nicholls E, Myers H, Hay E, Dziedzic K. Radiographic hand osteoarthritis: patterns and associations with hand pain and function in a community-dwelling sample. Osteoarthritis Cartilage 2009;17(11):1440–1447.

[7] Martin AS, Awan HM. Metacarpophalangeal arthroplasty for osteoarthritis. J Hand Surg Am 2015;40(9):1871–1872.

[8] Petscavage JM, Ha AS, Chew FS. Arthroplasty of the hand: radiographic outcomes of pyrolytic carbon proximal interphalangeal and metacarpophalangeal joint replacements. AJR Am J Roentgenol 2011;197(5):1177–1181.

[9] Simpson-White RW, Chojnowski AJ. Pyrocarbon metacarpophalangeal joint replacement in primary osteoarthritis. J Hand Surg Eur Vol 2014;39(6):575–581.

[10] Syed MA, Smith A, Benjamin-Laing H. Pyrocarbon implant fracture after metacarpophalangeal joint arthroplasty: an unusual cause for early revision. J Hand Surg Eur Vol 2010;35(6):505–506.

[11] Wagner ER, Houdek MT, Moran SL, Rizzo M. Revision metacarpophalangeal arthroplasty: a longitudinal study of 128 cases: level 3 evidence. J Hand Surg Am 2014;39:e26–e27.

[12] Wall LB, Stern PJ; Clinical and Radiographic Outcomes of Metacarpophalangeal Joint Pyrolytic Carbon Arthroplasty for Osteoarthritis. Clinical and radiographic outcomes of metacarpophalangeal joint pyrolytic carbon arthroplasty for osteoarthritis. J Hand Surg Am 2013;38(3):537–543.

[13] Young L, Kent M, Rehmatullah N, Chojnowski A. Pyrocarbon metaphalangeal joint replacements in osteoarthritic patients. Orthop Proc 2012;94-B:421–421.

第 49 章　高温石墨假体下沉的翻修

Steven C. Haase

49.1　病例

55 岁女性，右中指掌指关节（MCP）疼痛。患者有骨关节炎病史，6 年前接受了高温石墨假体置换术；5 年前，由于假体下沉进行过一次翻修。在翻修时使用骨水泥来固定假体。虽然术后早期患者置换的 MCP 关节可以无痛的活动，但随着时间的推移，逐渐出现疼痛加剧、活动受限和手指缩短（图 49.1）。

49.2　解剖学

图 49.1 显示了 MCP 关节置换术后高温石墨假体的特征轮廓。虽然大多数作者报道了这个位置的此类植入物多数评价为良好和优秀，但偶尔也会发生问题。

目前，植入物的两部分都已明显下沉，以至于目

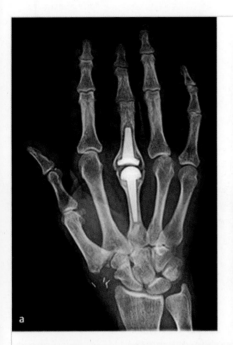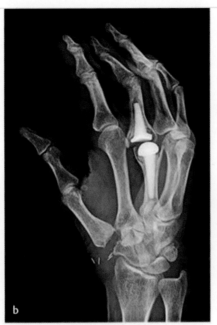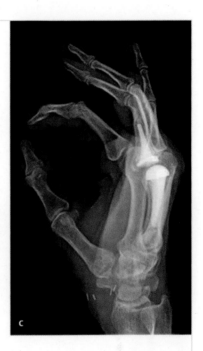

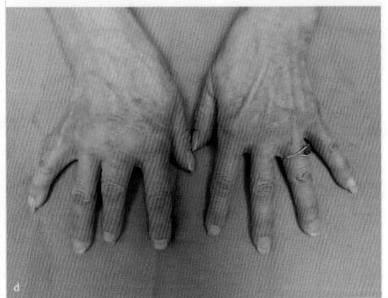

图 49.1　（a~c）X 线片显示掌指关节高温石墨假体下沉。（d）患者右中指缩短和尺偏

前假体周围出现了一个骨质的套，并且活动 MCP 关节时掌骨撞击近节指骨。此外，关节存在半脱位，以致于假体关节的两部分对合不良。这使得活动范围减少，并且手指整体短缩，另外由于骨性撞击导致疼痛增加。

虽然这种程度的下沉比较少见，但如果使用尺寸过小的假体，也会出现类似的情况，导致尺侧和 / 或桡侧偏移的骨性撞击（图 49.2）。

49.3　推荐治疗方案

- 骨切除应尽可能少，尽管有一些骨可能需要切除以便取出已有的假体。
- 去除该位置植入的骨水泥可能是是主要挑战。有时可以用采取背侧纵向截骨术和使用骨冲子来取出植入物。残余骨水泥如果需要可以用合适的高速磨钻去除。
- 鉴于之前两次地表面置换术尝试的失败，转为铰链硅胶关节置换术较为恰当。

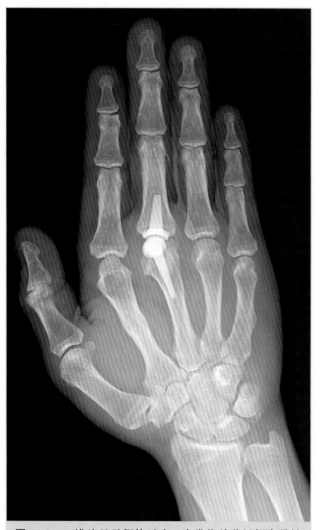

图 49.2　X 线片显示假体过小，在掌指关节尺侧有骨性撞击

- 使用较大的硅胶假体可以帮助纠正部分骨缺损，使手指恢复一定长度。

49.4　手术技术

手术是在手术室进行，患者取仰卧位。虽然是多种类型的麻醉都可以，我们更喜欢轻度镇静加局部阻滞（锁骨上进行阻滞），因为麻醉效果可延长至术后数小时。Bier 阻滞或者 WALANT（清醒状态下的局部麻醉，不使用止血带）也是两个不错的选择；大多数患者不需要使用全身麻醉。患肢消毒并铺无菌单，使用止血带可以保持术野清晰，也可以减少使用含有肾上腺素的局部麻醉剂。

背部纵向切口可以清晰的显示有关的结构；在这个病例，我们使用原切口进入（图 49.3a）。纵向劈开伸肌腱，打开关节囊。可以看到背侧关节囊非常薄，可以很容易的辨识出有炎性滑膜包裹着的掌骨侧假体的背面（图 49.3 b）。因为骨水泥没有渗入掌、指骨髓腔骨小梁，所以假体很容易移除（图 49.3c）。

尽可能少的在髓腔开口处修整不平整的皮质，然后小心的扩大开口，以便安防尽可能大的硅胶假体，而又不至于把开口撑裂（图 49.4a）。由于原假体导致的骨吸收，所以骨干部分仅作必要的扩髓。注意保留好残留的关节桡侧和尺侧副韧带。硅胶植入物安装后，术中透视显示假体位置良好，没有残留任何骨撞击（图 49.4b）。

关闭关节囊，然后用不可吸收缝合线修复劈开的伸肌腱。常规闭合皮肤。用掌侧石膏将患肢固定于功能位。术后第 5 天开始功能锻炼，在动态支具辅助下开始主动屈曲以及主动 - 背动伸直练习。

49.5　术后照片及效果评估

仔细查看术后 X 线片（图 49.5）发现假体远端已自行折叠。日前尚不清楚这是如何发生的，因为患者报告无外伤史，在置换时假体位置正常。理论上这是由于先前的骨吸收导致骨质疏松而造成的髓腔过宽。在与患者充分沟通后，双方共同决定将在一段时间内观察这一情况。

术后一年，患者反馈其手功能改善，疼痛减轻，力量增强。她对自己的最终结果非常满意，虽然患指仍较相邻手指短（图 49.6a~d）。X 线片显示假体稳定，但假体远端仍然是折叠的（图 49.6e~g）。在假体周围可见骨生长 / 愈合，减少了一些无效髓腔空间。

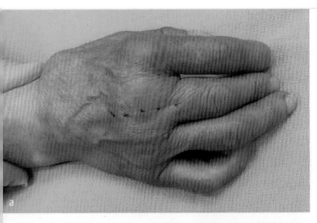
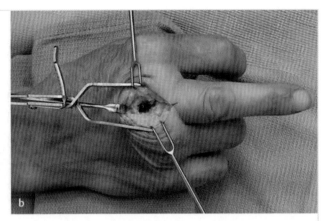
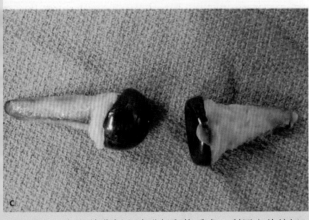

图 49.3 （a）从背侧入路进行翻修手术，利用之前的切口瘢痕。（b）通过劈开伸肌腱暴露假体。（c）本例中，骨水泥未与骨黏附，很容易取出

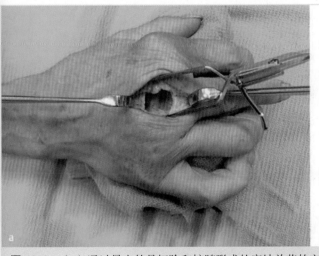
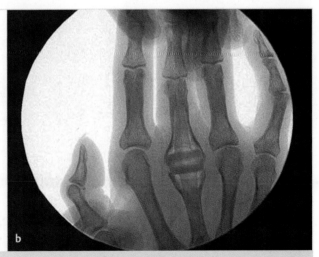

图 49.4 （a）通过最少的骨切除和扩髓形成的容纳关节的空间。（b）术中透视显示硅胶假体位置良好

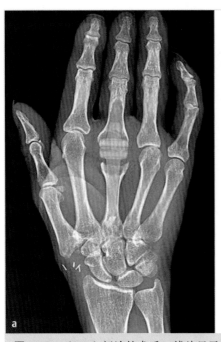
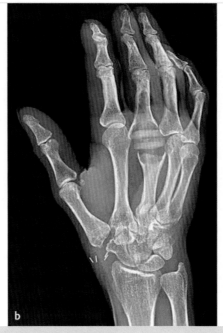
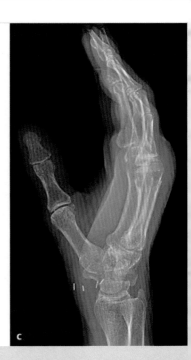

图 49.5　（a~c）门诊的术后 X 线片显示植入物的远端是折叠的

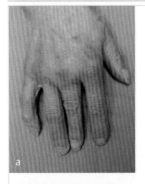
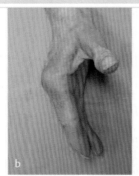
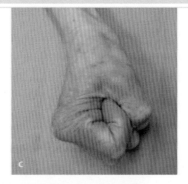
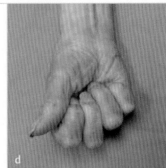

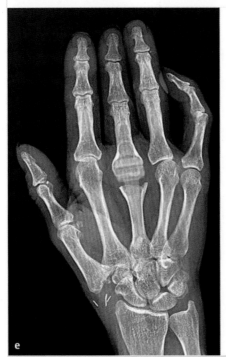
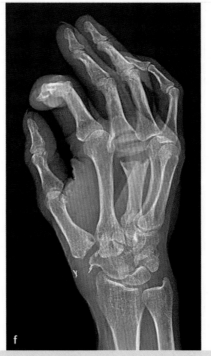
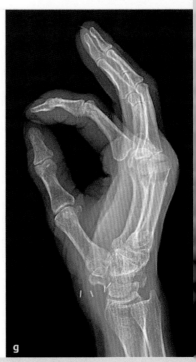

图 49.6　（a~d）随访 1 年患者的临床照片和（e~g）X 线片，临床照片显示功能改善，X 线片显示置换关节的假体稳定

49.6　技术要点

- 高温石墨假体的沉降，或使用尺寸过小的假体，可导致疼痛性骨撞击和滑膜炎。
- 如果关节置换失败，考虑用铰链硅胶假体翻修。
- 在翻修尽量少切除骨质，果存在侧副韧带需仔细保留。
- 植入髓腔中和 / 或软组织可以容纳的最大号的硅胶假体。在最终植入之前通过试验性植入，确认完全被动运动是可能的，来最后选择植体的大小。
- 患者可以遵循在大多数 MCP 硅胶关节置换术后采用的功能锻炼。

（范新宇　译）

参考文献

[1] Burgess SD, Kono M, Stern PJ. Results of revision metacarpophalangeal joint surgery in rheumatoid patients following previous silicone arthroplasty. J Hand Surg Am 2007;32(10):1506–1512.

[2] Neral MK, Pittner DE, Spiess AM, Imbriglia JE. Silicone arthroplasty for nonrheumatic metacarpophalangeal joint arthritis. J Hand Surg Am 2013;38(12):2412–2418.

[3] Parker W, Moran SL, Hormel KB, Rizzo M, Beckenbaugh RD. Nonrheumatoid metacarpophalangeal joint arthritis. Unconstrained pyrolytic carbon implants:indications, technique, and outcomes. Hand Clin 2006;22(2):183–193.

[4] Parker WL, Rizzo M, Moran SL, Hormel KB, Beckenbaugh RD. Preliminary results of nonconstrained pyrolytic carbon arthroplasty for metacarpophalangeal joint arthritis. J Hand Surg Am 2007;32(10):1496–1505.

第十七部分

指间关节炎

XVII

第50章 失败的近端指间关节硅胶假体置换术

Elvira Bodmer, Stephan Schindele

50.1 病例

一名 67 岁的女性，患有严重指间关节炎，长期抱怨几个近端指间关节（PIP）疼痛并活动受限。到我院就诊之前，患者因指间关节剧烈疼痛，已在另一家医院通过掌侧入路行了中指近端指间关节硅胶假体置换术。

术后患者满意，疼痛显著减轻。然而，在随后的几年里，患指出现尺偏、关节活动度（ROM）受限和疼痛加剧。术后 3 年患者来我院初次就诊时，患指向轴线尺侧偏斜 20°，ROM 为 55°，可以完全伸直。由于患指向尺偏合并桡侧副韧带不稳，导致功能受限伴疼痛，以及指间关节活动丢失，是进一步治疗的指征。

50.2 解剖学

对于退行性变或创伤后骨关节炎导致的近端指间关节破坏，关节置换术是一种行之有效的治疗方法。与关节融合术相比，关节置换术保留了指间关节的活动能力，关节功能得到了显著改善，更容易被患者接受。我们的临床结果显示，关节置换术远期疗效理想，并发症发生率低，预期平均 ROM 为 50° ~60°，与文献相吻合。

硅胶假体关节置换术的缺点是植入物刚度低和必须切除部分侧副韧带，这导致术后轴线偏移，特别是轴线尺偏。从长远看，术前轴线已偏移并伴有侧副韧带功能不全等情况对术后轴线的再次偏移起着关键作用。轴线偏移的现象会因植入物的损坏而加重，但植入物破损通常没有临床症状，患者不要求治疗或行翻修手术，因为这种情况不一定引起患指疼痛。根据文

献报道，植入物破损的发生率从 10%~30% 不等。

硅胶假体置换术后的指间关节不像健康指间关节或者表面假体置换术后指间关节那样保持生理性屈伸运动。以硅胶假体关节置换为代表的介入性关节置换，经常由于材料的变形导致掌侧骨性撞击。因此，充分切除近端和远端指骨掌侧骨质尤为重要。从目前我们的患者的远期疗效来看，优先采用硅胶假体关节置换的病例并不能显著减轻疼痛。术后关节主动屈曲度与术前相似。但会出现一过性的 30° 屈曲挛缩。首次手术后 3 年，患者再次出现疼痛，表现为轴线尺偏增加 20°，关节活动范围（ROM）限制在屈曲 55°，可以完全背伸（图 50.1）。患指指尖至手掌距离为 2cm（图 50.2a）。在放射学上可疑假体破损（图 50.2b）。

50.3 推荐治疗方案

硅胶假体关节置换术后原发性持续疼痛很罕见。并不是每个硅胶假体破损都需要翻修，因为它仍可作为间隔体继续保持良好的功能且预期不会加剧疼痛。

此外，Swanson 曾在 20 世纪 60 年代初就描述过有机硅材料引起的软组织反应，他称之为"包膜"。即使硅胶假体破损，这种软组织包膜也能提供长期的稳定性和无痛性运动。如果关节置换术后出现显著的疼痛和活动功能受限，则建议进行翻修手术，并且预期疗效良好。由于材料柔韧，对硅胶假体关节置换术后进行轴线偏移的矫正并不总是令人满意。尽管如此，翻修手术中，应在进行桡侧副韧带等软组织重建的同时，替换硅胶假体。对于伴有侧副韧带不稳定的严重畸形，建议采用关节融合术。

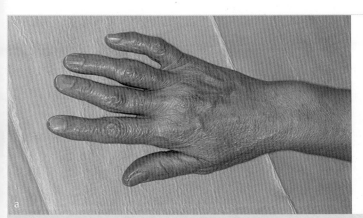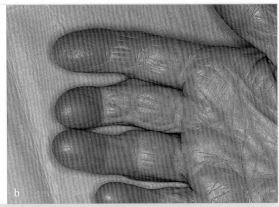

图 50.1 （a，b）照片显示患者中指硅胶假体置换术后 3 年。患者关节活动度受限，持续性疼痛，尺偏角增大

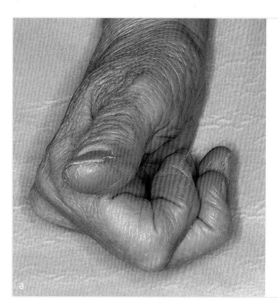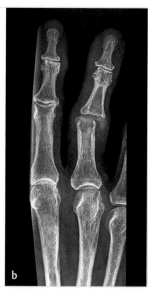

图50.2　（a）中指屈曲活动受限，指尖到手掌距离为2cm。（b）X线片显示近端硅胶假体柄与铰链之间断裂

推荐治疗方案

- 并不是所有假体植入失败病例都需要翻修。
- 疼痛和指间关节活动受限通常可以通过翻修手术得到很好的解决。
- 从长期看，严重的尺侧偏移很难矫正。在这种情况下，建议行关节融合术。
- 翻修手术时，侧副韧带重建应与硅胶假体更换同时进行。
- 近端指间关节硅胶假体置换术可以采用背侧或掌侧入路，具体手术方法取决于既往手术和临床情况。

50.4　手术技术

　　翻修手术在手术室进行，局部麻醉、区域麻醉或全身麻醉均可，在上臂或前臂水平扎止血带。由于初次手术是从掌侧进行的，因此在瘢痕区域做了一个Bruner切口（Bruner incision），皮瓣的底部位于桡侧。如图50.3a~c所示，显露血管与神经束和为手术准备所显露的屈指肌腱。在A2和C1滑车之间，掌板和马缰绳韧带所形成间隙的下形成屈肌腱袖（50.3d，e）。在松解尺骨侧副韧带后，过伸关节以彻底暴露手术视野，形成像"猎枪"样的手术入路（图50.3f~h）。

　　然后将破损的硅胶植入物完全取出，切除中间指骨基底部掌侧皮质骨的唇样增生。使用合适型号的骨锉对近、远端髓腔进行扩髓，为植入假体做准备。然后根据临床和影像控制参数不断调整最终植入的硅胶假体的位置。必须避免过度填充，因为这通常会导致关节活动度严重受损。此后，在解剖位置用非吸收缝线重建桡侧副韧带（图50.3i）。屈肌腱鞘用4-0或

5-0的可吸收线缝合（图50.3j）。接下来的步骤是皮肤缝合（图50.3k），无菌绷带，然后将手指用掌侧夹板固定在轻度屈曲位。第一次换药是在术后3~5天后，并将夹板更换为固有角度的热塑夹板，继续固定近端指间关节3~4周。

手术步骤

1. 选择Simmen和Schneider所描述的掌侧入路。
2. 切除中节指骨基底部掌侧皮质的唇样增生。
3. 非可吸收3~0缝线重建侧副韧带。
4. 侧副韧带重建术后固定3~4周。

50.5　术后照片及效果评估

　　在我们的病例报告中，疼痛可以通过关节置换术来改善。关节主动屈曲活动范围显著改善到75°，有15°主动背伸迟滞，能完全被动背伸。轴线尺偏20°矫正到10°（图50.4a，b）。需再延长3~4周制动时间（图50.5）。延长制动有利于减轻侧副韧带重建后张力并矫正非常挛缩僵化的患指软组织。可根据初次手术入路情况选择翻修手术入路。然而，背侧入路的普遍问题是残留掌侧骨性撞击；因此我们建议翻修手术采用掌侧入路。术后X线片显示中节指骨基底部掌侧皮质骨的唇样增生被切除（图50.6）。

50.6　技术要点

- 关节翻修术可以很好地解决关节主动活动受限和疼痛的问题。
- 在我们诊所，示指、中指和环指最常用的原创Swanson近端硅胶关节假体的型号是为1号，小指为

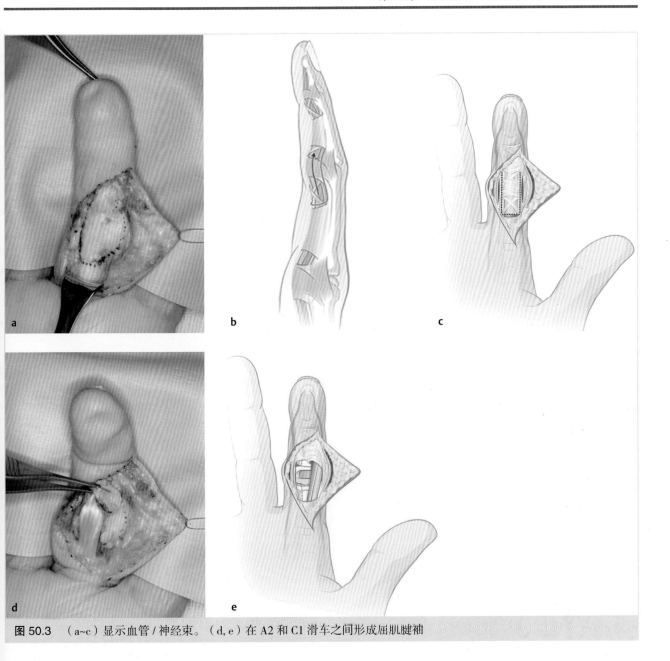

图 50.3 （a~c）显示血管/神经束。（d，e）在 A2 和 C1 滑车之间形成屈肌腱袖

0 号。

- 在翻修手术中，选用大一号的假体是很有必要的。
- 对于掌侧入路，充分显露血管和神经束是很重要的。
- 软组织重建术后，建议固定 3~4 周，以形成足够的、

稳定的瘢痕并重新形成包囊。

- 关节软组织极度不稳定合并轴线偏移大于 30° 的情况下，优先考虑关节融合术。

（陈太邦　译）

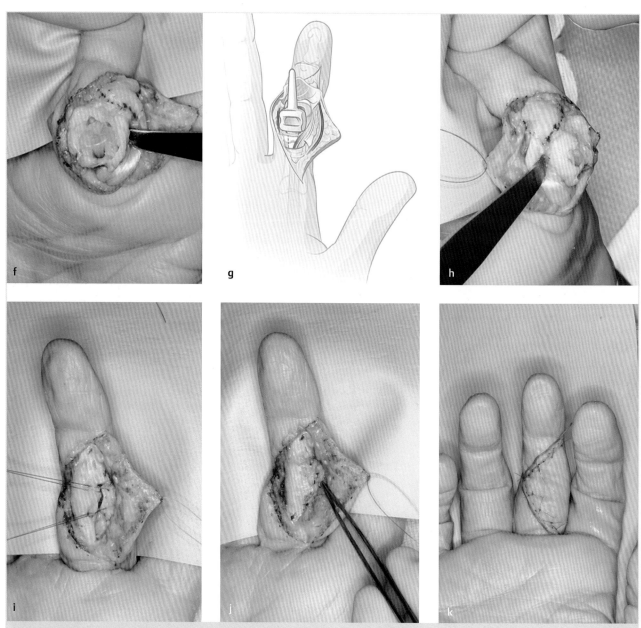

图 50.3（续）　（f~h）通过关节过度背伸充分显露手术视野。（i）用不可吸收线重建桡侧副韧带。（j）用可吸收线固定屈肌腱鞘。（k）用不可吸收线缝合皮肤

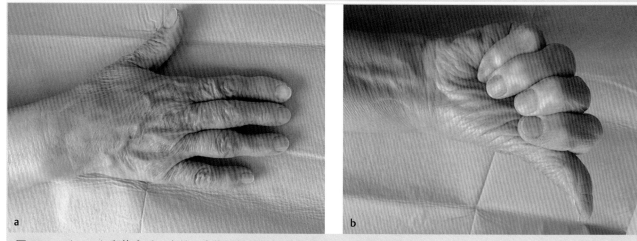

图 50.4　（a、b）翻修术后 6 个月，中指尺骨畸形得到充分矫正，活动范围更好

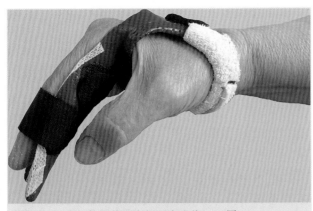

图 50.5 术后使用热塑夹板固定患指 3~4 周

参考文献

[1] Bales JG, Wall LB, Stern PJ. Long-term results of Swanson silicone arthroplasty for prox- imal interphalangeal joint osteoarthritis. J Hand Surg Am 2014;39(3):455–461.

[2] Foliart DE. Swanson silicone finger joint implants: a review of the literature regard- ing long-term complications. J Hand Surg Am 1995;20(3):445–449.

[3] Herren DB, Keuchel T, Marks M, Schindele S. Revision arthroplasty for failed silicone proximal interphalangeal joint arthroplasty: indications and 8-year results. J Hand Surg Am 2014;39(3):462–466.

[4] Schneider LH. Proximal interphalangeal joint arthroplasty: the volar approach. Semin Arthroplasty 1991;2(2):139–147.

[5] Simmen BR. Der palamre Zugang zur Arthroplastik des proximalen Interphalange-al-Finger-Gelenkes. Ortopadie und Traumatologie 1993;5:112–123.

[6] Takigawa S, Meletiou S, Sauerbier M, Cooney WP. Long-term assessment of Swanson implant arthroplasty in the proximal interphalangeal joint of the hand. J Hand Surg Am 2004;29(5):785–795.

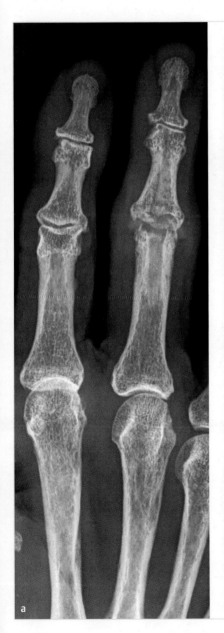
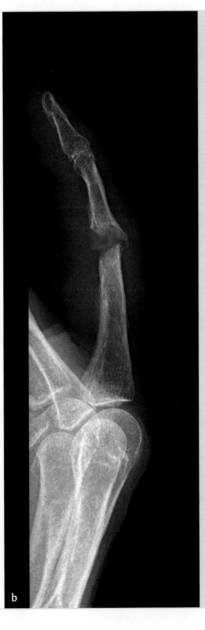

图 50.6 （a，b）术后 X 线正位片显示患指角度正常，指骨近端掌侧骨唇样增生完整切除，硅胶假体未下沉

第51章　骨性关节炎导致的指间关节僵硬

Peter M. Murray, Kimberly H. McVeigh, Ammar Humayun

51.1　病例

患者为一名66岁的退休女教师，惯用右手，主诉为右手逐渐加重的僵硬和疼痛。她发现很难进行精细的操作，诸如扣纽扣和在电脑上打字。这些症状是在5年多的时间内出现的。既往诊断为示指、中指和小指近端指间关节（PIP）退行性骨关节炎（图51.1）。就诊时，患者的近端指间关节的活动范围如下：示指20°~45°；中指25°~50°；小指20°~60°。

她的右手掌指关节（MCP）活动正常。最后，患者接受了示指、中指及小指近端指间关节的表面置换术（图51.2）。

术后5天开始康复锻炼，佩戴一个掌指辅助矫形器，该矫形器允许渐进式、可控的近端指间关节屈曲活动，方法如下：从术后至第2周，屈曲度0°~30°；从第2~4周，屈曲度0°~60°；然后进行不受限制的关节屈曲锻炼。术后康复治疗是一个缓慢的过程，虽然患者佩戴了矫形器，但由于担心假体等破裂而不愿做近端指间关节的屈曲活动。

51.2　解剖学

术后3个月，她诉右手持续僵硬和肿胀。患者近端指间关节活动度较术前有所改善：示指从20°提高到65°，中指从15°提高到80°，小指从20°提高

到80°。然而，她的掌指关节活动受限，示指、中指、环指和小指的测量范围为0°~60°。当示指、中指、小指的掌指关节过伸时，各指近端指间关节屈曲活动度仅为40°。当各掌指关节保持最大屈曲时，近端指间关节屈曲可恢复以下状态：示指65°，中指80°，小指80°。这一发现表明右手固有的紧绷或僵硬，这种试验被称为Bunnell固有僵硬试验（图51.3）。

51.3　推荐治疗方案

患者应该从手疗法开始，包括每个受影响手指的固有肌腱拉伸；佩戴掌指关节背侧阻挡型矫形器，以在日常活动中提供主动的固有肌腱拉伸（图51.4）。消肿锻炼包括：患者在可行的情况下，右手握拳举过头顶和每天佩戴8h的消肿手套，还可以服用甲泼尼龙片（8mg、6mg、4mg、2mg可溶性甲泼尼龙片口服4天）。

如果非手术治疗6个月无效者，则有必要行示指、中指、小指固有肌腱松解术。

51.4　手术技术

在示指、中指、小指的掌指关节处做纵向切口（图51.5）。在切口深处可见尺侧和桡侧固有肌腱。通过一个小牵开器将固有肌腱显露在手术区域。将每个手指的桡侧和尺侧固有肌腱切除1cm。重复进行Bunnell固有僵硬试验，确保掌指关节处于过度伸展状态时，近

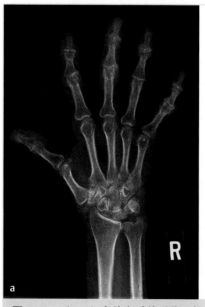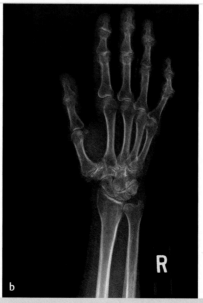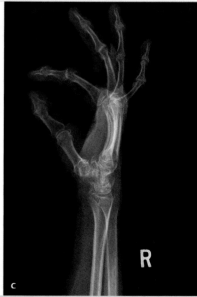

图51.1　（a~c）术前右手前后位、侧位和斜位片显示示指、小指近端指间关节退行性骨性关节炎

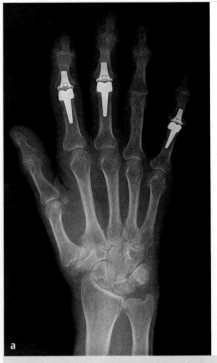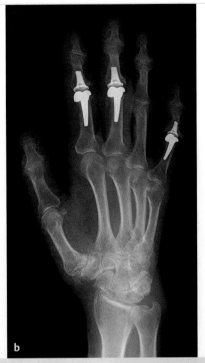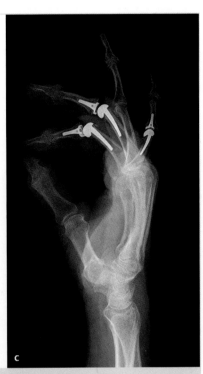

图 51.2 （a~c）术后右手正位、侧位和斜位 X 线片显示示指、小指非限制性表面假体置换术后

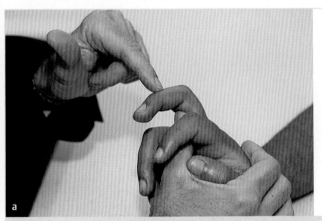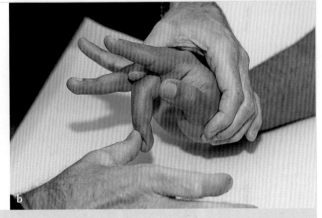

图 51.3 （a，b）Bunnell 固有僵硬试验

端指间关节屈曲功能得到改善。

51.5　术后效果评估

固有肌腱松解术后，无论掌指关节处于什么位置，近端指间关节运动都能得到改善和维持，从而减轻患者手指的僵硬感。通过服用甲泼尼龙片和佩戴消肿手套可改善患指肿胀。

51.6　技术要点

- 近端指间关节表面假体置换术后，长期佩戴矫形器限制近端指间关节主动和被动活动范围，可能会导致手

部固有肌腱粘连。
- Bunnell 试验是检查手指固有肌腱紧绷的准确方法。
- 近端指间关节表面假体置换术后并发手指固有肌腱粘连时，如果综合保守治疗不能改善手指僵硬症状，就有必要进行手指固有肌腱松解术，来恢复近端指间关节的活动度。

参考文献

[1] Chamay A. A distally based dorsal and triangular tendinous flap for direct access tothe proximal interphalangeal joint. Ann Chir Main 1988;7(2):179–183.

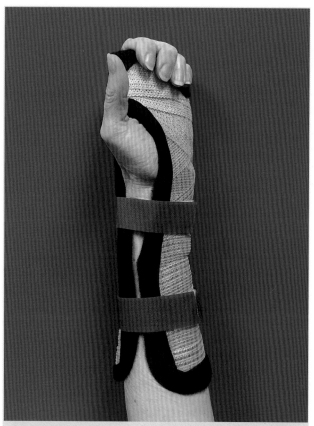

图51.4　掌指骨背伸块状矫形器能在日常活动中有利于固有肌腱拉伸训练

[2] Jennings CD, Livingstone DP. Surface replacement arthroplasty of the proximal interphalangeal joint using the PIP-SRA implant: results, complications, and revisions. J Hand Surg Am 2008;33(9):1565.e1–1565.e11.

[3] Johnstone BR, Fitzgerald M, Smith KR, Currie LJ. Cemented versus uncementedsurface replacement arthroplasty of the proximal interphalangeal joint with amean 5-year follow-up. J Hand Surg Am 2008;33(5):726–732.

[4] Linscheid RL, Murray PM, Vidal MA, Beckenbaugh RD. Development of a surfacereplacement arthroplasty for proximal interphalangeal joints. J Hand Surg Am1997;22(2):286–298.

[5] Luther C, Germann G, Sauerbier M. Proximal interphalangeal joint replacementwith surface replacement arthroplasty (SR-PIP): functional results and complications. Hand (N Y) 2010;5(3):233–240.

[6] Murray PM. New-generation implant arthroplasties of the finger joints. J Am AcadOrthop Surg 2003;11(5):295–301.

[7] Murray PM, Linscheid RL, Cooney WP III, Baker V, Heckman MG. Long-term outcomes of proximal interphalangeal joint surface replacement arthroplasty. JBone Joint Surg Am 2012;94(12):1120–1128.

[8] Murray P. Treatment of the osteoarthritic hand and thumb. In: Wolf SW, HotchkissR, Kozin S, Pederson W, Cohen MS, eds. Green's Operative Hand Surgery. Vol. 1.7th ed. Philadelphia, PA: Elsevier, 2017:345–72.

[9] Pritsch T, Rizzo M. Reoperations following proximal interphalangeal joint nonconstrained arthroplasties. J Hand Surg Am 2011;36(9):1460–1466.

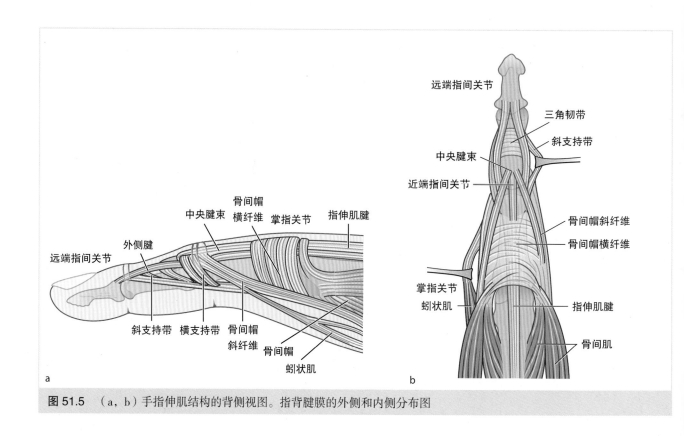

图51.5　（a，b）手指伸肌结构的背侧视图。指背腱膜的外侧和内侧分布图

第 52 章 骨关节炎引起的指间关节挛缩

Peter M. Murray, Kimberly H. McVeigh, Ammar Humayun

52.1 病例

一位 78 岁的女性出现右手活动困难。患者右手示指和中指疼痛数年。患者发现右手指间关节活动度逐渐减小，特别是示指和中指。于 6 个月前因示指、中指退行性骨性关节炎晚期症状，进行了近端指间关节表面假体置换术。手术之前，她进行了多种非手术治疗，包括非甾体类抗炎药、门诊手疗法、休息位矫形器和活动矫正治疗。术前示指和中指近端指间关节的活动范围分别为屈曲 20°~47° 和 20°~60°。

采用改良 Chamay 背侧入路进行示指和中指近端指间关节表面置换术，首先在近节指骨上做 3cm 纵向切口；然后做指伸肌腱远端带蒂瓣，暴露近端指间关节并保留侧副韧带（图 52.1）。近节指骨和中节指骨假体以压配方式插入，不需要骨水泥。

术后 5 天开始康复治疗，包括使用一种固定于手指掌侧的短运动弧矫形器，该矫形器允许近端指间关节进行渐进式、受限制的屈曲训练：从第 0 周到第 2 周的屈曲度为 0°~30°；第 2 周到第 4 周的屈曲度为 0°~60°，然后可以进行不受限制的近端指间关节运动（图 52.2）。

52.2 解剖学

在术后 3 个月，中指指间关节屈曲运动度达到 20°~80°，可认为功能正常。但是，示指近端指间关节挛缩在背伸 0°，没有明显的指屈（图 52.3）。由于示指指间关节运动功能没有改善，需要进行积极的手法

治疗，包括单独地进行示指近端指间关节主动辅助和被动关节活动，并使用近端指间关节动态屈曲矫形器（图 52.4）。尽管术后持续进行了 6 个月的手法治疗，但示指近端指间关节挛缩情况仍然没有得到改善。这个时候决定行手术治疗是必要的。

52.3 推荐治疗方案

推荐治疗方案是伸指肌腱粘连松解术，采用锁骨上区域麻醉，留置导尿管 3 天，术后即刻积极地进行手法治疗，包括主动辅助和被动指间关节活动，并使用动态屈曲矫形器。

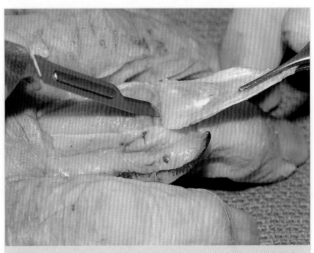

图 52.1 Chamay 入路通过远端伸指肌腱瓣到达近端指间关节

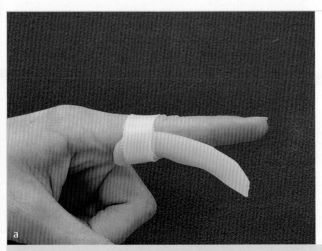

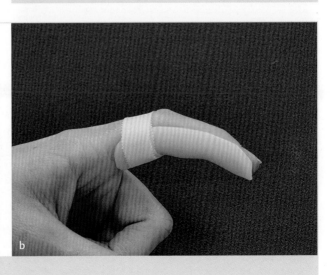

图 52.2 （a，b）手指短弧活动矫形器

215

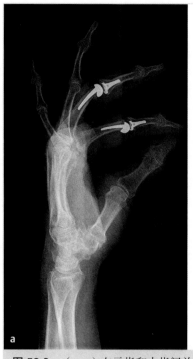
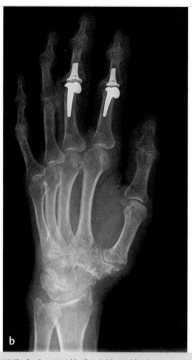
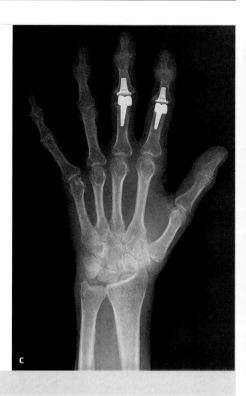

图 52.3 （a~c）左示指和中指间关节无张力表面置换术后的 X 线片

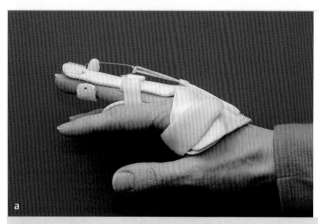
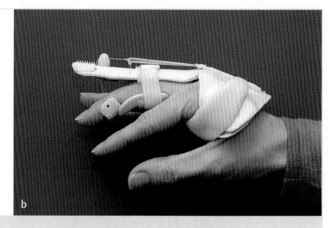

图 52.4 （a，b）一个动态指间关节屈曲矫形器

52.4 手术技术

通过背部入路（采用与示指手术相同的切口），完全暴露伸指装置。通过背伸近端指骨，找到伸指装置的桡侧和尺侧边缘。由于伸指装置与近节指骨背侧皮质形成粘连，可使用剥离子将它轻轻分离。整个近节指骨的伸指装置均要松解。伸肌肌腱粘连松解时，要格外小心保护中节指骨基底部的伸肌腱止点。以一种确定但可控的方式将近端指间关节松解至屈曲位，注意不要破坏位于中节指骨基底部的伸肌腱的止点（图 52.5）。

52.5 术后效果评估

可以预见近端指间关节能屈曲到 90°。但通常情况

下，近端指间关节肌腱松解术后，最终屈曲度会低于术中的屈曲度。必须向患者强调这一现实，以便在术前建立合乎实际的期望值。术后伸指装置减弱甚至失效，尤其是在中节指骨基底部的伸肌腱止点处失效，是伸肌腱松解术和近端指间关节置换术后一个非常常见的并发症。这可能导致术后伸指肌腱功能不全，并最终出现纽扣畸形。

52.6 技术要点

- 即使早期即开始采用手部疗法恢复手指屈曲功能，近端指间关节的背侧 Chamay 入路仍可能导致关节的伸直性挛缩。
- 一线的治疗方案是积极的手疗法，包括主动辅助关

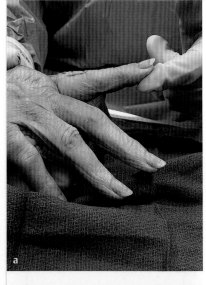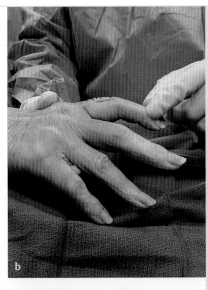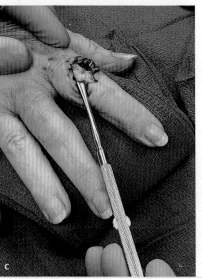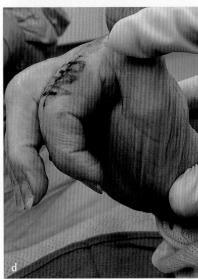

图52.5 （a，b）术前近端指间关节活动范围。（c）使用剥离子术中松解指伸肌腱。（d）肌腱松解术后立即出现示指近端指间关节运动

运动和动态手指屈曲矫形器。

• 手术治疗包括在区域麻醉下留置导尿管，进行伸指肌腱松解术，区域麻醉可以维持3天，以便于术后早期进行积极的手疗法。

• 术后手疗法应包括主动辅助关节活动和动态手指屈曲矫形器。

• 术后指间关节最终的屈曲活动范围很少能保持在肌腱松解术中时的水平。

• 伸指肌腱松解术和近端指间关节置换术可能并发伸肌腱减弱甚至失效，从而导致纽扣畸形。

• 对于指间关节屈曲恢复程度的期望值，应在术前与患者沟通。

参考文献

[1] Chamay A. A distally based dorsal and triangular tendinous flap for direct access to the proximal interphalangeal joint. Ann Chir Main 1988;7(2):179–183.

[2] Jennings CD, Livingstone DP. Surface replacement arthroplasty of the proximal interphalangeal joint using the PIP-SRA implant: results, complications, and revisions. J Hand Surg Am 2008;33(9):1565.e1–1565.e11.

[3] Johnstone BR, Fitzgerald M, Smith KR, Currie LJ. Cemented versus uncemented surface replacement arthroplasty of the proximal interphalangeal joint with a mean 5-year follow-up. J Hand Surg Am 2008;33(5):726–732.

[4] Linscheid RL, Murray PM, Vidal MA, Beckenbaugh RD. Development of a surface replacement arthroplasty for proximal interphalangeal joints. J Hand Surg Am 1997;22(2):286–298.

[5] Luther C, Germann G, Sauerbier M. Proximal interphalangeal joint replacement with surface replacement arthroplasty (SR-PIP): functional results and com-plications. Hand (NY) 2010;5(3):233–240.

[6] Murray PM. New-generation implant arthroplasties of the finger joints. J Am Acad Orthop Surg 2003;11(5):295–301.

[7] Murray P. Treatment of the osteoarthritic hand and thumb. In: Wolf SW, Hotch-kiss R, Kozin S, Pederson W, Cohen MS, eds. Green's Operative Hand Surgery. Vol. 1. 7th ed. Philadelphia, PA: Elsevier;

2017:345–72.

[8] Murray PM, Linscheid RL, Cooney WP III, Baker V, Heckman MG. Long-term out-comes of proximal interphalangeal joint surface replacement arthroplasty. J Bone Joint Surg Am 2012;94(12):1120–1128.

[9] Pritsch T, Rizzo M. Reoperations following proximal interphalangeal joint non-constrained arthroplasties. J Hand Surg Am 2011;36(9):1460–1466.

第 53 章　近端指间关节创伤性骨关节炎

Sergio Daroda, Fernando Menvielle

53.1　病例

一名 35 岁女性，发生近端指间（PIP）关节骨折伴脱位。多年后，出现 PIP 关节持续性疼痛和左侧（非优势手）环指严重畸形。这种症状影响了她的工作和日常生活。患者是一名需要频繁用手的劳动者，需要有抓捏力和握力，没有疼痛感。

53.2　解剖学

对患者左手的检查显示，环指 PIP 关节出现旋转和尺侧偏移。PIP 关节被动运动可使掌指关节和远端指间关节屈曲 40°，伸展 30°。普通 X 线片显示 PIP 关节向背侧脱位，关节面严重损伤，不仅累及中节指骨的基底部，还累及近端指骨头髁部（图 53.1）。

53.3　推荐治疗方案

我们应该记住解决这一特殊问题的最佳办法是尽快处理。尽管诊断容易，但这些陈旧伤却很常见，延迟诊断不能让我们给出一个更好的解决方案。患者 PIP 关节有严重关节炎，关节畸形，关节不连续。

推荐治疗方案

- 由于两个关节表面受损，PIP 关节无法重建，因此我们需要考虑关节成形术或关节融合术。
- 我们的第一个选择是用带血管蒂的第 2 足趾关节移植成形术（SVAT）。
- 我们不推荐有高强度功能需求的年轻患者使用 PIP 假体。
- PIP 关节融合术是一种选择，但我们的患者不满意缺失伸屈度和外观。

53.4　手术技术

在受区部位，以 PIP 关节为中心做一个弧形的背部切口。松解伸肌装置，并用来准备肌腱缝合。进行

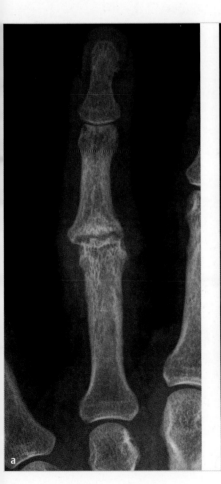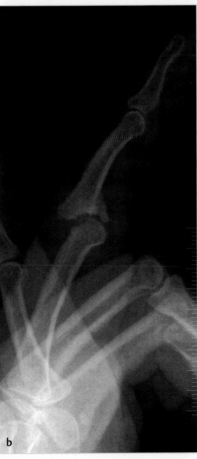

图 53.1　（a，b）前后正侧位片显示 PIP 关节有尺侧移位和向背侧脱位，并伴有关节面损伤

近端和远端截骨，在损伤关节的掌侧用垫板抬高后放在手术台上，应特别小心，不要损伤屈肌腱、指神经及指血管。下一步的准备工作是受区血管，根据血管蒂的长度，我们在靠近手术野的部位显露一根指固有动脉，或者我们在指根处做一个额外的切口，以获得一个更粗大的指固有动脉。显露手指背侧切口近端的静脉。

　　然后处理供区部位。患者取仰卧位，止血带在不驱血的状态下使用，这样可以更方便地识别血管束。在同侧足的第一个骨间间隙背侧入路，识别并标记皮瓣的回流静脉。继续分离显露，直到显露趾蹼部位血管。如果优势侧血管在背侧，我们直接解剖至趾动脉，获取长血管蒂。但如果优势侧血管在足底，跳过复杂的足底血管解剖直接显露趾动脉。获取合适长度的静脉以方便与受区静脉吻合，我们往往在关节背内侧以血管位置为中心取一个皮瓣用来监测血运，也不会损伤关节的血管。获取趾伸肌腱，进行横向截骨。我们保留血管蒂供血 20min 后再切断血管蒂，以保证正常的血液灌注。

　　测量后调整移植关节的尺寸，用 1 根纵向克氏针和 2 根关节外横向克氏针进行骨固定，以防止旋转。然后重建指伸肌腱，直接或旁路吻合血管。最后，缝合皮肤，保持观察岛状皮瓣血运，以准确评估关节液灌注。我们使用切除的环指的关节作为非血管化的移植物来重建供区，以减少并发症（图 53.2）。

手术步骤

　　见视频 53.1。

1. 处理受区：
    — 背侧入路。
    — 横向截骨。
    — 分离显露背侧静脉和掌侧指固有动脉。

2. 处理供区：
    — 止血带止血。
    — 在足背或足底识别第 1 趾蹼处的血管。
    — 逆行性解剖动脉。
    — 保留监测血运用的岛状皮瓣。
    — 断蒂之前保留复合关节皮瓣 20min 的血液循环。

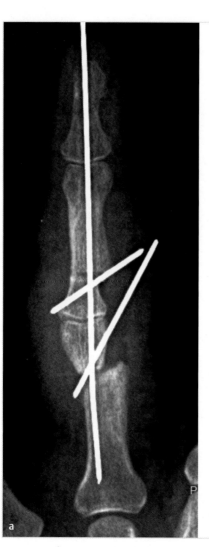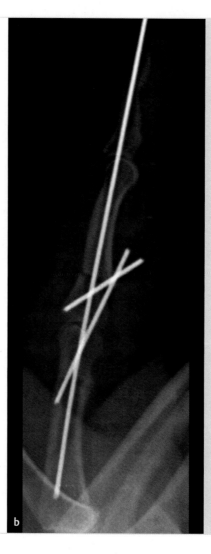

图 53.2 （a，b）术后即刻 X 线片，使用尽量少的骨固定物

3. 组装：

　　—调整皮瓣长度。

　　—用1根纵向和2根横向克氏针进行骨固定。

　　—直接显微镜下吻合或必要时行血管吻合器吻合。

　　—用切除的环指近端指间关节重建足趾关节。

53.5　术后效果评估

　　术后1年随访，患者环指 PIP 关节无疼痛，屈曲60°、伸直0°（图53.3）。握拳时有轻微的短缩和径向旋转。患者对最后的结果非常满意，她回到了原来的工作岗位。行走时没有任何疼痛或移动障碍，使用SVAT 的 PIP 关节成形术为该患者提供了一个无疼痛、可接受的运动范围的良好效果。

　　由于其生物学的同源性，一旦截骨端愈合，SVAT将保持相同的结构，未来不会发生变化。SVAT 是一种经过时间检验的外科技术，但它要求很高，并且需要很长的学习曲线。为降低供区并发症，可以将环指切除的 PIP 关节植入供区以最大限度地减少第2足趾缩短。

53.6　技术要点

- 对这个患者来说，最好的解决办法是在受伤的最初阶段进行诊断和治疗。
- 我们必须评估 PIP 关节两个关节面的情况以提供正确的治疗。
- 伸肌腱应与带血管蒂的关节一起游离。
- 用皮瓣来监测复合组织瓣的灌注情况。
- 应始终使用简单的骨固定方式。

致谢

　　作者非常感谢 Gilda Ines Pinciroli 在翻译本章时提供的帮助。

（王　腾　译）

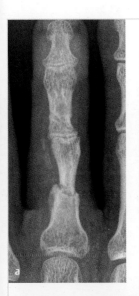
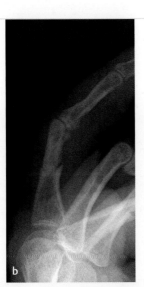
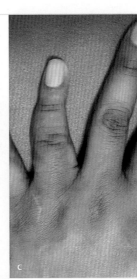
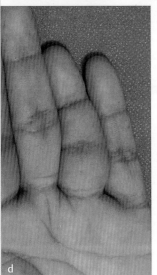
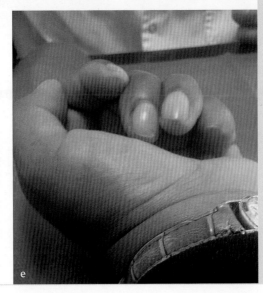

图 53.3　（a，b）术后1年随访，两个截骨端均愈合良好。（c~e）最终外观和活动良好

参考文献

[1] del Piñal F, García-Bernal FJ, Delgado J, Sanmartín M, Regalado J, Cagigal L. Vascularized bone blocks from the toe phalanx to solve complex intercalated defects in the fingers. J Hand Surg Am 2006;31(7):1075–1082.

[2] Foucher G, Lenoble E, Smith D. Free and island vascularized joint transfer for proximal inter-phalangeal reconstruction: a series of 27 cases. J Hand Surg Am 1994;19(1):8–16.

[3] Foucher G, Sammut D, Citron N. Free vascularized toe-joint transfer in hand reconstruction: a series of 25 patients. J Reconstr Microsurg 1990;6(3):201–207.

[4] Gilbert A. Composite tissue transfers from the foot. Anatomic basis and surgical technique. In Daniller AL, Staruch B, eds. Symposium on Microsurgery. St. Louis, MO: CV Mosby; 1976:230–242.

[5] Hierner R, Berger AK. Long-term results after vascularised joint transfer for finger joint recon-struction. J Plast Reconstr Aesthet Surg 2008;61(11): 1338–1346.

[6] Kimori K, Ikuta Y, Ishida O, Ichikawa M, Suzuki O. Free vascularized toe joint transfer to the hand. A technique for simultaneous reconstruction of the soft tissue. J Hand Surg [Br] 2001;26(4):314–320.

[7] Lam WL, Waughlock N, Hsu CC, Lin YT, Wei FC. Improving the extensor lag and range of motion following free vascularized joint transfer to the proximal interphalangeal joint: part 2. A clinical series. Plast Reconstr Surg 2013;132(2) :271e–280e.

[8] Lam WL, Wei FC. Toe-to-hand transplantation. Clin Plast Surg 2011;38(4):551–559.

[9] Tsubokawa N, Yoshizu T, Maki Y. Long-term results of free vascularized second toe joint transfers to finger proximal interphalangeal joints. J Hand Surg Am 2003;28(3):443–447.

[10] Waughlock N, Hsu CC, Lam WL, Lin YT, Wei FC. Improving the extensor lag and range of motion following free vascularized joint transfer to the proximal interphalangeal joint: part 1. An observational and cadaveric study. Plast Reconstr Surg 2013;132(2):263e–270e.

第十八部分

拇指、手指和
腕关节感染

XVIII

第 54 章　拇指、手指和腕关节的引流不充分

Nikhil Agrawal, William C. Pederson

54.1　病例

一名 38 岁的男性糖尿病患者，左环指进行性疼痛和肿胀（图 54.1）。大约 5 天前，当他使用螺丝起子时，掌侧表面被割伤。2 天前，他在一个较小的急诊中心就诊，急诊科医生将其手指掌侧表面进行了"浅表"脓肿引流。他开始口服头孢菌素并进行浸泡。

54.2　解剖学

由于切口不当和引流不充分，患者手部严重感染。他可疑存在屈肌腱鞘炎以及背侧脓肿，即所谓的领扣脓肿。对糖尿病患者感染的治疗不足导致感染加重。

屈肌腱鞘炎早期引流可能没有明显脓性分泌物，但有时可表现出化脓性，形成单独的脓肿袋的分隔线可能使外科医生误以为已经引流充分，感染灶实际上就潜伏在附近。

在这种情况下，最重要的是考虑手部解剖学中存在囊腔和潜在的空间。尺骨和桡侧囊腔在前臂上有重要连接：Parona 纳囊。这个潜在的囊腔位于前屈肌和指深屈肌之间，并可能导致"马蹄"脓肿，从拇指屈肌腱鞘到小指腱鞘。大鱼际深间隙和掌中间隙也应考虑在内。该患者脓肿似乎扩展到手背指蹼疏松结缔组织中，在手术中发现脓肿已延伸至前臂远端的 Parona 间隙。

当细菌接种到腱鞘时，压力会升高到 30mmHg 以上。随后高压会阻碍向腱鞘流动的动脉。血液流动不良的影响是双重的。一方面，炎症细胞和抗生素无法抵达；另一方面肌腱缺血和坏死导致不可逆损伤。坏死组织和滑液混合是细菌理想的培养基，并可以导致不可逆性损伤。如果患者和肢体在感染中幸存下来，那么手外科医生将剩下无法清除的肌腱和肌肉。最终，医生必须想出一个使四肢尽可能恢复功能的计划。

54.3　推荐治疗方案

感染部位充分引流（彻底清除非重要组织），皮肤覆盖和手的功能将在手术部分阐述。

推荐治疗方案

- 非重要组织彻底清创。
- 重建复杂的软组织缺损。
- 康复训练。

54.4　手术技术

患者采用全身麻醉。止血带止血，聚维酮–碘消毒。为防止感染向近端扩散，手臂抬高充气止血带而不用驱血带驱血。

第一步是引流。通常，必须延长先前的切口，但是必须适合足够充分引流和清创（图 54.2）。应多次培养，并将组织送病理学检查。然后将所有坏死组织清创至血性渗出的健康组织，血管除外。如果有间室压力增加的情况，必须考虑进行筋膜切开术。然后应大量冲洗伤口。Hippocrates 最初理解并认识到，伤口敷料应包扎松散适度以便允许充分引流。

随后的冲洗程序遵循相同的步骤，并重复进行，直到患者全身感染控制并且彻底清创。为了彻底清创，可能需要截肢，因为该患者需要彻底清除坏死感染组织（图 54.3）。

首先，最重要的是感染必须充分引流。引流减压后，患者应感到疼痛有所改善，没有恶化。

在坏死性筋膜炎的情况下，应计划多次冲洗，以使感染和坏死的组织界限清楚。切开时看到出血是最简单地识别健康组织的方法。

如果存在残留感染或皮肤闭合张力过高，切勿闭合皮肤。进行伤后换药待到形成肉芽再次处理伤口是

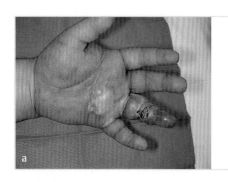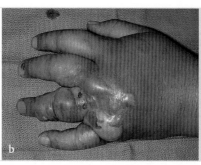

图 54.1　（a，b）切开和引流不充分后手部严重感染。患者可疑存在屈肌腱鞘炎以及背侧脓肿，即所谓的领扣脓肿

绝对正确的。在伤口较大的情况下，用植皮进行部分伤口闭合是可行的，但在伤口较复杂的情况下，可能需要皮瓣移植。如果有重要结构暴露在外，则需要筋膜、肌肉、真皮基质进行部分覆盖。该患者需要前臂桡侧皮瓣来重建软组织缺损（图54.4）。

最重要的考虑因素是手的功能。在短期内，清创可能导致肌腱或肌肉缺损。从长远来看，尽管进行了积极的职业治疗和康复训练，但瘢痕形成的粘连肯定会限制肌腱的运动。这就需要二期进行肌腱修复或肌腱转位。但只有在伤口完全干净且无感染后，才能进行肌腱修复。

手术步骤

1. 感染充分引流并进行细菌培养。
2. 伤口反复冲洗并清除不健康的组织。
3. 多次手术室行伤口冲洗和清创。
4. 必要时进行软组织重建。

54.5 术后效果评估

该患者在出院之前开始进行运动范围（ROM）锻炼。他没有进一步的感染问题，加之带血管组织移植使得伤口愈合很顺利。虽然这种手指截肢可以进行一期关闭，但对于糖尿病患者，这很可能很困难。他的手最终功能很好，运动恢复良好。如果缩小手缝，他的手功能会更好，但是他拒绝进一步手术。考虑到感染时的严重程度，我们认为这是一个非常好的最终结果（图54.5）。

54.6 技术要点

- 需要大切口，感染灶才能充分引流。
- 了解手指、手和腕部的间隙很重要，这样才能知道感染范围。
- 深部感染或坏死性感染需要多次冲洗。
- 重要结构必须覆盖；带血管的组织有助于愈合。
- 积极的 ROM 练习至关重要，必须尽早开始。

（李福兵 译）

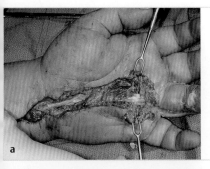
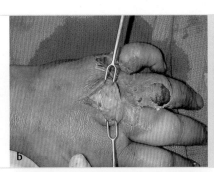

图 54.2 （a，b）手指必须足够敞开以充分引流和清创。切除所有失活的组织，并进行细菌培养

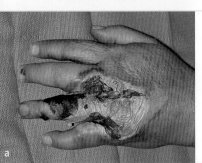
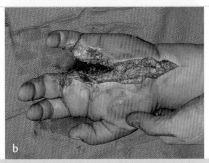
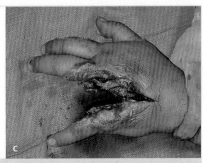

图 54.3 （a）由于最初引流不充分导致坏死扩大。（b，c）彻底清创术，进行了环指截肢

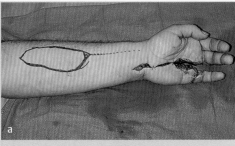
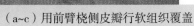
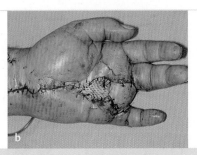
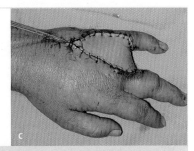

图 54.4 （a~c）用前臂桡侧皮瓣行软组织覆盖

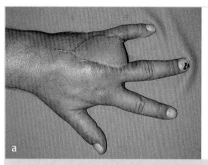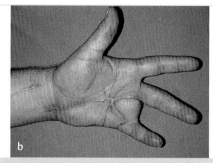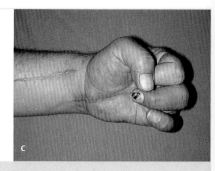

图 54.5　（a~c）感染控制，清创，最后闭合和治疗后的最终结果

参考文献

[1] Boyes JH. Infections. In: Boyes JH, Bunnell S, eds. Bunnell's Surgery of the Hand. Philadelphia, PA: Lippincott, Williams, and Wilkins; 1970:613–642.

[2] Gahhos FN, Ariyan S. Hippocrates, the true father of hand surgery. Surg Gynecol Obstet 1985;160(2):178–184.

[3] Linscheid RL, Dobyns JH. Common and uncommon infections of the hand. Orthop Clin North Am 1975;6(4):1063–1104.

[4] Scheldrup EW. Tendon sheath patterns in the hand; an anatomical study based on 367 hand dissections. Surg Gynecol Obstet 1951;93(1):16–22.

[5] Schnall SB, Vu-Rose T, Holtom PD, Doyle B, Stevanovic M. Tissue pressures in pyogenic flexor tenosynovitis of the finger. Compartment syndrome and its management. J Bone Joint Surg Br 1996;78(5):793–795.

第55章 桡骨远端开放性骨折内固定术后骨髓炎的诊治

Florian Neubrech, Michael Sauerbier

55.1 病例

一名57岁男性，最初为前臂远端开放性骨折（图55.1a，b）。在骨科与创伤专科的早期治疗包括外固定以及桡骨掌侧锁定钢板内固定和尺骨远端克氏针固定。在第2次手术中，取髂前上棘松质骨填充骨缺损（图55.1c，d）。最初伤口并没有愈合；穿刺有持续性脓性分泌物。患者被转诊至感染外科。骨愈合2周后进行翻修手术，桡骨远端发现死骨。去除手掌侧的死骨和坏死的软组织。髓腔填充人工骨和含万古霉素的载体。涂片检查显示表皮葡萄球菌为致病菌。医院的整形、手部和重建外科于14天后用对侧手臂的游离前臂皮瓣覆盖了软组织缺损（图55.2）。皮瓣连接到桡动脉（端侧吻合）和静脉（端端吻合）。尽管付出了所有努力，但在接下来的6周内仍无法控制感染。尽管软组织覆盖已足够，但深层发现复发性脓肿。

55.2 解剖学

在本病例中，开放性骨折导致急性骨髓炎，伴有坏死、骨和软组织的丢失。急性和慢性软组织感染容易导致血栓形成，通常会由于阻塞中小型血管而影响局部灌注。尽管进行了局部和全身性抗生素治疗和彻底的清创术，但感染的控制仍不能令人满意。另外，尽管保留了植入物并且使用了自体和人工替代材料，但骨骼仍未得到足够的支撑。值得注意的是，通过游离皮瓣移植，软组织足够的覆盖保证了局部血液灌注至少可以持续6周抵抗骨感染。在随后的翻修手术中，去除所有坏死骨并去除所有植入物，有必要解决因前臂不稳而造成的大段骨缺损的难题（图55.3）。

55.3 推荐治疗方案

感染部位的植入物在短时间内被生物膜覆盖。生物膜由局部耐药菌落组成，这些细菌菌落通过由细胞外聚合物组成的黏液细胞外基质组织成协调的功能群落。生物膜细菌能够共享营养，并免受诸如抗生素和免疫系统等有害因素的侵害。因此，强烈建议彻底清除病灶并去除一切内固定。应考虑临时外固定，还应确保在确定的骨重建之前，将组织从细菌中清除掉。在文献中，通常建议使用6周的局部和/或全身性抗生素治疗。人们应该认识到，即使经过正确的治疗，仍然存在着一种存活细菌静息定居的风险。

由此产生的骨缺损比较棘手。在有限灌注和有感染的地方尤其如此。重建的目的是保持桡骨远端的骨性结构以维持腕关节面和残存的关节残存活动度。因此，在本病例中，使用带血管的自体腓骨移植进行治疗。将其与松质骨一起插入桡骨远端的髓腔中。最初，使用长而异常稳定的锁定板进行常见的骨的端端吻合。

推荐治疗方案

• 彻底清除病灶并去除内固定。

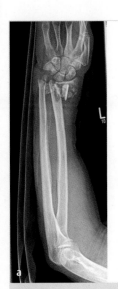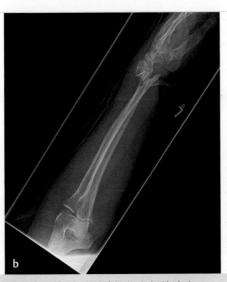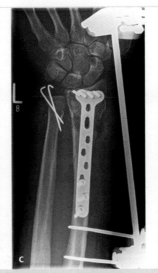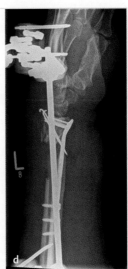

图55.1 （a~d）骨折早期的X线片（开放性）和相关治疗

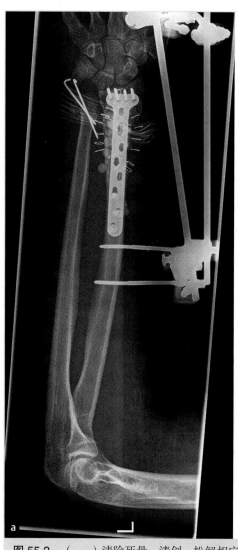
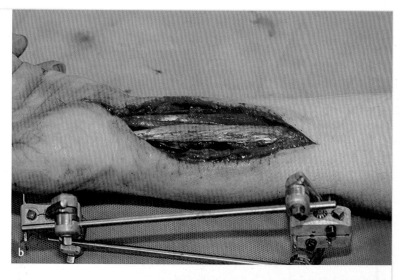
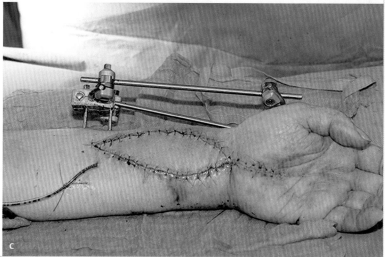

图 55.2　（a~c）清除死骨，清创，松解相应软组织缺损。用游离的前臂侧皮瓣覆盖缺损。注意保留的外固定架

- 同时，外固定可提供稳定性并桥接受伤的骨头。
- 去除所有细菌坏死底物后，等待抗生素起作用。
- 重建桡骨远端，包括保留桡腕关节面，间隔约 6 周。
- 我们建议使用游离带血管骨移植物来重建长度超过 4cm 的骨缺损。
- 在本病例中，带血管的自体腓骨移植合并使用髂骨松质骨移植非常合适。

55.4　手术技术

手术在全身麻醉下进行，在手臂和腿部分别使用止血带。强烈建议使用显微镜。

受区彻底清创；检查其余骨骼的活性。需要确定出血点；如果不确定，松止血带后再次检查。测量骨缺陷尺寸，暴露受区血管。通常使用桡动脉及其伴随的静脉。本病例中，由于是前侧皮瓣，所以使用尺动脉及其伴行静脉。血管造影（常规数字减影血管造影）显示了两个不间断的血管轴。

将患者置于仰卧位，同侧髋部略微抬高。标识出腓骨的轴。

骨瓣的轴线遵循腓骨的后边界，蒂在腓骨中点附近并有一个穿支进入。皮岛在肌肉上方分离，从前到后，深至肌肉筋膜后部。一小束肌肉留在骨头上。用摆锯进行截骨。重要的是要保留远端 6~7cm 的骨头，以确保踝关节的完整性。骨间膜分开，露出腓骨血管蒂。然后可以切取带蒂血管组织瓣（图 55.4）。

首先将腓骨插入桡骨远端的骨髓腔中。对于这步，在此刻之前一直保留的外固定架的支撑可能会很有用。髓腔中填充常规的髂骨松质骨。骨的固定是通过使用一块长且特别稳定的掌侧锁定钢板进行，该锁定板可桥接骨缺损并固定移植物（图 55.5）。提供硬支撑后，将腓骨移植物（腓动脉和伴随的静脉）钩住，使用显微镜以端侧吻合方法吻合受体血管（尺动脉和静脉）。

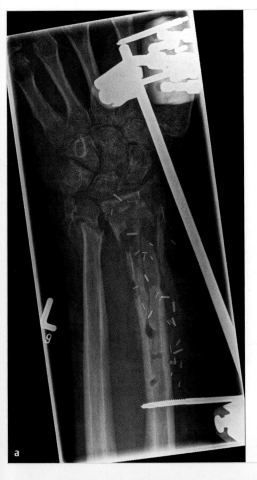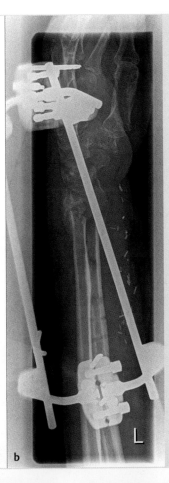

图 55.3　（a，b）彻底清创和内固定取出后的 X 线片，桡骨骨髓炎并骨不连

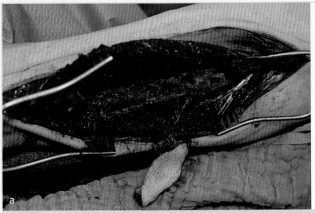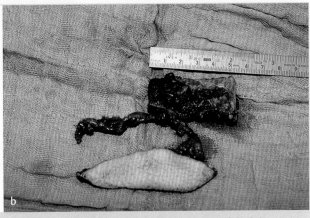

图 55.4　（a，b）带腓肠血管的游离的腓骨瓣，并带有皮岛以进行监测。腓骨已经成形为适宜插入桡骨远端的半径

骨游离皮瓣的整合和愈合大部分是成功的，但可能需要比预期更长的时间。可能要花几个月的时间。建议定期进行 X 线复查。可以在 14 天后切除监测皮岛。

手术步骤

1. 受区彻底清创，直到可以看到正常的骨骼为止。显露受区血管。
2. 取腓骨瓣的方法如早期阐述的方法。
3. 腓骨瓣和修剪好的松质骨一起插入髓腔。
4. 必须使用稳定的锁定接骨板。
5. 腓骨瓣与尺动脉及其伴行静脉吻合。
6. 骨愈合的过程可能需要一些时间。
7. 必须在热塑性掌托夹板中固定 12 周，然后在 X 线透视下进行无张力理疗。

55.5　术后效果评估

尽管开始时存在着严重的骨缺损、慢性感染和有限的局部灌注，但在大多数情况下，这种技术可以实

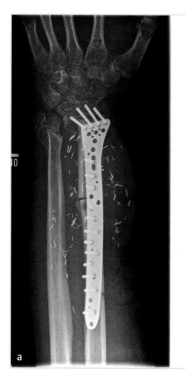
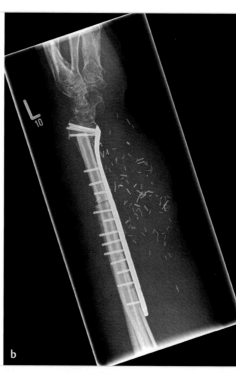

图 55.5　（a，b）掌侧锁定板原位固定腓骨骨瓣。尺骨远端骨折未处理

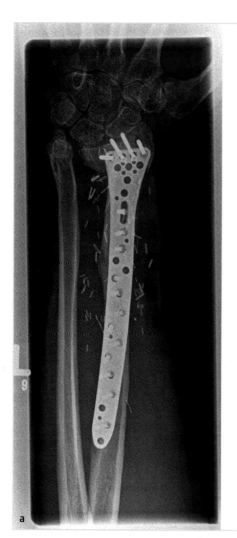
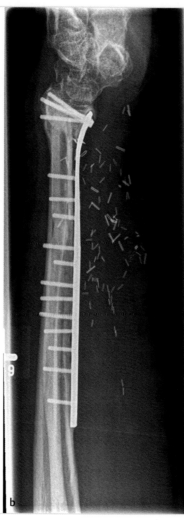

图 55.6　（a，b）微血管移植后 1 年完全骨愈合，腓骨移植完全被包埋

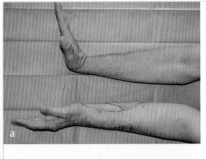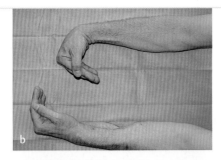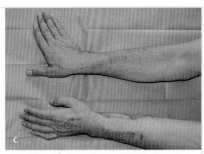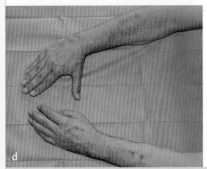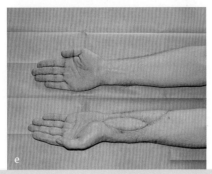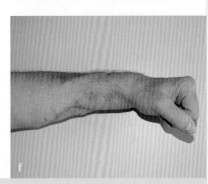

图 55.7　（a~f）翻修手术 1 年后的临床结果

现骨愈合。

经过 9 个月的时间，骨瓣在 X 线片上显示完全愈合。图 55.6 所示为翻修术后 1 年的影像学结果。当时，握拳和前臂旋转受限，手腕僵硬（图 55.7）。在接下来的 4 个月中，手腕的活动范围可能会有所改善，但是需要持续的手部治疗以补偿巨大的创伤和长期制动。最终的功能结果良好。前臂旋转可，腕部伸展 / 屈曲的活动范围为 -20° ~0° ~20°，尺骨 / 桡骨运动的活动范围为 -10° ~0° ~10°。可完成握拳。用 Jamar 测力机在 Ⅱ 级上测得的握力左手为 8kg，而右手则为 36kg。事故发生后经过 24 个月的紧张治疗，他可以重返汽车行业，担任工艺美术师。保守的治疗可以通过复杂和持续的人工补偿来实现。随附的视频（视频 55.1）：显示翻修手术 14 个月后的功能结果。

55.6　技术要点

- 开放性骨折发展为骨髓炎的风险很高。反过来，感染会导致（骨骼）坏死。
- 前臂和腕部骨髓炎的治疗包括外科手术和抗生素联合治疗。必须彻底切除坏死的组织，并应尽可能取出内固定。临时外固定通常是标准的治疗选择。始终应加强对病原菌的检测。
- 感染情况下的清创术必须是彻底的。为了足够自信地面对大段骨和软组织的缺损，医生必须掌握显微外科重建技术的相关知识。
- 骨髓炎中的病原菌通常具有较慢的周转率，并且骨中抗生素的最低抑菌浓度低于其他组织。因此，至少需要特殊的抗生素治疗 6 周。

（李福兵　译）

参考文献

[1] Gan AW, Puhaindran ME, Pho RW. The reconstruction of large bone defects in the upper limb. Injury 2013;44(3):313–317.

[2] Honda H, McDonald JR. Current recommendations in the management of osteomyelitis of the hand and wrist. J Hand Surg Am 2009;34(6):1135–1136.

[3] Kremer T, Bickert B, Germann G, Heitmann C, Sauerbier M. Outcome assessment after reconstruction of complex defects of the forearm and hand with osteocutaneous free flaps. Plast Reconstr Surg 2006;118(2):443–454, discussion 455–456.

[4] Pinder R, Barlow G. Osteomyelitis of the hand. J Hand Surg Eur Vol 2016;41(4): 431–440.

[5] Sparks DS, Saleh DB, Rozen WM, Hutmacher DW, Schuetz MA, Wagels M. Vascularised bone transfer: history, blood supply and contemporary problems. J Plast Reconstr Aesthet Surg 2017;70(1):1–11.

[6] Taylor GI, Miller GD, Ham FJ. The free vascularized bone graft. A clinical extension of microvascular techniques. Plast Reconstr Surg 1975;55(5):533–544.

[7] Tsai E, Failla JM. Hand infections in the trauma patient. Hand Clin 1999;15(2): 373–386.

第56章　腕部感染性破坏

Florian Neubrech, Michael Sauerbier, Berthold Bickert

56.1　病例

一名 68 岁的男性，由于第 1 腕掌（CMC Ⅰ）关节的晚期骨关节炎而遭受了多年的左手拇指疼痛。患者有糖尿病，周围动脉闭塞性疾病，以及吸烟史。患者曾于私人诊所就诊，未行关节置换术，在疼痛的 CMC 关节中进行了激素注射。1 个月后，患者在另一外科诊所进行手腕疼痛治疗，表现出广泛而不明确的疼痛，无发烧。实验室诊断显示 CRP（C- 反应蛋白）轻度升高，无白细胞增多。X 线片显示，除先前存在的 CMC 关节骨关节炎外，没有发现任何骨骼疾病（图 56.1）。因此，予患者出院。并建议对症治疗。

5 个月后，患者到作者所在医院就诊，发现疼痛加重，腕部广泛肿胀（图 56.2）。

56.2　解剖学

在本例中，激素注射导致骨骼的慢性感染，但腕部和尺桡骨远端的关节破坏较缓慢。

通常，关节深层注射很难处理。如果手术是不可避免的，则强烈建议在无菌环境下进行。否则，细菌将在理想培养基的关节滑液中繁殖，而关节内的免疫细胞很少。所以在这种情况下，由类固醇引起的免疫抑制和由于糖尿病引起的抵抗力降低是引起感染的主要原因。

目前需要对感染和细菌定植进行充分的治疗。有必要解决根治性清创术后广泛骨丢失的问题。因此骨性结构的缺失，使得全腕关节融合也较困难。此外，也必须治疗远端尺桡关节。

56.3　推荐治疗方案

首先，需要彻底清创，清除感染组织、坏死骨和破坏的关节面。随后，需要局部和全身性抗生素治疗 6 周，同时行手腕外固定。仍然存在巨大的骨缺损，并且需要巨大骨移植。

在腕部融合术中，必须重建腕高度以维持前臂的

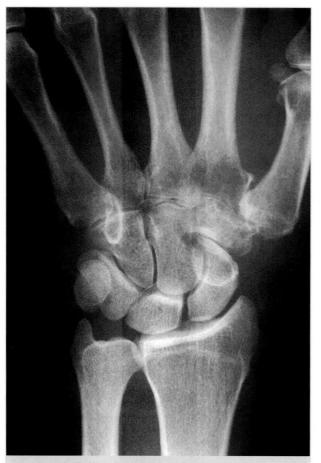

图 56.1 左侧第 1 腕掌关节中注射激素后 1 个月的 X 线片

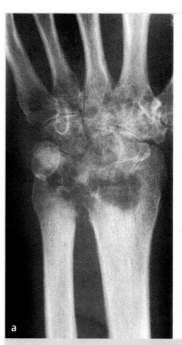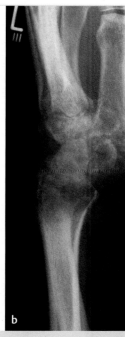

图 56.2 （a，b）在左侧第 1 腕掌关节内注射激素后 5 个月的 X 线片显示所有腕关节面严重骨溶解

力传导。因此，必须重建骨缺损。由于有限微血管灌流，感染后的部位总是伴有坏死，并且有残留污染的风险。因此，我们建议在大于4cm的骨缺损中使用游离带血管骨瓣移植，而不是简单的结构性植骨。在本病例中，带血管的腓骨瓣移植由于与掌骨基部接触面太小，因此不适合。建议旋髂深动脉（DCIA）骨瓣结合AO腕关节融合接骨板桥接CMC Ⅲ关节行全腕融合。

远端尺桡关节行切除治疗。在本病例中，由于尺骨头破坏较大，合适采用Darrach手术。

推荐治疗方案

- 彻底清创，去除坏死骨和破坏的关节表面。
- 应用腕关节外固定架，并且需要局部和全身性抗生素治疗。
- 腕关节融合术需要恢复腕骨高度并大约持续6周。
- 游离带蒂骨瓣移植可重建超过4cm的感染性骨缺损。
- 在本例中，游离DCIA骨瓣移植即可。
- Darrach手术用于远端尺桡关节的处理。
- 影像学显示稳定后可以去除外固定架。

56.4　手术技术

手腕清创。在晚期病例中，通常需行全腕关节切除。通常，腕骨感染大部分是由葡萄球菌引起。缺损处填充携带抗生素的载体，通常使用庆大霉素链珠。文献中常建议进行局部和系统性抗生素治疗6周。同时，使用外固定架（图56.3），并切除尺骨头。

通过游离DCIA骨瓣移植行腕关节融合。将患者置于仰卧位，同侧髋关节略微抬高，标记腹股沟韧带和股血管方向。在腹股沟韧带上方并与之平行地切开。确定旋髂浅动脉（SCIA）和DCIA起始处。DCIA沿筋膜上行至髂前上棘。解剖应横向进行，应保留外侧皮神经。游离浅表肌肉与血管后可以进行截骨。本病例中，需要全厚度的骨移植，逐层缝合（图56.4）。

重新清创后，将植入所取游离骨瓣，并恢复腕骨高度。使用标准的AO手腕融钢（辛迪斯，美国）进行手腕融合和骨固定。在本病例中，必须将CMC Ⅲ关节融合。骨瓣提供骨性支撑后，游离受区血管并在显微镜下行端端吻合（桡动脉腕背支及其静脉）。

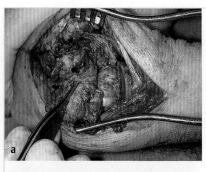
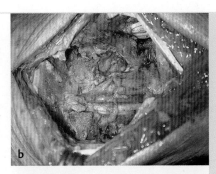
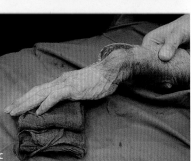
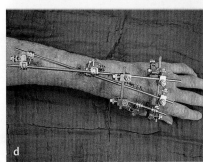

图56.3　（a~d）关节彻底清创切除腕关节并行外固定架固定

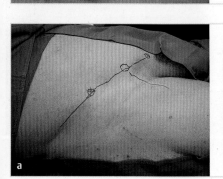
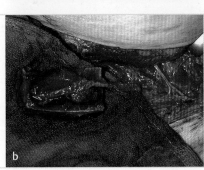

图56.4　（a，b）获取右侧旋髂深动脉骨瓣。术前标记并成功获取皮瓣

影像学显示融合后取外固定架以防止植入物断裂和细菌生物膜导致感染复发。

手术步骤

1. 腕关节切除后使用外固定架和抗生素链珠。
2. 接受 6 周的局部和全身抗生素治疗。
3. 如前所述，获取游离 DCIA 骨瓣。
4. 吻合血管。

5. 用 AO 腕关节融合钢板行腕关节融合固定。
6. 热塑板固定制动手腕 12 周。

56.5　术后效果评估

患者术后 3 年随访。影像结果（图 56.5）显示在接骨板桥接植骨区域中发现轻度骨吸收。患者拒绝接受内固定，但未发现感染复发或内固定失效。

握拳和前臂旋转可（图 56.6）。用 Jamar 测力机

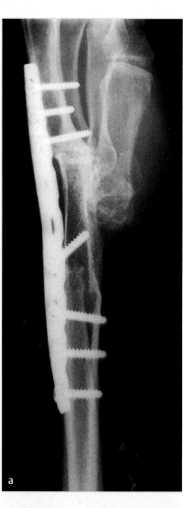
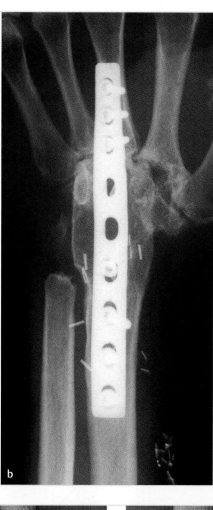

图 56.5　（a，b）左腕关节移植游离旋髂深动脉骨瓣后完全融合

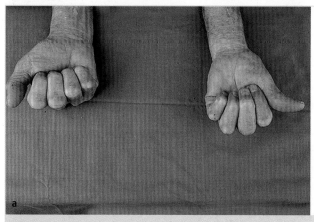
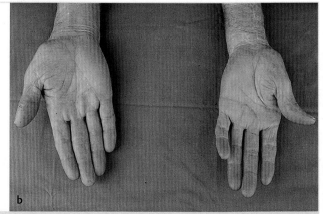

图 56.6　（a，b）术后 3 年临床随访结果

在Ⅱ级上测得的握力强度：左侧为26kg，而在右侧为36kg。手臂、肩膀和手部残疾评定（DASH）得分为1.7。患者几乎感觉不到疼痛。

56.6 技术要点

- 腕关节内激素注射可能会引起严重的并发症。如严重的关节和骨骼感染。
- 即使在严重的手腕感染的情况下，实验室结果在临床上也可能没有特异性。毫无疑问，最初应该至少通过微创腕关节镜进行一次手术探查。
- 手腕明显炎症的标准治疗包括彻底地清创术，然后进行6周的局部和全身抗生素治疗。在大多数情况下，需要行外固定架固定。
- 腕关节融合术必须恢复腕关节高度。
- 超过4cm的骨缺损建议使用游离带血管骨瓣移植。

（李福兵 译）

参考文献

[1] Bitter K, Danai T. The iliac bone or osteocutaneous transplant pedicled to the deep circumflex iliac artery. I. Anatomical and technical considerations. J Maxillofac Surg 1983;11(5):195–200.

[2] Gan AW, Puhaindran ME, Pho RW. The reconstruction of large bone defects in the upper limb. Injury 2013;44(3):313–317.

[3] Germann G, Sauerbier M, Steinau HU, Wood MB. Reverse segmental pedicled ulna transfer as a salvage procedure in wrist fusion. J Hand Surg [Br] 2001;26(6): 589–592.

[4] Honda H, McDonald JR. Current recommendations in the management of osteomyelitis of the hand and wrist. J Hand Surg Am 2009;34(6):1135–1136.

[5] Kremer T, Bickert B, Germann G, Heitmann C, Sauerbier M. Outcome assessment after reconstruction of complex defects of the forearm and hand with osteocutaneous free flaps. Plast Reconstr Surg 2006;118(2):443–454, discussion 455–456.

[6] Pinder R, Barlow G. Osteomyelitis of the hand. J Hand Surg Eur Vol 2016;41(4): 431–440.

[7] Sauerbier M, Fujita M, Hahn ME, Neale PG, Berger RA. The dynamic radioulnar convergence of the Darrach procedure and the ulnar head hemiresection interposition arthroplasty: a biomechanical study. J Hand Surg [Br] 2002;27(4): 307–316.

[8] Sauerbier M, Kania NM, Kluge S, Bickert B, Germann G. Initial results of treatment with the new AO wrist joint arthrodesis plate Handchir Mikrochir Plast Chir 1999;31(4):260–265.

[9] Sauerbier M, Kluge S, Bickert B, Germann G. Subjective and objective outcomes after total wrist arthrodesis in patients with radiocarpal arthrosis or Kienböck's disease. Chir Main 2000;19(4):223–231.

[10] Sparks DS, Saleh DB, Rozen WM, Hutmacher DW, Schuetz MA, Wagels M. Vascularised bone transfer: History, blood supply and contemporary problems. J Plast Reconstr Aesthet Surg 2017;70(1):1–11.

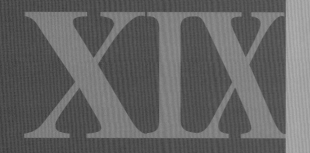

第 57 章　再植后僵硬

Walter Lin, Bauback Safa, Gregory M. Buncke

57.1　病例

一名 38 岁的建筑工人因桌锯意外受伤，优势手的拇指、示指、中指和环指掌侧面，几乎完全离断（图 57.1a~c）。行第 2 区和第 3 区的骨、肌腱、神经和血管修复重建（图 57.1d，e）。在整个愈合期间，使用掌侧夹板固定患肢。入院后 2 周开始对腕关节和小指进行康复。术后 6 周去除克氏针，其余受影响关节开始活动。

在接下来的几个月，患者手指屈伸受限，并出现虎口挛缩（图 57.1f，g）。先行背侧关节囊切除和伸肌腱松解，然后再行掌板松解和屈肌腱松解，分阶段恢复被动和主动活动范围。

57.2　解剖学

因为术后需要立即固定，再植和血管重建术后通常导致关节僵硬，损伤在 2 区时，僵硬尤为严重。固定所需的长度，以实现稳定的骨愈合，因此导致掌指（MCP）和指间关节，以及沿屈肌和伸肌肌腱瘢痕形成。早期的康复是在术后 2 周左右开始的，并在修复后 4~6 周过渡到积极治疗，目标是阻止现有的瘢痕粘连。患者对手康复的依从性对功能改善至关重要，是决定整体结果的最终因素。然而，尽管患者依从性良好，关节和肌腱粘连仍然可能持续，并需要行二次翻修手术，以实现最大限度地改善。

在这个病例中，患者成功地进行了多个手指的骨折固定，屈肌腱修复术，以及手指动脉和神经修复。他受伤手指的 MCP 关节周围的关节僵硬，限制被动屈曲。屈肌腱修复处的粘连阻碍了主动屈曲。

57.3　推荐治疗方案

分阶段的修复是以恢复运动为主的顺序执行的。先决条件包括骨骼稳定性和稳定的软组织覆盖；这些必须在肌腱松解和关节囊切除术前解决，因为骨不连和软组织覆盖通常需要固定并导致关节僵硬。

在大多数情况下，积极地康复至少进行 4~6 个月，直至软组织恢复柔韧性和达到软组织平衡。翻修手术可能会安排在手康复治疗无效时。第 1 阶段包括 MCP 和 / 或近端指骨间（PIP）关节的背侧关节囊切除和伸肌腱松解，从而提供完全的被动屈曲和改善主动伸直。

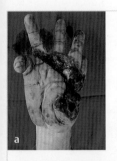
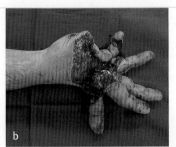
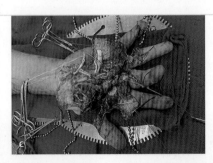
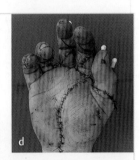
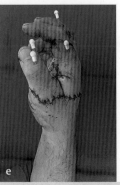
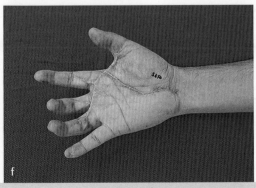
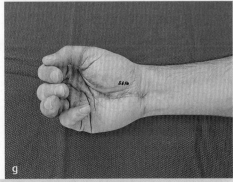

图 57.1　（a，b）桌锯伤指、示指、中指和环指掌侧面，近乎离断。（c）第 2 区和第 3 区内结构横断。（d，e）术后外观。请注意，创伤撕裂跨越掌指关节掌侧横纹和第 1 区最终形成屈曲挛缩。（f）翻修手术前的屈曲和伸展僵硬。中指和环指的弯曲挛缩，以及虎口挛缩。（g）主动和被动屈曲受限

经过 6~8 周，随着手治疗达到软组织稳定和康复瓶颈时，行第 2 阶段屈肌松解治疗。如果存在屈曲挛缩，则行掌板松解。在某些病例，可能需要分期重建屈肌腱。第 3 阶段将需要进行肌腱移植，然后是第 4 阶段再次行屈肌肌腱松解。

在整个康复期间，应保持积极的手康复治疗，并应在每次翻修手术后立即重新开始治疗。

推荐治疗方案

- 确认骨骼稳定性和稳定的软组织覆盖。手康复治疗等待柔软的软组织稳定和康复瓶颈期。
- 行伸肌松解和背侧关节囊切除术。
- 行屈肌松解和掌板松解。
- 在整个康复期，继续积极的手治疗，包括术后第 1 天。

57.4 手术技术

伸肌松解术可在局部麻醉或全身麻醉下门诊进行。在止血带下，于 MCP 和 / 或 PIP 关节上做纵向正中切口。关节周围的弧形延伸有助于最大张力点远离关节（图 57.2a）。皮瓣与伸肌结构间行锐性分离，暴露桡侧和尺侧（图 57.2b）。显露伸肌，注意保护中央束，于伸肌腱的深面使用肌腱剪或手术刀将骨膜掀起（图 57.2c）。

此时，通过触摸来识别关节间隙。牵拉伸肌腱，用手术刀仔细切开背侧关节囊。使用恒力被动屈曲关节，注意避免医源性骨折（图 57.2d）。从背侧到掌侧松解侧副韧带，以避免对神经血管束的损伤。逐渐分开韧带，直至关节能完全被动屈曲，没有过多的反弹。

然后松开止血带并止血，因为血肿形成可能促进粘连的形成，并且在康复治疗期间出血对患者来说是

令人沮丧的。止血带可再次充气。使用 4-0 尼龙线行皮肤缝合。应用软敷料，主动的康复治疗应在手术后第 1 天开始。

伸肌松解术要点：
- 纵向中线切口，在关节处做弧形延伸。
- 伸肌的表层和深层行锐性分离。
- 注意保护中央腱。
- 切开背侧关节，松解侧副韧带，直到完全被动屈曲。
- 仔细止血可减少术后水肿和粘连复发。
- 在手术后数日内恢复积极的手部康复治疗。

等待屈肌松解的同时，积极地行康复治疗，在 6~8 个月内再次达到软组织的稳定，软组织柔软并消肿（图 57.3）。当功能进展再次达到一个瓶颈期时，进行屈肌松解。

屈肌松解术同样可以在局部麻醉或全身麻醉下门诊进行。在某些情况下，使用区域麻醉保持患者清醒进行手术是有帮助的，允许患者在术中进行主动运动测试。在止血带下，Brunner 切口沿着手指掌侧延伸至手掌（图 57.4a）。为了尽量减少皮瓣尖端的不足，皮瓣应超过中轴线。

精心设计切口，掀起皮瓣。皮瓣应保证厚度超过腱鞘，在转角处应较薄切取，以保护神经血管束。神经血管束被识别和保护，但不能过度游离。用手术刀在屈肌腱鞘 A1 和 A3 滑车处行纵行开窗；A2 和 A4 滑车被保存以防止弓弦手。仔细识别和分离手指浅屈肌（FDS）和指深肌腱。肌腱剪环形松解屈肌腱鞘周围粘连（图 57.4b）。值得注意的是，在再植时，因为致密的瘢痕和与指深屈肌腱分离困难，FDS 肌腱并不需要常规修复。如果 FDS 仍然存在，则在松解时切除。沿着肌腱的牵拉证实了远端可以自由运动。

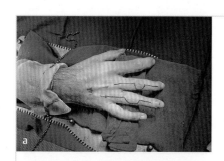
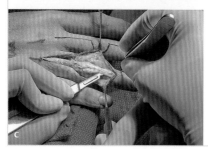
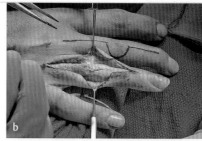
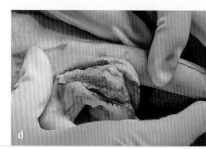

图 57.2 （a）伸肌松解术切口标记。关节周围的弧形延伸防止张力直接在关节处。（b）伸肌松解术。皮瓣从伸肌上掀起。（c）伸肌松解术。用肌腱剪和 15 号手术刀松解肌腱粘连。小心保护中央束。背侧关节囊用手术刀切开。（d）背侧关节囊切开。施加恒力行被动屈曲。侧副韧带从背向掌侧逐渐分开，直到能完全被动屈曲

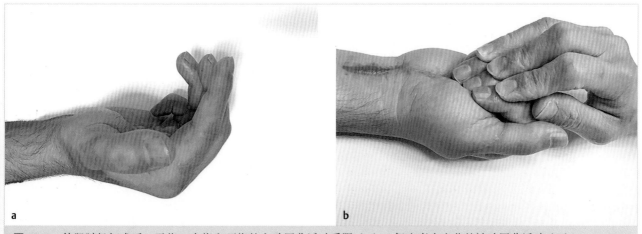

图 57.3　伸肌腱松解术后，示指、中指和环指的主动屈曲活动受限（a），但患者有充分的被动屈曲活动（b）

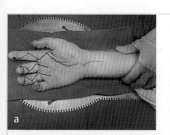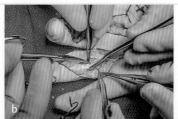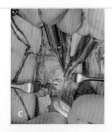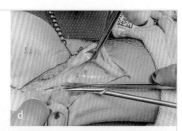

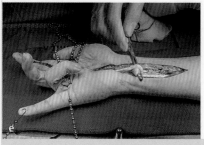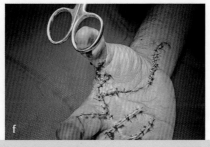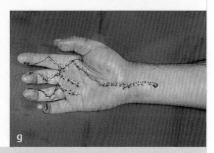

图 57.4　（a）屈肌腱松解术。Brunner 切口是沿着手指到掌心设计的。在手腕的水平上找到屈肌腱。（b）进行屈肌松解，用肌腱剪将肌腱从周围的滑车中分离出来。保护手指神经。（c）使用 Beaver 刀片松解掌板。部分切除掌板。（d）在腕部掌侧进行屈肌松解。（e）在手腕处行屈肌腱牵拉确保手掌和手指完全松解。（f）第 1 指蹼间隙挛缩行 "Z" 字形皮瓣成形术。（g）屈肌腱松解术及虎口挛缩行 "Z" 字形皮瓣成形术后即刻外观

如果需要松解掌板，则将屈肌肌腱拉回，并将掌板暴露出来。使用 Beaver 手术刀，将掌板直角切开，注意保护神经血管束（图 57.4c）。

如果牵拉肌腱，怀疑近端粘连，屈肌松解也应在前臂远端进行。"V" 字形切口为以前的瘢痕提供了足够的空间。辨别并用肌腱剪游离屈肌腱（图 57.4d）。再次测试肌腱滑动，以确认在手掌和手指内的完全松解（图 57.4e）。

此时，唤醒患者，并测试活动范围。同时行瘢痕 "Z" 字形皮瓣成形术（图 57.4f）。止血带放气以便止血，并确认指尖循环。止血带被重新充气，使用 4–0 尼龙缝线缝合伤口（图 57.4g）。软敷料覆盖。如果行掌板松解，患者在不锻炼时使用伸直位夹板固定。术后第 2 天恢复康复治疗。

屈肌松解要点：
- Brunner 切口是沿着手指和手掌设计的，并做一 "V" 字形切口跨过手腕。
- 切开 A1 和 A3 滑车，以暴露屈肌肌腱。保留了 A2 和 A4 滑车。
- 通过切除部分掌板松解屈曲挛缩。
- FDS 在再植时没有常规修复，此时切除残端。
- 可在手腕部进行松解，牵拉证实粘连完全松解。
- 仔细止血可减少术后水肿和粘连复发。
- 在手术后几天内积极地康复治疗。

57.5　术后效果评估

通过积极的手部康复治疗，患者继续取得功能上的进步。屈肌松解后 9 个月后，中指和环指达到合理

主动屈曲，但示指的主动屈曲有限。行第 2 次屈肌松解，以进一步改善手部功能，再次积极地康复治疗。考虑到他最初的拇指、示指、中指和环指受伤的程度，患者对其功能结果感到满意（图 57.5）。

长期结果差距很大，在很大程度上取决于患者的依从性。本章讨论的病例显示了良好的结果，并且每个阶段的手术照片实用而被选择。视频图 57.1 显示，另一个示指、中指和环指第 2 区再植患者，在完成二次翻修手术后，活动范围完全恢复。在其他病例中，在没有适当的鼓励或动力的情况下，患者在最终治疗后仍出现手指僵硬。

一些依从性良好的患者在完成和 2 区再植后实现了完全主动的伸展和屈曲，而不需要任何翻修手术。在第 2 个病例中，一名十几岁的患儿的环指在第 2 区发生离断（图 57.6），医生对其进行了再植（图 57.7）。患者的配合度很高，术后 4 个月内，恢复了完全主动屈伸指功能，而不需要进行翻修手术（图 57.8）。

57.6　技术要点

- 随着预期的二次翻修手术，手指再植可以产生良好的功能结果，即使发生在第 2 区。
- 在功能改善手术前，需要稳定的骨骼、软组织覆盖和软组织平衡。
- 手部康复治疗对成功的功能改善至关重要，必须在翻修手术后立即开始。
- 在罕见的个体中，可能不需要翻修手术，那就需要患者有足够动力和依从性。

（王成勇　译）

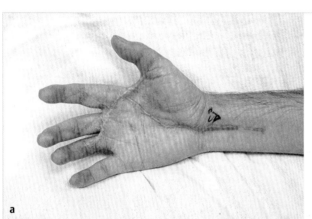
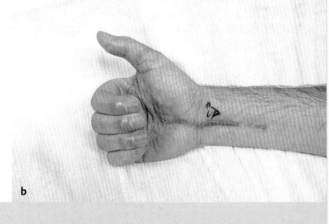

图 57.5　（a，b）屈肌松解完成后主动屈曲几乎恢复正常

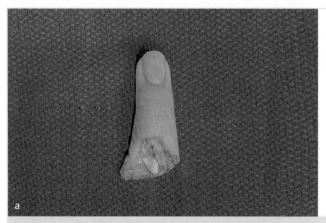
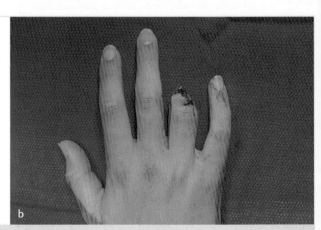

图 57.6　（a，b）青少年患者，第 2 区创伤性离断

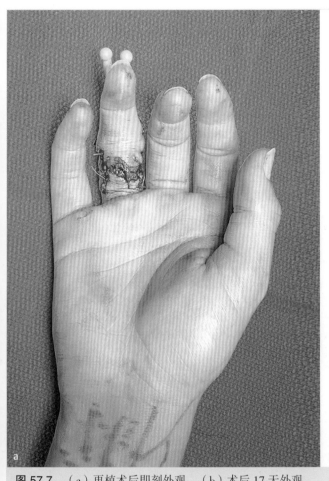
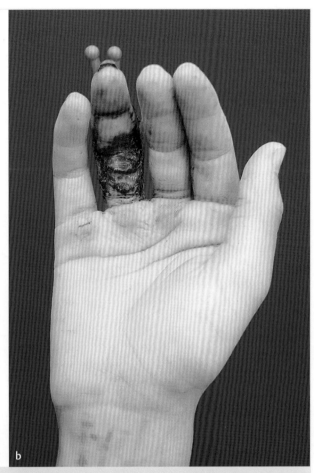

图 57.7 （a）再植术后即刻外观。（b）术后 17 天外观

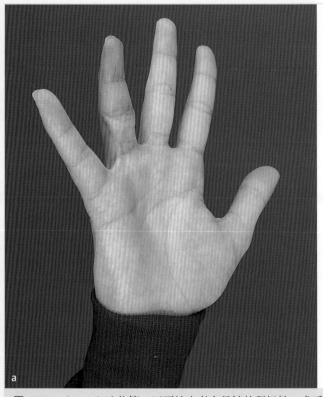
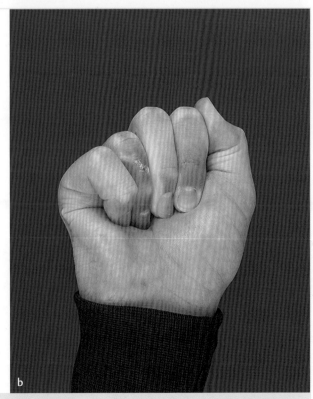

图 57.8 （a，b）这位第 2 区再植患者有足够的积极性，术后 4 个月，已经完全自主恢复动伸展和屈曲而无须任何翻修术

参考文献

[1] Boulas HJ. Amputations of the fingers and hand: indications for eplantation. J Am Acad Orthop Surg 1998;6(2):100–105.

[2] Buntic RF, Brooks D, Buncke GM. Index finger salvage with replantation and revascularization: revisiting conventional wisdom. Microsurgery 2008;28(8):612–616.

[3] Sears ED, Shin R, Prosser LA, Chung KC. Economic analysis of revision amputation and replantation treatment of finger amputation injuries. Plast Reconstr Surg 2014;133(4):827–840.

[4] Sebastin SJ, Chung KC. A systematic review of the outcomes of replantation of distal digital amputation. Plast Reconstr Surg 2011;128(3):723–737.

[5] Strickland JW. Flexor tendon surgery. Part 1: primary flexor tendon repair. J Hand Surg [Br] 1989;14(3):261–272.

第58章 再植失败：指列切除术

Sang Hyun Woo

58.1 病例

一名36岁女性左手示指于近节指骨处完全离断。患者被急诊送到手术室。再植失败（图58.1）。

58.2 解剖学

患者示指在近节指骨中段水平离断。指骨太短，无法活动，无法发挥作用。

58.3 推荐治疗方案

在再植的近端进行改良截肢，通过剥离关节软骨，切除掌指关节，无张力缝合。

一期列切除术缩短返回的工作时间，避免了二次手术的花费，并可改善外观。

第二足趾移植再造手指可恢复正常的外观，也保持原来的手指长度，但必须考虑供区损伤和手术失败的风险。

58.4 手术技术

通过掌指关节区域背侧做"Y"形切口，在第2掌骨基底的平面分开指伸肌腱和第1骨间背侧肌。推开背侧骨膜，在第2掌骨基底部呈斜形切断（图58.2）。

掌骨应至少保留1cm，以保证桡侧腕长伸肌腱的附着。在掌侧，将示指的桡侧固有动脉结扎，并将指掌侧固有神经由远端到近端游离，并切断。切除示指尺侧指掌侧固有神经时，应保护中指桡侧指掌侧固有神经及伴随动脉。指掌侧固有神经应尽可能近端切除，以防止痛性神经瘤形成。示指的屈肌腱被拉出并切断。第1掌骨间掌侧肌肌腱、掌板、掌间横韧带、屈肌腱鞘近端均切除。掌骨远端应用锉刀锉平。第一掌骨间背侧肌肌腱被转移到中指的桡侧带，中指捏物时可获得良好的外展，并在拇指和中指之间有一个光滑的、轮廓分明的虎口。示指固有伸肌腱被转移到中指的伸肌腱帽上，形成对伸肌腱的固定，以获得独立的伸指功能（图58.3）。

通过修整皮肤关闭创面。平滑的虎口提供了一个更正常的手外观。

58.5 术后效果评估

示指列切除在日常生活中不会造成任何严重的功能缺陷。与通过中节或近节指骨的截指相比，在指捏、侧捏和握捏方面没有明显的力量损失，而且外观要好得多。然而，失去一列手指会导致手掌的跨度变窄，旋前、旋后旋力量降低。

无法恢复的中央列或边缘列手指截肢，为改善手的功能，单列切除是一种可行的急诊手术。在可能的情况下，一期列切除在缩短残疾时间和改善手部最终功能方面更可取。它允许患者比其他方法更早地返回工作岗位。

2年后，患者的功能良好，恢复正常工作（图58.4）。

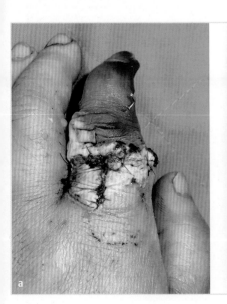
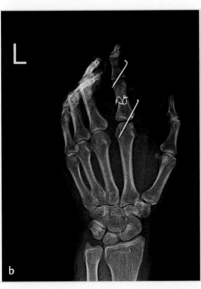

图58.1 （a，b）左示指重植失败。手指坏死，残留的近节指骨残端

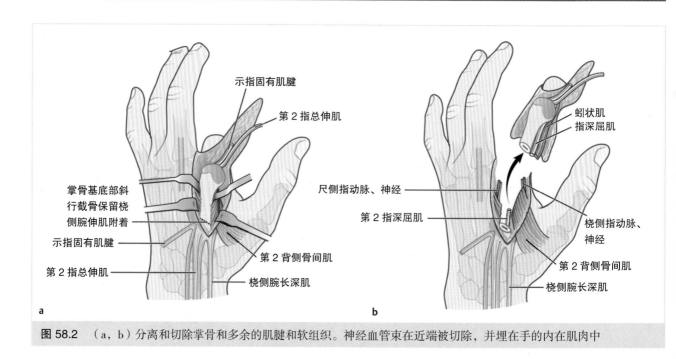

图 58.2　（a，b）分离和切除掌骨和多余的肌腱和软组织。神经血管束在近端被切除，并埋在手的内在肌肉中

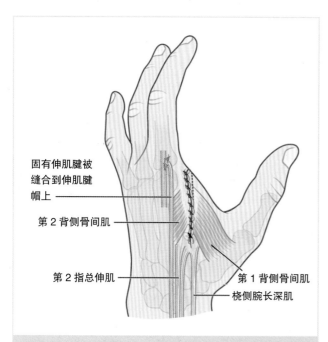

图 58.3　第 1 背侧骨间肌被缝合到中指掌指关节周围的软组织。为了更灵活运动，示指固有伸肌腱被缝合到伸肌腱帽上，形成对伸肌腱的固定，以获得独立的伸指功能

58.6　技术要点

- 示指再植失败，指列切除术是一个合理可行的选择。
- 第 2 掌骨切除术应至少保留 1cm，以保持桡侧腕长伸肌腱的附着。
- 将第 1 骨间背侧肌腱固定在中指的桡侧面，以提供内收。
- 示指固有伸肌转移到中指的伸肌腱帽有助于支持中指的单独运动。

（王成勇　译）

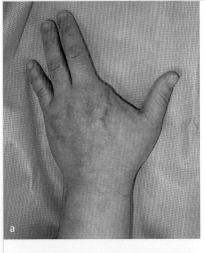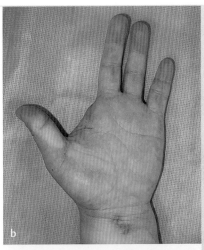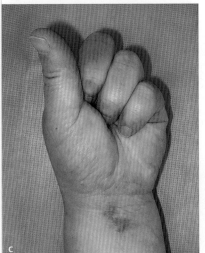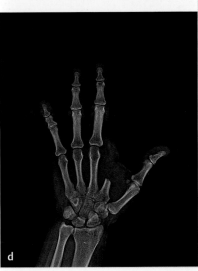

图 58.4　（a~d）单列切除获得良好的功能和虎口

参考文献

[1] Karle B, Wittemann M, Germann G. Functional outcome and quality of life after ray amputation versus amputation through the proximal phalanx of the index finger Handchir Mikrochir Plast Chir 2002;34(1):30–35.

[2] Melikyan EY, Dcg MS, Woodbridge S, Burke FD. The functional results of ray amputation. Hand Surg 2003;8(1):47–51.

第 59 章　手指再植失败：足趾移植至手指

Sang Hyun Woo

59.1　病例

一名34岁的男性患者因机器挤压事故导致右示指、中指和环指截指（图 59.1）。再植失败后，示指在中节指骨处行残端修整。中指在远端指间关节离断，近端指间关节以远软组织缺失。环指指腹桡侧缺损。患者急于恢复示指和中指的原有长度和形状。先用远端腹股沟皮瓣覆盖中、环指开放性创面，以滋养残端指骨，为下一阶段移植手术做准备（图 59.2）。腹股沟皮瓣断蒂后，再次行手术分离中指和环指（图 59.3）。

59.2　解剖学

现在，患者的软组织覆盖了缩短的右手示指和中指。环指有少量的软组织缺损，但不需要缩短骨骼。每个手指的近端指间关节都可以活动。示指断端正好位于近端指间关节的远端，而中指则于远端指间关节处离断。缩短的手指会限制关键性的捏、夹等动作，并导致手指功能障碍。

59.3　推荐治疗方案

推荐第2足趾移植重建示指和中指。第2脚趾的

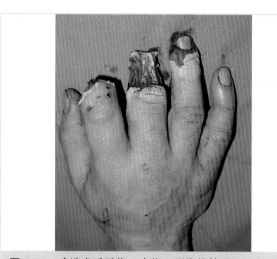

图 59.1　残端术后示指、中指、环指的外观

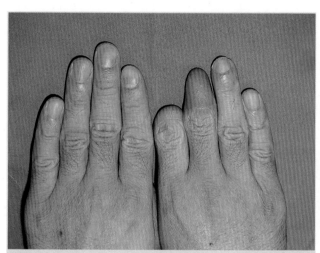

图 59.3　腹股沟皮瓣的修薄与分叶提供了中指和环指外露骨的早期覆盖

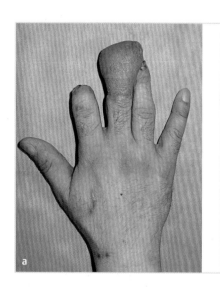

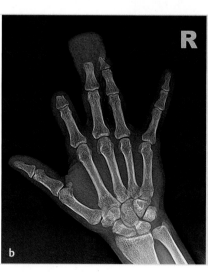

图 59.2　（a，b）用腹股沟皮瓣覆盖中指和环指末端外露指骨

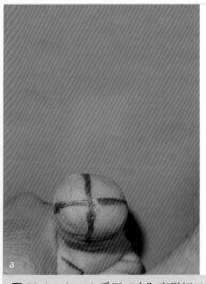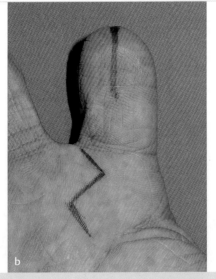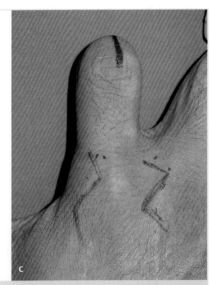

图 59.4　（a~c）受区"十"字形切口标记

大小非常合适，并且对于供区和受区的神经血管蒂的大小都相似。手术于数月后进行，以降低感染和水肿风险。第 1 足趾对于手指来说太大。延长手术，如牵张成骨术，可以使手指变长，但不能恢复其知觉，也不美观。6 个月后，进行了双侧第 2 次脚趾移植以重建示指和中指。

59.4　手术技术

对于脚趾移植，首先在上臂止血带控制出血的情况下解剖受区。在手指残端的远端做"十"字形切口（图 59.4）。从指骨处切取 4 个皮瓣，剔除了肌腱周围的脂肪。分离出指神经，将其少量修剪至可见正常神经束，并用 6 0 黑色丝线标记。同时分离了指深屈肌和指总伸肌腱。用电锯将中节指骨残端切除至所需水平。在近端，指总动脉向远端分成 2 条指动脉，为了在此部位进行吻合，在近端指蹼间隙掌侧切开约 2cm 的纵向切口，用于解剖一条或两条皮下静脉。为避免长切口或在重建的手指上进行植皮而形成难看的瘢痕，在手指和指蹼间隙的 2 个切口之间直通硅树脂引流管或 Nelaton 导管来形成皮下隧道。通过该通道，脚趾的神经血管蒂可以进入手的指蹼间隙。在第 2 足趾周围的供区解剖方面，在所需的水平上做"Z"字形切口（图 59.5）。

通过足背切口，解剖出所需长度的皮下静脉。然后，在足部第 1 指蹼间隙分离出第 1 跖背动脉，并逆行解剖。第 1 跖背动脉的所有供应大脚趾的交通支均从足底侧结扎。2 条足底部趾神经均予以保存，并用 6-0 黑色丝线标记。同样分离出屈肌和伸肌。根据所需的骨长度，脚趾在近侧趾间关节或跖趾关节处离断。在所有解剖完成后，松开止血带，以验证脚趾活力，并使脚趾灌注至少 20min。供区一期闭合。手指和脚趾

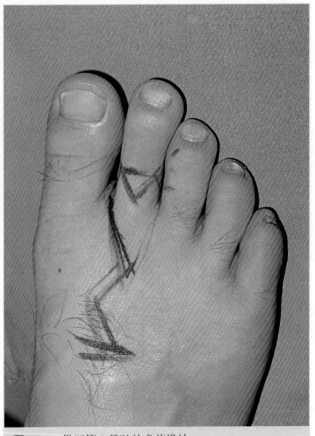

图 59.5　供区第 2 足趾的术前设计

之间骨连接的首选方法是两组互相垂直的穿骨钢丝环形捆扎（图 59.6）。为了加强这种固定并防止屈指畸形，使用克氏针临时贯穿固定。在骨固定后，修复伸肌和屈肌肌腱。然后将血管蒂小心地通过皮下隧道至指蹼间隙。在指蹼间隙，用 10-0 尼龙缝线将脚趾的动脉和 2 条指神经与手指的对应部位在显微镜下进行吻合。指

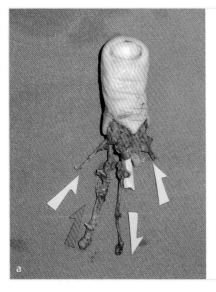
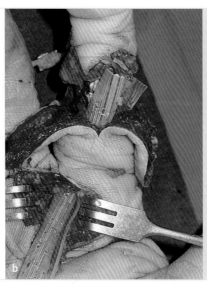

图 59.6　（a，b）切取部分第 2 足趾皮瓣及相当长度细长的神经血管蒂。在对皮瓣进行脂肪修整、骨准备和标记神经血管束之后，在切口之间插入一个硅胶引流管，以形成一个皮下隧道，供神经血管蒂通过

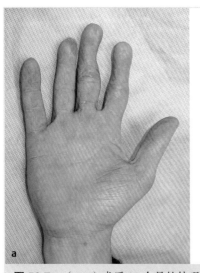
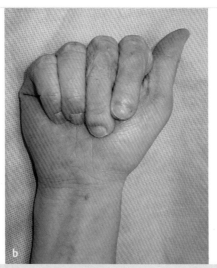
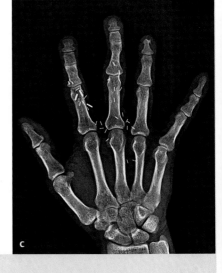

图 59.7　（a~c）术后 38 个月的外观

神经修复后，于掌背侧指蹼间隙吻合皮下静脉。疏松缝合皮肤切口。使用结实的短臂夹板固定。

　　术后开始加强对足趾血流灌注的监测。如果怀疑有血管危象，立即进行探查。使用肝素、阿司匹林和前列腺素 E1 抗凝治疗 5 天。术后第 14 天，拔出克氏针，被动活动手指。术后第 4 周开始行小范围的主动功能锻炼。康复期间可用 Coban（美国 3M）扎带减少移植脚趾的水肿。在术后第 3 个月进行指腹皮瓣成形术等二期手术。术后 6 个月行肌腱松解或瘢痕松解术。

　　当翻修性截指位于指浅屈肌止点远端时，虽然近端指间关节功能有限，但中节指骨仍能有效参与抓握活动。如果在指浅屈肌止点远端截指，则中节指骨的残余部分将没有主动的屈曲功能。在这个病例中，建议在近端指间关节处进行翻修性截指。然而，在儿童或年轻女性或多指截肢手术中，保留中节指骨更多是出于美观而非功能上的考虑。随后，下一阶段可能需

要进行脚趾 - 手移植的二次重建。在这个水平的截指，至少需要保留 1cm 长度的中节指骨，以实现足趾移植再造后可接受的近端指间关节活动范围。如果不能保留足够的近节指骨长度，则手指再造这个选择有待考量。

59.5　术后效果评估

　　足趾 - 手移植术后的外观和活动范围如图 59.7。

59.6　技术要点

- 在再植部位的近端进行翻修性截指，切除关节软骨，修平近端指骨髁，采用无张力皮肤缝合。
- 初次截指术可减少患者治疗时间，不需要二次手术，同时能改善手部外观。
- 二期脚趾移植术恢复了正常的手指外观并保持了原始的手指长度，但是必须考虑供区的并发症和手术失败

的风险。

（彭光良　译）

参考文献

[1] Wei FC, Chen HC, Chuang CC, Noordhoff MS. Simultaneous multiple toe transfers in hand reconstruction. Plast Reconstr Surg 1988;81(3):366–377.

[2] Wei FC, Epstein MD, Chen HC, Chuang CC, Chen HT. Microsurgical reconstruction of distal digits following mutilating hand injuries: results in 121 patients. Br J Plast Surg 1993;46(3):181–186.

[3] Woo SH, Kim JS, Seul JH. Immediate toe-to-hand transfer in acute hand injuries: overall results, compared with results for elective cases. Plast Reconstr Surg 2004;113(3):882–892.

[4] Woo SH, Lee GJ, Kim KC, Ha SH, Kim JS. Cosmetic reconstruction of distal finger absence with partial second toe transfer. J Plast Reconstr Aesthet Surg 2006; 59(4):317–324.

第 60 章　拇指再植失败：跨趾移植重建拇指

Sang Hyun Woo

60.1　病例

47 岁男性患者，被农机压断左手拇指，指骨远节粉碎性骨折，两次尺侧指动脉吻合术均未成功，术后第 7 天，坏死拇指予以清创（图 60.1）。

60.2　解剖学

患者的拇指从远节指骨基底部截指，拇指需要足够软组织覆盖裸露的指骨，并且需要足够的长度来恢复重要的捏力和握力。

60.3　推荐治疗方案

该患者有多种治疗方案，目标是提供带感觉的软组织覆盖，并增加手指长度以恢复最佳的手部功能和外观。伤口可直接用凡士林敷料包扎，予以保守治疗等待伤口愈合，这将需要数周的时间，但是无法解决拇指长度不够的问题。翻修截指术将进一步缩短指骨，但可提供带感觉的软组织覆盖，并且患者所需的治愈时间最少。胸腹皮瓣不能提供感觉。来自指动脉的局部穿支皮瓣可从拇指近端向拇指远端推进，并提供稳定的覆盖范围，但拇指长度仍未恢复，拇指远端仍然没有感觉。第 1 掌骨背侧动脉皮瓣也可提供稳定的感觉和软组织覆盖，但不能延长拇指。

解决此问题的最佳方法是将大跨趾作为供体移植到手上，以恢复拇指的感觉和长度。

60.4　手术技术

首先测量对侧拇指数据，以此计算恢复伤侧拇指解剖结构所需的足趾长度，据此设计足趾皮瓣的形状（图 60.2）。

在第 1 趾蹼间隙找到优势动脉，逆行向近端分离。此病例中，第 1 跖骨足底侧动脉为优势动脉，如需要可将足底侧切口适当延长。通过将动脉外膜彻底切除使动脉裸化，将静脉周围组织切开使静脉彻底分离（图 60.3）。

依据拇指的解剖结构从足部切取相应范围的跨趾神经。跨趾内侧的静脉网通常比第 1 趾蹼间隙的更可靠，大隐静脉在跨趾内侧靠近趾甲褶皱部位有优势分支，术中保留该静脉在皮瓣组织中以防止皮瓣坏死，跨趾背侧的静脉丛应予以保留以关闭供区术口（图 60.4）。

在左足趾间关节处将跨趾离断以供移植（图 60.5）。

用 2~3 枚克氏针将拇指指间关节固定后，在第一指蹼间隙背侧将第 1 掌骨动脉与供体主要动脉吻合。

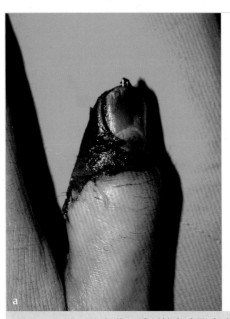
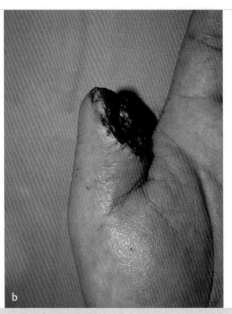
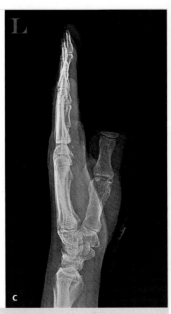

图 60.1　（a~c）拇指远端再植失败导致对拇指进行修整性截肢，掌侧皮肤软组织缺失，远节指骨基底部以远骨质丢失

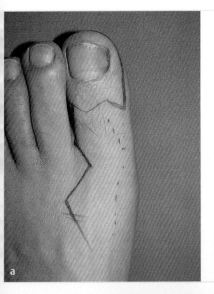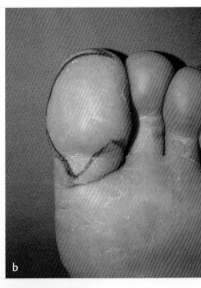

图60.2 （a，b）根据对侧拇指的长度设计踇趾皮瓣

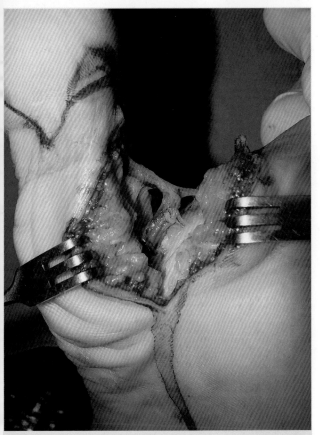

图60.3 从第1趾蹼间隙开始解剖分离，以辨别优势动脉在足背侧还是足底侧

在鼻烟窝部吻合动脉时，在两个切口中间用Nelaton导管或硅胶管扩张形成皮下通道以使血管蒂通过，这样可以避免长切口引起的瘢痕及重建的拇指植皮的必要，将供体静脉吻合于拇指背侧皮下静脉。

供区予以无张力一期闭合。如果需要可行交趾皮瓣术或足底皮肤移植以覆盖皮肤缺损部位，术后5~7天对移植拇指的灌注情况加强监测，术后第3周开始进行功能锻炼以恢复感觉，并使用Coban绷带以减轻拇指水肿，术后7~8周拔除克氏针。二期手术如指整形术，指甲成形术，瘢痕切除术等可在术后3~6个月进行。

60.5 术后效果评估

患者重建的拇指恢复了重要的抓捏功能和保护性感觉功能，患者日常生活的各方面活动均得到恢复而无其他方面损害，患者行走时无疼痛，供区愈合无并发症（图60.6）。

有时，踇趾移植可在断指再植失败截指术后立刻进行，即刻行踇趾–拇指移植术是基于早期的显微外科理念，用移植皮瓣覆盖开放性伤口，既可再造新的手指，又可用皮瓣覆盖伤口。与择期或分期手术相比，可避免造成指骨短缩裸露，及肌腱粘连萎缩，进而保留了指骨的长度，并且有助于肌腱自由滑动从而最大限度保留了拇指功能。从社会经济学方面考虑，通过一次性重建缩短了康复所用的时间，患者可及早恢复工作。然而，急诊行拇指重建也有其明显的劣势，患者应基于和医生牢固可靠的关系来了解手术的整个过程，患者术后对于功能和外观的主观满意度可能会降低，因为没有时间来接受手指的缺失。而且，覆盖伤口所需的软组织只能从一个供区获得，可能增加供区并发症的出现。

有各种方法再造拇指以重建指间关节，以重获拿捏较大物体时的主要捏力和握力。微型环绕式皮瓣可在趾间关节固定的情况下从踇趾获取，使用类似技术，可恢复对侧60%~66%的捏力和57%的握力，因为在日常生活中患者的抱怨并不是很多，所以，针对掌指关节完整的拇指远节缺失患者，推荐使用简单的指间关节固定术，而不是进行复杂的设计或将第1、第2趾

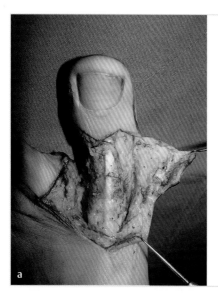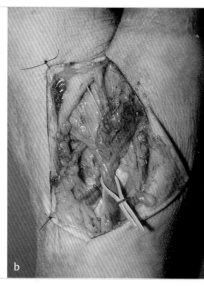

图 60.4　（a，b）表浅静脉保留在远节
蹈趾上，以提供足够的静脉回流通道

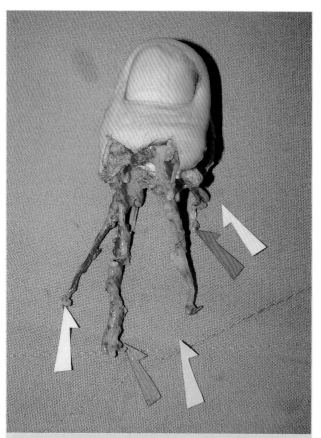

图 60.5　在趾间关节处离断蹈趾，每一条静脉、动脉和
神经予以分离以备吻合至拇指

进行艰难的解剖分离。从趾间关节切除移植体后，使用蹈趾内侧剩余皮瓣覆盖残端，以减少供区并发症。

60.6　技术要点

- 不论移植失败后拇指的截指在什么水平面均应予以重建。考虑到功能重建以及美观，足趾移植再造拇指是最有前景的重建方法。
- 在指间关节水平用足趾移植重建拇指时，推荐使用指间关节固定术。
- 在重建拇指近节缺损时，应保留趾骨近端 1cm 左右的长度以保证正常的步态。用蹈趾内侧剩余皮瓣一期覆盖残端更容易接受。

（李　阳译）

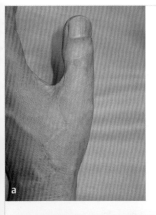
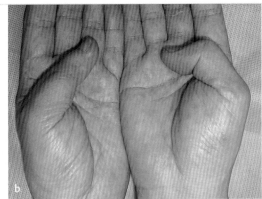

图60.6　（a~d）拇指重建术后1年的最终结果，感觉和活动功能恢复良好。供区愈合，患者行走无障碍

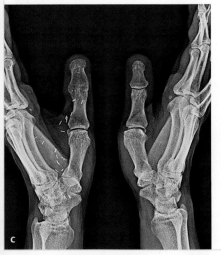
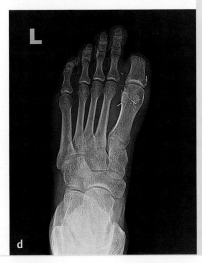

参考文献

[1] Adani R, Woo SH. Microsurgical thumb repair and reconstruction. J Hand Surg Eur Vol 2017;42(8):771–788.

[2] Morrison WA, O'Brien BM, MacLeod AM. Thumb reconstruction with a free neurovascular wrap-around flap from the big toe. J Hand Surg Am 1980;5(6):575–583.

[3] Wei FC, Chen HC, Chuang CC, Chen SH. Microsurgical thumb reconstruction with toe transfer: selection of various techniques. Plast Reconstr Surg 1994;93(2):345351, discussion 352–357.

[4] Woo SH, Kim JS, Kim HH, Seul JH. Microsurgical reconstruction of partial thumb defects. J Hand Surg [Br] 1999;24(2):161–169.

[5] Woo SH, Lee GJ, Kim KC, Ha SH, Kim JS. Immediate partial great toe transfer for the reconstruction of composite defects of the distal thumb. Plast Reconstr Surg 2006;117(6):1906 1915.

第 61 章　回植失败：脱套伤回植失败

Sang Hyun Woo

61.1　病例

一名 27 岁的男性患者被滚轮机伤及右手导致脱套伤，右手示指、中指、环指及小指自掌指关节平面远端所有软组织都从指骨和肌腱上撕脱，尽管吻合了动脉和静脉血管，所有回植的软组织均已坏死（图 61.1）。

上述所有手指的远端指间关节脱位（图 61.2）。

61.2　推荐治疗方案

手指脱套伤需要皮瓣覆盖。游离皮瓣是一种选择，但需要将静脉移植到前臂。将手保持上举位置，可使用胸腹皮瓣或臂内侧皮瓣分期完成重建。这些任意皮瓣手术会造成并指，当从周围组织中长入新生血管后，需二期行分指手术，这通常需要 2~3 周的时间，并指需要维持 2~3 个月，然后暴露并行分指手术，为完全覆盖创面可能需行植皮手术。

61.3　手术技术

手掌侧软组织缺损用胸壁皮瓣覆盖，手背侧软组织缺损用上臂内侧皮瓣覆盖（图 61.3）。

在对脱套的手指进行重新覆盖之前，有两个步骤是取得良好效果的必要条件。随着皮瓣的挛缩，需要重新调整空间。沿手指纵轴置入临时克氏针防止手指在皮瓣内部发生屈曲挛缩。一些病例合并近端指间关节脱位，也需要克氏针固定。无须过分强调保留第 1

指蹼和指间指蹼间隙的重要性。

为了使远端皮瓣设计更方便，推荐使用对侧胸壁。从上臂内侧靠近肘关节处切取一个皮瓣用于覆盖手背侧，另一个皮瓣从胸壁前外侧乳头下方切取。

为了覆盖整个手掌和背侧，带蒂皮瓣可用 2 个单

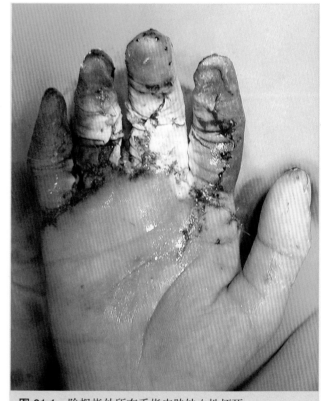

图 61.1　除拇指外所有手指皮肤缺血性坏死

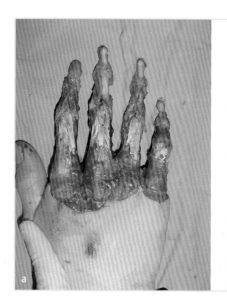
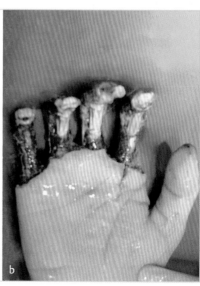

图 61.2　（a，b）清除坏死的皮肤软组织，去除远节指骨以实现更好的功能防止挛缩

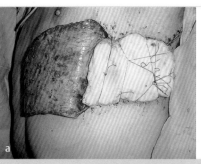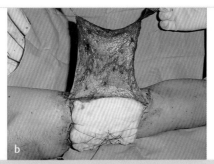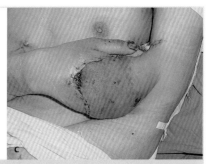

图61.3 （a）手掌侧缺损用胸壁皮瓣闭合。（b）背侧缺损用上臂内侧皮瓣闭合，所有手指被一起覆盖，后期手术予以分指。（c）皮瓣在原位保留3周后断蒂

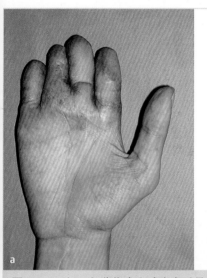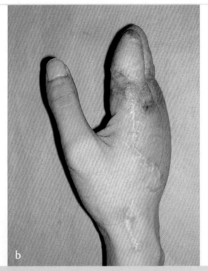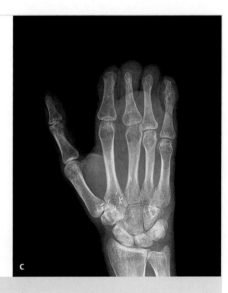

图61.4 （a~c）分指术和减脂术后最终结果

独的皮瓣。术后2周行二期手术，切断部分皮瓣蒂部。术后3周将皮瓣完全断蒂。术后3个月在第3指璞间隙将皮瓣分开，下一步在第2、第4指璞间隙将皮瓣进一步分开，将皮瓣彻底分开后行减脂术。

与游离皮瓣相比，带蒂皮瓣相对简单，所以更适合急诊手术。带蒂皮瓣的供体部位可选腹股沟、上臂内侧和胸壁。除了胸壁皮瓣和上臂内侧皮瓣，由腹股沟皮瓣和下腹部皮瓣组成的双叶皮瓣也可用来覆盖整个手部的缺损，下腹部皮瓣可用于覆盖手掌，腹股沟皮瓣覆盖手背。带蒂皮瓣适用于以下情况：患者因健康问题不能耐受全身麻醉，手术时间过长，或者为了保留血管以进行二次重建如拇指移植术。带蒂皮瓣的缺点是手术次数多、住院时间长、手和上肢长期固定，可能导致多关节僵硬，需要皮瓣减脂和分指等额外手术。

基于显微外科覆盖手部广泛软组织缺损的重建手段还有其他选择如使用游离筋膜瓣和穿支皮瓣。对于较大的手掌皮肤缺损，足底光滑的皮肤是覆盖创面的唯一合适选择。足底皮肤具有与手掌皮肤相似的组织特性，可基于足底内侧动脉从足底非承重区切取足底内侧皮瓣。而非常薄且较大的股前外侧穿支皮瓣可用于覆盖整个手部的背侧和掌侧。

当整个手部和所有手指创面被覆盖以后，为了达到理想的大小和厚度，需逐步行分指术和皮瓣减脂术。当皮瓣被分开并减脂时，应保留残留的皮肤组织以用作皮肤移植覆盖软组织缺损。在行分指术和减脂术时，避免在手指接触面设计手术切口或进行皮肤移植，以防在捏抓物体时产生疼痛。

61.4 术后效果评估

分指术后1年，患者手部恢复了一定功能（图61.4）。

如果有条件行二次重建，可以使用光滑的带感觉的皮瓣代替拇指和示指指腹的无感觉皮瓣。指腹重建的供体来源于跗趾腓侧和第2趾的胫侧。在显微镜下将拇指和示指的指神经与合适的腓深神经或趾神经进行细致的吻合。

61.5　技术要点

- 带蒂皮瓣仍然是覆盖手部多指离断后伴大面积软组织缺损的非常有用的方法，特别是在不适合全身麻醉的显微外科手术中。
- 在皮瓣手术之前，远端指间关节已离断。在相邻的近节指骨上使用横向克氏针固定可防止指蹼间隙变窄。纵向使用克氏针临时固定可防止手指在皮瓣内屈曲挛缩。
- 分指手术和减脂手术对于重建手指的长度和粗细是有必要的。

（李　阳译）

参考文献

[1] Goertz O, Kapalschinski N, Daigeler A, et al. The effectiveness of pedicled groin flaps in the treatment of hand defects: results of 49 patients. J Hand Surg Am 2012;37(10):2088–2094.

[2] Sabapathy SR, Bajantri B. Indications, selection, and use of distant pedicled flap for upper limb reconstruction. Hand Clin 2014;30(2):185–199, vi.

第 62 章　尝试性再植

Alexandru Valentin Georgescu, Ileana Rodica Matei

62.1　病例

　　一名 22 岁女性患者，4h 前右手所有手指从掌骨远端第 3 区平面发生离断伤，小指被严重压伤（图 62.1）。

　　受伤机制是挤压和旋转，尽管已经具备了截肢术的相对指征，但考虑到患者年龄和她良好的健康状况，仍尝试进行了再植。

62.2　解剖学

　　患者右手从第 3 区平面发生离断伤，并手背脱套伤，右小指被完全压碎。右掌骨缺损 2cm，剩余掌骨粉碎性骨折。经彻底冲洗清创并行掌骨短缩后，决定尝试进行再植。术后第 2 天出现动脉危象：患肢皮肤苍白和毛细血管充盈不足。再次进入手术室检查吻合的动脉，3 支动脉均有血栓形成。切除栓塞段后，移植了 3cm 长的静脉重建动脉，恢复了良好血运。不幸的是在术后第 4 天，再次出现血栓，最终导致截肢（图 62.2）。残端保持敞开状态，并在 7 天后长出了良好的肉芽组织，计划进行患肢重建（图 62.3）。

62.3　推荐治疗方案

　　考虑到损伤机制和受伤部位现状，也许最好不要尝试再植。但是，考虑到患者年龄及右侧优势手，适应证可适当放宽，必要时可即刻进行重建。

　　作为优势手，在这种情况下必须进行功能重建。重建应尽快进行，以尽早开始康复锻炼。

　　多阶段或单阶段手术重建是可选的解决方案。

62.3.1　多阶段重建

- 使用断层皮肤移植或皮瓣覆盖创面。
- 使用足趾移植术二次重建功能。

62.3.2　单阶段重建

- 使用足背皮瓣联合足趾移植。
- 对游离皮瓣和移植足趾分别进行血管重建。
- 对移植足趾通过桥接皮瓣进行血管重建。
- 可移植 1 个足趾、2 个足趾（每只脚一个），或同一只脚上的 2 个足趾。

　　考虑到本例患者皮肤缺损范围较大，截肢水平靠近掌骨头，我们选择使用游离股前外侧穿支桥接皮瓣，然后将右脚的第 2 和第 3 个足趾移植。

62.4　手术技术

　　患者取仰卧位，全身麻醉后，两个手术小组协同进行。

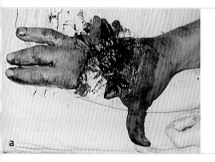
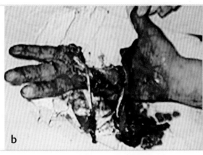

图 62.1　（a，b）右手掌从第 3 区平面离断

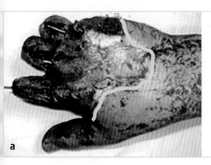
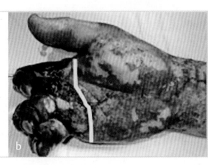

图 62.2　（a，b）再植手指血管受累导致干性坏疽

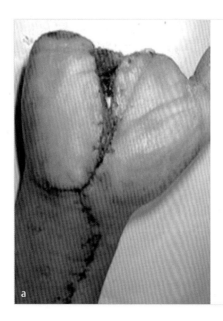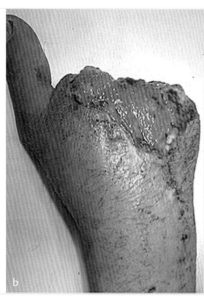

图62.3　（a，b）切除干性坏疽的手指，手部残端长出肉芽组织

手术步骤

1. 手。
2. 右大腿。
3. 右足。
4. 手。

手

手术区常规消毒，右上肢捆扎止血带。行创面清创，找到肌腱和神经残端并标记，鼻烟窝处找到桡动脉腕背支和头静脉分支并标记。

右大腿

右大腿消毒，用手持式多普勒仪在右大腿前外侧确定穿支动脉的位置。以髂前上棘下方15cm处最明显的穿支动脉为中心，设计大小为15cm×10cm的股前外侧游离皮瓣。在皮瓣前侧缘切开皮肤，分离皮肤组织，在组织间隔中找到穿支血管，分离穿支血管至旋股外侧动脉下降支的起始处，然后剥离长约15cm的旋股外侧动脉下降支血管。完整地分离并切取皮瓣，在血管蒂的近侧端和远侧端切断，取下皮瓣（图62.4）。皮瓣的供区部分直接缝合，残余的6cm×4cm缺损予以植皮。

右足

第2手术小组负责切取第2、第3趾复合体。膝盖上方捆扎止血带，在第2、第3跖趾关节近侧1cm处做一横向切口，转向第1趾蹼间隙做纵向切口，在第2、第3跖骨上方仔细分离皮肤，辨认和分离足背弓的3条主要引流静脉（图62.5）。找到第1跖间动脉并将其分离至足背动脉起始处。结扎并切断趾动脉和

足底动脉的交通支，将横向切口向足底侧延长至跖趾关节近侧1cm处，仔细分离并切断趾神经、伸趾肌腱和屈趾肌腱，在跖趾关节近端3cm处截断跖骨，松开止血带检查足趾的血运再灌注情况。20min后出现血流再灌注的最初迹象（图62.6a）。切断动脉和静脉（图62.6b），并直接缝合供区。

手

当第2手术小组在足部进行手术的同时，第1手术小组在手部开始手术。将股前外侧游离皮瓣置于创面并少量缝线固定，血管蒂通过提前备好的通道延伸到桡动脉腕背支和头静脉分支处。在10倍显微镜下用9-0线进行断端吻合，首先将伴随静脉吻合至头静脉，然后将旋股外侧动脉下降支的分支吻合至桡动脉腕背支，将吻合血管的切口和皮瓣背侧予以缝合。将足趾复合体移植到第3、第4掌骨处，用克氏针穿过掌骨和趾骨头予以固定，缝合趾深屈肌腱和伸肌腱。在20倍显微镜下，用9-0缝线吻合指神经和血管，首先吻合神经，然后将足趾静脉吻合到旋股外侧动脉伴随静脉的远端，最后将足背动脉吻合至旋股外侧动脉分支的远端，观察足趾血运重建良好（图62.7）。缝合所有剩余伤口，手部包扎固定。

62.5　术后效果评估

对这种病例应进行严密观察，以便在出现血管危象时能够立即进行干预。固定和抬高固然重要，但尽早开始康复计划也同样重要。所选的骨折固定方式应允许指间关节自由活动，从而可以尽早开始被动和辅助下的主动活动。克氏针和固定器保留3周，拔出后继续进行物理治疗。

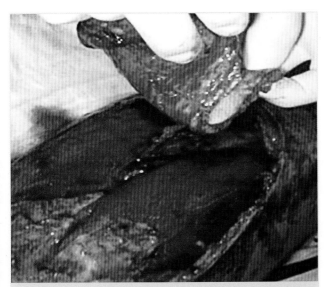

图 62.4　从蒂部掀起股前外侧穿支皮瓣

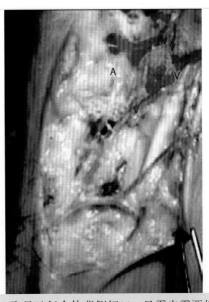

图 62.5　取足趾复合体背侧切口，显露出需要携带的 3 条静脉和足背动脉弓

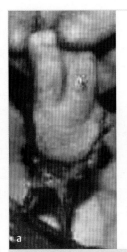
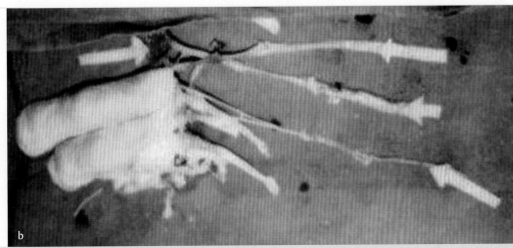

图 62.6　（a，b）第 2、第 3 足趾复合体及解剖出的血管、神经肌腱和骨骼

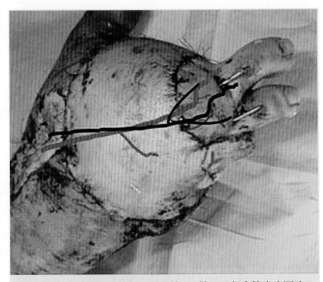

图 62.7　移植的股前外侧皮瓣和第 2、第 3 趾复合体术中图片

从功能角度考虑，长期效果非常好，1 年后感觉功能恢复至 S4，活动功能恢复至 M3（图 62.8、视频 62.1、视频 62.2 和视频 62.3）。手部恢复了足够的力量和灵活性，足以应对日常生活。

62.6　技术要点

- 对于这种年轻健康患者的复杂损伤，可以尝试再植，但是最好从一开始就考虑好备用术式。
- 从心理角度考虑，如果像本案例一样再植失败，最好进行一次性完全重建，以尽早实现功能恢复。
- 使用桥接皮瓣可使用单个受体动脉，但缺点是当血栓形成时可能会累及 2 个皮瓣，所以这类手术要严格把握手术适应证，手术应由经验丰富的外科团队来实施，并且应向患者及亲属解释清楚。

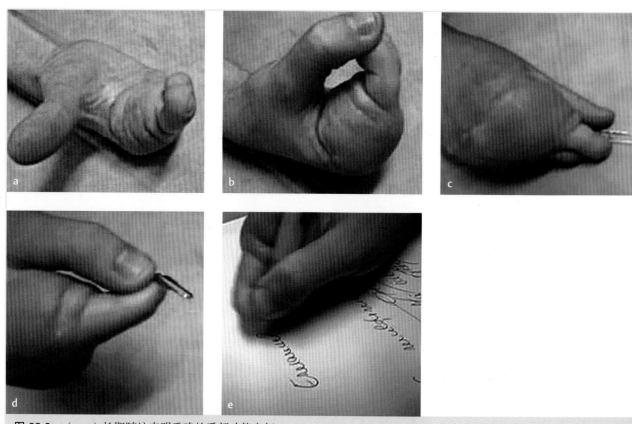

图 62.8 （a~e）长期随访表明重建的手部功能良好

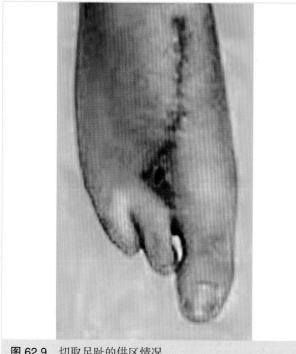

图 62.9 切取足趾的供区情况

- 仅当截肢平面接近掌骨头时才可使用两个足趾的复合体，该术式仅单足受累且血管吻合较少。不会造成足部功能缺陷，但应向患者阐明形态外观影响（图 62.9）。

- 骨折固定时要注意保留指间关节功能，以尽早开始功能锻炼。

（王 静 译）

参考文献

[1] Adani R, Tarallo L, Caccese AF, et al. Microsurgical soft tissue and bone transfers in complex hand trauma. Clin Plast Surg 2014;41:361–383.

[2] Adani R, Tarallo L, Marcoccio I, et al. Hand reconstruction using the thin anterolateral thigh flap. Plast Reconstr Surg 2005;116:467–473.

[3] Georgescu A. Toe to hand transfer. General considerations. Timis Med J 2005;55:8–16.

[4] Georgescu AV, Ivan O. Emergency free flaps. Microsurg 2003;23:206–216.

[5] Georgescu A, Matei I, Capota I. Flow-through flaps and piggy-back flaps as salvage procedures in complex defects of the hand. In: Dubert T, Georgescu A, Soucacos P, eds. Primary Care of Complex Injuries of the Hand and Wrist, Athens:Konstantaras Medical Publications; 2010:269–273.

[6] Godina M. Early microsurgical reconstruction of complex trauma of the extremities.Plast Reconstr Surg 1986;78:285–292.

[7] Matei IR, Georgescu AV. Functional salvage of a hand after unsuccessful attempt of replantation. Clujul Med 2016;89(4):548–554.

[8] Ninkovic M, Deetjen H, Ohler K, et al. Emergency free tissue transfer for severe upper extremity injuries. J Hand Surg [Br] 1995;20:53–58.

第 63 章　手指再植后骨不连

S. Raja Sabapathy

63.1　病例

一名 25 岁男性患者，因遭受机器挤压伤导致其右手（优势手）除拇指外所有手指被离断，来急诊就诊（图63.1）。检查发现只有中指的离断部分可移植，并且将其异位移植在示指残端上。骨骼用克氏针固定。创口愈合良好，在术后 6 周拔出克氏针。示指移植体存活，尽管固定得当，移植部位仍然发生了骨不连。患者拇指正常，除此之外，他的优势手唯一可用的手指发生骨不连，使得患者非常痛苦且致手部功能丧失。

63.2　解剖学

示指再植 6 个月后，患者再植部位出现了不稳定的状态。示指的不稳定导致他无法用手指进行任何捏或握的动作（图63.2）。所有指间关节固定在伸直状态，掌指关节可主动屈曲 40°。拇指无法碰到示指尖。尝试进行拇指示指捏合时，由于骨不连部位的不稳定性，他无法产生任何捏力或握力。

考虑到患者的受伤类型，治疗的目标为挽救最大的功能单位。只有一根手指可移植。由于掌指关节完好且皮肤覆盖充分，因此决定将其重新再植到示指残端上。其余的手指残端上有未处理的区域，需要上翻以覆盖中指和小指的近端指骨的残端，如果将来再进行脚趾转移，可有更好的功能。患者不愿意选择脚趾转移，因此在示指的残端上进行了再植，并截除了其他手指的截肢残端。其余手指残端部位需要皮瓣覆盖以保留中指和小指近侧指骨基底部。如果将来进行足趾移植，将提高其功能。患者不愿意进行足趾移植，

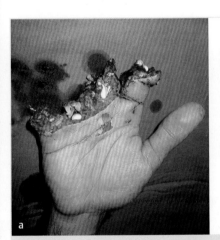
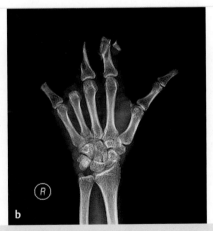
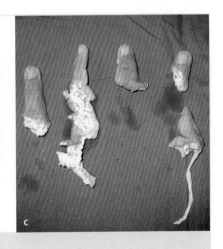

图 63.1　（a~c）右手示指、中指、环指和小指的粉碎性撕脱性截肢

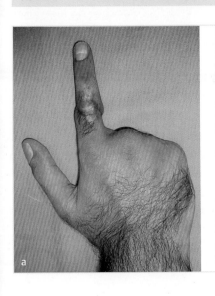
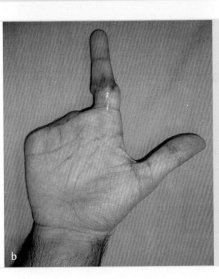

图 63.2　（a，b）成功移植的示指由于指骨中间部位骨不连而失去功能

所以将中指离断部分移位移植到示指，其余手指做残端处理。当仅有一个手指可以进行再植时，我们更倾向于将其移植在示指上，因为其更适合进行捏合动作并产生更大的力量。小指再植可以获得更大的捏合范围，但是患者对示指再植更加满意。在再植手术中，主要骨骼的愈合是获得良好愈后功能的决定因素。

63.3　推荐治疗方案

再植后的二次手术过程是复杂的。因为大部分再植体在很长一段时间内由吻合的血管供血，术中可能因为无意的血管损伤而导致再植手指坏死。因此，预防骨不连极其重要。这个目标通过适当短缩骨骼获得可用的骨断端，良好的软组织覆盖，创口的一期愈合来实现。该患者通过 X 线检查，中指的关节面可能没有充分咬除以获得良好的松质骨面，单根克氏针不能为骨愈合提供充分的固定。这种情况下，我们需要在不损伤吻合血管的情况下到达骨不连部位，重新使骨断端获得愈合的条件，实现骨愈合。计划对该部位进行屈曲30°的调整，以便可用拇指和示指完成捏合动作。

推荐治疗方案

- 必须在不伤及再植时吻合的血管的前提下进入骨不连部位。
- 骨不连的断端必须重新处理以显示出可用的松质骨断面。
- 在固定骨骼时，必须以一定角度固定骨骼以获得良好的愈后功能，本病例中，应获得良好的拇指、示指对指功能。
- 不需要太多的解剖固定技术用于防止意外的血管损伤和实现伤口一期愈合。

63.4　手术技术

对首次手术的病历和术中拍摄的图片进行研究以了解吻合血管的走行轨迹（图63.3）。再植后，血管并不总是处在解剖走行位置上。使用手持式多普勒仪探查并标记指动脉的信号。本例患者，我们只能从尺侧指动脉获得连续的信号。确定了要保护以免受损伤的区域。手术在上臂绑止血带情况下进行。在再植手指背侧中线行 2.5cm 长的纵向切口。切口深至肌腱下方，在骨面进行分离组织，显露两侧骨端。处理近侧骨断端，计划在再植部位屈曲30°，并稍微向桡侧倾斜，以使示指更容易地和拇指完成对指。我们发现在某一端适当调整断面的形状能更容易地达到需要调整的角度。由于远侧端具有更宽的断面，我们选择在远侧端进行调整。将一根克氏针斜行插入远侧端骨质，将远侧断端调整至屈曲30°，桡偏10°，保持固定，将克氏针逆行插入近侧端骨质，完成固定。只进行了一次尝试就完成了，且固定效果稳定。确认良好的骨面充分接触。松开止血带并确认手指的存活情况。充分止血，并用 6-0 尼龙缝线缝合皮肤。手指在石膏中固定 4 周。从术后第 2 天开始，在敷料中掌指关节开始轻柔地运动。术后 2 周时拆除缝线，术后 4 周时拔除克氏针。掌指关节进行积极活动，达到了 60° 的屈曲度。骨断端在移植部位实现了骨愈合，从而获得了稳定而实用的手指。患者开始对日常生活的所有活动感到舒适。

手术步骤

1. 结合初次手术记录、术中照片和手持式多普勒仪探测，获取关键血管解剖位置的概念。以防在二次手术时意外损伤主要血管。
2. 在骨不连部位背侧行纵向皮肤切口，并直接加深至

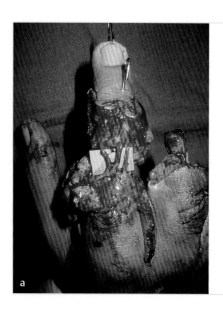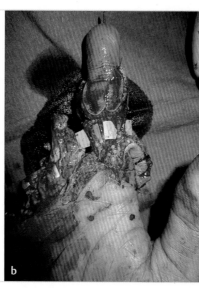

图63.3　（a，b）再植时吻合的血管的初始位置，在初次手术时拍照可能有助于制订二次手术的计划

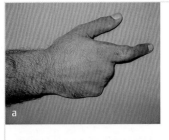
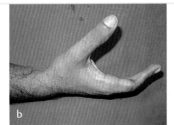
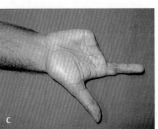
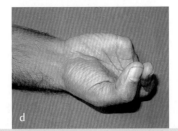
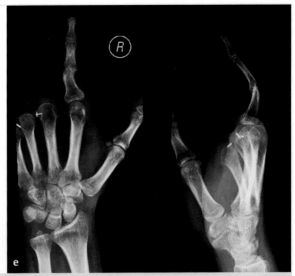

图 63.4 （a~e）用骨移植矫正骨不连的最终结果，患者获得了无痛的有功能的手

骨表面。避免掀起皮瓣以防止对静脉造成损伤。

3. 仔细处理两侧骨断端。

4. 选择合适的关节固定角度以获得良好的功能。考虑到仅有掌指关节可以活动，我们选择固定在屈曲 30° 和桡偏 10°，以助于示指和拇指更舒适地完成对指活动。

5. 获得自我满意的骨接触面。如果不充分，可以从掌骨基底部或桡骨远端获取松质骨进行骨移植。本病例不需要进行骨移植。

6. 使用单根克氏针。周密设计手术，一次性成功地使用克氏针固定骨骼。这对骨不连的治愈非常重要。多次尝试克氏针固定会导致固定作用丢失，可能需要其他固定技术。

63.5 术后效果评估

　　手术成功治愈了骨不连，患者获得了良好的捏力。固定角度非常适合于日常活动，例如书写，整理衬衫和抓握大物体（图 63.4）。由于损伤非常严重，再植时可修复的肌腱质量较差。除拇指外所有手指均被截肢，因此成功地移植至少一根手指将会大大增加手的功能。屈肌修复虽然不足以使远端指间关节运动，但仍在掌指关节处提供了屈曲的力量。患者获得了 7mm 的两点分辨力的感觉恢复，这足以实现实用的功能。稳定性，指尖的感觉以及再植部位的正确选择是成功的关键。

63.6 技术要点

• 再植部位的一期骨愈合是成功康复的重要决定因素。

• 在再植手指的二次手术过程中有危及再植手指存活的风险。再植手指很长一段时间内依赖于吻合的血管提供血供，因此必须始终注意防止损伤吻合后的血管。

• 选择直接通向骨不连部位的深切口，并避免掀起皮瓣以防止对静脉造成损伤。

• 利用治疗骨不连手术的机会来实现骨骼位置的调整，以实现更好的功能。

• 使用简单的技术进行骨固定。如果使用克氏针，则必须一次性成功地固定。避免使用需要广泛分离组织的固定技术。

• 如果骨断端接触不足，在骨断端接合部位使用一些松质骨进行骨移植。

• 集中精力发掘邻近所有未受伤的关节的全部功能，以最大限度地发挥潜在功能。

（王　静 译）

参考文献

[1] Ring D. Malunion and nonunion of the metacarpals and phalanges J. Bone Joint Surg.Am. 2005;87:1380–1388.

[2] Sabapathy SR, Bhardwaj P. Secondary procedures in replantation. Semin Plast Surg 2013;27(4):198–204.

第 64 章　断肢再植后骨不连

S. Raja Sabapathy, Hari Venkatramani

64.1　病例

女性，32 岁，所乘汽车翻车被抛出驾驶室，左前臂被挤压导致完全性离断（图 64.1a，b），手被车门夹住连同前臂被撕脱。其面部、躯干、小腿和大腿也有损伤，有些伤处需要植皮。前臂被成功再植，术后随即出现再植区皮肤坏死，再次清创、植皮。接着出现植皮吸收，局部出现较大面积的软组织坏死，导致骨折内固定钢板外露（图 64.1c）。用带蒂皮瓣覆盖骨质裸露区域（图 64.1d）。但骨折部位感染，导致内固定松动、骨不连（图 64.1e）。患者目前是初次手术半年后，需要处理骨不连。

64.2　解剖学

患者目前是初次手术半年后，伤口已愈合，皮瓣边缘有一窦道，X 线片显示内固定松动、骨不连。这是大肢体再植后的一个严重并发症。下面的讨论有助于理解其因果关系及解决问题需要考虑的因素。患者实际上遭受的是挤压、撕脱伤，伤口断端每侧有约 5cm 的皮肤脱套，伴成片的擦伤、烧灼伤。肌肉组织被挤压，部分被撕脱，首次清创可能不彻底。骨折端短缩 3.5cm 后用钢板螺钉固定。桡动脉撕脱找不到近端，仅尺动脉存在。修复尺动脉和 3 根静脉，恢复肢体供血。修复了正中神经和尺神经。问题开始出现于断肢再植区皮肤坏死，延期行皮瓣覆盖，感染和骨不连是难以避免的。感染性骨不连处需要对桡骨清创，计划桥接由此产生的长段骨缺损间隙。

64.3　推荐治疗方案

皮肤坏死后感染性骨不连是一严重的并发症，可导致吻合口破裂、再植失败等灾难性后果。可通过遵守大肢体再植原则来防止发生严重并发症。首要目标是获得伤口一期愈合，如果伤口无法一期愈合，很难指望深层组织能够正常愈合。在这个病例中，伤口边缘组织损伤严重，有皮肤脱套、擦伤和烧灼伤。清创不充分，开始就要预想到需要软组织瓣覆盖。为防止出现皮瓣早期不成活的可能，必须提供优质的皮瓣覆盖。

我们已经发现解决这一问题最好的方法是短缩骨质，短缩 10cm 以上肢体功能是可以接受的，而且常常避免了复杂的软组织覆盖、静脉和神经移植，还可获得良好、骨质正常的骨折断端用于固定。在此病例中，问题起源于清创不充分、早期皮瓣覆盖未能解决皮肤坏死问题，以及骨质短缩不够。

对于患者目前这种状况，需要去除内固定，对桡骨断端及软组织清创，获得骨质良好的断端用于固定，或者用血管化的骨移植物填充骨缺损。手术入路不能损伤已修复的血管。大肢体再植能够长久存活依赖于修复动脉的完好，修复后的动脉任何损伤都将带来灾难性的结果。本病例再植肢体的供血依靠尺动脉，尺动脉的走行路线由手提式多普勒检测绘出，术中小心避免损伤。骨缺损将比初次手术处理后范围更广，因

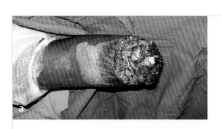
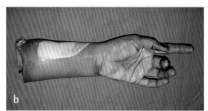
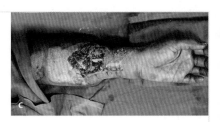
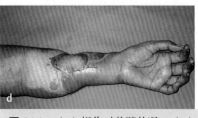
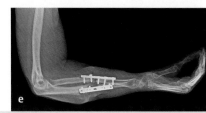

图 64.1　（a）损伤时前臂状况。（b）损伤时手的状况。（c）术后随即出现皮肤坏死。（d）行清创植皮，植皮吸收，局部较大面积软组织坏死，骨折内固定钢板外露。用蒂状皮瓣覆盖骨质裸露区域。（e）骨折部位感染，内固定松动，骨不连

为除了损伤部分，由于处于感染环境中还有部分骨质失活。固定骨质有两种方案，一是将尺骨近端与桡骨远端固定在一起，做成只有一根支撑骨的前臂；二是采用带血管蒂的游离腓骨移植。在这两种方案中，最后选择了做成一根支撑骨的前臂这一选项。因为这是最简单的选择，要在瘢痕受区所做的解剖分离操作少，而且也考虑到桡动脉近端不能利用。

推荐治疗方案

- 骨折端及周围组织彻底清创是治疗成功的关键。
- 手术入路要远离尺动脉，因为它是唯一的肢体供血动脉。
- 因为我们正在处理一个复杂问题，我们不能再冒险了，因此只有当清创质量有把握后才能做最终的骨固定。
- 考虑到感染区域，桡动脉近端缺失，首选手术创伤较小的建立一根支撑骨前臂的方案，血管化的腓骨移植作为一个备选方案，备选方案可通过静脉移植完成。
- 下一步如果需要非功能性肌肉移位，一根支撑骨前臂方案也能保留近端血管。
- 安全的骨质固定是成功的关键。

64.4 手术技术

在臂丛神经阻滞麻醉下手术，上臂上止血带，再植术后续发的手术使用止血带无禁忌证。采用背侧入路，沿皮瓣掌侧做切口，取出钢板，清除感染的肉芽组织，切除感染区纤维组织。

由于局部严重感染，多次换药后才决定行最终的手术操作。

研究内固定取出后的放射照片（图64.2a），感觉将尺骨近端与桡骨远端桥接形成一个一根支撑骨的前臂是一个较为简单的选择。几天后再次手术，做前臂后侧切口，对桡骨和尺骨断端清创，用一块窄的10孔动力加压接骨板将尺骨近端和桡骨远端桥接在一起。尺骨远端的一部分和自髂嵴所取松质骨，在固定骨端填充植骨。放引流，关闭伤口。伤口顺利愈合，骨端骨性愈合（图64.2b，c）。患者接受了积极的物理治疗。患者逐渐强化自身内在肌肉力量，将来需要非功能性肌肉转位重建长屈肌。

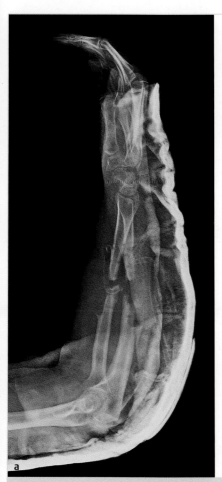
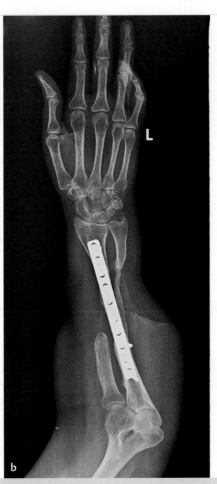
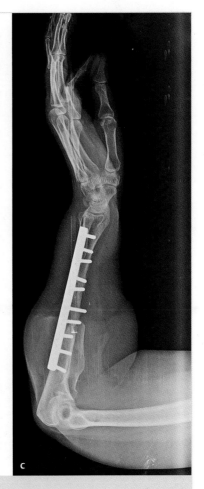

图64.2 （a）内固定取出后的X线片。（b，c）施行最后桥接术后的X线片

手术步骤

1. 处理大肢体再植后骨不连第一步是取出内固定，对伤口和骨折端彻底清创。
2. 应用手提式多普勒检测描绘出修复动脉的走行，防止在二次手术中意外损伤。
3. 取出内固定后，留出 1 周的时间让伤口恢复，在下一次最后行骨端固定前再次观察伤口情况。
4. 考虑到骨丢失和残余骨质可利用状况，创造一根支撑骨的前臂是解决这一复杂问题的一个简单有效的方法。
5. 进一步清创，选择良好的坚强内固定。

64.5 术后效果评估

大肢体再植中的感染性骨不连，是一个可以避免的功能性灾难。术后需要 6~9 个月的康复期。如果不幸发生此种情况，可以通过彻底清创，然后安全固定处理，可以成功获得骨性愈合。患者手内在肌肌力恢复到了 4 级，手具有了内收、捏的力量。感觉恢复是 S3 级。长屈肌和伸肌已大部分修复，检查可见到有力的传导，独立的手指运动已经不可能，功能评定是 Chen3 级。在双手活动中她用这只手作为另外一只手良好的支持手，患者对外观满意。

64.6 技术要点

- 在肢体再植中必须获得伤口一期愈合和骨性愈合。
- 术中骨质短缩是关键的一步。
- 再植区皮肤或软组织存活可疑的情况下，在感染发生前应积极行皮瓣覆盖。
- 一旦确定发生骨不连，如果存在感染因素，首先必须彻底清创。
- 对伤口状况有把握时，才可行最终的固定。
- 做一个一根支撑骨的前臂是解决复杂问题快速、易于实行的解决办法。
- 再植后续发的二次手术常常伴随着再植失败的风险，要小心避免损伤修复动脉。
- 近端离断后，如果没有其他的重建选择，如果技术上可行必须尝试再植。
- 在初次手术中注意细节是获得良好功能的关键。

（唐少峰 译）

参考文献

[1] Haque IU. The production of a one-bone forearm as a salvage procedure after haematogenous osteomyelitis. A case report. J Bone Joint Surg Br 1982;64(4):454–455.

[2] Jupiter JB, Fernandez DL, Levin LS, Wysocki RW. Reconstruction of posttraumatic disorders of the forearm. J Bone Joint Surg Am 2009;91(11):2730–2739.

[3] Ring D, Allende C, Jafarnia K, Allende BT, Jupiter JB. Ununited diaphyseal forearm fractures with segmental defects: plate fixation and autogenous cancellousbone-grafting. J Bone Joint Surg Am 2004;86(11):2440–2445.

[4] Sabapathy SR, Venkatramani H, Bharathi RR, Dheenadhayalan J, Bhat VR,Rajasekaran S. Technical considerations and functional outcome of 22 major replantations (The BSSH Douglas Lamb Lecture, 2005). J Hand Surg Eur Vol 2007;32(5):488–501.

第 65 章　骨不连后手指疼痛

Florian Neubrech, Ulrich Kneser

65.1　病例

　　一名 25 岁的男性，右手中指指骨骨不连后出现疼痛。10 周前，他的手指被电动剪刀剪断。初次手术包括通过缝合深屈肌腱、伸肌腱和神经纤维管束、两条背侧静脉的端对端缝合进行再植。骨折内固定术是采用克氏针打入髓腔交叉固定。远端指间关节因韧带不稳而被钉穿。图 65.1 显示的是手术前的原始图片。在后续随访普通放射学中诊断为骨愈合不良。图 65.2 显示再植 10 周后的影像学检查结果。

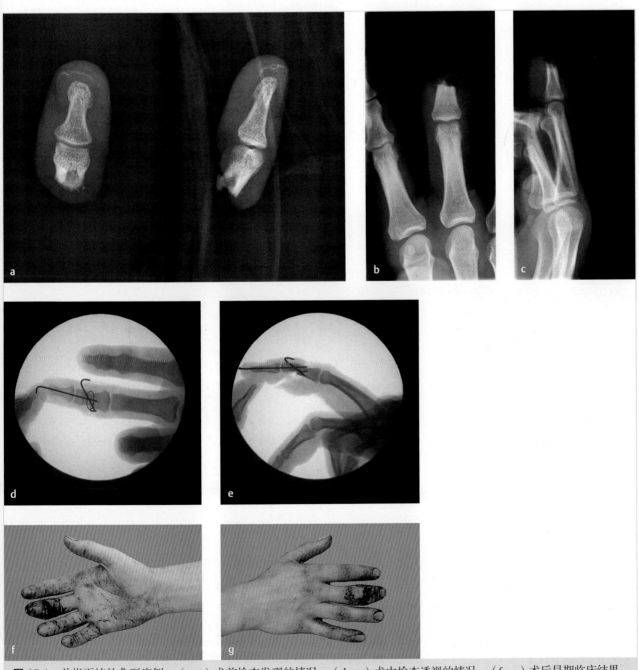

图 65.1　单指再植的典型病例。（a~c）术前检查发现的情况。（d，e）术中检查透视的情况。（f，g）术后早期临床结果

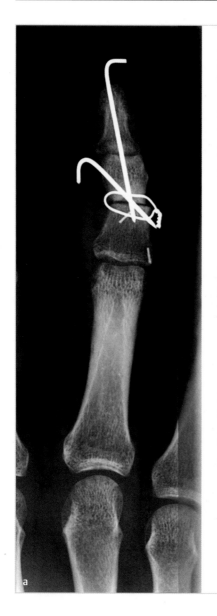
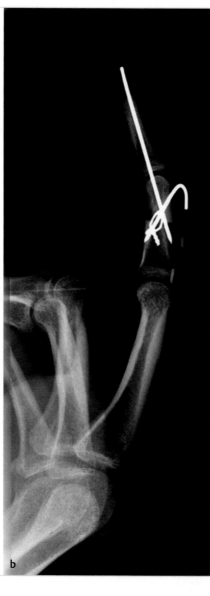

图 65.2　（a，b）再植 10 周后骨不连

65.2　解剖学

在该病例中，再植手术没有明显的术中并发症。术后手指血供正常；伤口愈合是首要的。然而，侧位 X 线片显示轴向克氏针未充分固定到骨折近端。此时，指骨骨折端的对位、对线是不行的。然而，固定 6 周后开始积极地进行物理治疗，通过引导和被动的练习以防止手指指间关节进一步僵硬。经仔细检查发现肌腱功能尚好。但患者感到疼痛，患指感觉异常。当影像学证实骨不连，进一步的康复锻炼是无效的。因此，确定了再次手术的适应证。

65.3　推荐治疗方案

局部疼痛由骨不连引起；因此，这个病例的临床问题可以通过骨翻修来解决。在断指再植中，6 个月的时间并不一定是诊断骨不连的先决条件，也不赞成一

定得行翻修手术。稳定性不够的生物力学因素、未达到最佳标准灌注的生物因素和过多的软组织创伤阻碍了骨的愈合，这一点毫无疑问。在本例中，由于手指的疼痛不稳定干扰了物理治疗和术后恢复，所以选择了早期修整。由于长时间不动可能导致关节甚至手指僵硬，因此必须不惜一切代价保持未受影响手指的灵活性。对此，有效的物理治疗和早期活动是必要的。

我们应该认识到，尤其是有限的术后灌注的断再植手术需要稳定的固定以防止骨不连的发生。适当的方法是在原发部位进行骨短缩，行关节融合术、使用克氏针进行骨固定、张力带连接或钢板内固定。当然，断指再植每次都是具体情况具体分析，并不是所有的原则都能适用于断指再植手术。因此，手外科医生应做好骨不连翻修的准备。

本病例通过牢固的钢板固定及桡骨远端松质骨移植，适当的骨短缩，切除硬化骨及瘢痕组织后进行翻

修。由于静脉灌注的不足和软组织的大部分硬化，手指的长度往往是不能恢复的。髂骨骨移植仅适用于所有纤维组织切除及硬化骨切除后出现较大间隙的情况。我们建议采用背侧入路。需要强调的是，再植组织在再植一段时间后稳定性是不确定的，术中应确认并保护好掌侧动脉和背侧动脉。

推荐治疗方案

- 断指再植需要稳定的骨连接。通常情况下，初步的行骨短缩是合适的，可以防止骨不连。
- 如果提示骨不连，我们建议采用背侧入路。
- 术中应注意背静脉的识别和保护。
- 应该通过适当的骨短缩和去除所有的纤维组织来小心地清理骨组织。桡骨远端骨移植是最合适的。如果皮肤和软组织足够，应采用机械稳定的方法，如钢板内固定。在某些情况下，可能需要局部皮瓣来解决局部皮肤软组织缺损。

65.4　手术技术

手术是在全身麻醉或局部麻醉下，在不流血的部位使用止血带进行的。建议必须使用放大镜。

只要不能排除低度感染引起骨不连，建议从桡骨远端取松质骨进行手术。因此，在背部结节的近端做一个小的纵向切口。在其近端部分打开第3个骨间隙，使用凿子凿去一小片皮质骨，用刮匙获取松质骨（图

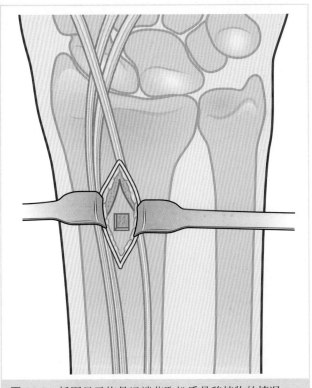

图 65.3　插图显示桡骨远端获取松质骨移植物的情况

65.3）。对供体部位进行简单的皮肤缝合就足够了，无须放置引流片。

通过纵向背侧入路显露骨头（图65.4）。这些静脉在覆盖的皮肤内被识别和保存。我们建议使用细的可吸收缝线对伸肌腱正中裂开进行后续的修复。去除纤维组织。用小刀或小凿子小心地剥离骨膜。我们建议对去除的部分进行微生物和组织学分析。选择合适的钢板。如果先用一个皮质螺钉将钢板固定在近端骨片上，则骨折块复位更容易。近端骨折块和钢板此时可以作为远端骨折块解剖复位的定点。通过另一枚皮质螺钉进行远端位置的复位，并进行骨折块间加压。此时必须仔细检查所有手指的正确活动。当拳头通过手腕的伸展被动地闭合时所有的手指必须平行并朝向鱼际肌方向。检查完成后，将取下的松质骨填充间隙，用锁定螺钉固定钢板的其他位置。我们通常使用直径1.5mm螺钉的锁定钢板。

手术步骤

1. 松质骨取自桡骨远端。
2. 骨从背部显露，从而保留了静脉。
3. 去除纤维组织。仔细地清理骨折端。
4. 重新定位时要注意手指的旋转运动。先将近端骨折块固定在钢板上可能更容易。

65.5　术后照片及效果评估

尽管需要手术矫正和局部灌注有限，但大多数情况下骨愈合是可以实现的（图65.6）。功能锻炼的结果最后也是极好的（图65.7），但还是额外需要坚持4个月的手部功能锻炼。由于伸肌腱与钢板的粘连，远端指间关节仍存在屈伸活动受限。然而，由于不确定的功能损伤和存在连续行肌腱粘连松解手术的巨大风

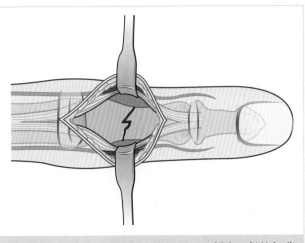

图 65.4　图示伸肌腱背侧入路切开。必须小心保护好背部静脉

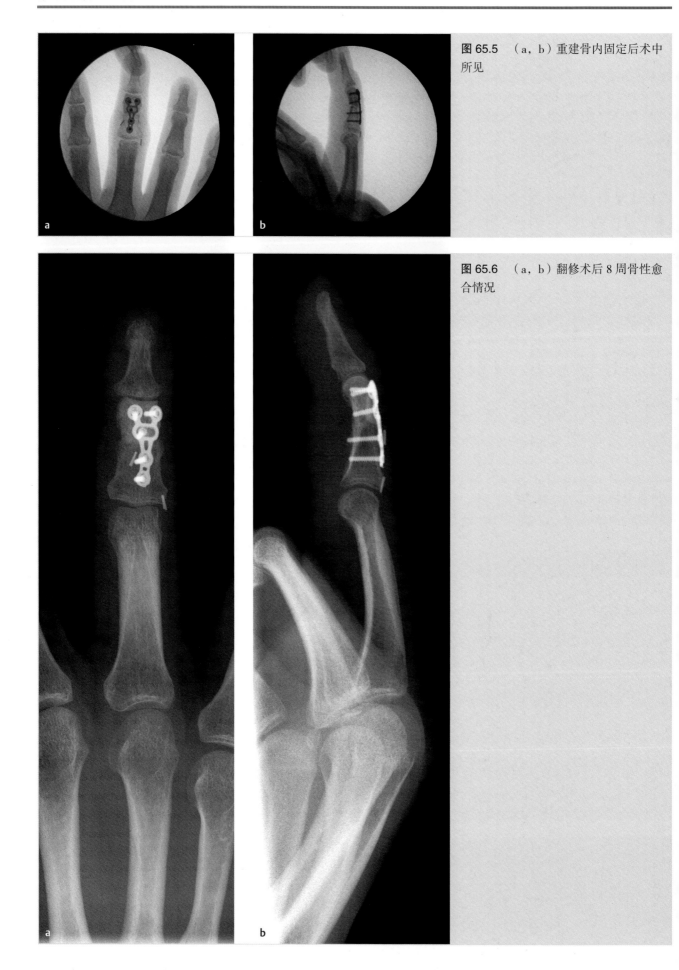

图 65.5 （a，b）重建骨内固定后术中所见

图 65.6 （a，b）翻修术后 8 周骨性愈合情况

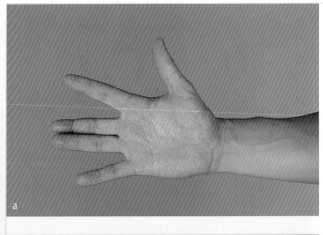
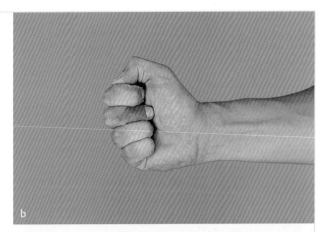
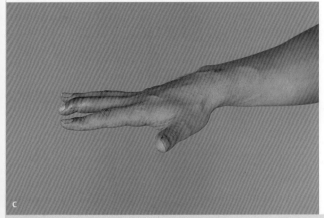
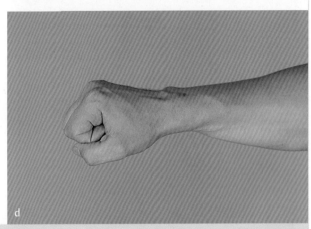

图 65.7 （a~d）翻修术后 4 个月的临床照片

险，患者此刻不希望进行翻修手术。患者明确表示手术后主动或被动运动时疼痛消失。

仔细观察术后结果，可以看到末节指骨轻度萎缩。断指再植术后这一特有的发现不可忽视。

必须强调的是，断指再植术后的这一点不常见。与此相反，成功的断指再植包括修复双侧的指神经，其被认为是预防截肢后常见的疼痛性神经瘤的措施。在决定行远端截肢手术时，尤其应该牢记这一点。神经性疼痛，例如通过神经缝合，周围的瘢痕形成是罕见的。有趣的是，根据我们的经验，任何一种轻微的手部损伤都可能导致复杂的区域疼痛综合征，但在断指再植术后我们几乎从未见过。

然而，尽管进行了动脉修复，移植手指的怕冷和肌肉萎缩是断指再植手指血运不良的常见表现。怕冷是手指再植后最常见的"痛苦的"并发症，不幸的是，治疗往往会产生耐药性。我们建议患者使用防护措施避免寒冷刺激，这可能意味着即使在夏天也要戴手套。文献报道了前列环素衍生物的治疗，但文献记载和我们自身的经验有限。相邻关节的不适的僵硬也是一个众所周知的问题。局部疼痛或手指麻木将让检查者认为骨不愈合。再植后的血液供应大多不能与正常手指的血运相比，因此应该注意的是，骨愈合困难是最常见的。

65.6　技术要点

- 疼痛和神经性疼痛，尤其是指神经性疼痛，并不是手指再植的特殊并发症。截肢后疼痛症状更常见。
- 断指再植需持久治疗难治的怕冷症状。
- 通过骨短缩使得骨折内固定稳定，可以防止断指再植骨不连。
- 再植手指的翻修手术存在着截指的风险。因此，只有在预期功能恢复的情况下，才需要进行翻修手术。
- 对于骨不连的修复，我们建议采用背部入路。背部静脉应予以保留。骨骼应适当缩短或植骨。我们建议应用钢板内固定和桡骨远端的松质骨植骨。物理治疗应立即开始。因此，需要一种运动稳定的接骨方法。

（徐月仙　译）

参考文献

[1] Dos Remédios C, Leps P, Schoofs M. Results of 46 digital replantations. With a minimal follow-up of one year Chir Main 2005;24(5):236–242.

[2] El-Diwany M, Odobescu A, Bélanger-Douet M, et al. Replantation vs revision amputation in single digit zone II amputations. J Plast Reconstr Aesthet Surg 2015;68(6):859–863.

[3] Hattori Y, Doi K, Ikeda K, Estrella EP. A retrospective study of functional outcomes after successful replantation versus amputation closure for single fingertip amputations. J Hand Surg Am 2006;31(5):811–818.

[4] Isogai N, Miyasato Y, Asamura S. Prostacyclin analogue (beraprost) relief of cold intolerance after digital replantation and revascularization. J Hand Surg [Br] 2004;29(4):406–408.

[5] Jupiter JB, Koniuch MP, Smith RJ. The management of delayed union and nonunion of the metacarpals and phalanges. J Hand Surg Am 1985;10(4):457–466.

[6] Tamai S. Digit replantation. Analysis of 163 replantations in an 11 year period. Clin Plast Surg 1978;5(2):195–209.

[7] Vaksvik T, Hetland K, Røkkum M, Holm I. Cold hypersensitivity 6 to 10 years after replantation or revascularisation of fingers: consequences for work and leisure activities. J Hand Surg Eur Vol 2009;34(1):12–17.

第 66 章　再植后手指和肘部僵硬

Chih-Hung Lin

66.1　病例

一名 21 岁的女性，惯用右手，1 年前发生摩托车事故。因为受伤她接受了游离腹股沟皮瓣修复左腕掌侧软组织缺损，通过皮瓣转位和皮肤移植修复手背皮肤缺损。此外，她左肘部有关节内骨折。在第一次住院治疗中，她在创伤后的 1 个月内接受了刃厚皮片移植（STSG）术以修复左肘皮肤缺损。术后因为腕关节活动受限出现了腕关节腕骨之间的创伤后骨性融合，因此她去了另一家医院进行了左腕关节 Suave-Kapandji 融合手术。现在她的左手外在肌和内在肌僵硬，左拇指肌腱粘连，不能对掌（图 66.1）。

66.2　解剖学

由于创伤和反复手术后的组织粘连，患者表现为左手僵直，旋前和旋后功能受限。她的拇指、示指和中指几乎不能主动屈曲，环指和小指近端指间关节（PIPJ）屈曲不足。体格检查也发现了外在肌和内在肌的僵直（图 66.2）。而视诊和触诊也没有发现鱼际肌的收缩，因此，她的拇指不能进行对掌运动或旋转运动。由于虎口挛缩，导致第 1 和第 2 掌骨间角小于 15°。她应该存在左手屈肌腱和伸肌腱的广泛粘连，因此需要行肌腱松解术。

左前臂 CT 血管造影显示桡动脉和尺动脉在前臂远端闭塞，但是有侧支循环形成（图 66.3）。

66.3　推荐治疗方案

手的对掌功能应该是手功能恢复的主要目标。手的对掌功能需要拇指的良好功能和灵活的手指相结合。拇指应该有足够的虎口空间，能在基底关节上做旋转

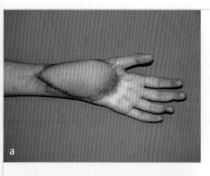
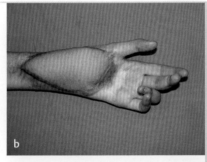
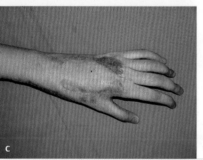
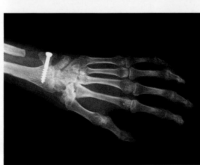

图 66.1　（a）左手伸直位。（b）左手屈曲功能差。（c）植皮后手背皮肤纤维化并僵硬。（d）Suave-Kapandji 融合术后，可见创伤性关节炎且腕骨间融合

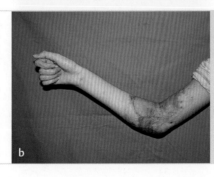

图 66.2　（a）各指在掌指关节（MCPJ）伸直位上，手指内在肌紧绷。（b）MCPJ 屈曲位上外在肌紧绷

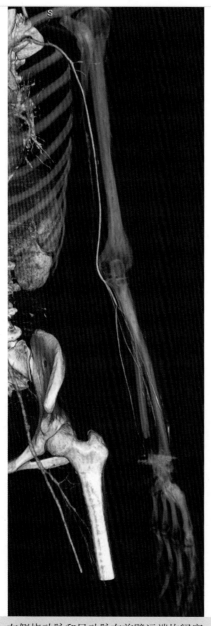

图 66.3 左侧桡动脉和尺动脉在前臂远端均闭塞

运动,在腕掌关节、掌指关节(MCPJ)和指间关节(PIPJ)这3个拇指关节中,至少有两个关节可以较好地屈曲。

推荐治疗方案

她的手背做过了带蒂皮瓣转位和植皮术,那么在虎口松解后将不能再使用局部带蒂皮瓣进行处理。所以只能选择游离皮瓣或远端腹股沟皮瓣。手上的屈、伸肌腱都需要松解,辅以早期康复。因此,薄皮瓣将是维持指蹼间隙的首选软组织。

前臂皮瓣或上臂外侧皮瓣都可以作为选择之一。考虑到桡动脉和尺动脉在左前臂远端 1/3 处闭塞,具有合适口径、长蒂的股前外侧皮瓣是合适的。

左拇指腕掌关节与掌指关节融合。为了提供可活

动的腕掌关节,腕掌关节截骨成形悬吊术,是获得腕掌关节活动且稳定的不错选择。常用的关节悬吊肌腱可以是桡侧腕长伸肌腱或桡侧腕屈肌腱。由于腕关节融合,且做过截骨术和上臂外侧游离皮瓣,推荐使用桡侧腕长伸肌腱。

由于患者的大鱼际肌受到创伤,所以需要进行对掌成形术以恢复拇指的旋转运动,而重建对掌功能的供体肌腱选择则需根据手术探查过程中屈肌腱的松解情况而定。

66.4 手术技术

完成左手虎口的松解,包括瘢痕挛缩的固有筋膜。获得了60°的开口度。在前臂远端探查桡侧腕长伸肌和桡侧腕短伸肌,并对融合的第1腕掌关节进行截骨术。在第1掌骨基底上钻孔,并使用劈开的桡侧腕长伸肌将第1掌骨基底悬吊于第2掌骨基底。多余的桡侧腕长伸肌和桡侧腕短伸肌填塞于成形的关节间隙内。在进行手指伸肌腱松解时,必须松解至在掌指关节屈曲时近端指间关节和远端指间关节能完全地被动屈曲为止。松解内在肌时必须紧贴骨膜进行,松解至在掌指关节伸直时,能获得完全被动的近端指间关节和远端指间关节屈曲为止。拇指保持在外展和外旋60°的位置,交叉克氏针固定第1和第2掌骨(图66.4)。

在前臂远端寻及左侧桡动脉和头静脉,作为受体血供系统。获取股前外侧皮瓣,并修薄后重建血循环,用于修复虎口缺损。

4个月后,再行左手和前臂屈肌腱松解,用环指浅屈肌腱转位(通过屈肌腕尺环的Pivot点),以完成对掌成形。患者屈曲进一步好转。

66.5 术后效果评估

1年多后,患者可以很好地做出拇指对掌动作,环指和拇指外展(图66.5)。

66.6 技术要点

- 手部功能查体,分别评估各关节和肌腱功能。
- 手部外在和内在肌紧张性评估。
- 要恢复抓握功能,必须先进行手部及手部间隙瘢痕挛缩松解。
- 如果拇指远端关节融合,则需要拇指腕掌关节悬吊和关节成形术。
- Bunuel的对掌成形术可以重建拇指对掌功能。
- 需要明确手部功能重建顺序。瘢痕松解可能需要分期、序贯性或多次松解。

(金 涛译)

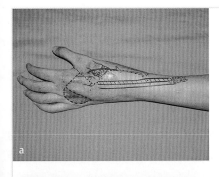
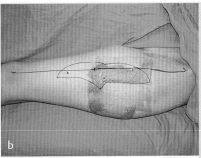
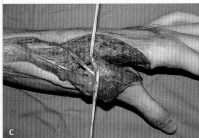
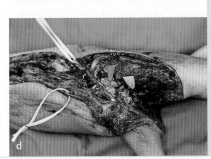

图66.4 （a）手术计划切除融合的第1腕掌关节、桡侧腕伸肌，完成关节成形术。（b）左侧股前外侧皮瓣区。（c）用桡侧腕长伸肌腱行关节成形悬吊术。（d）用另一半腕长伸肌腱行成形关节间隙填塞

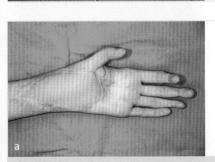
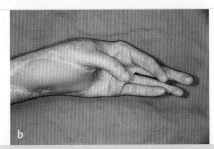
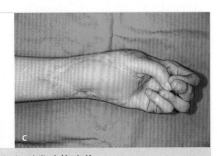

图66.5 （a）左手和手指伸直改善。（b）对掌成形术后，拇指旋转活动改善。（c）对掌功能改善

参考文献

[1] Gallo RA, Payatakes A, Sotereanos DG. Surgical options for the arthritic elbow. J Hand Surg Am 2008;33(5):746–759.

[2] Lin CH, Nguyen A. Avoiding unfavorable results in microsurgical reconstruction in upper-extremity trauma. Semin Plast Surg 2010;24(1):67–76.

[3] Moody L, Galvez MG, Chang J. Reconstruction of first web space contractures. J Hand Surg Am 2015;40(9):1892–1895, quiz 1896.

[4] Paksima N, Besh BR. Intrinsic contractures of the hand. Hand Clin 2012;28(1):81–86.

[5] Tubiana R, Thomine J-M, Mackin E. Examination of the Hand and Wrist. London: Martin Dunitz Ltd; 1996.

[6] Werner BC, Bridgforth AB, Gwathmey FW, Dacus AR. Trends in thumb carpometa-carpal interposition arthroplasty in the United States, 2005–2011. Am J Orthop 2015;44(8):363–368.

第 67 章　再植后握力不足或运动无力

67.1　病例

一名 23 岁男性在切纸机内双手被截断。右侧是通过腕骨远端根部的完全离断（图 67.1a）。左侧离断平面位于拇指尖端，通过示指、中指、环指和小指的掌骨头部（图 67.1b）。环指背侧仅有一条 2cm 长的皮肤相连，没有任何可识别的血管。患者在事故发生 12h 后到达医院，离断部分保存得相当完好。之后的拇指僵硬证明，右手的内在肌肉术前已经遭受缺血性损伤。两只手同时被重新再植。

由于缺血时间长，恢复血循环速度是至关重要的。右手指浅屈肌（FDS）和指深屈肌（FDP）进行了全部修复，并修复了正中神经、尺神经、桡动脉、尺动脉及 4 条静脉；左侧修复了指总动脉 3 条、静脉 3 条，指神经全部修复，指深浅屈肌腱均分别修复；大拇指尖端做了一个三角形皮瓣。总缺血时间为 16h，除了左手小指缩短外，两只手再植都存活了下来。患者术后

进行了康复训练，并最终恢复了工作。一年半后复查，患者诉右手握力弱且手指活动不佳。

67.2　解剖学

患者手指屈曲范围受限，指尖到手掌距离为 6cm，握力差（图 67.2），右侧握力为 0.5kg，左侧为 12kg。他的示指指间关节有完全的被动屈曲范围，拇指指间关节无主动运动；中指和环指也有轻微的皮下组织粘连，表现为中指和环指伸直时有天鹅颈畸形的出现。

他的左手掌指关节和指间关节有完整的活动范围，并且功能良好（图 67.3）。他两手的两点辨别力都是 8mm。

67.3　推荐治疗方案

活动不良和握力薄弱是一种并发症，会导致"成功"再植后功能结果不佳。这种并发症发生在右手，可能是由于以下原因导致。

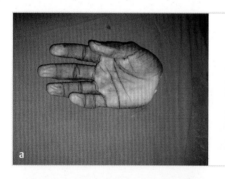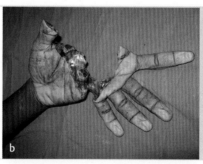

图 67.1　（a）右手近排腕骨的完全离断。（b）左手离断

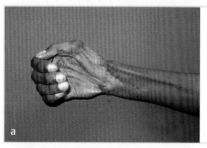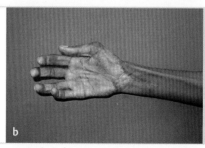

图 67.2　（a）18 个月后的右手。指尖到手掌距离为 6cm，拇指指间关节没有主动运动。（b）在远端指间关节屈曲时，近端指间关节伸直无改善

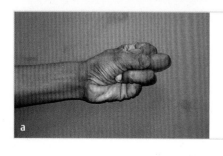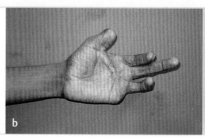

图 67.3　（a，b）18 个月后的左手。完全的活动范围，功能满意

肌腱连续性存在，但活动差、抓持力弱可能是修复部位粘连或修复部位过紧的结果。在关节被动活动度完全存在的情况下，粘连或肌腱延长会导致关节主动活动度降低，可诊断是指长屈肌腱的问题，而修复后的肌腱断裂则会导致关节无任何活动。拇指指间关节没有屈曲活动，我们推测这可能是由于修复的拇长屈肌腱断裂所致。

这位患者还有另一个少见的并发症，那就是在伸指时，手指会出现天鹅颈畸形。这是由于缺血性挛缩引起的手内在肌挛缩所致，这也降低了他抓握物体的能力。他第一次受伤后到达医院时断手缺血时间已经为 12h，拇指已经僵硬，表明大鱼际肌缺血性损伤。总缺血时间为 16h，缺血引起蚓状肌和骨间肌的挛缩，进而导致固有畸形的出现。Bunnel 的测试证实了这一点，该测试通过保持掌指关节的伸直和指间关节的主动或被动屈曲来判断。在掌指关节伸直时，指间关节的屈曲变得相对困难，所以内在肌挛缩也必须被松解，才能让手指的活动范围完全恢复正常。

推荐治疗方案

在肌腱连续性存在的情况下，关节活动度较差可能是由于粘连或修复局部过紧所致。大多数情况下，两者并存。矫正是通过松解粘连、修复或紧缩松弛的肌腱。

在肌腱断裂的情况下，无法准确评估肌腱断端，

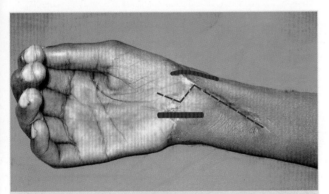

图 67.4　实线显示了经多普勒标识的桡动脉和尺动脉。虚线显示手术切口

通常需要肌腱移植。

手内在肌导致的固有畸形可以通过切断侧副韧带纠正。

67.4　手术技术

必须在不损伤已修复动脉的部位，进行肌腱修复的显露。再植肢体长期甚至永久依赖修复后的血管，因此必须避免损伤血管。用多普勒标记修复血管的走行，并画出切口线避开修复血管（图 67.4）。肌腱和神经首先在再植点的近端和远端进行分离，然后解剖到修复区域。正中神经和尺神经找到后并标记保护，以确保安全；松解肌腱修复部位的粘连，探查见修复部位的肌腱无断裂，但相对变长。找出拇长屈肌腱，发现修复处已经断裂。

由于第一次手术修复的肌腱较多，所以粘连严重，进行粘连处松解，分离修复的肌腱（图 67.5a）。为了获得更好的活动度，在原修复部位切除部分肌腱，并用 3-0 普理灵 4 股强力缝线将指浅屈肌腱的近端缝合到指深屈肌腱的远端［深浅屈肌腱交替缝合（译者注）］。用肌腱移植重建断裂的拇长屈肌腱。移植肌腱缝合部位最好位于前臂和 A1 滑车近侧的大鱼际隆起处，以便于肌腱滑动。在拇指掌指关节表面切开，寻及拇长屈肌腱的远端，解剖出 2cm 长肌腱的远端，以备修复。在前臂远端准备拇长屈肌腱的近端，远近端之间的距离大约 10cm。取同侧前臂的掌长肌腱作为移植肌腱，切取长度为 14cm（图 67.5b），移植肌腱后用肌腱缝合线缝合重建拇指屈曲功能（图 67.5b）。

在近节指骨背侧，切除 1cm 的伸肌侧副韧带，以松解内在肌的僵硬（图 67.6）。在掌指关节伸直时，通过指间关节屈曲情况，来检查松解的程度。术后即刻活动，督导患者进行康复理疗。

手术步骤

在远离修复的血管处规划手术切口。

修复位置应选在远离再植点近端和远端的正常结构处。为了安全，首先要探查、游离和保护正中神经和尺神经。

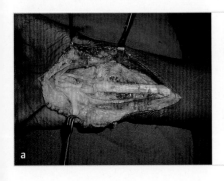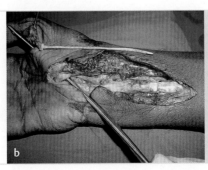

图 67.5　（a）粘连松解后，分离之前修复的肌腱。（b）用指浅屈肌腱和指深屈肌腱交替缝合重建手指屈曲功能。用掌长肌腱移植重建拇指屈曲功能。肌腱过线器显示移植肌腱的走行通道

明确关节活动度不佳的原因。松解粘连，选择最简单的方法对指浅屈肌腱近端至指深屈肌腱远端进行吻合。指浅屈肌腱比指深屈肌腱更有力，是提供强大握力的动力之源。

坚强的肌腱修复，如 Pulvertaft 线缝合，将修复端放置于远离滑车的部位，可促进肌腱移植后的早期活动。

切除一条伸肌侧副韧带，可减轻因缺血时间过长引起手内在肌肉缺血性挛缩所致的关节僵硬。

67.5 术后效果评估

术后经过 3 个月的康复训练，患者完全恢复了手指活动能力，指尖能触及手掌，握力从 0.50kg 提高到 16kg（图 67.7），达到 Chen 氏 1 级，可以从事繁重的印刷工作。所以，只有获得良好的功能，再植才能被认为是成功的。腕关节平面的完全离断是可以获得良好功能结果的平面之一。在缺血时间较长或有多个相关损伤的情况下，初次修复效果并不十分理想。在这种情况下，仔细评估产生效果不佳的原因并予以矫正，可以获得良好的效果。握力和活动差可以通过肌腱的二次修复来矫正，二次手术可以在康复达到平台期，局部皮肤变得柔软的时候进行。

67.6 技术要点

握力和活动差是再植后功能不佳的原因之一。

肌腱修复部位的粘连、肌腱断裂或修复时导致肌腱延长是握力和活动差的常见原因，治疗应针对病因具体分析。

二次手术应在康复达到平台期时进行，且手术入路应选择在皮肤柔韧的地方。

术前计划术口的位置，以避免对修复的血管造成伤害，因为再植肢体长期甚至永久依赖于所吻合血管的血供。

进行肌腱松解时应远离吻合点，从吻合点两侧正常处开始，然后松解至吻合处。

坚强的肌腱吻合对于术后立即开始主动活动至关重要。

如果断肢长时间缺血，可能会发生手内在肌的缺血性挛缩，这可能是握力不佳和运动乏力的原因之一，可以通过切除一段伸肌侧副韧带来矫正。

（金 涛 译）

参考文献

[1] Jupiter JB, Pess GM, Bour CJ. Results of flexor tendon tenolysis after replantation in the hand. J Hand Surg Am 1989;14(1):35–44.

[2] Ross DC, Manktelow RT, Wells MT, Boyd JB. Tendon function after replantation: prognostic factors and strategies to enhance total active motion. Ann Plast Surg 2003;51(2):141–146.

[3] Sabapathy SR, Bhardwaj P. Secondary procedures in replantation. Semin Plast Surg 2013;27(4):198–204.

[4] Whitaker JH, Strickland JW, Ellis RK. The role of flexor tenolysis in the palm and digits. J Hand Surg Am 1977;2(6):462–470.

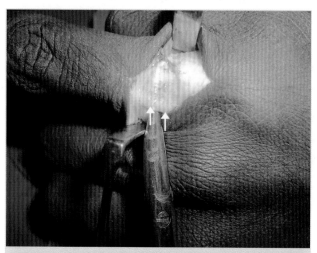

图 67.6 分离伸肌侧副韧带。箭头标识的中间处，切断侧副韧带，以松解内在肌的僵硬

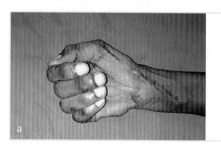
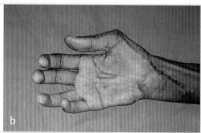

图 67.7 （a，b）二次手术后伸直和屈曲的功能情况。各指尖可以触及手掌。拇指指间关节屈曲功能恢复，使其可以做"掐"的动作，伸直时鹅颈畸形消失

第二十部分

综合区域性疼痛综合征

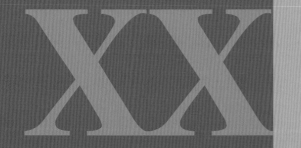

第 68 章　复杂性局部疼痛综合征

Erik Hansen, Jonathan Isaacs

68.1　病例

患者为 53 岁白人女性，因晚期腕舟骨骨不连、腕关节炎导致左手腕部反复活动时疼痛（图 68.1）。经保守治疗后病情未见好转后，行三角骨和舟状骨切除，同时行头骨、月骨及钩骨骨间融合以及腕管松解术（图 68.2）。术后第 1 天，术口疼痛、肿胀明显，手腕部及背侧皮下出现血肿，急诊给予拆除缝合线、清除凝血块，

术后伤口分泌物培养，同时进行抗炎治疗。

术后第 3 天，培养结果为阴性，患者疼痛和肿胀进一步加重，给予口服激素类药物治疗后转诊至手部康复中心经行消肿治疗，经几周治疗后疼痛、肿胀加重，出现皮肤红斑，肢体感觉改变，末梢血运差，术口仍有分泌物渗出（图 68.3）。手指活动范围严重受限。各项检查及实验室检查均未表明感染存在。虽然进一步的治疗和关节融合术取得了成功，但术后镇痛和肢

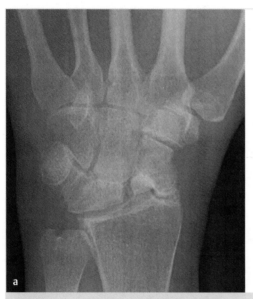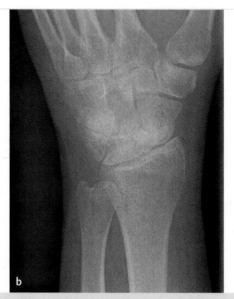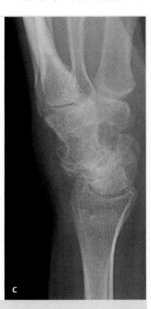

图 68.1　（a~c）晚期舟骨骨不连合并左腕关节塌陷

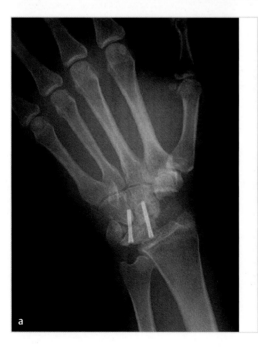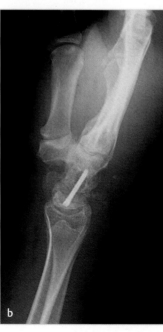

图 68.2　（a，b）大多角骨、舟状骨完全切除和小多角骨部分切除，头状突和钩状突融合，腕关节松解

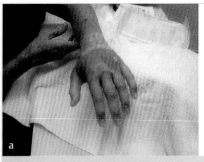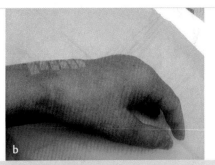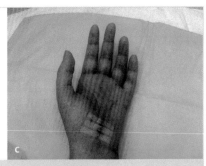

图 68.3　（a~c）术后病情复杂，患肢疼痛、肿胀、末梢血运差，皮肤光亮紧绷，术口有分泌物渗出

体功能重建、恢复方面的治疗仍暂无明显的好转。

68.2　解剖学

患者术后局限性疼痛，术后患肢出现广泛性皮肤感觉异常，伴麻木；复杂区域疼痛综合征（CRPS）的典型症状包括：弥漫性红斑、肿胀和软组织改变；常出现在术后初期，研究表明仰卧位、口服激素类药物干预治疗并没有降低术后发病的概率。CRPS 是一种引起四肢疼痛的综合征，目前病因尚不明确，发病机制不与所受创伤的严重程度成比例；但常在创伤、四肢骨折后出现，较少情况下出现自发性疼痛。发病率在 10 万个病例中出现 26.2 例；该综合征最常见于白人女性，男女比例为 4：1。基因组数据显示与人类白细胞抗原分子的相关遗传成分有关。但术后引流不畅引起血肿形成、患者在伤后或激素类药物干预治疗后 1 周内出现剧烈疼痛，均可能是 CRPS 发生的主要病因或诊断指标。

临床表现常出现患肢疼痛、肢体的感觉和运动功能异常；除上述的特定体征和症状外，结合诊断标准［Budapest 诊断标准（表 68.1）］合并患肢精巧、复杂功能丧失也是该诊断的重要指征之一。由于很难区分创伤前后、使用药物或与年龄相关的变化与 CRPS 的变化规律，且影像学在辅助诊断方面的作用很小，X 线检查常显示患肢严重的骨质减少，伴有斑块状脱钙和骨膜下骨吸收，磁共振成像和 CT 三维骨重建扫描可能提示骨水肿或局部血流模式的变化；对比 MRI、骨扫描和平片的 Meta 分析显示，骨扫描具有较高的敏感性和阴性预测值，这表明该研究最好用于排除怀疑患有 CRPS 的患者，所以骨扫描是该病诊断最常用的影像学检查方法。

分类和发病机制

CRPS 可分为 3 种类型：CRPS Ⅰ 型（称为反射性交感神经营养不良）、CRPS Ⅱ 型（称为焦痛）和 CRPS-NOS（暂定）。CRPS Ⅱ 型特点为周围神经损伤，在神经测试中发现相关异常（包括解剖分布、感觉丧失、

表 68.1　Budapest 诊断标准
1. 不同程度的持续性、刺激性疼痛
2. 患者主诉中须报告以下症状的 3 种以上： 　　—感觉：感觉异常和痛觉敏感 　　—血管痉挛：肢体血供不足导致皮肤颜色青紫、皮下瘀血、皮温下降 　　—组织水肿：术后局部组织水肿，汗腺分泌汗液异常 　　—运动功能障碍和营养不良：患肢出现运动范围缩小和运动功能障碍（虚弱、震颤、肌张力障碍）；营养改变（头发、指甲和皮肤）
3. 在评估时患者必须有以下 2 种或 2 种以上的症状： 　　—感觉：表现为针刺样疼痛或轻触痛；深部躯体压力升高使关节运动负荷增加引发疼痛加重 　　—血管痉挛：出现血供不足所导致的皮肤颜色青紫、皮下瘀血、皮温下降等症状 　　—组织水肿：术后局部组织水肿，汗腺分泌汗液异常 　　—运动功能障碍和营养不良：表现为运动范围和运动功能障碍（虚弱、震颤、肌张力障碍）和营养不良改变的症状
4. 其他尚不能明确诊断的症状及体征

局部叩痛征、肌电图和神经传导异常）；CRPS-NOS 仅部分病例符合上述诊断标准，但其病情不能用其他病理检查来解释的病情。如果患者有营养性和自主性的变化，如上述病例中患者出现锐性疼痛、皮肤变色、感觉异常、汗腺排汗异常、水肿，根据患者的症状和体征，可以诊断为 CRPS Ⅰ 型。这种情况的具体发病机制尚不清楚，但根据病理学研究提示可能为中枢和外周致敏的炎症状态升高，导致传入伤害感受器的活动性增加和交感神经活动的改变。

68.3　推荐治疗方案

CRPS 是一种没有明确治疗方案的复杂疾病；这类疾病的处理需要多学科、多模式的治疗。此外，早期诊断和早期治疗是降低该疾病发病概率和病程周期的重要因素。治疗的主要目的是早期恢复肢体功能。包括镇痛、恢复肢体功能和提高生活质量。大量的病

例数据表明，物理疗法和职业治疗是早期和一线预防治疗的重要方法。有效的诊疗模式有效地恢复了肢体的运动功能、水肿及疼痛，Cochrane 最近的一篇论文提出了分级运动成像和镜像治疗在改善患者疼痛和功能方面有明显治疗效果。此类诊疗措施均能使用于与 CRPS 类似症状的患者。

在几项研究中表明，维生素 C 作为补充剂，能有效地降低患者在伤后、手术后或其他机制所导致的创伤发生 CRPS 的并发症。值得注意的是，Ekrol 等发表了一项对 336 名桡骨远端骨折患者进行预防性服用维生素 C 和安慰剂的双盲随机对照试验中发现：两组 CRPS 的结果与发病率未产生较大的差异；这一点通过 Evaniew 等的分析得到了充分的证实。然而，鉴于这种干预治疗的成本和风险较低，通常在预防阶段仍然给予使用。药物治疗是 CRPS 的一种重要治疗方式，在治疗时，使用和研究了大量的药物及其疗效（表68.2）。

介入或手术治疗有效

交感神经阻滞，包括在星状神经节周围注射局麻

表 68.2　用于治疗 CRPS 的药物

非甾体类抗炎药（NSAIDs）和甾体类抗炎药：它们均适用于治疗炎症的并发症。口服类固醇通常在急性期以短期逐渐减少药量的方式给予，因为长期服用抗炎药的患者中仅有部分患者的症状得到缓解

二甲基亚砜：具有 50% 乳膏局部给药的自由基清除剂在部分 CRPS 患者中具有良好的疗效。但其副作用包括用药范围内皮肤有大蒜味、皮肤过敏反应和局部疼痛

抗癫痫药物：加巴喷丁（1800mg/d）和普瑞巴林（300~600mg/d）是该疾病的常用药，Cochrane 综述指出，上述药物可缓解神经性疼痛的患者。研究发现暂时没有足够的病例来证明可以使用其他抗癫痫药物

抗抑郁药：常用于治疗神经病理性疼痛，以三环类抗抑郁药（TCAs）最为常见。阿米替林是使用范围最广、最多、最常用的药物。是 TCAs 中抗胆碱能作用最强的一种药物，具有镇静的作用。同时 5- 羟色胺 - 去甲肾上腺素能再摄取抑制剂文拉法辛和度洛西汀故也被使用

阿片类：常用于所有急性期疼痛的治疗

双膦酸盐：最常用于早期 CRPS 患者在骨扫描检查中发现病变时使用，其镇痛作用机制尚未明确。它能在发病初期抑制炎症从而在发病过程中通过其抗破骨细胞的特性降低骨转换

肌肉松弛剂（环苯扎林、巴氯芬、甲氧氨酯）：对伴发肌肉痉挛的患者有明显治疗效果

局部用药：EMLA 和辣椒素乳膏，利多卡因贴片

氯胺酮：麻醉剂 N- 甲基 -D- 天冬氨酸受体阻滞剂已被证实能有效地缓解 CRPS 患者的疼痛

药，主要用于交感神经系统传导异常的患者。由于其疗效较短，通常会反复、多次使用，通常在物理治疗前使用，从而增加肢体活动度，改善疼痛和肢体的功能恢复。然而，Cochrane 对现有数据的分析后暂不能推荐区别于其他治疗方案的交感神经阻滞注射。更多的侵入性治疗，如脊髓刺激器植入已得到有效的治疗效果，在所有其他的治疗方案都无效后，手术截肢已成为难治性疾病的一种选择，在对病例经行对比研究显示，截肢后患者的功能得到改善，但截肢后残端复发 CRPS 的风险和肢体疼痛的风险增加。CRPS Ⅱ 型与外周神经损伤有关。对 CRPS 患者的手术治疗不作为首选治疗方案；但是，对于具有压迫性神经病变或神经性疼痛发生器使用的患者，可选择手术治疗，这种治疗应严格遵循围手术期积极镇痛治疗，通常在住院治疗和术后持续肢体局部麻醉 5~7 天的情况下处理这些情况。

这些药物和物理治疗措施可单独使用或联合使用，以治疗本病中可能出现的各种症状；此类治疗方案的疗效病例证据数量非常有限，因此，应在特定患者的出现基础症状时使用。

我们的患者在术中出现 CRPS，患者最初应用短期口服甲基泼尼松龙和阿片类镇痛药物治疗，予制动和消肿、改善循环治疗；同时予口服非甾体类抗炎药和加巴喷丁，并在肢体小关节局部注射甾体类抗炎药；经治疗后患者仍出现持续的肢体疼痛和肿胀，后转诊至疼痛科进行了间歇性的星状肝胶质细胞阻滞注射；术后 6 个月，患者恢复了肢体功能，但手腕和手指的活动度仍受限，呈进行性加重，经口服类固醇和反复交感神经阻滞治疗后患者完全恢复了肢体功能，但永久性的肌肉萎缩、僵硬和间歇性疼痛仍无法恢复（图68.4）。

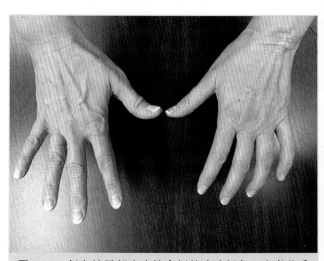

图 68.4　复杂性局部疼痛综合征的确诊征象，患者几乎恢复了肢体的运动功能

68.4 技术要点

- 早期诊断和早期治疗对预后的功能恢复很重要。
- 诊断是临床诊断，也是排除性诊断。
- 治疗应针对患者，采用多模式和多学科联合方法。
- 药物治疗、介入治疗、行为治疗和物理治疗均适用于治疗此类疾病。

（李　博　译）

参考文献

[1] Ackerman WE, Zhang JM. Efficacy of stellate ganglion blockade for the management of type 1 complex regional pain syndrome. South Med J 2006;99(10):1084–1088.

[2] Adami S, Fossaluzza V, Gatti D, Fracassi E, Braga V. Bisphosphonate therapy of reflex sympathetic dystrophy syndrome. Ann Rheum Dis 1997;56(3):201–204.

[3] Allen G, Galer BS, Schwartz L. Epidemiology of complex regional pain syndrome: a retrospective chart review of 134 patients. Pain 1999;80(3):539–544.

[4] Barbalinardo S, Loer SA, Goebel A, Perez RS. The treatment of longstanding complex regional pain syndrome with oral steroids. Pain Med 2016;17(2):337–343.

[5] Bickerstaff DR, O'Doherty DP, Kanis JA. Radiographic changes in algodystrophy of the hand. J Hand Surg [Br] 1991;16(1):47–52.

[6] Bickerstaff DR, Charlesworth D, Kanis JA. Changes in cortical and trabecular bone in algodystrophy. Br J Rheumatol 1993;32(1):46–51.

[7] Bussa M, Guttilla D, Lucia M, Mascaro A, Rinaldi S. Complex regional pain syndrome type I: a comprehensive review. Acta Anaesthesiol Scand 2015;59(6):685–697.

[8] Cappello ZJ, Kasdan ML, Louis DS. Meta-analysis of imaging techniques for the diagnosis of complex regional pain syndrome type I. J Hand Surg Am 2012;37(2):288–296.

[9] Carroll I, Curtin CM. Management of chronic pain following nerve injuries/CRPS type II. Hand Clin 2013;29(3):401–408.

[10] Cepeda MS, Lau J, Carr DB. Defining the therapeutic role of local anesthetic sympa-thetic blockade in complex regional pain syndrome: a narrative and systemat-ic review. Clin J Pain 2002;18(4):216–233.

[11] Christensen K, Jensen EM, Noer I. The reflex dystrophy syndrome response to treatment with systemic corticosteroids. Acta Chir Scand 1982;148(8):653–655.

[12] Correll GE, Maleki J, Gracely EJ, Muir JJ, Harbut RE. Subanesthetic ketamine infu-sion therapy: a retrospective analysis of a novel therapeutic approach to com-plex regional pain syndrome. Pain Med 2004;5(3):263–275.

[13] de Mos M, de Bruijn AG, Huygen FJ, Dieleman JP, Stricker BH, Sturkenboom MC. The incidence of complex regional pain syndrome: a population-based study. Pain 2007;129(1–2):12–20.

[14] de Mos M, Sturkenboom MC, Huygen FJ. Current understandings on complex re-gional pain syndrome. Pain Pract 2009;9(2):86–99.

[15] Ekrol I, Duckworth AD, Ralston SH, Court-Brown CM, McQueen MM. The influence of vitamin C on the outcome of distal radial fractures: a double-blind, rand-omized controlled trial. J Bone Joint Surg Am 2014;96(17):1451–1459.

[16] Evaniew N, McCarthy C, Kleinlugtenbelt YV, Ghert M, Bhandari M. Vitamin C to prevent complex regional pain syndrome in patients with distal radius fractures: a meta-analysis of randomized controlled trials. J Orthop Trauma 2015;29(8):e235–e241.

[17] Goebel A, Baranowski A, Maurer K, Ghiai A, McCabe C, Ambler G. Intravenous immunoglobulin treatment of the complex regional pain syndrome: a rand-omized trial. Ann Intern Med 2010;152(3):152–158.

[18] Harden RN, Bruehl S, Stanton-Hicks M, Wilson PR. Proposed new diagnostic crite-ria for complex regional pain syndrome. Pain Med 2007;8(4):326–331.

[19] Harke H, Gretenkort P, Ladleif HU, Rahman S. Spinal cord stimulation in sympa-thetically maintained complex regional pain syndrome type I with severe dis-ability. A prospective clinical study. Eur J Pain 2005;9(4):363–373.

[20] Holder LE, Mackinnon SE. Reflex sympathetic dystrophy in the hands: clinical and scintigraphic criteria. Radiology 1984;152(2):517–522.

[21] Kemler MA, van de Vusse AC, van den Berg-Loonen EM, Barendse GA, van Kleef M, Weber WE. HLA-DQ1 associated with reflex sympathetic dystrophy. Neurolo-gy 1999;53(6):1350–1351.

[22] Kingery WS. A critical review of controlled clinical trials for peripheral neuro-pathic pain and complex regional pain syndromes. Pain 1997;73(2):123–139.

[23] Kortekaas MC, Niehof SP, Stolker RJ, Huygen FJ. Pathophysiological mechanisms involved in vasomotor disturbances in complex regional pain syndrome and implications for therapy: a review. Pain Pract 2015.

[24] Mackinnon SE, Holder LE. The use of three-phase radionuclide bone scanning in the diagnosis of reflex sympathetic dystrophy. J Hand Surg Am 1984;9(4):556–563.

[25] Malay S, Chung KC. Testing the validity of preventing chronic regional pain syn-drome with vitamin C after distal radius fracture. [Corrected]. J Hand Surg Am 2014;39(11):2251–2257.

[26] Meena S, Sharma P, Gangary SK, Chowdhury B. Role of vitamin C in prevention of complex regional pain syndrome after distal radius fractures: a meta-analysis. Eur J Orthop Surg Traumatol 2015;25(4):637–641.

[27] Midbari A, Suzan E, Adler T, et al. Amputation in patients with complex regional pain syndrome: a comparative study between amputees and non-amputees with intractable disease. Bone Joint J 2016;98-B(4):548–554.

[28] Moseley GL, Herbert RD, Parsons T, Lucas S, Van Hilten JJ, Marinus J. Intense pain soon after wrist fracture strongly predicts who will develop complex regional pain syndrome: prospective cohort study. J Pain 2014;15(1):16–23.

[29] O'Connell NE, Wand BM, Gibson W, Carr DB, Birklein F, Stanton TR. Local anaes-thetic sympathetic blockade for complex regional pain syndrome. Cochrane Database Syst Rev 2016;7:CD004598.

[30] Perez RS, Zuurmond WW, Bezemer PD, et al. The treatment of complex regional pain syndrome type I with free radical scavengers: a randomized controlled study. Pain 2003;102(3):297–307.

[31] Placzek JD, Boyer MI, Gelberman RH, Sopp B, Goldfarb CA. Nerve decompression for complex regional pain syndrome type II following

upper extremity sur-gery. J Hand Surg Am 2005;30(1):69–74.

[32]Rho RH, Brewer RP, Lamer TJ, Wilson PR. Complex regional pain syndrome. Mayo Clin Proc 2002;77(2):174–180.

[33]Sandroni P, Benrud-Larson LM, McClelland RL, Low PA. Complex regional pain syndrome type I: incidence and prevalence in Olmsted county, a population-based study. Pain 2003;103(1–2):199–207.

[34]Schürmann M, Zaspel J, Löhr P, et al. Imaging in early posttraumatic complex regional pain syndrome: a comparison of diagnostic methods. Clin J Pain 2007;23(5):449–457.

[35]Smart KM, Wand BM, O'Connell NE. Physiotherapy for pain and disability in adults with complex regional pain syndrome (CRPS) types I and II. Cochrane Database Syst Rev 2016;2:CD010853.

[36]Uçeyler N, Eberle T, Rolke R, Birklein F, Sommer C. Differential expression patterns of cytokines in complex regional pain syndrome. Pain 2007;132 (1–2):195–205.

[37]van de Beek WJ, Roep BO, van der Slik AR, Giphart MJ, van Hilten BJ. Susceptibility loci for complex regional pain syndrome. Pain 2003;103(1–2):93–97.

[38]Varenna M, Adami S, Sinigaglia L. Bisphosphonates in complex regional pain syndrome type I: how do they work? Clin Exp Rheumatol 2014;32(4): 451–454.

[39]Vartiainen NV, Kirveskari E, Forss N. Central processing of tactile and noci-ceptive stimuli in complex regional pain syndrome. Clin Neurophysiol 2008;119(10):2380–2388.

[40]Wiffen PJ, Derry S, Moore RA, et al. Antiepileptic drugs for neuropathic pain and fibromyalgia - an overview of Cochrane reviews. Cochrane Database Syst Rev 2013(11):CD010567.

[41]Zollinger PE, Tuinebreijer WE, Kreis RW, Breederveld RS. Effect of vitamin C on frequency of reflex sympathetic dystrophy in wrist fractures: a randomised trial. Lancet 1999;354(9195):2025–2028.

第二十一部分

舟骨骨折

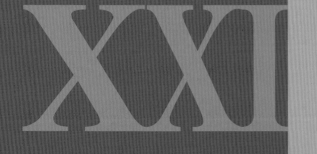

第 69 章　舟骨近节骨不连

Hermann Krimmer

69.1　前言

最常见的舟骨骨不连发生于中 1/3 部位，由腰部骨折引起。近节骨折因其临床症状少而经常漏诊，导致出现近节骨不连。这种类型与其他类型存在明显差别。经腰部的骨不连不稳定因素风险增加，导致驼背畸形，伴塌陷和舟骨短缩；而其血供和骨性结构则得到保留。相反，近节部位的骨不连通常不会导致驼背畸形；但有更高的缺血风险，原因与血供形式有关，其滋养血供在舟骨中、远处进入。在进展期病例中，甚至可以看到骨结构完全缺失。

69.2　病例

一位年轻的装配工，19 岁时因左侧腕舟骨近节骨折，行开放的背侧螺钉固定。制动 6 周后，患者返回工作岗位，未行进一步临床体检和 X 线检查。2 年后，他来我们机构就诊，主述他的腕关节在负荷下出现不适。

69.3　解剖学

临床检查显示，屈伸活动范围分别减少至 60°、40°，与健侧手相比，握力下降 80%。X 线片显示，舟骨近节部位骨不连，微型空心螺钉周围松动（图 69.1a）。由于螺钉干扰，院外做的腕部 MRI 无实际帮助。另外还做了 CT 扫描，证实螺钉周围有吸收区域，及近节的骨量和结构完全丢失（图 69.1b）。基于这些信息，我们相信通过常规技术或局部带血运的骨瓣无法实现骨愈合。

69.4　推荐治疗方案

我们决定，从股骨髁移植带血运的骨软骨瓣，完全替换舟骨近节（图 69.2）。

以形态学为基础，Herbert 在 1984 年原始分类中，把（舟骨）骨不连分为 5 型。随后修正并减少为 4 型，每种类型在 X 线片和 CT 上都有典型表现。D1 型代表

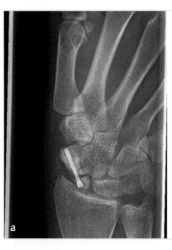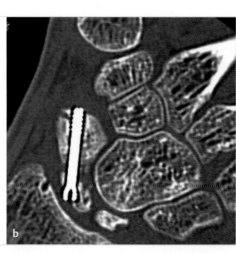

图 69.1　（a）舟骨近节新鲜骨折螺钉固定 2 年后骨不连。（b）CT 扫描显示近节骨量和结构缺失

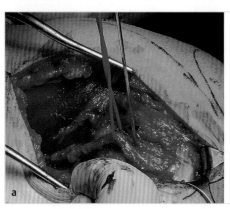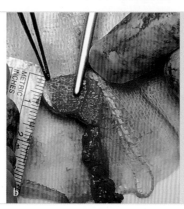

图 69.2　（a）术中见被提起的血管蒂，到膝关节背侧区域。（b）切取的带血管骨软骨瓣

纤维性骨不连，通过纤维组织连接，舟骨外形正常。D2型是完全骨不连，有游离碎骨和明显的骨吸收。在D3型中，可见硬化，骨不连区域缺损增加。在D4型中，可见骨坏死和骨结构缺失（图69.1b）。

当比较近节骨不连的不同治疗策略时，必须要非常明确具体情况。用MRI评价血液供应，CT扫描观察骨形态，以及骨不连的病程，这些是影响预后的主要因素。

由于带血运骨瓣已经普及，常用术前MRI评估近节骨块的缺血状态。必须记住，只有在使用静脉注射造影剂钆喷酸葡胺的情况下，才能用MRI精确评估血运状态。这项技术对术前血运状态的评估会有帮助。让人担心的是，T1加权成像上出现单纯的信号丢失常诊断为缺血坏死（Avascular Becrosis，AVN）。AVN应该只用于因长期缺血导致的骨量丢失，或甚至出现碎裂。MRI造影下信号丢失或术中针刺不出血只能证明骨块无血或缺血。然而，近期研究认为CT扫描的近节形态结构更为重要。只要骨结构得到保留，如D1型至D3型（图69.3），即使无血运的骨移植仍能达到骨愈合。在骨形态结构破坏的D4型（AVN）病例中，传统技术不再能实现骨愈合。在这种情况下，从股骨髁游离移植带血运的骨软骨瓣完全替代近节，已证明是真正的重建方案；它避免了补救手术，如切除，利用高温石墨内植物置换，部分腕关节融合等。

推荐治疗方案

对于术前诊断，X线片（后前位、侧位、舟骨蝶位片）和舟骨轴线的纵向CT扫描是必需的，MRI是可选的。

- D1型：可经关节镜局部骨移植和螺钉固定。
- D2型：髂峰骨移植，用微型Herbert钉固定。
- D3型：彻底清除硬化骨，首选局部带血运的骨瓣；如果失败，用股骨髁来源的骨软骨瓣。
- D4型：用股骨髁来源的带血运的游离骨软骨瓣，完全替换已破坏的近节。

69.5　手术技术

用2枚克氏针固定（图69.4）。制动8周，CT平扫显示骨愈合后，去除克氏针（图69.5）。

69.6　术后照片及效果评估

6个月后，患者返回原来的工作岗位，右膝关节仍有轻度疼痛。术后1年随访，他觉得腕和膝均无疼痛，运动范围增加，屈伸分别到70°、50°，握力与健侧右手相当（图69.6）。

69.7　技术要点

- 做诊断时CT扫描是必需的。
- 完整的骨结构是采用常规技术促进愈合的先决条件。
- 缺血坏死（AVN）的含义应仅限于骨结构缺失，且需要完全替代近节。

（何晓清　译）

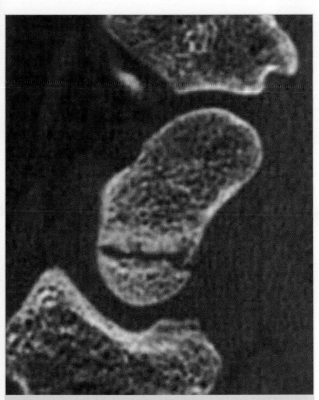

图69.3　CT扫描显示完整的骨结构

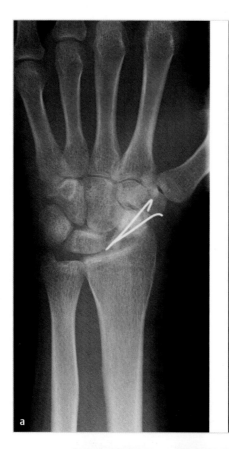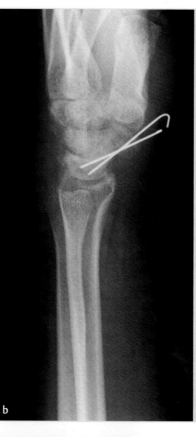

图69.4　显示重建后的(a)后前位和(b)侧位X线片

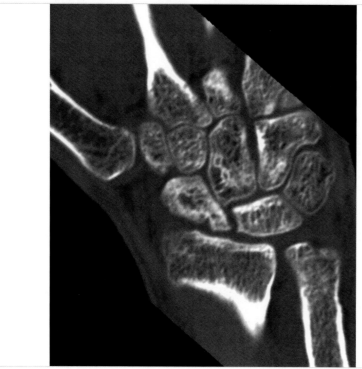

图69.5　术后11个月CT扫描显示骨愈合

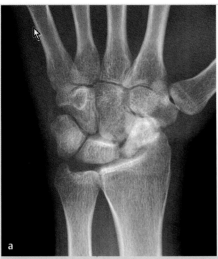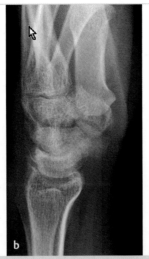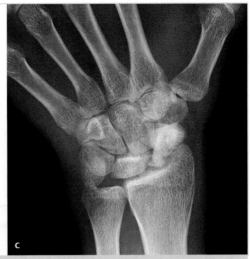

图69.6 术后1.5年X线片。（a）前后位片。（b）月骨处于中立的侧位片。（c）舟骨蝶位片，显示舟月间隙紧密

参考文献

[1] Bürger HK, Windhofer C, Gaggl AJ, Higgins JP. Vascularized medial femoral trochlea osteocartilaginous flap reconstruction of proximal pole scaphoid nonunions. J Hand Surg Am 2013;38(4):690–700.

[2] Filan SL, Herbert TJ. Herbert screw fixation of scaphoid fractures. J Bone Joint Surg Br 1996;78(4):519–529.

[3] Herbert TJ. The Fractured Scaphoid. 1st ed. St. Louis, MO: Quality Medical Publishing Inc; 1990.

[4] Higgins JP, Burger HK. Proximal scaphoid arthroplasty using the medial femoral trochlea flap. J Wrist Surg 2013;2(3):228–233.

[5] Jones DB Jr, Bürger H, Bishop AT, Shin AY. Treatment of scaphoid waist nonunions with an avascular proximal pole and carpal collapse. A comparison of two vascularized bone grafts. J Bone Joint Surg Am 2008;90(12):2616–2625.

[6] Krimmer H. Management of acute fractures and nonunions of the proximal pole of the scaphoid. J Hand Surg [Br] 2002;27(3):245–248.

[7] Megerle K, Keutgen X, Müller M, Germann G, Sauerbier M. Treatment of scaphoid non-unions of the proximal third with conventional bone grafting and mini-Herbert screws: an analysis of clinical and radiological results. J Hand Surg Eur Vol 2008;33(2):179–185.

[8] Megerle K, Harenberg PS, Germann G, Hellmich S. Scaphoid morphology and clinical outcomes in scaphoid reconstructions. Injury 2012;43(3):306–310.

[9] Megerle K, Worg H, Christopoulos G, Schmitt R, Krimmer H. Gadolinium-enhanced preoperative MRI scans as a prognostic parameter in scaphoid nonunion. J Hand Surg Eur Vol 2011;36(1):23–28.

[10] Schmitt R, Christopoulos G, Wagner M, et al. Avascular necrosis (AVN) of the proximal fragment in scaphoid nonunion: is intravenous contrast agent necessary in MRI? Eur J Radiol 2011;77(2):222–227.

[11] Windhofer C, Wong VW, Larcher L, Paryavi E, Bürger HK, Higgins JP. Knee donor site morbidity following harvest of medial femoral trochlea osteochondral flaps for carpal reconstruction. J Hand Surg Am 2016;41(5):610–614.e1.

第 70 章　舟骨骨不连并缺血坏死

Nikolas H. Kazmers, Stephanie Thibaudeau, Zvi Steinberger, L. Scott Levin

70.1　病例

31 岁女性患者，左侧腕关节桡侧疼痛。患者是狂热摩托车手，就诊前 1 年她从特技车上摔落。事故发生后，被诊断为左腕舟骨腰部移位骨折（图 70.1a~c），行切开复位内固定治疗，经掌侧入路加压螺钉固定（图 70.1d~f）。术后 6 个月，X 线片和 CT 扫描显示骨折区域无骨桥形成（图 70.2）。另外，CT 扫描显示舟骨近节硬化，提示近节骨块缺血坏死（AVN）。

70.2　解剖学

患者舟骨腰部骨不连，有内固定，骨折近端疑似缺血坏死（AVN）。舟骨腰部骨折常发生于摔倒时手过伸位着地，由腕关节过度背伸和桡侧负荷联合作用导致损伤。骨折近端血液供应缺乏，易导致 AVN。舟骨近节周围由关节软骨覆盖，仅接受桡动脉腕背支的血供；腕背支从舟骨背侧进入，通过逆行方式向近端走行。经掌侧入路行空心钉固定通常不会影响血液供应；引起 AVN 可能的原因是，骨折移位继发近端骨块血供破坏，而非初次手术不当。虽然该患者目前放射学上没有关节炎的表现，但舟骨骨不连的自然病程已经很清楚，并能预见关节炎的进展。尽管推荐对有症状、无症状的骨不连进行治疗，但还不清楚是否会影响关节炎的进展。

70.3　推荐治疗方案

合并近端骨块缺血坏死的舟骨骨不连对于手外科医生仍是挑战，尤其是以前手术失败后。治疗方法根据是否存在关节炎而不同。对于伴有关节炎的患者，有几种选择：舟骨切除并部分腕骨融合术，近排腕骨切除术，全腕关节融合，全腕关节置换术。没有关节炎时，主流的治疗方法是用带血运骨瓣修复骨不连，因为与不带血运的骨瓣比较，前者显示了更高的治疗成功率（愈合率分别为 88% 和 47%）。尽管带蒂骨瓣和游离骨瓣移植均有报道，最近研究认为，股骨内髁骨瓣的融合率最高。一个回顾性队列研究结果显示，股骨内髁骨瓣与带蒂桡骨瓣相比，其愈合率更高，愈合时间更短。为评价股骨内髁骨瓣和游离髂嵴骨瓣愈合率，开展了一项系统性研究，结果显示股骨内髁骨瓣效果更佳（愈合率分别为 100% 和 88%）。其他治疗方法包括切除、用股骨内髁骨软骨瓣或肋骨瓣替代

舟骨近节。但是，部分或全部的舟月韧带切除可能导致腕关节塌陷，并损害腕关节运动功能。据报道，利用内植物置换替代舟骨近节有良好的中期疗效，但仍需要长期随访观察这种手术的耐用年限。

基于上述考虑和近期研究显示股骨内髁骨瓣切取后供区并发症轻微，提出了用游离的股骨内髁皮质骨膜瓣的治疗方案，其手术技术要点如下，之前也有描述。

70.4　手术技术

通过原来掌侧入路取出原有加压螺钉。暴露骨不连区域（图 70.3a），刮除近端骨块坏死骨组织，保留约 2mm 的软骨下外壳。证实近节软骨帽完整，且无关节炎改变。放松止血带，确认近节无点状出血（术前 MRI 不能可靠预测近端骨块的缺血坏死）。解剖、游离膝降动脉（Descending Genicular Artery，DGA），以 DGA 为蒂切取小的皮质骨膜瓣。在此过程中，确认来源于隐动脉支或 DGA 的交通支的皮肤穿支，在股骨髁水平（图 70.3b），切取嵌合皮瓣（视频 70.1）。血管断蒂前，静脉注射 2500U 肝素。

在远端骨块刮个小腔，以容纳游离骨瓣。当牵引舟骨掌侧，恢复其正常长度后，修剪骨瓣并插入舟骨掌侧。确认骨瓣的皮质部分在舟骨内，类似于 Russe 技术（掌侧嵌入植骨的技术－译者注）。克氏针经舟骨固定骨块（图 70.4）。在前臂远端显露桡动脉和伴行静脉，在显露过程中保留遇到的任何较大的表浅静脉，作为潜在静脉受区。行血管的显微吻合（术中 Allen 试验正常后，动脉和桡动脉行端端吻合；静脉和伴行静脉和 / 或头静脉分支端端吻合）。

70.5　术后效果评估

上肢术后治疗方案包括：手术室内拇指人字夹板固定，随后石膏固定 8 周，接着再用可拆除夹板全程固定 4 周。对于供区膝关节，术后制动 3 天以防不适，之后逐渐开始负重和运动范围锻炼的物理治疗。通常住院时间 3~5 天。术后 2 周供区膝关节 X 线片无明显异常（图 70.5）；且术后 6 周患者恢复了慢跑；术后 8.5 周于手术室内取出克氏针；术后 3 个月，患者完全无症状，行 CT 扫描后发现舟骨掌侧和背侧有部分骨桥形成，伴间断不愈合骨折线（图 70.6a）。基于这些结果，在高风险活动中继续夹板固定，且建议在手外科治疗师指导下逐渐行运动范围锻炼。复查 CT 扫描（图

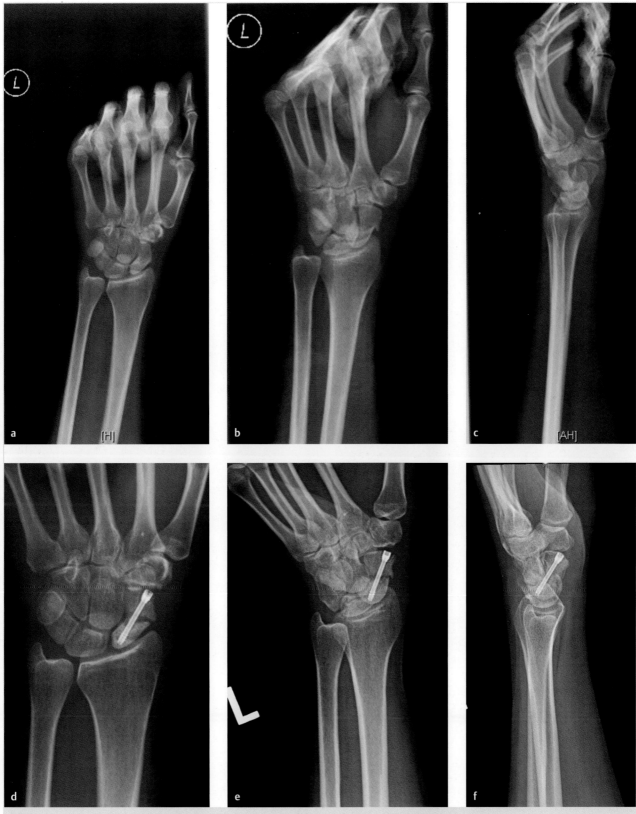

图 70.1 （a~c）移位的左侧舟骨腰部骨折。（d~f）经掌侧入路切开复位加压螺钉固定

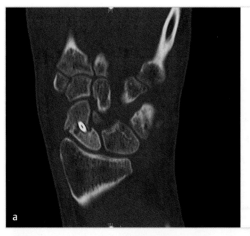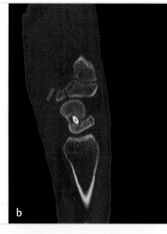

图 70.2　（a，b）X 线片和 CT 扫描显示骨折端未见骨桥形成征象

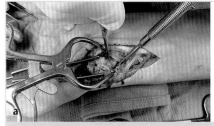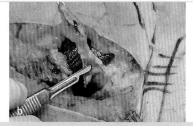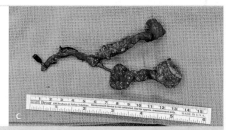

图 70.3　（a）暴露舟骨骨不连区域。（b）来源于隐动脉或膝降动脉交通支的皮肤穿支，在股骨髁水平。（c）以交通支切取皮肤瓣，形成骨和皮肤组成的嵌合皮瓣

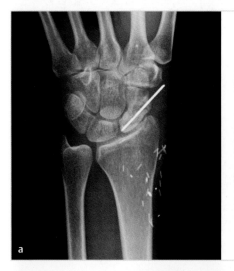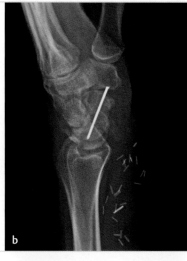

图 70.4　（a，b）克氏针固定舟骨和带血运的骨瓣

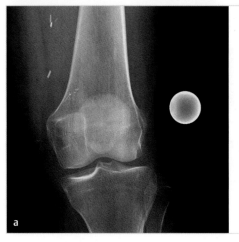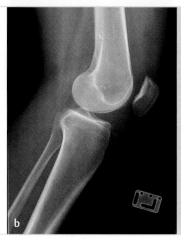

图 70.5　（a，b）术后 2 周供区膝关节 X 线片

70.6b），术后 5.5 个月复查 X 线片（图 70.7），均显示舟骨正在愈合，已完全连接。至此，允许患者参加一切活动，包括高强度体育运动和摩托车运动。术后 22 个月 MRI 结果显示，近节血液供应恢复，无明显缺血性坏死，且关节软骨保留完好（图 70.8）。

70.6　技术要点

• 股骨内髁骨瓣非常适合治疗伴有缺血坏死的舟骨腰部

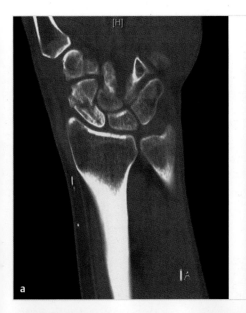
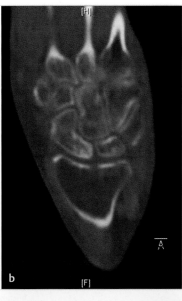

图 70.6　CT 扫描显示舟骨尺、桡侧有骨桥形成。（a）术后 3 个月。（b）术后 18 个月

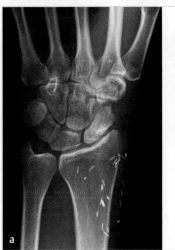
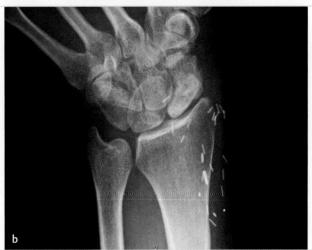
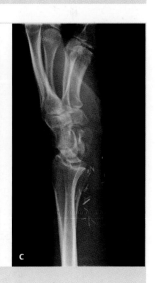

图 70.7　（a~c）术后 5.5 个月 X 线片显示舟骨正在愈合，已完全连接

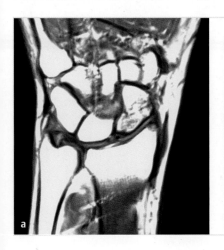
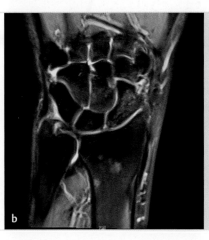

图 70.8　（a，b）术后 22 个月 MRI 显示，近节血液供应恢复，无明显缺血性坏死，且关节软骨保留完好

或近节骨不连，特别是存在骨量丢失或驼背畸形。

- 尽管行术前 MRI 可以评价近端骨块的缺血坏死，术中近节点状出血的评估仍然是金标准。
- 切取（嵌合皮瓣中的）皮瓣有利于观察皮瓣，也有利于无张力关闭切口。
- 鼓励早期负重和活动范围锻炼，以减少供区并发症。
- 术后通过连续的 X 线片和 CT 扫描，评价骨折部位的骨桥形成。

（何晓清 译）

参考文献

[1] Al-Jabri T, Mannan A, Giannoudis P. The use of the free vascularised bone graft for nonunion of the scaphoid: a systematic review. J Orthop Surg Res 2014;9:21.

[2] Botte MJ, Mortensen WW, Gelberman RH, Rhoades CE, Gellman H. Internal vascularity of the scaphoid in cadavers after insertion of the Herbert screw. J Hand Surg Am 1988;13(2):216–220.

[3] Bürger HK, Windhofer C, Gaggl AJ, Higgins JP. Vascularized medial femoral trochlea osteocartilaginous flap reconstruction of proximal pole scaphoid nonunions. J Hand Surg Am 2013;38(4):690–700.

[4] Doi K, Oda T, Soo-Heong T, Nanda V. Free vascularized bone graft for nonunion of the scaphoid. J Hand Surg Am 2000;25(3):507–519.

[5] Gelberman RH, Menon J. The vascularity of the scaphoid bone. J Hand Surg Am 1980;5(5):508–513.

[6] Gras M, Wahegaonkar AL, Mathoulin C. Treatment of avascular necrosis of the proximal pole of the scaphoid by arthroscopic resection and prosthetic semireplacement arthroplasty using the pyrocarbon adaptive proximal scaphoid implant (APSI): long-term functional outcomes. J Wrist Surg 2012;1(2):159–164.

[7] Günal I, Ozçelik A, Göktürk E, Ada S, Demirtaş M. Correlation of magnetic resonance imaging and intraoperative punctate bleeding to assess the vascularity of scaphoid nonunion. Arch Orthop Trauma Surg 1999;119(5–6):285–287.

[8] Haddock NT, Alosh H, Easley ME, Levin LS, Wapner KL. Applications of the medial femoral condyle free flap for foot and ankle reconstruction. Foot Ankle Int 2013;34(10):1395–1402.

[9] Jones DB Jr, Bürger H, Bishop AT, Shin AY. Treatment of scaphoid waist nonunions with an avascular proximal pole and carpal collapse. A comparison of two vascularized bone grafts. J Bone Joint Surg Am 2008;90(12):2616–2625.

[10] Jones DB Jr, Bürger H, Bishop AT, Shin AY. Treatment of scaphoid waist nonunions with an avascular proximal pole and carpal collapse. Surgical technique. J Bone Joint Surg Am 2009;91Suppl 2:169–183.

[11] Mack GR, Bosse MJ, Gelberman RH, Yu E. The natural history of scaphoid non-union. J Bone Joint Surg Am 1984;66(4):504–509.

[12] Merrell GA, Wolfe SW, Slade JF III. Treatment of scaphoid nonunions: quantitative meta-analysis of the literature. J Hand Surg Am 2002;27(4):685–691.

[13] Moon ES, Dy CJ, Derman P, Vance MC, Carlson MG. Management of nonunion following surgical management of scaphoid fractures: current concepts. J Am Acad Orthop Surg 2013;21(9):548–557.

[14] Windhofer C, Wong VW, Larcher L, Paryavi E, Bürger HK, Higgins JP. Knee donor site morbidity following harvest of medial femoral trochlea osteochondral flaps for carpal reconstruction. J Hand Surg Am 2016;41(5):610–614.e1.

[15] Yao J, Read B, Hentz VR. The fragmented proximal pole scaphoid nonunion treated with rib autograft: case series and review of the literature. J Hand Surg Am 2013;38(11):2188–2192.

第71章 舟骨骨不连翻修

Heinz Bürger

71.1 病例

患者男性,18岁时被足球击中。1周后行X线检查,无骨折征象。因为持续疼痛,1年后复查X线片显示右舟骨近节假性关节形成。随后在奥地利的同事从髂嵴取骨,行无血运松质骨移植,经背侧入路,用舟骨螺钉固定舟骨。术后石膏固定8周。

因一直骨不连,1年后在维也纳另外一个医院行冲击波治疗,随后再次制动8周。事故发生5年后,患者于作者医院就诊,情况如下所述。

71.2 解剖学

患者桡腕和腕中关节均无骨性关节炎征象(图71.1)。他的腕骨排列正常,活动范围可,握力较对侧下降。

71.3 推荐治疗方案

在作者的经验中,用游离骨膜瓣或髂嵴无血运植骨挽救舟骨近节的预后不可靠。因此,作者推荐用来源于股骨内髁内侧,带血运游离骨软骨瓣来替换舟骨近节,以免行挽救性手术,如近排腕骨切除术或腕中关节融合术。

在2006年1月,作者开展了自己的第一例股骨内髁来源的游离骨软骨瓣重建舟骨近节。现在,12年过去了,他几乎替换了所有适用于腕关节适应证的局部带蒂骨瓣和游离带血运髂骨瓣,而用膝关节内侧或外侧区域的游离带血运骨瓣。2006年1月至今,作者开展这种移植手术多达280例,191例来源于内侧髁滑车(MFC-C),101例来源于外侧髁滑车(LFC-C)。

在作者的实践中,这些股骨髁来源的游离骨瓣愈合率优于他以前使用过的所有的游离和带蒂骨瓣。需要训练超级显微外科技术;游离骨瓣的插入和固定仍有挑战。

对于舟骨骨不连,股骨内髁滑车和股骨外髁滑车均能成功应用。根据适应证,舟骨近节或远节能被骨瓣完全替代,或去除软骨后以嵌入骨瓣的方式应用。

71.4 手术技术

患者取仰卧位,上、下肢同时放置气压止血带。首先准备受区血管(图71.2)。如有条件,作者常用桡动脉掌侧支,用USP(美国药典标准)10-0或11-0缝线行端端吻合。或者用桡动脉行端侧吻合。对于静脉回流,可用伴行的深静脉或表浅静脉,行端端吻合或端侧吻合。为避免扭转,作者更喜欢短的血管蒂。随后从桡侧腕屈肌桡侧进入。暴露骨不连,决定是否保留近节,及股骨内髁移植是作为无软骨的嵌入骨块,还是用于替换近节。如果舟骨近端无血运,行整块或逐渐切除,行骨软骨瓣移植。检查舟骨窝及相关的月骨和钩骨。

随后用骨水泥制作模板,以减少供区并发症,并使移植骨块按需求尽可能小,特别是在膝关节软骨负重区(图71.3)。作者用骨蜡或骨水泥,在硅胶片里制作模板。在模板上,标记几个面(远端舟骨,头状骨,月骨和软骨)。

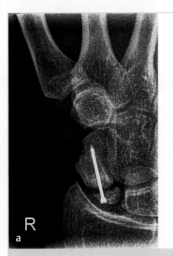
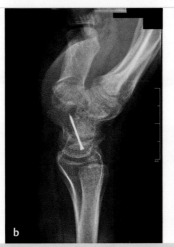
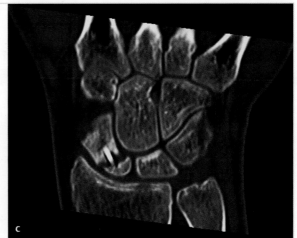

图71.1 (a,b)X线片显示持续存在的舟骨骨不连。(c)同一患者的CT扫描

自此可切取骨瓣。内侧髁骨软骨瓣基于膝降动脉或内侧膝上动脉。膝降动脉见于 89% 的病例中。膝降血管起源于股浅动脉和静脉，在收肌腱裂孔近端，约距离关节线 13.7cm。如果膝降动脉缺如或太细，内侧膝上动脉会更粗，可作为替代。手术入路是在大腿远端内侧，大收肌表面，做一纵向皮肤切口。向前牵开股内侧肌，大收肌腱表面可见膝降血管，在内髁近端和收肌腱之间见膝内上血管。这些血管在股骨内髁弯曲走行并相连。

强烈建议用放大镜（×2.5~4.5）。无血视野下操作，

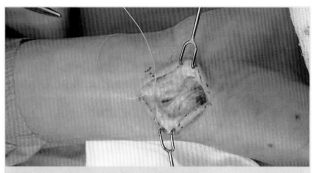

图 71.2　桡动脉掌侧支，以备后续吻合

切口从膝关节平面向近端侧中线走行。

纵行切开深筋膜（图 71.4）。向前牵开股内侧肌。结扎的穿支将依次引向表层和深层骨膜血管网。纵行支营养骨膜和远端股骨，横行升支营养近端前方关节软骨。至此，在腘血管方向可在骨膜表面分离动静脉。如需完全替换舟骨近节，选择骨软骨升支，触摸软骨近端，小心切开膝关节。靠近骨瓣时，骨膜表面分离改为骨膜下分离。根据模板，用摆锯切取骨瓣。切取骨瓣无须与髌骨相对；如果各切口深入相当，可小心取出骨瓣（作者测量深度或在锯片上做标记）。

根据需要的血管蒂管径和长度，向近端解剖。断蒂前，放松止血带，确认骨瓣的灌注（图 71.5）。作者推荐关节内和筋膜下 Redon 引流（真空负压引流）。用 3 号或 4 号可吸收线缝合关节囊，随后缝合阔筋膜和皮肤。

至此，根据模板裁剪骨瓣，插入缺损区，用预先放置好的克氏针固定（图 71.6）。可以用空心钉替代克氏针，或额外的克氏针平行固定，防止旋转。在透视下进行静态和动态检查并记录。在显微镜下吻合血管。如果可能，作者会尝试用端端或端侧的方式吻合

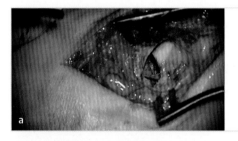
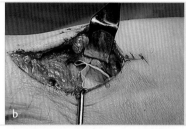

图 71.3　（a）完全切除舟骨近节。（b）舟骨近节切除后，用骨水泥或骨蜡制作模板

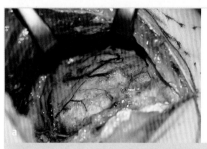
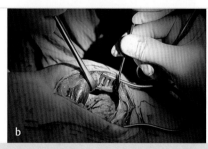
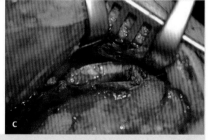

图 71.4　（a）在股内侧肌远端显露血管。（b）从血管网中，选择最佳的血管。（c）在膝关节最前方冠状面区域，根据模板切取骨瓣，注意切取的深度和平面。对于软骨，从前面观察，精细切割，防止髌骨侧额外切割

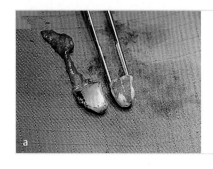
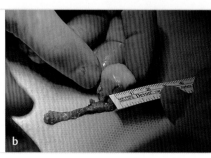

图 71.5　（a）如果需要，小心修剪矫正骨瓣的各平面。否则，骨瓣插入后会导致间隙。（b）骨瓣与模板的大小完全一样

1 根深静脉和 1 根浅静脉。当皮肤全层缝合时，必须避免血管蒂的扭转。为了以后超声检查，标记血管区域。

前臂背侧及拇指夹板固定，拆线后更换为管型石膏，术后固定 12 周。术后 12~16 周，CT 扫描证实愈合后，开始恢复腕关节活动的理疗。供区应该夹板制动约 10 天。膝关节无须特殊治疗。

71.5 术后效果评估

用吻合血管的游离股骨内侧骨软骨瓣替代舟骨近节术后 7 年，患者腕关节和膝关节完全无痛（图 71.7 和图 71.8）。

71.6 技术要点

- 在掌侧入路过程中，保留桡动脉掌侧支和 1 根表浅静脉。
- 术中决定保留或去除舟骨近节。
- 在硅胶板上，用骨蜡或骨水泥制作一个模板。
- 打开膝关节后，按需要切取相等大小的骨瓣。
- 以模板为参照，注意切取正确的平面和角度。
- 在分离骨瓣和血管蒂时，做到完美松弛、无牵拉。

（何晓清 译）

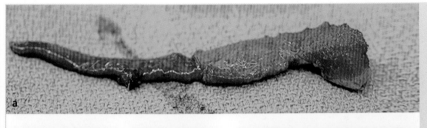
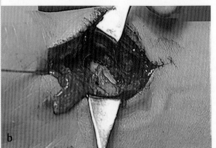
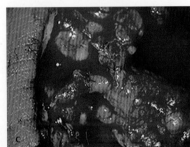

图 71.6 （a）紧贴骨组织，骨膜只需要按需切取。过多的骨膜会引起软组织内的骨组织额外生长，从而后期导致腕关节屈曲受限。（b）骨瓣插入前，预先准备 1 枚克氏针。（c）骨瓣动脉和桡动脉掌侧支端端吻合，骨瓣静脉和浅静脉端端吻合

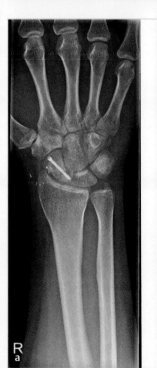
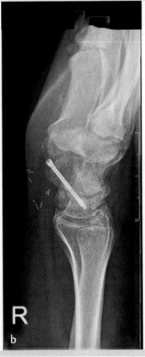
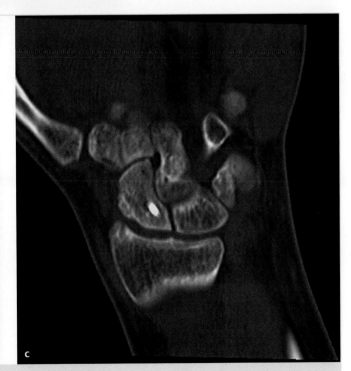

图 71.7 （a，b）术后 6 个月 X 线片。（c）术后 6 个月 CT 显示完全愈合

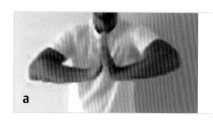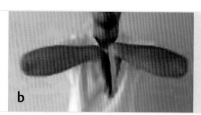

图71.8　（a，b）术后6.5年的临床照片

参考文献

[1] Bürger HK, Windhofer C, Gaggl AJ, Higgins JP. Vascularized medial femoral trochlea osteocartilaginous flap reconstruction of proximal pole scaphoid nonunions. J Hand Surg Am 2013;38(4):690–700.

[2] Bürger HK, Windhofer C, Gaggl AJ, Higgins JP. Vascularized medial femoral trochlea osteochondral flap reconstruction of advanced Kienböck disease. J Hand Surg Am 2014;39(7):1313–1322.

[3] Higgins JP, Bürger HK. Proximal scaphoid arthroplasty using the medial femoral trochlea flap. J Wrist Surg 2013;2(3):228–233.

[4] Higgins JP, Bürger HK. Osteochondral flaps from the distal femur: expanding applications, harvest sites, and indications. J Reconstr Microsurg 2014;30(7):483–490.

[5] Hugon S, Koninckx A, Barbier O. Vascularized osteochondral graft from the medial femoral trochlea: anatomical study and clinical perspectives. Surg Radiol Anat 2010;32(9):817–825.

[6] Jones DB, Bürger H, Bishop AT, Shin AY. Treatment of scaphoid waist nonunions with an avascular proximal pole and carpal collapse. J Bone Joint Surg Am 2008;90:2616–2625.

[7] Jones DB Jr, Bürger H, Bishop AT, Shin AY. Treatment of scaphoid waist nonunions with an avascular proximal pole and carpal collapse. Surgical technique. J Bone Joint Surg Am 2009;91Suppl 2:169–183.

[8] Kälicke T, Bürger H, Müller EJ. A new vascularized cartilague-bone-graft for scaphoid nonunion with avascular necrosis of the proximal pole. Description of a new type of surgical procedure Unfallchirurg 2008;111(3):201–205.

[9] Larson AN, Bishop AT, Shin AY. Free medial femoral condyle bone grafting for scaphoid nonunions with humpback deformity and proximal pole avascular necrosis. Tech Hand Up Extrem Surg 2007;11(4):246–258.

[10] Windhofer C, Wong VW, Larcher L, Paryavi E, Bürger HK, Higgins JP. Knee donor site morbidity following harvest of medial femoral trochlea osteochondral flaps for carpal reconstruction. J Hand Surg Am 2016;41(5):610–614.e1.

第 72 章　舟骨骨不连

Mohamed Morsy, Assaf Kadar, Steven L. Moran

72.1　病例

　　17 岁男性少年，主诉腕关节疼痛和腕功能受限。3 个月前踢足球时手背伸位摔倒，致此后腕关节有轻度疼痛，未到医疗机构就诊。1 个月前同一腕关节屈曲位摔倒，疼痛加重。腕关节疼痛持续存在，活动时加重，特别是背伸时。

72.2　解剖学

　　经检查，患者腕关节无明显触痛，腕关节活动范围受限，特别是背伸受限，最大背伸 10°。X 线片显示舟骨腰部移位骨折，伴骨折端吸收，前后位 X 线片显示近节硬化（图 72.1a）。侧位片舟骨为驼背畸形，月骨轻度背伸位，即俗称的背侧嵌插型节段性不稳畸形（Dorsal Intercalated Segment Instability，DISI）（图 72.1b）。腕关节 CT 显示舟骨腰部骨不连，伴骨折端明显骨吸收、囊性变和驼背畸形（图 72.1c~e）。无桡腕或腕中关节炎表现。MRI 显示舟骨近节早期缺血性坏死（图 72.1f）。

并发症的解剖学病因

　　舟骨血液供应特殊，主要以逆行方式供血。舟骨 70%~80% 的血供，包括近节，来源于桡动脉分支；这些分支从远端背侧进入舟骨（图 72.2）。骨折可导致血供中断，最终导致近节缺血坏死，并发展为骨不连。引起舟骨骨不连的其他因素有：骨折移位大于 1mm，延迟治疗超过 4 周，及吸烟。

72.3　推荐治疗方案

　　舟骨骨折的早期诊断和治疗是预防舟骨骨不连发生的主要手段。在我们的病例中，很多舟骨骨折症状轻微。轻微不适会导致急性骨折的延迟诊断。另外，很多舟骨骨折在最初的前后位和侧位片上可能看不见，导致误诊为腕关节扭伤。尽管急性舟骨骨折的诊断超出了本章的范围，但还需强调，腕关节桡侧急性疼痛，特别是创伤后鼻烟窝压痛，必须仔细检查，以排除隐匿性舟骨骨折。

　　舟骨骨折的主要治疗方法包括石膏固定和切开复位内固定。切开复位内固定通常用于骨折移位或涉及近节骨折的病例。石膏固定最常用于非移位的骨折。有很多方法处理舟骨骨折并骨不连，包括固定和骨瓣

移植技术。然而，如果骨不连伴有缺血坏死、塌陷和腕关节不稳（被证实有驼背畸形或 DISI），治疗变得困难。在我们的病例中，需要结构性支撑恢复舟骨高度和矫正腕中关节不稳，且需要带血运的骨瓣克服缺血坏死相关的愈合困难环境。如果没有合理治疗，舟骨会愈合失败，并发展为腕关节塌陷，导致可预测的关节炎，被称为舟骨骨不连进行性塌陷（SNAC）关节炎。

　　带血运的骨瓣是治疗舟骨骨不连伴近节血运受损的良好方法，且既往文献显示效果良好。带血运骨瓣能促进骨愈合。带血运骨瓣可以从附近骨组织以带蒂的方式切取，如桡骨远端、第 1 掌骨等；也可以是游离骨瓣，需要在受区行显微外科吻合。带血运游离股骨内侧髁（MFC）骨瓣在腕骨不稳时能提供有效的结构性支撑，也能恢复舟骨外形和腕骨排列。MFC 骨瓣供区并发症轻微，其骨密度与舟骨类似。MFC 有实现舟骨愈合的可靠效果，且较其他类型的骨瓣，平均愈合时间更短。

推荐治疗方案

- MRI 和 CT 提示舟骨骨不连并发可能的近节缺血坏死；还能提示舟骨塌陷和腕中关节不稳。所有这些危险因素，支持采用游离带血运骨瓣。我们的偏好是用 MFC 骨瓣，原因是它容易获取，供区并发症轻微，血管蒂长。
- 为了恢复舟骨解剖结构，需要用带血运的掌侧楔形骨瓣纠正驼背畸形。
- 纠正舟骨驼背畸形非常重要，能纠正腕骨排列，纠正 DISI 畸形，恢复腕骨正常运动。
- 如果不治疗，腕塌陷和不稳将最终导致关节炎。
- 以上这些问题可以预防，通过早期诊断和移位舟骨骨折的早期手术治疗，如加压螺钉或其他内固定方法等。
- 因为患者年轻，我们选择试图挽救舟骨。当然，解决这个问题的其他方法有：舟骨切除和四角融合术，舟骨远端切除术，近排腕骨切除术。

72.4　手术技术

　　患者仰卧于手术台上，上臂外展，放在臂板上。两个手术组可同时展开，一组处理舟骨骨不连区域，另一组切取 MFC 骨瓣。如果人手不够，先处理骨不连区域。

　　通过标准的掌侧入路显露舟骨和骨不连部位，向近端延伸可显露桡血管和表浅静脉，用于骨瓣血管吻

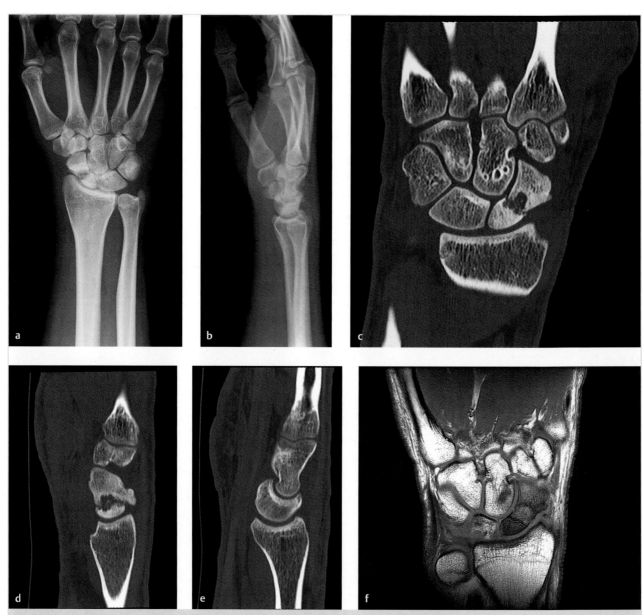

图 72.1　（a）腕关节前后位片显示舟骨骨不连，伴囊肿形成和骨吸收。（b）腕关节侧位片显示驼背畸形和舟骨固有角丢失。（c）腕关节 CT 显示骨折区域囊性骨吸收，近节密度增加，提示缺血坏死。（d）侧位 CT 显示舟骨远端背侧骨赘，并舟骨塌陷。（e）侧位 CT 显示月骨在背伸位，提示背侧嵌入性节段性不稳（DISI）。（f）腕关节 MRI 显示舟骨近节和远节间界限清晰，提示近节缺血坏死

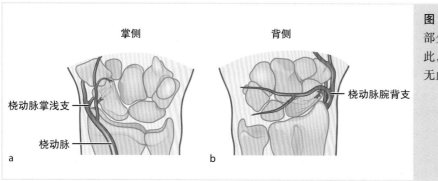

图 72.2　（a，b）舟骨的营养血管。大部分营养血管从腰部以远进入舟骨。因此，近节骨折可能导致舟骨近节骨折块无血供，容易发展为缺血坏死

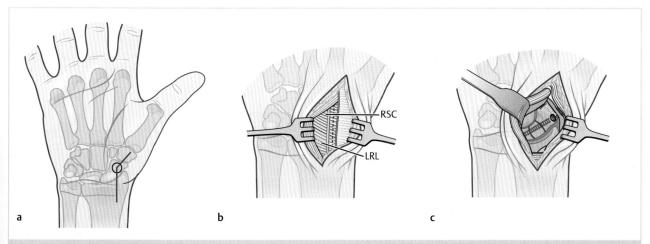

图 72.3 （a）用舟骨掌侧入路矫正驼背畸形。（b）牵开桡侧腕屈肌腱，切开桡侧腕屈肌腱深面鞘管，确认舟骨。最好通过分离桡骨远端和桡骨茎突的部分桡舟头韧带，移开关节囊。（c）关节囊移开后，打开骨折区域，嵌入带血管楔形骨瓣，逆行螺钉固定。RSC. 桡舟头韧带；LRL. 桡月韧带

合。首先在桡侧腕屈肌腱表面切开皮肤（图 72.3a），分离腱鞘，随后将肌腱向尺侧牵开（图 72.3b）。分离腱鞘底层，暴露深部的舟骨，向远端延长至大多角骨（图 72.3c）。随后确认并清理骨不连区域。

舟骨近节血运可以通过术中放松止血带后观察是否有点状出血来判断。DISI 畸形的矫正方法是，屈曲腕关节，纠正月骨背侧成角之后，用 1 枚克氏针从后方固定桡月关节。这种方法能让月骨保持中立位。

月骨固定后背伸腕关节，张开清理后的骨不连区域，纠正驼背畸形，恢复舟骨原始长度和腕骨排列（图72.4）。这个步骤需在透视下进行。背伸腕关节时，彻底清创骨不连区域。可用锯片修平骨的两边缘，形成平面以容纳 MFC 骨瓣，有利于骨端的接触。精确测量缺损大小，确定切取骨瓣的大小和形状。通常需要楔形骨瓣，以保持舟骨矫形后的形态。舟骨远节临时克氏针固定，为放置螺钉做准备。至此，放松止血带，切口放置海绵敷料。

至此，受区准备工作已完成，行 MFC 骨瓣切取。患者保持仰卧位，屈曲同侧膝关节，在大腿内侧远端，以股内侧肌后缘为中心做一纵行切口。切口从关节线开始，根据暴露血管蒂需要向近端延伸（图 72.5）。切开股内侧肌表面的筋膜，用软组织牵开器牵开肌肉，暴露 MFC 及其血管。

观察确认内侧髁的主要营养血管。在大多数病例中，主要营养血管来源于膝降血管的骨关节支及其伴行静脉。股浅血管在穿经收肌管裂孔前发出膝降血管。在这些病例中，在股内侧肌和内收肌之间逆行追踪膝降血管走行，结扎营养周围肌肉和组织的小分支，直至膝降动脉起点。在 10%~15% 病例中，膝内上血管是主要营养血管，辨认血管蒂并解剖直至腘动脉（图72.6）。

根据之前已测量的数据，用骨刀或电锯，小心切取合适大小和形状的骨瓣（图 72.7）。内髁远端后 1/4 是理想选择，因为该区域的骨穿支密度最高。在离断血管蒂之前，放松止血带，最终确认骨瓣的血运。确认方法是观察骨组织渗血。如果需要，也可基于膝降动脉同时切取骨瓣和皮瓣（图 72.8）。然后离断血管蒂，完成骨瓣切取，按解剖层次依次缝合伤口。

将骨瓣嵌入舟骨缺损处，皮质骨面朝前，以便提供结构性支撑，矫正驼背畸形，也能防止血管蒂扭转或压迫。用空心螺钉固定舟骨，透视证实其位置。之后，向近端延长切口，暴露桡动静脉，如果需要，暴露头静脉。骨瓣动脉与桡动脉以端侧方式吻合，静脉与一根桡动脉伴行静脉或头静脉以端端方式吻合（图72.9）。证实吻合通畅后，按层次关闭伤口，确保血管蒂表面无明显张力。我们通常切取 MFC 骨瓣携带一个小皮瓣，用以监视骨瓣灌注；或我们用可植入式多普勒探头，监测血管通畅。术后厚敷料包扎，腕关节中立位上臂至拇指人字夹板固定 2 周，直至拆线。随后上臂至拇指"人"字石膏固定 3 周，影像学证实明显愈合后，更换为前臂拇指"人"字石膏固定。

手术步骤

1. 彻底清创骨不连部位，确认舟骨近节血运。
2. 切取 MFC 骨瓣时有合适的血管蒂长度，有合适的大小和形状，以纠正和维持舟骨长度和形态。
3. 骨瓣嵌入缺损区，用空心钉固定舟骨。
4. 血管蒂与桡动脉和其中一根伴行静脉或头静脉吻合。
5. 关闭切口时，利用小皮瓣或植皮避免血管蒂表面过度紧张。

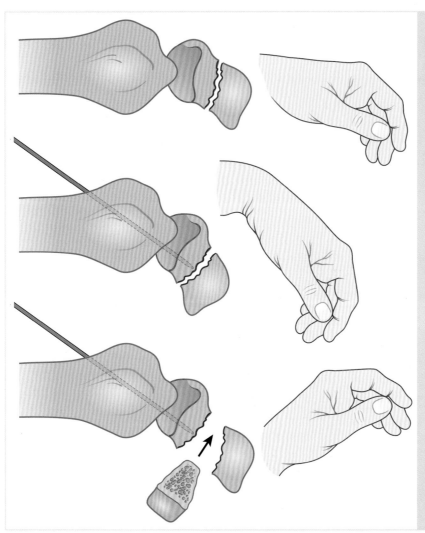

图72.4 植入骨瓣前，屈腕位下用1枚克氏针固定月骨，纠正月骨和舟骨近节位置。月骨固定后，背伸腕关节，骨不连部位被张开，使得舟骨固有角得到纠正

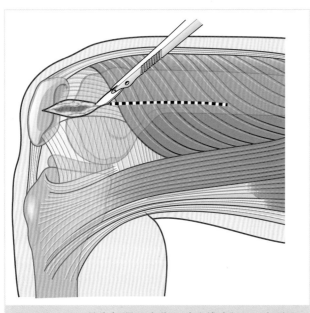

图72.5 以股骨内侧髁至内收肌腱连线为切口，切取股骨内侧髁骨瓣

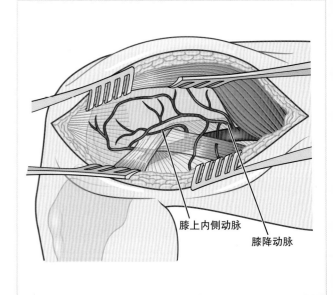

膝上内侧动脉

膝降动脉

图72.6 向前牵开股内侧肌，股骨后方放置拉钩，暴露膝降血管蒂

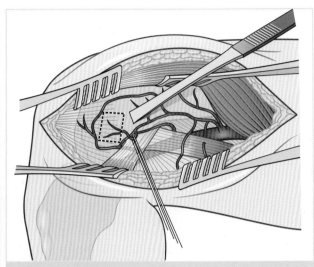

图72.7　以动脉穿支设计骨瓣。用小骨刀或矢状锯切取骨瓣，绝大部分病例中骨瓣小于1cm×1cm

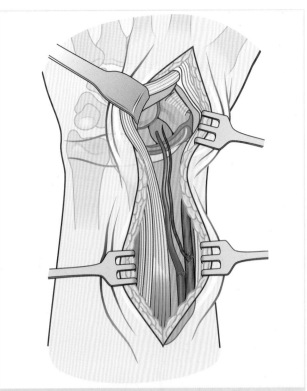

图72.9　股骨内侧髁骨瓣与桡动脉以端侧方式吻合。静脉可与桡动脉伴行静脉或头静脉端端吻合

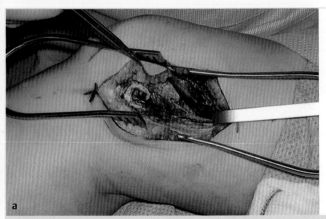

a

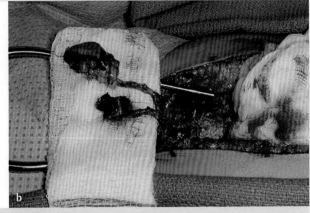

b

图72.8　（a）骨瓣暴露后，骨刀切取前的术中影像。上方解剖分离一块皮瓣。（b）骨瓣术中影像，以同一血管蒂携带骨瓣（下方）和皮瓣（上方），皮瓣用以监测血运

72.5　术后效果评估

应用MFC骨瓣成功恢复舟骨近节血运，实现愈合，矫正腕骨畸形和不稳（图72.10a）。据报道，平均愈合时间13周，供区并发症轻微。随访患者X线片（图72.10b），CT证实完全愈合（图72.10c）。

72.6　技术要点

- 舟骨骨折早期诊断和合理治疗能帮助避免并发症。
- 骨折移位大于1mm需要行切开复位内固定。

- 缺血坏死，驼背畸形和腕骨不稳需要更复杂的手术，以避免不可逆的腕关节炎。
- 缺血坏死需要带血管骨瓣，以辅助坏死区域再血管化和骨折愈合。
- 驼背畸形和DISI形式的腕骨不稳需要结构性支撑，以恢复舟骨长度和外形，及腕骨稳定。
- MFC骨瓣移植能作为以上这些难题的解决方案。
- MFC骨瓣的形状和大小必须精确，以匹配矫形后骨不连缺损，皮质骨面向前，确保获得结构性支撑。
- 关闭切口时，避免血管蒂表面张力过大。

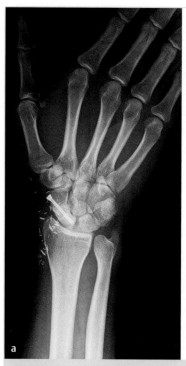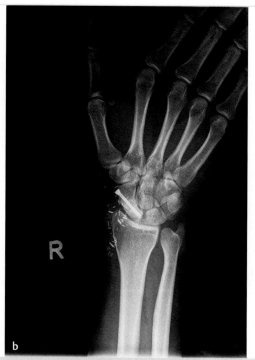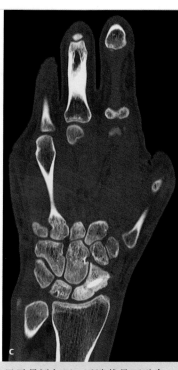

图72.10 （a）术后2周前后位X线片。前臂可见植入的多普勒探头。（b）前后位X线片显示骨瓣与远、近端截骨面融合。（c）CT扫描显示骨不连区域骨桥形成，证实舟骨愈合，腕骨排列恢复正常

- 用CT确认骨折和嵌入骨瓣的最终愈合。

（何晓清 译）

参考文献

[1] Brogan DM, Moran SL, Shin AY. Outcomes of open reduction and internal fixation of acute proximal pole scaphoid fractures. Hand (N Y) 2015;10(2): 227–232.

[2] Chang MA, Bishop AT, Moran SL, Shin AY. The outcomes and complications of 1,2-intercompartmental supraretinacular artery pedicled vascularized bone grafting of scaphoid nonunions. J Hand Surg Am 2006;31(3):387–396.

[3] Jones DB Jr, Bürger H, Bishop AT, Shin AY. Treatment of scaphoid waist nonunions with an avascular proximal pole and carpal collapse. A comparison of two vascularized bone grafts. J Bone Joint Surg Am 2008;90(12):2616–2625.

[4] Jones DB Jr, Bürger H, Bishop AT, Shin AY. Treatment of scaphoid waist nonunions with an avascular proximal pole and carpal collapse. Surgical technique. J Bone Joint Surg Am 2009;91Suppl 2:169–183.

[5] Jones DB Jr, Moran SL, Bishop AT, Shin AY. Free-vascularized medial femoral condyle bone transfer in the treatment of scaphoid nonunions. Plast Reconstr Surg 2010;125(4):1176–1184.

[6] Moon ES, Dy CJ, Derman P, Vance MC, Carlson MG. Management of nonunion fllowing surgical management of scaphoid fractures: current concepts. J Am Acad Orthop Surg 2013;21(9):548–557.

[7] Rizzo M, Moran SL. Vascularized bone grafts and their applications in the treatment of carpal pathology. Semin Plast Surg 2008;22(3):213–227.

[8] Yamamoto H, Jones DB Jr, Moran SL, Bishop AT, Shin AY. The arterial anatomy of the medial femoral condyle and its clinical implications. J Hand Surg Eur Vol 2010;35(7):569–574.

第 73 章　舟骨内固定位置不良

Wesley N. Sivak, Joseph E. Imbriglia

73.1　病例

29 岁女性，惯用右手，6 个月前右手背伸位摔倒，诊断为舟骨骨折。最初她经管医生用拇指人字石膏制动 12 周，但骨折未愈合。MRI 证实舟骨腰部骨折及骨不连。之后其骨不连发展为轻度的驼背畸形（图73.1a，b）。值得注意的是，她是主动吸烟者，且有双向情感障碍，继发慢性残疾。之后她经历了右舟骨腰部骨不连修复术，方法是切开复位内固定加桡骨远端自体松质骨植骨。她的手术过程顺利。她的骨折固定采用 20mm Acutrak 微型螺钉固定，骨不连区域植骨（根据手术记录）。术中利用透视证实内固定经过骨折端（图73.1c，d）。她告诉我们压痛点在右侧鼻烟窝。主动或被动活动腕关节时无明显摩擦感，但两种活动都有疼痛和活动受限；活动受限继发于她腕关节长期制动。

73.2　解剖学

舟骨的血液供应来源于桡动脉，经掌浅弓和腕背支。腕背支通过非关节面的背侧缘滋养孔进入舟骨，营养大部分骨组织；掌浅弓分支从舟骨远结节进入后，仅营养远端 1/3（或称远节）。虽然这些分支为中、远端 1/3 提供了充足的血供，但近节无分支营养，仅依靠骨内逆行供血。因此，当骨折发生在舟骨中端 1/3 处时，近节的血供受到破坏。

当骨折线靠近近端，舟骨骨折愈合变得更加困难，导致近端骨块的血液供应破坏更严重。舟骨骨折切开复位内固定的指征包括：不稳定骨折，近端骨折，骨折移位大于 1mm，舟骨驼背畸形大于 15°，桡月角大于 15°（DISI），舟骨骨折并月骨周围脱位，粉碎性骨折，不稳定的垂直或斜形骨折。鉴于她的驼背和

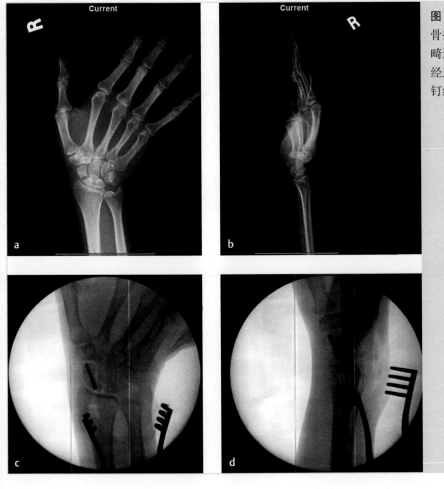

图 73.1　（a，b）影像学显示舟骨腰部骨折并骨不连。骨不连区域有轻度驼背畸形。（c，d）术中 X 线片证实内固定经过骨折端。一枚 20mm Acutrak 微型螺钉经过骨不连和植骨区域

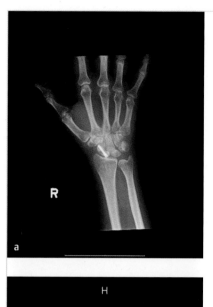
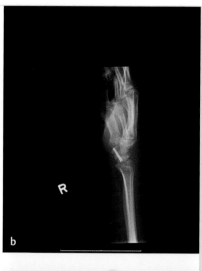
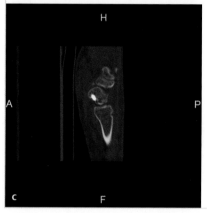
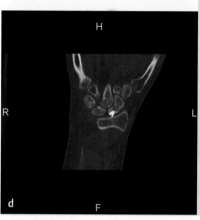

图73.2 （a，b）术后2周首次随访，X线片显示有问题。（c，d）术后3个月右腕关节CT扫描，可见骨不连

DISI畸形及移位角度，这患者就诊时符合内固定指征。不幸的是，微型螺钉在舟骨内太靠掌侧。2周后首次随访的X线片证实有问题，术中透视也能看见此问题（图73.2a，b）。更复杂的问题是，微型螺钉太长，突出在桡骨远端舟骨窝内。患者有持续的腕关节痛，术后3个月行右腕关节CT扫描（图73.2c，d）。CT扫描显示舟骨慢性骨不连，伴明显碎裂，证实内固定掌侧位置不良。

73.3　推荐治疗方案

应首先认识到，术中骨折端合理的复位内固定能预防发生此问题。术后3个月CT扫描显示，近节明显碎裂，这在最初的X线片上是没有的。这说明手术干预前，获取及完全阅读其他影像学资料，如CT或MRI，是非常重要的。鉴于她骨折近节碎裂的严重情况，她初次手术用带血管骨瓣的话可能对她有利。

至此，手术目标已经不同。无痛的腕关节是当前目标。然而，这需要付出巨大代价，因为需要采用挽救手术。挽救手术，如舟骨切除/四角融合术、近排腕骨切除术等，适用于因原始损伤恶化不能修复，导致腕关节正常功能无法恢复的情况。对于年轻人、更高

要求患者，四角融合优于近排腕骨切除术。因为近排腕骨切除后，新形成的头-桡关节有可能发展成关节炎。

推荐治疗方案

- 如果能获得良好复位，切开复位内固定和骨移植能治疗舟骨骨不连。
- 对于简单骨折，可用无血运骨移植；但对于粉碎或近节骨折，带血运骨瓣更适用。
- 仔细阅读术中透视可避免复位不良和内固定位置不良。
- 采用腕关节补救手术（如四角融合术和近排腕骨切除术）可获得无痛但活动受限的腕关节。

73.4　手术技术

止血带加压止血，在桡腕关节和腕中关节表面，沿第3掌骨做一纵行切口。掀开皮瓣，保护感觉神经。打开第3伸肌间室，向桡侧牵开拇长伸肌腱。分离第3/4和4/5伸肌间室的间膜，形成以尺侧为蒂的支持带组织瓣。牵开伸肌间，切除骨间后神经。沿桡舟、背侧桡腕和腕骨间韧带做一切口，切开关节囊，保留韧带。然后，掀起以桡侧为蒂的关节囊组织瓣，暴露桡腕和

腕中关节。仔细检查桡关节的关节面。如果桡月关节无明显退行性改变，可行舟骨切除和四角融合术。

　　彻底分离与舟骨连接的软组织，直至舟骨切除。务必不要损伤桡舟头或长桡月掌侧韧带。舟骨切除后，处理融合部位，将头月和三角钩关节的软骨小心去除。必须纠正 DISI 畸形，预防桡腕背侧撞击。在透视下恢复头月关节中立位排列，然后从头状骨至月骨置入 1 枚导针。钻孔深度应该是螺钉刚好下沉皮质深面。随后植入 2 枚加压螺钉，及丰富的骨组织打压植骨。X 线片确认螺钉位置合适。缝合之前切开的关节囊，修复支持带组织瓣，拇长伸肌腱向后移位。缝合皮肤，石膏夹板固定。

手术步骤

1. 采用背侧、韧带保留的腕关节入路。如果桡月关节无退变，进一步行舟骨切除。
2. 切除舟骨时务不要损伤桡舟头韧带。
3. 需要去除头月和三角钩关节的软骨。
4. 向下按头状骨能矫正 DISI 畸形。
5. 保持头月关节中立位排列，从头状骨至月骨植入 1 枚螺钉，维持排列。
6. 分别从头月关节和三角钩关节植入加压螺钉。
7. 缝合切开的关节囊，修复支持带，拇长伸肌腱向后移位。缝合皮肤，石膏夹板固定。

73.5　术后效果评估

　　舟骨切除、四角融合术让患者比术前有了更好的功能。如果处理得当，关节按预期融合，患者能获得无痛但活动受限的腕关节，关节有良好的力量，总体功能能满足日常生活需要（图 73.3）。如果患者初次

手术时骨折解剖复位、植骨和合适位置的内固定，这个病例的问题是可以避免的。

73.6　技术要点

- 舟骨骨折的手术处理指征包括：不稳定骨折，近节骨折，移位大于 1mm，驼背畸形大于 15°，桡月角大于 15°（DISI），舟骨骨折并月骨周围脱位。
- 对于简单骨折，可用不带血运的骨移植；而对于粉碎性骨折或更近节的骨折，带血运的骨移植是其指征。
- 四角融合适合于年轻、要求高，但腕舟骨损伤严重病例。
- 当进行四角融合时，务必小心不损伤桡舟头或长桡月掌侧韧带。
- 当进行腕中关节融合时，需纠正 DISI 畸形。
- 必须仔细小心解剖排列和内固定位置。

（何晓清　译）

参考文献

[1] Brydie A, Raby N. Early MRI in the management of clinical scaphoid fracture. Br J Radiol 2003;76(905):296–300.

[2] Faucher GK, Golden ML III, Sweeney KR, Hutton WC, Jarrett CD. Comparison of screw trajectory on stability of oblique scaphoid fractures: a mechanical study. J Hand Surg Am 2014;39(3):430–435.

[3] Ferguson DO, Shanbhag V, Hedley H, Reichert I, Lipscombe S, Davis TRC. Scaphoid fracture non-union: a systematic review of surgical treatment using bone graft. J Hand Surg Eur Vol 2016;41(5):492–500.

[4] Moon ES, Dy CJ, Derman P, Vance MC, Carlson MG. Management of nonunion following surgical management of scaphoid fractures: current concepts. J Am Acad Orthop Surg 2013;21(9):548–557.

[5] Reigstad O, Thorkildsen R, Grimsgaard C, Reigstad A, Røkkum M. Is revision bone grafting worthwhile after failed surgery for scaphoid nonunion? Minimum 8 year follow-up of 18 patients. J Hand Surg

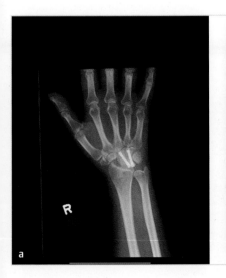
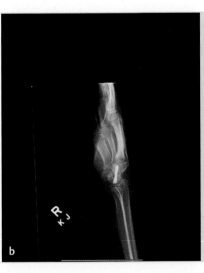

图 73.3　（a，b）舟骨切除和四角融合

Eur Vol 2009;34(6): 772–777.

[6] Saltzman BM, Frank JM, Slikker W, Fernandez JJ, Cohen MS, Wysocki RW. Clinical outcomes of proximal row carpectomy versus four-corner arthrodesis for post-traumatic wrist arthropathy: a systematic review. J Hand Surg Eur Vol 2015;40(5):450–457.

[7] Singh HP, Brinkhorst ME, Dias JJ, Moojen T, Hovius S, Bhowal B. Dynamic assessment of wrist after proximal row carpectomy and 4-corner fusion. J Hand Surg Am 2014;39(12):2424–2433.

[8] Suh N, Ek ET, Wolfe SW. Carpal fractures. J Hand Surg Am 2014;39(4):785–791, quiz 791.

第二十二部分

舟月不稳

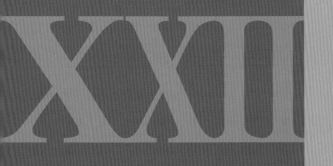

第74章 失败的舟月韧带修复术：急性

Dirck Añaños Flores, Alex Lluch Bergadà, Marc Garcia-Elias

74.1 病例

1989年8月，19岁男性患者从马上跌落（高能量损伤），起初疼痛轻微。他没有到医疗机构就诊，无X线片。4个月后，他找我们就诊，主诉活动范围轻度丢失，但疼痛明显，力量丢失严重；他描述"有时腕关节突然不在正确位置时"特别疼痛。

1989年12月X线片显示，腕骨排列不良，舟月（SL）间隙增大（Terry Thomas征），舟骨屈曲，出现"环状征"。据称轻轻牵引腕关节，以上这些体征消失；因此，此病例被认为是动态性SL韧带损伤。

患者被送入手术室，行闭合复位，获得了良好的解剖复位。用1枚1.2mm克氏针固定舟月位置。在手术时，这种固定认为是合理的。

6天后X线片复查，显示复位仍然完好（图74.1）。箭头指的是SL韧带残余部分之间接触良好。SL间隙小，无病理性舟骨屈曲。

3个月后拆除克氏针。不幸的是，4个月随访X线片结果让人失望，腕骨排列不良复发。

74.2 解剖学

最后一次见患者是1994年2月，患者被已确诊的SL分离所困扰。临床症状包括：疼痛，无力，不能负重，使得腕关节不稳。

X线片（图74.1）显示舟骨和月骨连接中断，意味着当舟骨屈曲时，月骨不再跟随舟骨屈曲。相反，因月三角（LTq）韧带完整，月骨倾向于跟随三角骨背伸（图74.2）。这被称为背侧嵌入性节段性不稳（DISI）畸形。

舟月连接系统破坏后，当受到轴向力量，腕骨不再按正常解剖移动，随之出现痛苦的功能障碍。

很明显，为了制订正确的后续治疗计划，我们需要明确排列不良和不稳定之间的差异。排列不良指腕骨在三维空间内位置不良；而不稳指在无形变下丧失承受生理负荷的能力。遗憾的是，没能再获得患者随访，最后的长期随访结果不详。当然，文献报道已经描述，很多类似病例的结局是发展成SL进行性塌陷，因此我们毫无疑问地认为，本患者的腕关节可能也是这个结局。

74.3 推荐治疗方案

当SL韧带不可修复，外科医生需要选择重建韧带（韧带成形术）或行挽救性手术（根据头状骨头部软骨好坏，选择近排腕骨切除术或部分腕关节融合术）。

为了做这重要决定，外科医生需要做如下评估：
- 腕骨排列不良的可复性。
- 月骨相对于桡骨的稳定性。
- 舟骨、头状骨和桡骨远端软骨的状态（表74.1）。

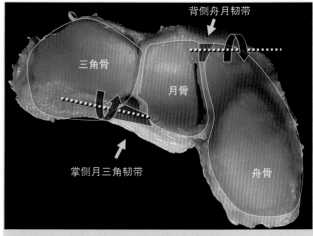

图74.2 近排腕骨和主要韧带连接系统轴位观

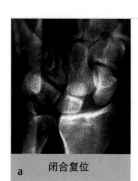
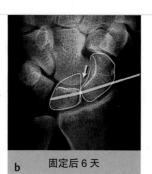
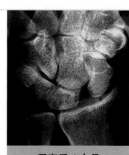

图74.1 （a）闭合复位。（b）固定后6天。（c）固定后4个月

可复性可通过用图像增强器动态评估的方法确认。月骨不稳通过月骨在尺桡方向的移动来评价，最后，周围的软骨状态通过关节CT扫描和MRI评价；最理想的方法是，在手术室确定最终方案前，用关节镜评价软骨状态。

如果关节表面完好，腕骨容易复位，外科医生应该行SL韧带重建术[桡侧腕长伸肌（ECRL）腱固定术]。

ECRL腱固定手术是基于螺旋形的抗前韧带复合体（Helical Antipronation Ligaments，HAPL）的概念发展而来的。HAPL包括：桡舟头（RSC）、掌侧桡月三角、背侧腕骨间和掌侧舟头（SC）韧带，形成螺旋形系统；其作用是，当腕关节受到轴向负荷时，远排腕骨向前旋转，螺旋系统将被动限制这种旋转。实际上，HAPL防止远排腕骨过度旋前。当SL韧带和HAPL次级稳定结构受损时，舟骨屈曲和旋前，离开舟骨窝。ECRL腱固定术能将舟骨重新复位到其解剖位置。其通过修复这两组韧带，而非单独修复SL韧带。

74.4 手术技术

目前有两种手术方式：三韧带腱固定ECRL术（3LT-ECRL）和ECRL螺旋形腱固定术。第一种只适合于月骨足够稳定，能承受远排腕骨生理负荷下的所有力量。当发现月骨过于松弛或完全不稳时，将采用第二种手术方法。

腕部入路选择背侧切口，保护尺神经、桡神经的感觉支。切开第3伸肌间室，掀开从第2~5间室的伸肌支持带组织瓣。如果骨间后神经是正常的，保留近端神经，以近端为蒂切开关节囊，确认SL不稳的诊断（图74.3）。

必须要确认，舟骨和月骨是否容易复位。如果复位困难，任何腱固定手术都会失败。在无其他外力下，牵引食中指能复位近排腕骨。另外，能直视下观察腕关节。软骨破坏是腱固定术的禁忌证。

在前臂桡背侧，拇长展肌肌腹斜向近端，做一2cm

横向切口，近端切断ECRL肌腱（直径3mm），远端保留。于腕掌侧肌腱（桡侧腕屈肌腱）相比，ECRL肌腱能更好地控制舟骨屈曲和旋转。因为ECRL的解剖位置及提供有方向的拉力。

用蚊式钳在皮下从背侧钝性分离至掌侧，在掌侧做一小切口，用肌腱引导器把ECRL肌腱从背侧转移到掌侧。ECRL肌腱穿过称为三角间隙的内通道。三角间隙由舟大小韧带内侧、舟骨远端桡侧面和大多角骨近外侧角组成。

用克氏针和2.7mm空心钻在舟骨上做一通道，连接舟骨结节远端桡侧和舟骨背尺侧、SL韧带背侧的起点。然后将ECRL肌腱从掌侧向背侧穿过此通道。

拉紧转过通道的肌腱，舟骨恢复背伸和外旋（图74.4）。用挤压螺钉固定舟骨上的肌腱。另外一种方法是，在Lister结节切取2mm×8mm皮质骨，挤压入肌腱和通道的间隙内。目标是获得正常和稳定的舟月排

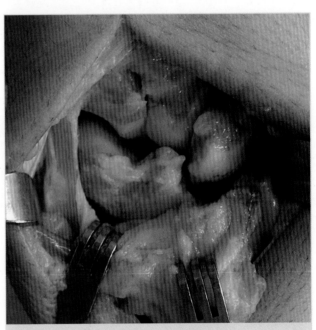

图74.3 腕关节背侧入路。见舟月明显分离

表74.1　舟月韧带治疗失败后重建（急性）

	1期	2期	3期	4期	5期	6期	7期
舟月背侧韧带是否完整？	是	否	否	否	否	否	否
如果修复，舟月背侧韧带是否能愈合？	是	是	否	否	否	否	否
桡舟角是否正常？	是	是	是	否	否	否	否
月骨外露指数是否正常？	是	是	是	是	否	否	否
排列不良是否容易复位？	是	是	是	是	是	否	否
关节软骨是否正常？	是	是	是	是	是	是	否

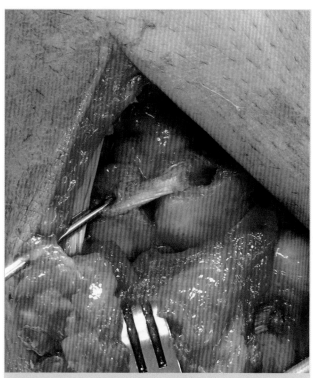

图 74.4　牵引桡侧腕长伸肌腱，复位舟骨

列。如果处理得当，无须使用克氏针穿过舟月关节。

月骨背侧去皮质化，至松质骨出血。从松质骨面植入铆钉，将 ECRL 肌腱缝合到月骨，重建舟月连接。如果原有的背侧 SL 韧带残端存在，需要小心保留，因为这些残留韧带有恢复本体感觉的能力，而 ECRL 肌腱则加强它们的稳定性。

如果月骨无尺侧移位，手术最后，用挤压螺钉将肌腱末端固定到三角骨。这手术被称为 3LT-ECRL。

然而，如果发现月三角活动过大（先天的过度松弛或创伤后不稳），3LT-ECRL 方法不足以稳定多方向桡腕和舟月不稳。此种情况下，需要采用称为 ECRL 抗旋前螺旋形腱固定术，描述如下。

手术需要进一步从腕关节掌侧展开，做一掌侧延长切口，打开腕管。通过触摸确认豌豆三角关节，克氏针穿过三角骨，避免损伤豌豆三角关节。用 2.7mm 空心钻经克氏针从掌侧向背侧钻孔形成骨道。ECRL 肌腱从背侧向掌侧穿过三角骨骨道。通过掌侧切口向掌侧牵拉肌腱，用 1 枚背侧挤压螺钉固定，同时实现近排腕骨横向稳定和正常的月三角排列。

在掌侧，肌腱从尺侧向桡侧移位，至桡骨茎突掌侧止点。其掌侧三角形的面，通常同时作为 RSC 和长 RL 外在韧带的止点。此肌腱移位通道经过腕管深面，其软组织内容物（屈肌腱、正中神经和桡动脉）深面。这个手术步骤很重要，需要小心操作。为了方便，在第 1 伸肌间室做一纵向小切口，长约 20mm，并暴露旋

前方肌的远端止点。用小弯蚊式钳钝性分离，以旋前方肌远端边缘为参照，连通两侧掌侧切口。如果 SL 关节掌侧仍不稳，用铆钉将肌腱固定在舟骨和月骨表面，重建 SL 掌侧韧带。肌腱末端紧紧固定在桡骨茎突，经骨缝合或铆钉缝合。修剪多余的肌腱，按层次关闭切口。

腕关节用石膏夹板固定 2 周。如果应用克氏针，可移动支具继续制动 8~10 周，直至去除克氏针。如果没用克氏针，制动 6 周。理疗强调 ECRL、APL 和 FCR（舟骨旋后肌群）的力量恢复，而同时尽可能减少尺侧腕伸肌的活动（舟骨旋前肌群）。

74.5　术后效果评估

如前所述，患者失访。我们只能推测，他的长期症状不重，因为他没有再来寻求治疗。

他最后一次检查显示活动范围受限，功能正常，与对侧握力和捏力相当。这提醒我们，治疗患者及其症状是关键，而非简单的 X 线片结果。

用 ECRL 肌腱重建 SL 韧带是相对新的技术，初期效果良好。图 74.5 显示的是另外一位类似疾病的患者，行 ECRL 腱固定术后 4 个月的腕关节活动范围。需要明白的是，任何接受韧带重建的患者，他们关节活动范围完全恢复的机会不多。相反，这个手术的目的是，恢复无痛的活动，预防腕关节骨关节退变。

腕关节手术是相对新的专业，还在不断发展。太多患者因过时的理念，诊断错误，并接受了错误的手术。对于外科医生，熟悉不稳和排列不良的概念，及完全理解两者之间的区别是极其重要的：

- 不稳指在没有形变的情况下，腕关节不能承受正常的负荷。如果应力导致腕骨塌陷，腕关节就被认为不稳，尽管其排列良好。

- 排列不良指腕关节的组织结构在三维空间里位置不良。排列不良的腕关节在影像学上可能表现为舟月间隙增宽，或舟月角变大。无论如何，理解"不稳"和"排列不良"很重要，它们不是一回事。不稳是一个动态概念，不能用静态的方法测量（如舟月间隙和舟月角）。只有腕骨排列不良才适合静态的方法。因此，腕关节舟月损伤可能都有排列不良和不稳，也可能只有一种，或都没有。

74.6　技术要点

- 阶梯式治疗方案是合理诊断和正确治疗的关键。表 74.1 显示，需要根据患者临床表现，决定合理的治疗方法：
    - 1~2 期：首先尝试修复。
    - 3~5 期：适合韧带重建术。
    - 6~7 期：不再适合韧带重建术，适合挽救性手术。

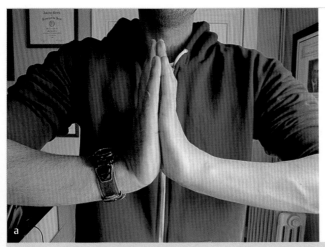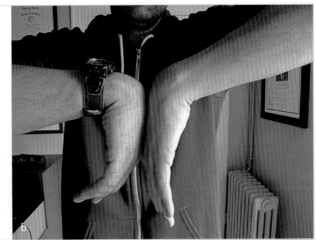

图 74.5 　（a，b）术后活动范围

- 之前虽然已经说过，但务必强调：外科医生不能落入以 X 线片表现为治疗目标的陷阱，而应以患者的症状为主。这听起来很明显，却极其重要。
- 每个病例需要个体化评估及相应的治疗。疼痛、无力及无力感等需要重视。无这些症状的舟月间隙增宽，不处理可能更好。

（何晓清 译）

参考文献

[1] Esplugas M, Garcia-Elias M, Lluch A, Llusá Pérez M. Role of muscles in the stabilization of ligament-deficient wrists. J Hand Ther 2016;29(2):166–174.

[2] Garcia-Elias M. Classification of scapholunate injuries. In Shin AY, Day CS, eds. Advances in Scapholunate Ligament Treatment. Chicago, IL: American Society for Surgery of the Hand; 2014:52–62.

[3] Garcia-Elias M, Lluch AL. Wrist instabilities, misalignments and dislocations. In: Wolfe S, Pederson W, Hotchkiss R, et al, eds. Green's Operative Hand Surgery. 7th ed. Atlanta, GA: Elsevier Health Science; 2016:418–78.

[4] Garcia-Elias M, Ortega Hernandez D. Tendon reconstruction of the unstable scapholunate dissociation. A systematic review. In: Giddins G, Leblebicioğlu G, eds. Evidence Based Data in Hand Surgery and Therapy. Federation of European Societies for Surgery of the Hand Instructional Courses 2017. Ankara, Turkey: Iris Publications; 2017:355–368.

[5] Garcia-Elias M, Puig de la Bellacasa I, Schouten C. Carpal ligaments: a functional classification. Hand Clin 2017;33(3):511–520.

[6] Hagert E, Ferreres A, Garcia-Elias M. Nerve-sparing dorsal and volar approaches to the radiocarpal joint. J Hand Surg Am 2010;35(7):1070–1074.

[7] Holmes M, Taylor S, Miller C, et al. Early outcomes of "The Birmingham Wrist Instability Programme": a pragmatic intervention for stage one scapholunate instability. Hand Ther 2017;22(3):90–100.

[8] Kakar S, Greene RM, Garcia-Elias M. Carpal realignment using a strip of extensor carpi radialis longus tendon. J Hand Surg Am 2017;42(8):667.e1–667.e8.

第75章 失败的腱固定重建术：慢性

Dirck Añaños Flores, Alex Lluch Bergadà, Marc Garcia-Elias

75.1 病例

一名 36 岁男性患者到我处就诊，他主诉左手疼痛和无力。患者就诊前 6 个月，左手背伸位落地。他是右撇子出租车司机，以前无其他外伤史。体格检查患者腕关节桡侧出现疼痛。主动活动范围几乎与对侧相当。在舟月间隙和舟骨结节触诊特别疼痛。舟骨移位试验（Watson 试验）和其他舟月不稳的特异性试验阴性。

影像学检查显示，前后位 X 线片上舟骨屈曲旋前，且舟骨间隙增宽；侧位片上舟月角增大。未见明显退行性改变。CT 和 MRI 证实以上结果。应力性动态 X 线检查显示，舟月间隙较对侧增宽，特别是在旋后和尺偏抗阻力下（图 75.1）。

关节镜检查证实，舟月主要稳定结构完全撕裂，次级结构功能不全，排列不良易复位，无软骨磨损。因此，基于"三韧带腱固定术（3LT）技术"的原则，行韧带重建。桡侧腕屈肌腱从掌侧到背侧斜行穿过舟骨，在背侧舟月韧带止点穿出。肌腱穿过月骨后方凹槽，再穿过部分背侧桡三角韧带，环形绕回来。复位舟骨、月骨和头状骨，用 2 枚 1.5mm 克氏针固定，然后收紧转位的肌腱并与自身缝合。1 枚克氏针固定舟月关节，1 枚固定舟头关节（图 75.2）。术后常规方案，石膏固定 6 周，术后 8 周拔除克氏针。

75.2 解剖学

术后 8 个月，患者腕关节仍感疼痛，主动活动受限（背伸 80°，屈曲 25°），无力（患侧 10kg，对侧

35kg）。尽管术中和术后腕骨排列满意，克氏针去除后，近排腕骨出现进行性屈曲畸形（图 75.3）。功能位和动力位 X 线片显示，腕骨僵硬性排列不良。X 线片、CT 和 MRI 未见明显关节炎。

月骨屈曲畸形可能有数种原因。未认识到月三角不稳（如作为月骨周围不稳的一部分），手术方案只重点解决舟月问题，可能导致静态的掌侧嵌入性节段性不稳（VISI）畸形。另外的原因是，整个近排腕骨屈曲与桡腕外韧带功能不全有关。特别是背侧桡腕韧带，它可发生于掌侧腕中关节不稳，或部分桡骨远端骨折手术患者，尽管复位良好也可能发生。

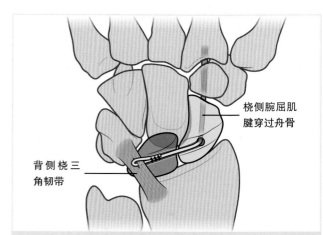

图 75.2 "三韧带腱固定重建术"用于治疗没有月骨尺侧移位的慢性舟月不稳

桡侧腕屈肌腱穿过舟骨

背侧桡三角韧带

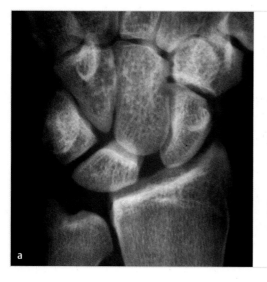

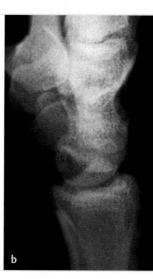

图 75.1 （a）腕关节前后位 X 线片显示舟月间隙增宽，舟骨屈曲旋前。（b）侧位 X 线片显示舟月角增大，舟骨近节向后移位。这些结果支持静态性舟月功能不全的诊断

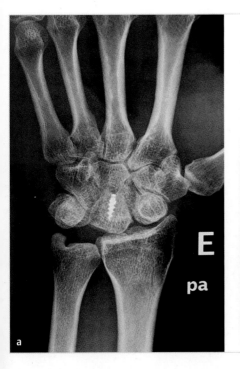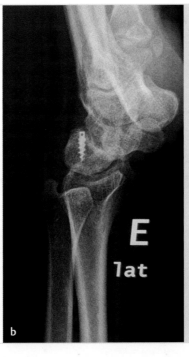

图 75.3　（a，b）"三韧带腱固定"术后 6 个月，有症状的近排腕骨屈曲排列不良

75.3　推荐治疗方案

对于僵硬性腕骨畸形，软组织手术容易失败。因此，在这些病例中如果关节面仍保留完好，希望保留部分活动度，治疗方法选择部分腕关节融合术。

75.4　手术技术

因为背侧丰富的瘢痕组织和僵硬畸形，从背侧切口探查关节软骨状态。如果可能，推荐用关节镜评估。再次沿第 3 间室分离伸肌支持带。这有利于任何关节囊内手术操作后，拇长伸肌腱能复位回自身的间室内。切开第 2 和第 4 间室的支持带间隔，形成 2 支持带组织瓣，向两侧牵开。二次手术按 Berger 和 Bishop 表述的方法，行背侧纤维分离关节囊切开术，向尺侧更大范围延伸，以便暴露三角骨和三角钩关节。

暴露清楚后，见桡月关节完好，而桡舟关节和月头关节背侧均见到软骨损伤。因此，行舟骨切除及腕中关节融合术。

为了方便切除舟骨，可在掌侧做一小切口，松解舟大小韧带、舟头韧带，和进入舟骨的桡侧腕屈肌腱。下一步，复位月骨和三角骨屈曲畸形（Volar Intercalated Segment Instability，VISI），以便获得合适的术后活动范围（图 75.4）。必须注意不要过度矫正头月融合，因为远排腕骨过度尺侧移位会导致腕关节桡倾（图 75.5）。最后，用 3 枚逆行空心钉行腕中关节融合。此病例中月头关节足够宽，因此，2 枚螺钉固定月骨和头状骨，1 枚螺钉固定三角骨和钩骨。

75.5　术后效果评估

腕骨部分融合术后 10 年，患者无疼痛，患手在重体力工作时有轻度不适。主动活动范围是 –50° ~50°。参照 10 年前 X 线片，无明显退行性改变（图 75.6）。

75.6　技术要点

- 舟月骨间分离的治疗与分期有关。
- 一个排列正常的腕关节可能有不稳。
- 一个排列不良的腕关节不总是存在不稳。
- 当腕骨排列不良是因为二级稳定结构破坏，且容易复位；肌腱重建可有助于控制潜在的舟月不稳。
- 排列正常但舟月不稳的腕关节（以前称为动态不稳）是肌腱重建的最佳指征。
- 目前没有标准测量方法来确定舟月不稳是否容易复位。
- 僵硬性腕关节排列不良（静态不稳）采用肌腱重建术的最终效果让人失望。其更接近于塌陷但稳定的腕关节，而非不稳定的腕关节。
- 重手工劳动者和明显过度松弛个体，不太适合肌腱重建术。
- 舟月不稳肌腱重建术失败后，最常见的问题是腕关节僵硬和复位丢失，有时会无症状，部分患者能良好耐受。
- 有文献描述，在近排腕骨钻孔让肌腱通过时，会并发骨折、血管损伤等。
- 对于失败的肌腱重建术，腕骨部分融合或近排腕骨切

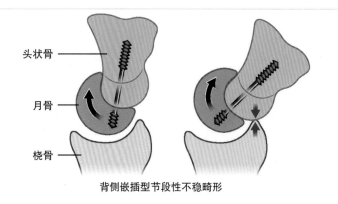

头状骨

月骨

桡骨

背侧嵌插型节段性不稳畸形

掌侧嵌插型节段性不稳畸形

图 75.4 当行"四角融合"术时，为了获得合适的运动范围，必须要纠正月三角排列不良。不纠正月骨背伸将限制腕关节背伸，而保持月骨屈曲（如本病例）则限制腕关节屈曲

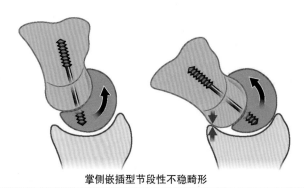

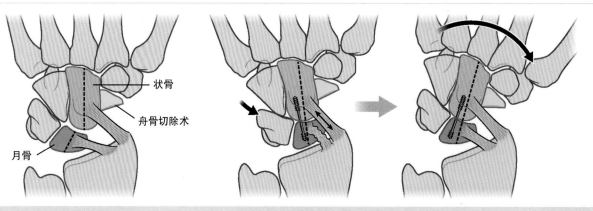

状骨

舟骨切除术

月骨

图 75.5 过度矫正头月关节会引起三角钩关节不匹配，而且因为继发出现桡腕韧带间不同张力，诱导腕关节休息位下桡偏

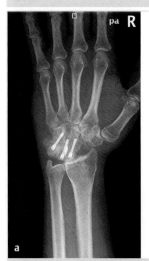

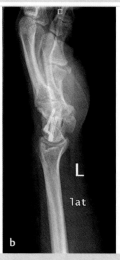

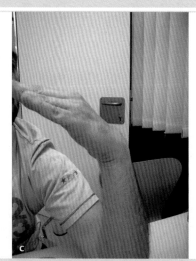

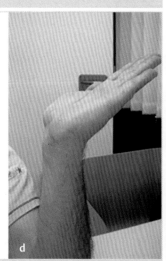

图 75.6 （a~d）本病例舟骨切除、四角融合术 10 年后影像学和临床结果

除术比再次行韧带重建术更可靠。保留软骨及腕骨合适位置的融合是获得良好效果的关键。

（何晓清　译）

参考文献

[1] Athlani L, Pauchard N, Detammaecker R, et al. Treatment of chronic scapholunate dissociation with tenodesis: a systematic review. Hand Surg Rehabil 2018;37(2):65–76.

[2] Corella F, Del Cerro M, Ocampos M, Larrainzar-Garijo R. The "rocking chair sign" for floating lunate. J Hand Surg Am 2015;40(11):2318–2319.

[3] De Carli P, Donndorff AG, Alfie VA, Boretto JG, López Ovenza JM, Gallucci GL. Four-corner arthrodesis: influence of the position of the lunate on postoperative wrist motion: a cadaveric study. J Hand Surg Am 2007;32(9): 1356–1362.

[4] De Smet L, Sciot R, Degreef I. Avascular necrosis of the scaphoid after three-ligament tenodesis for scapholunate dissociation: case report. J Hand Surg Am 2011;36(4):587–590.

[5] Garcia-Elias M, Lluch AL. Wrist instabilities, misalignments and dislocations. In: Wolfe S, Pederson W, Hotchkiss R, Kozin S, Cohen M, eds. Green's Operative Hand Surgery. 7th ed. Atlanta, GA: Elsevier Health Science; 2016:418–478.

[6] Garcia-Elias M, Lluch AL, Stanley JK. Three-ligament tenodesis for the treatment of scapholunate dissociation: indications and surgical technique. J Hand Surg Am 2006;31(1):125–134.

[7] Garcia-Elias M, Ortega Hernández DM. Tendon reconstruction of the unstable scapholunate dissociation. A systematic review. In Giddins G, Leblebicioğlu G, eds. Evidence Based Data in Hand Surgery and Therapy. Federation of European Societies for Surgery of the Hand Instructional Courses 2017. Ankara, Turkey: Iris Publications; 2017:355–368.

[8] Garcia-Elias M, Puig de la Bellacasa I, Schouten C. Carpal ligaments: a functional classification. Hand Clin 2017;33(3):511–520.

[9] Kakar S, Greene RM, Garcia-Elias M. Carpal realignment using a strip of extensor carpi radialis longus tendon. J Hand Surg Am 2017;42(8):667.e1–667.e8.

[10] Pauchard N, Dederichs A, Segret J, Barbary S, Dap F, Dautel G. The role of three-ligament tenodesis in the treatment of chronic scapholunate instability. J Hand Surg Eur Vol 2013;38(7):758–766.

[11] Taleisnik J. The Wrist. New York, NY: Churchill Livingstone; 1985:239–279.

第二十三部分

月三角关节

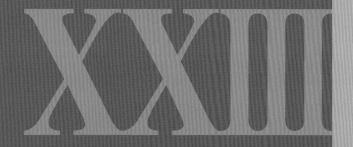

第 76 章　月三角关节韧带修复

William R. Aibinder, Alexander Y. Shin

76.1　病例

30 岁男性患者，右手为优势手，2 周前他右前臂和手部桡侧与机器碰撞。

76.2　解剖学

检查发现，他的月三角间隙触痛明显，伴擦伤，且剪切、冲击和加压试验均阳性。MRI 显示背侧头钩韧带和月三角韧带断裂（图 76.1a）。放射学显示非固定性掌侧嵌入性节段性不稳（VISI）畸形（图 76.1b）。患者初次治疗显示石膏固定 4 周，然而没有成功。随后，他接受了腕中关节局部注射麻醉和类固醇激素诊断性治疗，发现疼痛明显缓解。

76.3　推荐治疗方案

患者表现为急性创伤性腕中关节轴向不稳，无明显的僵硬性 VISI 畸形或腕骨塌陷。初次治疗应该是保守治疗，制动一段时间。如果保守治疗失败，且没有腕骨塌陷和僵硬性畸形的表现，行手术治疗，应该尝试重建头月轴和稳定近排腕骨。可用腕关节镜探查月三角稳定性，以及其他腕骨间关节的稳定性。可通过重建或直接修复来稳定月三角关节。当掌侧、背侧韧带都断裂时，资深医生更喜欢用尺侧腕伸肌腱行重建术。

推荐治疗方案

- 应该用腕关节镜彻底评估所有腕骨间关节稳定性和关节表面情况。
- 月三角关节能通过重建术（如果掌侧、背侧韧带均不完整）或背侧直接修复术（如果掌侧韧带完整，且背侧韧带组织质量良好）恢复稳定。
- 尺侧腕伸肌腱重建术能获得一致的好结果。

76.4　手术技术

患者进入手术室，行诊断性腕关节镜检查，取自体髂骨植骨头钩关节融合和月三角重建术。患者仰卧位，手置于手臂支撑板上。气管内全麻，患肢常规消毒和铺单。加压止血带，行标准的腕关节镜手术，用 3-4，4-5，桡侧腕中关节，尺侧腕中关节和 6U 卡口。检查舟月、月三角、腕中关节等。见舟月间隙 Geissler Ⅱ 级不稳，月三角间隙Ⅲ级不稳，头钩间隙Ⅳ级不稳。

沿腕关节背侧中轴做一纵向切口，切取以尺侧为蒂的伸肌支持带组织瓣。切断骨间后神经。然后切取以桡侧为蒂的背侧关节囊组织瓣，小心操作，避免深部腕骨软骨损伤。直视下检查腕骨间关节，确认背侧韧带损伤情况。首先开始处理头钩间隙，用小磨钻去除头状骨和钩骨之间的关节面。自体髂骨植入间隙内，用 2 枚骑缝钉固定。

随后开始处理月三角间隙。需要检查任何残留的关节背侧韧带。在前臂确认尺侧腕伸肌腱，用 15 号刀片在肌腱近段做一横向切口。切取 1/3 的尺侧腕伸肌腱，并牵向远端切口（图 76.2a）。在月骨和三角骨钻孔做骨道。月骨骨道从桡背侧向掌尺侧钻孔，而三角骨骨道从尺背侧向桡掌侧钻孔。用 28G 的钢丝线缝合尺侧腕伸肌腱末端，依次穿过三角骨和月骨骨道（图 76.2b）。反折肌腱，从肌腱止点深面穿过，拉紧肌腱，复位月三角间隙（图 76.2c）。

2 枚克氏针穿过月三角间隙，以稳定关节（图 76.3）。关节稳定后，用 2-0 可吸收线 "8" 字形缝合，完成重建。当原有韧带残端还在，在韧带重建前，可在月骨、三角骨上植入铆钉，缝合残留韧带。

彻底冲洗伤口，可吸收线修复关节囊和支持带组织瓣，拇长伸肌腱向后移位。按层次闭合伤口，术后

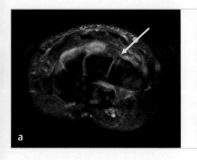
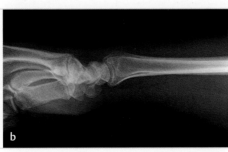

图 76.1　（a）MRI 显示背侧头钩韧带（箭头）和背侧月三角韧带中断。（b）X 线片显示非僵硬性掌侧嵌入行节段性不稳（VISI）

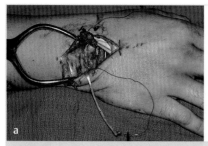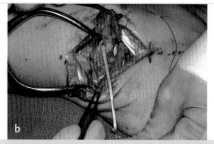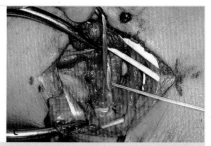

图 76.2 （a）1/3 的尺侧腕伸肌腱被带到远端伤口处。（b）随后尺侧腕伸肌腱穿过三角骨和月骨的骨道。（c）反折肌腱，从肌腱止点深面通过，并拉紧

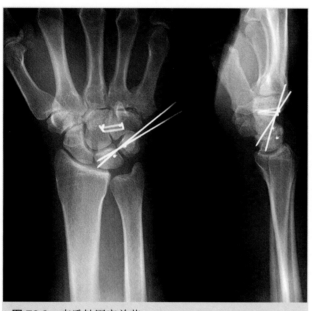

图 76.3 克氏针固定关节

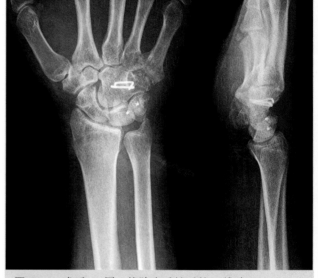

图 76.4 术后 10 周，拔除克氏针后的 X 线片

夹板固定。

手术步骤

1. 做一背侧纵向切口，切取桡侧为蒂的关节囊组织瓣。
2. 检查月三角关节，评估任何残留的原有韧带。
3. 确认近段的尺侧腕伸肌腱，切取 1/3 肌腱，保留远端，不要损伤肌腱腱鞘。
4. 在月骨和三角骨上制作骨道。
5. 用 28-G 钢丝引导肌腱通过骨道。
6. 复位月三角间隙，用 2 枚克氏针固定关节。
7. 将切取的尺侧腕屈肌腱反折后与其自身缝合。
8. 按层次关闭切口。

76.5　术后效果评估

术后 10 周去除克氏针，患肢保护性夹板额外固定 4 周（图 76.4）。之后患者开始行活动范围和力量练习。

对于月三角不稳的患者，韧带重建和修复能提供满意结果。两种手术方案均能保留月和三角骨之间的活动，因此能保留腕关节正常运动。对于要求高的患者，重建手术能提供更长久的效果。而直接修复可能因组织功能下降，随着时间推移，效果逐渐变差；并导致后期失败，更高的再手术率，包括再次修复和随后的关节融合。

患者术后 3~6 个月，疼痛不少见。患者要有合理预期及好的手治疗师，月三角重建能在疼痛缓解、力量、活动范围等方面获得良好结果。

与月三角韧带重建或修复相关的很多问题，可通过仔细选择患者得到解决。腕中关节病变、腕骨塌陷或僵硬性 VISI 畸形患者不会从软组织手术获益，且常需要挽救性手术，如四角融合术。单独的月三角融合术有高的骨不连发生率，且结果不理想，原因是其改变了腕骨的运动学。

76.6　技术要点

- 月三角不稳修复或重建手术的禁忌证包括：各种僵硬性 VISI 畸形，腕中关节病和胶原蛋白病变，如先天性结缔组织异常综合征。
- 僵硬性或不可复位的畸形，应该采用挽救性手术，如

舟骨切除和四角融合术。

- 患者术后 3~6 个月常有疼痛，但大部分将会改善。术前告知对于引导患者预期和结果非常重要。
- 确保腕关节不稳定的所有重要因素都得到处理。

（何晓清 译）

参考文献

[1] Rhee PC, Sauvé PS, Lindau T, Shin AY. Examination of the wrist: ulnar-sided wrist pain due to ligamentous injury. J Hand Surg Am 2014;39(9):1859–1862.

[2] Ritt MJ, Linscheid RL, Cooney WP III, Berger RA, An KN. The lunotriquetral joint:kinematic effects of sequential ligament sectioning, ligament repair, and arthrodesis. J Hand Surg Am 1998;23(3):432–445.

[3] Shin AY, Battaglia MJ, Bishop AT. Lunotriquetral instability: diagnosis and treatment. J Am Acad Orthop Surg 2000;8(3):170–179.

[4] Shin AY, Weinstein LP, Berger RA, Bishop AT. Treatment of isolated injuries of the lunotriquetral ligament. A comparison of arthrodesis, ligament reconstruction and ligament repair. J Bone Joint Surg Br 2001;83(7):1023–1028.

[5] Stewart DT, Froelich JM, Shin AY. Intercarpal arthrodeses. J Hand Surg Am 2014; 39(2):373–377.

[6] van de Grift TC, Ritt MJ. Management of lunotriquetral instability: a review of the literature. J Hand Surg Eur Vol 2016;41(1):72–85.

第 77 章 月三角关节融合

Rocco Barbieri

77.1 病例

23 岁男性，右手为优势手，1 年前行右腕月三角骨融合手术，主诉腕尺背侧持续疼痛。根据患者介绍，手术目的是缓解他的月三角骨间关节自幼发育异常引起的疼痛。患者曾是大学篮球运动员，在他职业生涯最后 2 年，出现腕尺侧持续疼痛。自从手术后，他腕关节活动范围受限，且后尺背侧有严重高敏和感觉减退。外院骨科医生将他转到我部，诊断为月三角融合失败。

77.2 解剖学

77.2.1 体格检查

患者纵向切口愈合良好，长 4cm，在腕关节背侧，环指轴线上。腕关节中度肿胀，在月三角关节有明显触痛。他在尺骨窝有轻微压痛，在下尺桡关节、舟月间隙或解剖型鼻烟窝无压痛。月三角冲击试验和加压试验疼痛明显加重。轻触手尺背侧，患者有感觉过敏和感觉减退。在切口外侧 1cm 处，沿尺神经背侧感觉支走行，有 Tinel 征阳性。沿途皮肤无萎缩改变，患者手指活动范围正常。腕关节活动范围受限，屈曲 25°，背伸 30°，桡偏 5°，尺偏 10°。腕活动范围末端出现疼痛。旋前旋后正常无痛。尺侧冲击试验出现疼痛。

77.2.2 影像学检查

患者就诊时带着磁盘，内含他行关节融合术前的影像学资料。X 线片（图 77.1a）显示，月三角关节不规则。三相骨骼扫描显示腕关节月三角区域代谢增加（图 77.1b）。腕关节 MRI 显示月三角 Minnaar I 型联接（图 77.1c）。患者手术记录显示，关节融合术经背侧入路，用人工骨植骨，克氏针固定。术后首次随访 X 线片显示 2 枚 1.1mm 克氏针固定月三角关节（图 77.2a）。

77.3 推荐治疗方案

完全回顾患者主诉和术前资料，证实患者做过月三角融合术，目的是治疗症状性腕骨部分连接。手术指征及决定行独立月三角融合术是正确的。主要问题可能是因为手术技术。与加压螺钉固定相比，克氏针固定腕骨融合不能提供加压，且稳定性差。另外，与自体骨相比，应用人工骨失败的可能性更大。最后，手术入路及克氏针植入，可能引起尺神经背侧感觉支的损伤或瘢痕化。尺神经背侧支通常向后走行，支配腕关节背侧的尺侧部分；其穿出点在尺侧腕屈肌腱后内侧边界，距离豌豆骨近缘约 5cm。在此区域的手术要非常小心，避免神经损伤。月三角融合失败的翻修，需要解决上次手术所有的缺陷。手术切开时，小心探查尺神经背侧感觉支，随后显露月三角关节背侧。清除骨不连区域纤维组织，暴露月三角骨关节，直至骨表面出血。切取自体松质骨，植入关节融合区域，随后用无头加压螺钉，从三角骨至月骨固定。术后腕关节固定 8 周，夹板下保护性活动额外固定 4 周。

推荐治疗方案

- 同一手术入路再次显露月三角关节时，需要探查尺神经背侧感觉支。

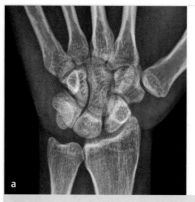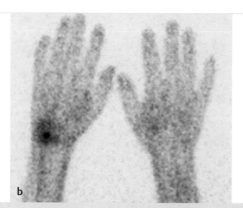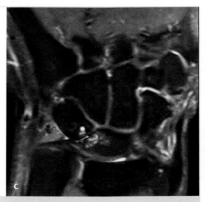

图 77.1 （a）腕关节 X 线片显示月三角关节不规则。（b）三相骨骼扫描显示，腕关节月三角区域代谢增加。（c）腕关节 MRI 显示月三角 Minnaar I 型连接

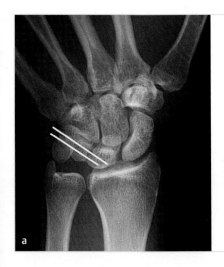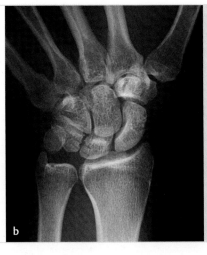

图77.2　（a）术后首次随访X线片显示2枚克氏针固定月三角关节。（b）同日复查X线片显示月三角关节融合失败

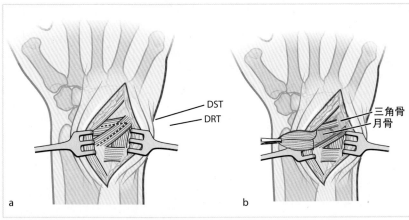

图77.3　（a，b）确认背侧桡三角韧带和舟三角韧带，切开关节囊

- 清创骨不连区域，至健康、出血的松质骨。
- 关节融合区域需要植自体松质骨。
- 用加压螺钉技术稳定骨间融合。
- 建议术后制动8周，之后夹板辅助下保护性活动4周。

77.4　手术技术

患者进入手术室，仰卧位，上臂外展90°，置于透射线的臂桌上。全身麻醉加区域阻滞麻醉，能有效控制术后疼痛。肘关节上方放置有良好护垫的止血带，患肢常规消毒铺单。上肢用驱血带驱血，止血带压力250mmHg。采用原有背侧切口，向近段无瘢痕区域延长1~2cm。向尺桡两侧掀开皮肤，在近端确认尺神经背侧神经的近端部分。在放大镜下小心分离，从周围瘢痕组织里仔细分离尺神经背侧感觉支。本病例中，发现神经连续性完好，在克氏针插入点被瘢痕组织卡压。游离神经后，确认第4、第5背侧间室的间隙，抬起伸肌腱，显露深面的背侧腕关节囊。此步骤无须松解伸肌支持带。随后，用软组织撑开器将伸肌腱牵离背侧关节囊。按Berger和Bishop的方法，确认背侧桡三角和舟三角韧带，切开关节囊（图77.3）。在此过程中，显露月三角关节，除了月三角关节，还检查桡腕、

腕中关节是否存在任何关节炎改变。背侧入路时用C型臂透视，帮助定位骨性标志。

至此，在月骨和三角骨从背侧向掌侧各打入1枚1.5mm克氏针，用以旋转和分离两块腕骨。用刮勺和咬骨钳去除所有纤维组织，剥离月三角关节两侧所有残留软骨，至出血的软骨下骨。通常，保留掌侧15%的关节，以便保留月三角骨正常的解剖关系。

接下来，无头螺钉的导针，垂直于月三角关节面，从三角骨尺侧缘穿入，至月骨中心。植入导针时，用之前打入月骨的1.5mm克氏针，将月骨旋转到与桡骨远端对应的中立位。打入第二枚克氏针，作用是植入无头螺钉时控制旋转。

至此，以导针深度测量螺钉长度，减去4mm，以便无头螺钉刚好下沉。在插入加压螺钉时，将切取的松质骨植入月三角间隙。通常，在同侧前臂鹰嘴桡侧嵴做一2cm切口，用电刀切开骨膜，切取骨组织（图77.4）。可手工在鹰嘴皮质开窗并切取松质骨。更有效的方法是采用Acumed取骨钻（图77.5）。通常，鹰嘴能获取2.5~3cm松质骨。另外的方法是，从桡骨远端能获取相当数量的松质骨，掌侧入路或背侧入路都可以。

松质骨放入10mL的注射器中，严密挤压，用18G

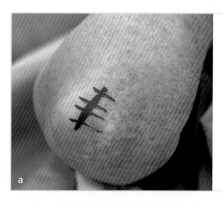
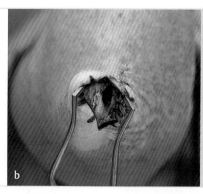

图 77.4 （a，b）鹰嘴骨块从同侧前臂切取。在鹰嘴桡侧嵴做一 2cm 切口，电刀分离骨膜

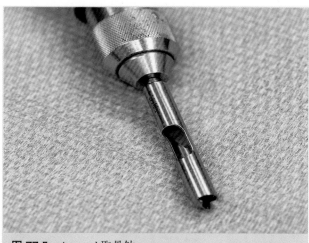

图 77.5　Acumed 取骨钻

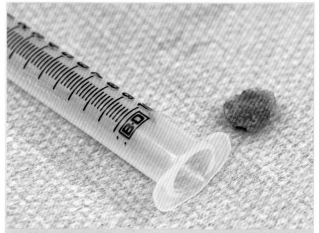

图 77.6　在 10mL 注射器内打压松质骨，用 18G 腰椎穿刺针将其取出

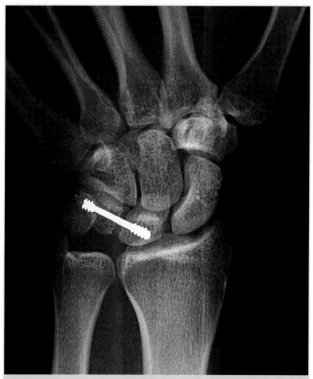

图 77.7　X 线片显示螺钉穿经骨不连区域，位置、植骨及加压良好

的腰椎穿刺针将压缩的松质骨取出。制作压缩的松质骨块是方便植入（图 77.6）。用普通生理盐水彻底冲洗腕关节，将松质骨块插入月三角关节内，并以剥离器压实。最后，合适大小的无头螺钉穿过关节，同时加压月骨、松质骨和三角骨。

此时，移除克氏针，C 型臂透视最终确认螺钉位置良好，穿过骨不连区和植骨，加压良好（图 77.7）。缝合关节囊背侧切口，放松止血带，彻底止血。缝合两切口，敷料包扎，短前臂夹板固定。术后 10~14 天拆线，之后防水短前臂石膏固定至术后 8 周。可拆除夹板再固定 4 周，允许腕关节早期保护性活动，抬起力量小于 0.91kg。

手术步骤

1. 月三角关节背侧入路从第 4、第 5 伸肌间室之间进入。
2. 在这个病例中，因为尺神经背侧支区域感觉异常，需要探查神经。通常情况下，无须显露神经，也不要在第 5 间室尺侧分离，防止损伤神经。
3. 腕关节背侧关节囊以背侧舟三角和桡三角韧带纤维束为蒂，向桡侧掀起。
4. 除了月三角关节，仔细检查桡腕、腕中关节，看是

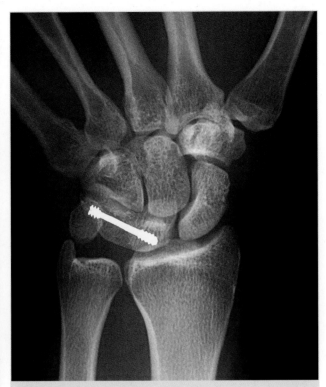

图 77.8 月三角融合完全，位置良好

否存在任何关节炎改变。

5. 清除月三角关节内所有纤维组织和骨组织，直至健康的软骨下骨。

6. 无头螺钉的导针的置入，需从三角骨至月骨，且垂直于关节面。

7. 松质骨打压入关节融合区域，无头加压螺钉固定。

8. 术后腕关节保护 3 个月。

77.5　术后效果评估

　　月三角连接是最常见的腕骨间连接，当连接不全时，导致月三角关节出现关节炎症状。月三角融合术是很成功的部分腕骨融合术之一，患者术后通常能保持良好的活动范围。在我们的月三角融合病例中，与健侧比较，患侧平均屈伸范围减小 77%~90%，尺桡 91%~95%。相反，腕中关节融合术活动范围通常丢失至少 50% 以上。

　　在所有关节融合术中，普遍的手术原则是，外科入路应对正常结构损伤最小，并能彻底清除需要融合的关节表面，至健康、出血的软骨下骨。运用这些原则，应避免损伤尺神经的背侧感觉支。此种损伤在月三角融合术中发生率为 7%。另外，大部分研究结果显示，内固定方法提供更强的初始稳定，其融合率更高。对于月三角融合术，用加压螺钉比克氏针或骑缝钉的融合率更高（85%/60%）。另外，不管选择哪种内固定方法，经常需要植骨，填充在需要融合的关节间隙内（图 77.8）。

77.6　技术要点

- 坚持关节融合的合理普遍原则。
- 选择安全、创伤小的外科入路。在月三角融合中，安全区是第 4、第 5 伸肌间室之间的背侧入路。背侧关节囊以桡侧为蒂的组织瓣掀起，与背侧韧带平行。
- 移除所有纤维组织、皮质骨，至出血的软骨下骨。
- 用植骨填塞需要融合的任何关节间隙。自体骨优于人工骨。骨组织通常在同侧肢体切取（如桡骨或鹰嘴）。
- 使用稳定固定。对于月三角融合术，加压螺钉固定比克氏针或骑缝钉有更高的融合率。
- 骨愈合需要足够的腕关节制动时间。对于月三角融合术，通常石膏固定 8 周，后保护性夹板额外固定 4 周。

（何晓清　译）

参考文献

[1] Berger RA, Bishop AT. A fiber-splitting capsulotomy technique for dorsal exposure of the wrist. Tech Hand Up Extrem Surg 1997;1(1):2–10.

[2] De Smet L, Janssens I, van de Sande W. Chronic lunotriquetral ligament injuries: arthrodesis or capsulodesis. Acta Chir Belg 2005;105(1):79–81.

[3] deVilliers Minnaar AB. Congenital fusion of the lunate and triquetral bones in the South African Bantu. J Bone Joint Surg 1952;34-B(1):45–58.

[4] Guidera PM, Watson HK, Dwyer TA, Orlando G, Zeppieri J, Yasuda M. Lunotriquetral arthrodesis using cancellous bone graft. J Hand Surg Am 2001;26(3):422–427.

[5] Kirschenbaum D, Coyle MP, Leddy JP. Chronic lunotriquetral instability: diagnosis and treatment. J Hand Surg Am 1993;18(6):1107–1112.

[6] Larsen CF, Jacoby RA, McCabe SJ. Nonunion rates of limited carpal arthrodesis: a meta-analysis of the literature. J Hand Surg Am 1997;22(1):66–73.

[7] Nelson DL, Manske PR, Pruitt DL, Gilula LA, Martin RA. Lunotriquetral arthrodesis. J Hand Surg Am 1993;18(6):1113–1120.

[8] Pin PG, Nowak M, Logan SE, Young VL, Gilula LA, Weeks PM. Coincident rupture of the scapholunate and lunotriquetral ligaments without perilunate dislocation: pathomechanics and management. J Hand Surg Am 1990;15(1):110–119.

[9] Ritt MJ, Maas M, Bos KE. Minnaar type 1 symptomatic lunotriquetral coalition: a report of nine patients. J Hand Surg Am 2001;26(2):261–270.

[10] Sennwald GR, Fischer M, Mondi P. Lunotriquetral arthrodesis. A controversial procedure. J Hand Surg [Br] 1995;20(6):755–760.

[11] Shin AY, Weinstein LP, Berger RA, et al. Treatment of isolated injuries of the lunotriquetral ligament: a comparison of arthrodesis, ligament reconstruction and ligament repair. J Bone Joint Surg 2001;83(7):1023–1028.

[12] Siegel JM, Ruby LK. A critical look at intercarpal arthrodesis: review of the literature. J Hand Surg Am 1996;21(4):717–723.

[13] van de Grift TC, Ritt MJ. Management of lunotriquetral instability: a review of the literature. J Hand Surg Eur Vol 2016;41(1):72–85.

[14] Vandesande W, De Smet L, Van Ransbeeck H. Lunotriquetral arthrodesis, a procedure with a high failure rate. Acta Orthop Belg 2001;67(4):361–367.

第二十四部分

腕关节融合术
后并发症

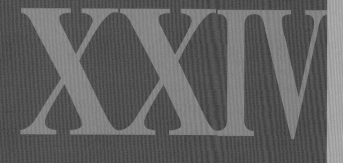

第 78 章　腕关节融合术后并发症

James Higgins, Kenneth R. Means, Jr., Kenneth L. Fan

78.1　病例

一名 55 岁的推销员在办公室出现右手腕明显疼痛。他患有多个其他关节的骨关节炎疼痛，包括膝盖、左髋部和双侧肩关节。他属于病态肥胖，在有症状的右手拐杖协助下行走。

78.2　解剖学

检查发现他腕关节桡背侧滑膜炎的活动限于屈曲 40° 和背伸 30°。放射线照片显示 II 期进行性舟月塌陷（SLAC）关节炎（图 78.1）。

最初用夹板和桡腕关节皮质酮注射治疗后，患者同意手术干预。由于 X 线片上弥漫性关节炎变化，根据关节炎的术中发现，患者同意进行部分或全腕融合术。

术中探查发现，在腕骨和舟骨头关节处，关节发生了严重变化。在放射状关节处观察到早期的软骨变化。为了保持运动，进行了舟骨和三角骨切除和头月融合（CL）。

术后 X 线片显示头月融合已愈合，但未完全纠正月骨的伸展姿势（图 78.2）。在其余的放射状关节中观察到迅速进行性关节炎变化。随着患者依靠手杖行走，这种症状越来越明显。改善失败后，成功进行了全腕关节固定融合术（图 78.3）。

78.3　推荐治疗方案

舟月骨间分离腕关节的手术探索需要根据不同软骨表面的质量做出手术决定。目标应该尽可能地缓解疼痛，同时保持运动。如果月骨窝和头状面保存良好，外科医生可以选择近排腕骨切除术（PRC）。另外，在保存完好的桡尺骨关节的情况下，近端头状软骨缺乏是腕骨中部关节固定术的一个适应证。

在这个病例中，所有这些关节表面都不太理想，但放射关节被认为是病变最少的，并选择了腕关节中

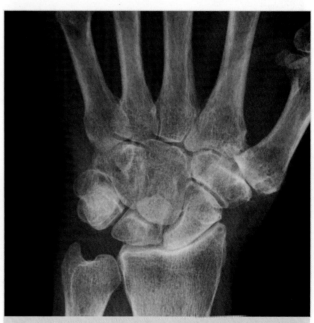

图 78.1　腕部前后位 X 线片显示 II 期晚期舟月进行性塌陷关节炎。注意舟骨关节间隙的扩大和桡腕关节间隙的狭窄

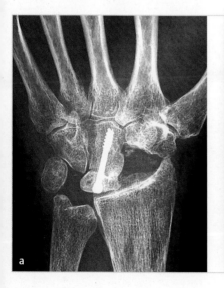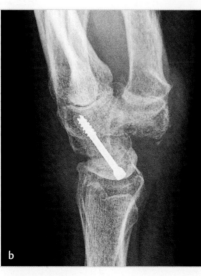

图 78.2　（a）舟骨和三角骨的手术切除和舟月融合术后，腕部的前后和（b）腕部外侧 X 线片。请注意，在横向 X 线片上未校正月骨的伸展姿势。月骨相对于头状骨保持伸展姿势

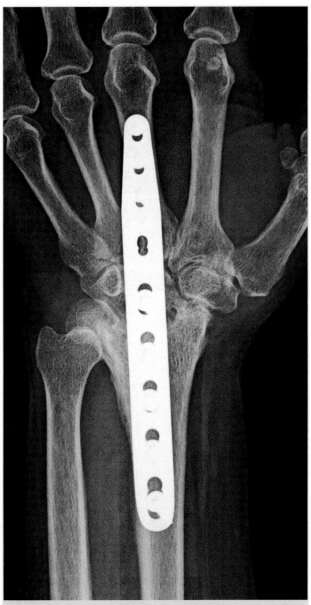

图 78.3　腕中关节置换失败后的腕关节置换前后位 X 线片

部融合。患者有明显失败的危险因素：病态肥胖和依赖拐杖辅助移动。在观察了关节软骨的磨损后，立即进行全腕关节融合术将更有可能提供适合其功能需求的持久的长期疼痛缓解。

78.3.1　背景

　　全腕关节融合术是一种减轻弥漫性腕关节炎患者疼痛的可靠方法。然而，运动范围被牺牲会限制日常生活的活动。由于腕部特有的要求以及相关的骨骼和软组织的解剖学限制，全腕关节置换术（TWA）成功率较低。无菌松动率和 5 年生存率的变化导致 TWA 主要用于老年患者和其他低需求患者。

　　年轻、活跃的腕关节炎患者通常会采用持久的止痛方法，并保留运动范围。有限的腕关节固定术可以消除关节炎关节的痛苦运动，同时保持关节不活动时的运动。SLAC 通常表现出在桡月关节中保留了软骨，使得在舟骨切开和中腕融合后能够保留运动。矢状运动的 30% ~50% 发生在腕骨间关节，其余部分通过桡腕关节。术后 1 年内，未融合的关节活动范围出现了代偿性增加。

78.3.2　进行性舟月塌陷

　　进行性舟月塌陷是观察到的最常见的腕关节炎模式，是基于舟骨、月骨和桡骨之间的关节对齐问题引起的一系列退化性变化。然而，迄今为止，尚无科学证据表明在无静态放射线摄片改变的情况下，在关节镜下可视化的舟月（SL）损伤不可避免地导致了进行性舟月塌陷。尽管尸体模型表明舟状骨进行性旋转半脱位导致接触改变，这暗示了关节炎的病灶，但有限的证据表明，急性舟月损伤的重建或修复可延迟或预防关节炎。

　　进行性舟月塌陷模式始于桡骨茎突和舟骨交界处（阶段 I），并逐渐包括桡舟关节表面（阶段 II）。舟骨关节由于其椭圆形而更容易受到伤害。随着 SL 间隔的加宽，头状骨向近端迁移至变宽的间隔中，从而导致腕中头 – 月关节关节炎（阶段 III），桡月关节得以幸免。由于桡月关节的均匀球形性质，尽管月骨定向发生变化，但仍允许在所有位置负载软骨，因此通常不使用桡月关节。

腕骨间关节融合术伴舟状骨切除术与近排腕骨切除术

　　中腕融合术（MA）和近排腕骨切除术（PRC）提供了全腕关节固定术的保持运动的替代方法。PRC 是一种要求较低的技术，具有固定时间较短。尽管外科医生还结合了 PRC 使用了头状骨表面成型技术，并报告了合理的结果，但在头状骨近端(即SLAC 腕关节 I 和 II 阶段) 上良好地保存软骨被认为是 PRC 的先决条件。

　　MA 手术治疗阶段 III SLAC/SNAC 手腕是可行的，因为它不需要保留头状骨。该技术比 PRC 要求更高，需要更长的固定时间，并且需要进行影像 / 临床结合。如果在进行关节固定术时不注意将月骨减少到中立位或轻微屈曲，则可认为运动范围受到特别限制。如果月骨被延伸关节固定，融合块可能会撞击到桡骨的背唇，限制背伸并引起疼痛。尽管有这些要求，但提倡者仍指出保持腕骨高度和桡月全融合的优势。配合适当的手术技术和骨移植的位置，报告的失败率以及在 15 年的随访中向总腕关节固定的转化率可以达到2% ~4%。

在短期内，结果通常是相等的。运动范围或握力强度的差异具有可疑的临床相关性。Mulford 等在对 52 项研究的系统评价中发现，可以在 85% 的患者中实现疼痛缓解，握力大约达到另一侧的 80%，并且在两种手术中，总腕关节置换率均为 5%，尽管在 MA 中屈伸范围可能略少。

选择正确的程序时应考虑其他因素。已经提出，MA 在年轻的积极劳动者中可能更持久。DiDonna 等研究了一系列 PRC，发现所有失败都发生在 35 岁以下的患者中。在这一部分患者中，已提倡使用 MA。经系统检查发现，PRC 在发展随后的骨关节炎中有显著增加。头状骨近端的曲率半径小于月骨，并且在桡骨的月骨窝中未表现出理想的适配。MA 具有保留天然球形桡月关节的优点。

但是，许多作者发现，与 PRC 术后头状骨变性的临床相关性最小。

78.3.3　选择性腕骨融合

腕掌融合的目的是通过 CL（头月融合）形成稳定的关节固定术，并使桡腕关节承担手腕关节的负重。最初报道的用克氏针固定的 CL 关节固定术没有成功，骨不连发生率高达 33% ~50%。1984 年，Watson 描述了在 CL 融合体中包括钩骨和三角骨，以提高骨融合率。此过程通常称为四角融合（4CF）。

当加压螺钉技术提高融合率时，作者开始重新审视该技术。Goubier 和 Teboul 在其 CL 关节固定术系列中具有很高的融合率（13/12），疼痛均得到改善。Calandruccio 等在他们的 14 例患者中，有 2 例不愈合，1 例持续疼痛。最近，Gaston 等将 16 例 CL 关节固定术与 18 例接受四角融合的患者进行了比较。他们发现 CL 关节固定组的握力，运动范围和疼痛程度与四角融合组相似。减少了对骨移植的需求（50% 比 100%），并且在三角骨切除后更容易减少骨量需求，特别是在 CL 关节不是共线的 II 型月骨中。令人印象深刻的是，与 CL 关节固定术相比，没有使用加压螺钉的骨不连，而四角融合中只有 11%。每组中有 2 例患者需要转换为全腕关节融合术。

作为替代方案，人们也越来越关注三角融合（头状骨，月骨和钩骨融合以及舟骨和三角骨的切除）作为增加运动范围但减轻 CL 关节固定术中骨不连发生率的一种手段。尸体研究显示，当将关节固定从四角融合转换为三角融合时，随后去除三角骨可改善腕部的运动范围。一项小病例系列已证明三角融合在 12 例患者中成功，其中 1 例不愈合，2 例翻修。

局部关节融合术后永久性 / 复发性疼痛并转变为全腕关节融合术

当有限的腕关节融合术患者无法完全缓解或疼痛加重时，全腕关节置换术被认为是手术备选方案。Neubrech 等检查了 594 例四角融合的 K 线和植骨的长期结果（14.7 年），其主要由于持续性疼痛和骨不连导致的全腕关节融合率为 6.7% 的转化率，而需要翻修手术的并发症率为 11.1%。其他作者报告了多达 30% 的患者由于持续疼痛而导致四角融合失败。

78.4　手术技术

进行背侧腕纵向切口以暴露伸肌支持带。支持带背膜在第 3 室中打开，释放拇长伸肌。第 4 室向尺侧牵拉，第 2 室纵向缩回。充分反折背囊，以暴露桡腕关节和腕骨间关节。检查关节，主要目的是评估桡骨近端和月骨的软骨面的质量。如果这些关节面无关节炎变化，则可进行腕骨间融合术。舟骨和三角骨完全切除。完整切除舟骨后，可以看到完整的掌侧腕韧带，应予以保留。

咬骨钳用于去除远端月骨和近端头状骨的相对表面的软骨和密集的软骨下骨。在精心准备了这些表面后，将它们以杯形 / 圆锥形关系固定，要格外小心，以使月骨减少到中立位或轻微的掌侧屈曲。头状骨和月骨的纵轴在侧向和后侧投影中线。在腕部弯曲的情况下，将一根导线顺行地穿过近端的月骨的软骨表面插入头状骨中（图 78.4）。注意不要破坏头状头钩或腕掌关节。可以从三角骨中收获松质骨自体移植物，并在放置螺钉之前将其插入关节固定部位。插入空心无头加压螺钉，并将其充分埋在软骨表面下方（图 78.5）。

移除导丝后，手腕即可背伸。透视检查可以确定硬件的位置和深度，以及融合表面的月骨位置和接合（图 78.6）。

78.5　术后效果评估

在所介绍的第一个病例中，患者的选择和手术技术导致疼痛完全缓解。术后 X 线片显示固定前腕中关节复位不足，并且月骨相对于头状骨持续背伸姿势（图 78.2b）。在单独的患者中，适当减少月骨会导致月骨相对于头状骨呈中立位（图 78.7）。

78.6　技术要点

- SLAC II 期腕关节可以采用 PRC 或腕骨间融合治疗。
- MA 可用多种技术执行，CL 融合是所描述程序的共同目标。
- 需要再次手术的临床失败最常见症状是持续性或复发

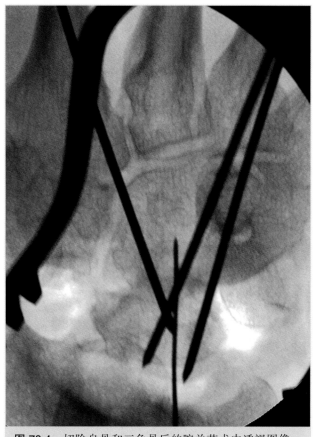

图 78.4　切除舟骨和三角骨后的腕关节术中透视图像，并检测了舟月关节固定术。空心螺钉的导丝从月骨到头状骨顺次引入。在减少亮度的图像中可以看到各种"摇杆"克氏针导线

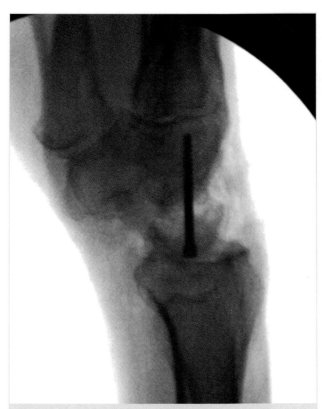

图 78.6　切除舟骨和三角骨后的手腕术中透视图，并检测了舟月关节固定术。注意月骨的中立位

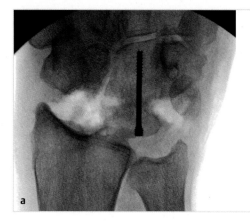

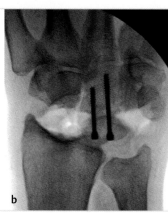

图 78.5　在舟状骨和三角骨切除术和头月关节固定术后，腕关节的术中透视前后位图像。(a)首先插入空心螺钉。(b)将第 2 个螺钉成功地穿过头月关节

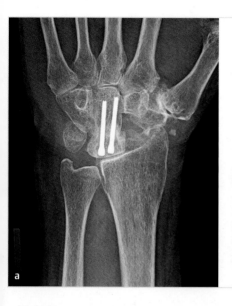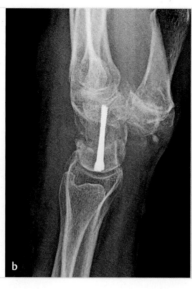

图 78.7　（a，b）适当进行舟骨和三角骨切除术和腕骨间头月联合固定术的术后前后和 X 线片。注意侧面 X 线片上月骨相对于头状骨的中立位

性疼痛。

- 腕中融合术临床失败的危险因素包括腕骨间融合时桡月关节软骨表面的早期关节炎改变，对齐融合时月骨背伸矫正不足，高要求的腕关节以及患者年龄年轻。
- 全腕关节融合术是腕骨间融合失败后最常见的抢救性手术。

（蔡兴博　译）

参考文献

[1] Bain GI, Sood A, Ashwood N, Turner PC, Fogg QA. Effect of scaphoid and triquetrum excision after limited stabilisation on cadaver wrist movement.J Hand Surg Eur Vol 2009;34(5):614–617.

[2] Calandruccio JH, Gelberman RH, Duncan SF, Goldfarb CA, Pae R, Gramig W. Capitolunate arthrodesis with scaphoid and triquetrum excision. J Hand Surg Am 2000;25(5):824–832.

[3] Cohen MS, Kozin SH. Degenerative arthritis of the wrist: proximal row carpectomy versus scaphoid excision and four-corner arthrodesis. J Hand Surg Am 2001;26(1):94–104.

[4] DiDonna ML, Kiefhaber TR, Stern PJ. Proximal row carpectomy: study with a minimum of ten years of follow-up. J Bone Joint Surg Am 2004;86(11):2359–2365.

[5] Dutly-Guinand M, von Schroeder HP. Three-corner midcarpal arthrodesis and scaphoidectomy: a simplified volar approach. Tech Hand Up Extrem Surg 2009;13(1):54–58.

[6] Gaston RG, Greenberg JA, Baltera RM, Mih A, Hastings H. Clinical outcomes of scaphoid and triquetral excision with capitolunate arthrodesis versus scaphoid excision and four-corner arthrodesis. J Hand Surg Am 2009;34(8):1407–1412.

[7] Goubier JN, Teboul F. Capitolunate arthrodesis with compression screws. Tech Hand Up Extrem Surg 2007;11(1):24–28.

[8] Kiefhaber TR. Management of scapholunate advanced collapse pattern of degenerative arthritis of the wrist. J Hand Surg Am 2009;34(8):1527–1530.

[9] Kirschenbaum D, Schneider LH, Kirkpatrick WH, Adams DC, Cody RP. Scaphoid excision and capitolunate arthrodesis for radioscaphoid arthritis. J Hand Surg Am 1993;18(5):780–785.

[10] Mulford JS, Ceulemans LJ, Nam D, Axelrod TS. Proximal row carpectomy vs four corner fusion for scapholunate (Slac) or scaphoid nonunion advanced colla pse (Snac) wrists: a systematic review of outcomes. J Hand Surg Eur Vol 2009;34(2):256–263.

[11] Neubrech F, Mühldorfer-Fodor M, Pillukat T, Schoonhoven Jv, Prommersberger KJ. Long-term results after midcarpal arthrodesis. J Wrist Surg 2012;1(2):123–128.

[12] Pappou IP, Basel J, Deal DN. Scapholunate ligament injuries: a review of current concepts. Hand (N Y) 2013;8(2):146–156.

[13] Stern PJ, Weiss AP. Controversy: Four-corner fusion. Precourse #6. Paper presented at the 61st Annual Meeting of the American Society for Surgery of the Hand.Washington, DC; September 7–9, 2006.

[14] Watson HK, Ballet FL. The SLAC wrist: scapholunate advanced collapse pattern of degenerative arthritis. J Hand Surg Am 1984;9(3):358–365.

[15] Wysocki RW, Cohen MS. Complications of limited and total wrist arthrodesis. Hand Clin 2010;26(2):221–228.

第79章　月骨骨折脱位和桡舟月关节融合术

Christoph Pezzei

79.1　病例

2006 年 11 月，一名 49 岁的男性摔伤手部，这导致了复杂的关节内桡骨远端骨折。

尺骨平面移位，腕骨半脱位（图 79.1）。第 2 天进行切开复位术并用定角钢板进行内固定。聚焦在尺骨小碎片上，将钢板放置在尺骨的远端和尺骨上。术后 X 线片显示良好的效果（图 79.2）。使用短臂石膏固定 5 周。尽管将钢板小心放置，但尺骨小碎片无法充分复位。手术后 3 周的 X 线片显示尺骨碎片再次脱位，腕骨掌侧移位（图 79.3）。患者拒绝再次手术。这种情况持续 6 个月。

79.2　解剖学

骨折愈合不良。腕关节半脱位和硬物刺激的结果是，月骨的软骨被完全破坏（图 79.4）。患者左手腕不断肿胀。仅在繁重的工作中才会发生疼痛。背伸 / 掌曲的运动范围（ROM）为 30° ~0° ~40°。前臂旋转不受影响。

79.3　推荐治疗方案

桡腕关节面解剖重建是不可能的。软骨被破坏并显示出进行性骨关节炎。腕关节去神经术是一种成功地治疗腕部疼痛的方法，它保留了一些有用的剩余活动度，禁忌证是明显的炎症或水肿。

腕关节置换术可能是严重关节炎的一种选择。进行腕置换手术的主要原因是减轻疼痛并保持手腕功能，且无须在日常生活中大量使用。

全腕融合是治疗此类情况的一种选择。据报道融合率很高，可以很好地缓解疼痛，但是特别是在年轻人中，腕部运动的丧失会限制他们的日常活动。

由于腕中关节未受到影响，因此我们首选的方法是使用桡舟月（RSL）融合术进行补救。

通常，桡舟月（RSL）融合术是通过背侧入路进行

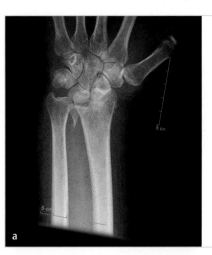

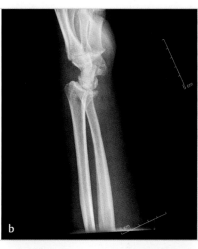

图 79.1　（a，b）复杂关节内桡骨远端骨折。下尺桡联合脱位腕关节掌侧半脱位

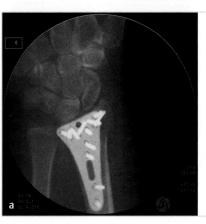

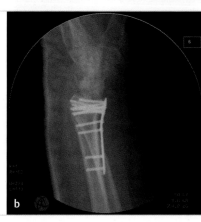

图 79.2　（a，b）切开复位，钢板内固定。术后 X 线检查结果良好

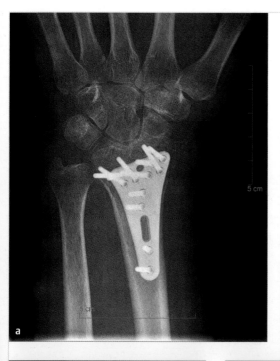
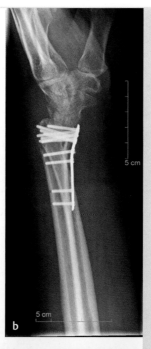

图 79.3　（a~d）手术 3 周后 X 线片显示尺骨碎片再次脱位，腕骨掌侧移位

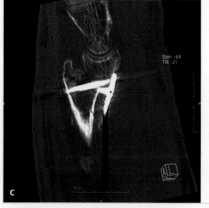
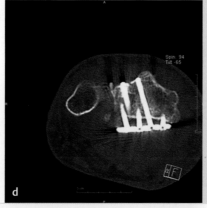

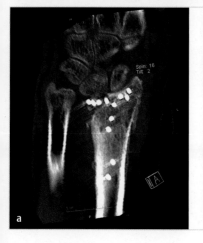
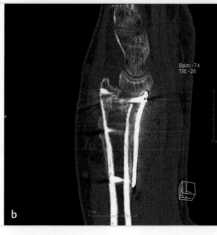

图 79.4　（a，h）骨折畸形愈合。由于腕骨掌侧半脱位和钢板刺激，月骨软骨完全被破坏

的。掌侧入路的优点是无须额外的背侧切口即可移除先前放置的钢板。

桡舟月（RSL）融合术中的远端舟骨切除术增加了掌曲和桡偏的活动度并降低了疼痛程度。

推荐治疗方案

- 腕部去神经治疗疼痛。
- 重度关节炎的腕关节置换术。
- 全腕融合可以缓解疼痛，但有局限性。

- 我们增加 ROM（活动度）的首选方法是 RSL（桡舟月融合术）。

79.4　手术技术

掌侧入路用于钢板取出和 RSL 桡舟月融合术。切口向远侧延伸至桡向侧以充分暴露舟骨。先前的钢板已取出。用骨凿切掉桡骨的整个掌侧缘，确保钢板不会激惹肌腱。

切除舟骨的远端 1/4。这将使腕骨间关节解锁，降低骨不连率，并增加术后 ROM（活动度）。舟骨、月骨和远端桡骨的关节面在极度背伸时暴露。剥去软骨表面，直到松质骨暴露为止。在此过程中，必须特别小心，以免损坏腕骨间关节。舟月骨间韧带完好无损。

舟状骨和桡骨掌缘的提取部分用于松质骨移植，不需要额外的骨量收集。舟骨和月骨中的克氏针当作操纵杆，以控制腕骨的位置。然后在图像增强下，用 2 根克氏针将月骨和舟骨临时固定在桡骨上。位置非常重要，要避免月骨的任何背侧不稳（DISI）或掌侧不稳（VISI）。

对于最终固定，我们使用直的多轴锁定框架板（图 79.5）。重要的是，不要将板放置在太远的位置，以免螺钉在关节内放置。在图像增强下，将 2 枚螺钉放置在月骨和舟骨中。可变角度锁定系统可将螺钉准确放置在腕骨中。移除克氏针，并压紧松质骨移植物（图 79.6）。术后使用短臂石膏将患者固定 5 周。

79.5　术后效果评估

2 个月后，患者抱怨手腕持续肿胀和疼痛。

CT 扫描显示，月骨固定在 DISI 位置。在这短时间内，软骨下囊肿发展成腕中骨关节炎。头状骨的头部背侧半脱位（图 79.7）。活动度的伸展度为 40°，屈曲度为 15°。前臂旋转不受影响（图 79.8）。

下一步和最终解决方案将是采用背侧入路进行全腕融合，无须取出以前的内固定物。不幸的是，患者于 2016 年 7 月死亡。

79.6　技术要点

要观察一些基本的操作技术步骤：

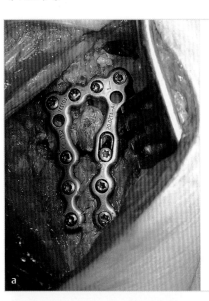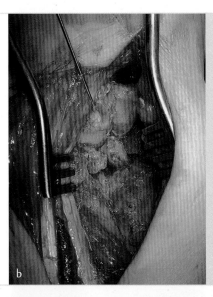

图 79.5　（a，b）对于最终的矫正固定术，我们使用直的多轴锁定框架板

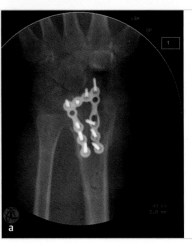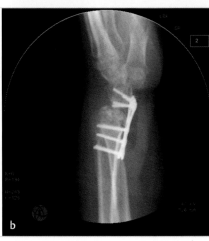

图 79.6　（a，b）X 线片提示松质骨移植物在固定装置内被压紧

- 内置物拆除和桡舟月融合术使用单一手掌入路。
- 远端舟骨切除术可减轻疼痛并增加活动度。
- 腕骨的准确定位对于避免 DISI 或 VISI 是必要的。
- 在固定板之前，用克氏针将月骨和舟骨临时固定在桡骨上。
- 用定角板固定会降低文献中报道的骨不连率。

- 在此过程中，必须特别小心，以免损坏腕中关节。
- 如果舟月骨间韧带完整且稳定，则无须对该区域进行修整。如果舟月骨间韧带不稳定或缺失，则必须剥离舟月区域并填充松质骨移植物。
- 为避免掌侧入路激惹肌腱，必须移除桡骨的掌侧边缘。
- 无须额外进行骨移植。

（蔡兴博　译）

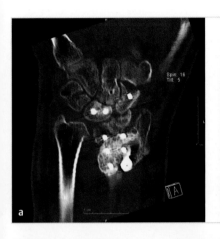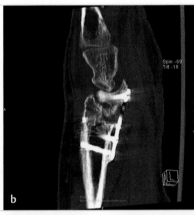

图 79.7　（a，b）CT 扫描显示，月骨固定在背侧不稳定位置。在这短时间内，软骨下囊肿发展成腕骨间骨关节炎。头状骨的头部背侧半脱位

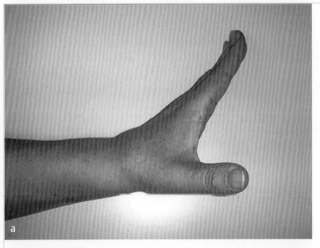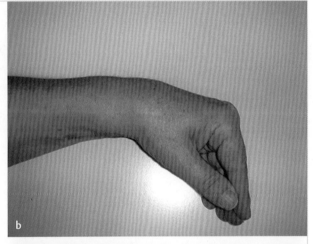

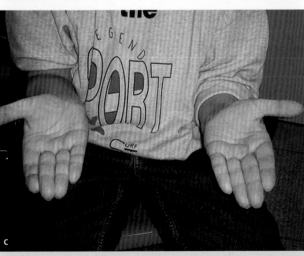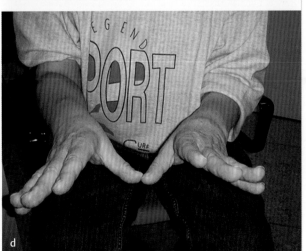

图 79.8　（a~d）术后活动范围

参考文献

[1] Bain GI, Sood A, Yeo CJ. RSL fusion with excision of distal scaphoid and triquetrum: a cadaveric study. J Wrist Surg 2014;3(1):37–41.

[2] Berkhout MJ, Shaw MN, Berglund LJ, An KN, Berger RA, Ritt MJ. The effect of radioscapholunate fusion on wrist movement and the subsequent effects of distal scaphoidectomy and triquetrectomy. J Hand Surg Eur Vol 2010;35(9):740–745.

[3] Garcia-Elias M, Lluch A. Partial excision of scaphoid: is it ever indicated? Hand Clin 2001;17(4):687–695, x.

[4] Garcia-Elias M, Lluch A, Ferreres A, Papini-Zorli I, Rahimtoola ZO. Treatment of radiocarpal degenerative osteoarthritis by radioscapholunate arthrodesis and distal scaphoidectomy. J Hand Surg Am 2005;30(1):8–15.

[5] Larsen CF, Jacoby RA, McCabe SJ. Nonunion rates of limited carpal arthrodesis:a meta-analysis of the literature. J Hand Surg Am 1997;22(1):66–73.

[6] McCombe D, Ireland DC, McNab I. Distal scaphoid excision after radioscaphoid arthrodesis. J Hand Surg Am 2001;26(5):877–882.

[7] Nagy L, Büchler U. Long-term results of radioscapholunate fusion following fractures of the distal radius. J Hand Surg [Br] 1997;22(6):705–710.

[8] Shin EK, Jupiter JB. Radioscapholunate arthrodesis for advanced degenerative radiocarpal osteoarthritis. Tech Hand Up Extrem Surg 2007;11(3):180–183.

第二十五部分

全腕关节置换术

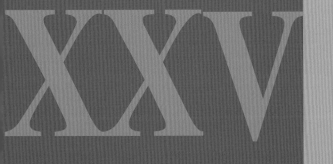

第 80 章　全腕关节置换术后假体移位

Brian D. Adams

80.1　病例

67 岁女性，有 2 个月进行性腕关节疼痛和肿胀的病史。她有相当长的类风湿关节炎病史，双侧腕关节受累严重，9 年前右侧腕关节行全腕关节置换术，术后效果良好。右腕关节活动时疼痛消失。

约 1 年前该患者进行了右侧髋关节和左膝关节置换术，康复过程中常规应用行走辅助器，恢复后偶尔借助行走辅助器。自此右腕关节出现疼痛和间歇性肿胀并日渐加重。自 5 年前开始规律服用治疗类风湿关节炎药物后，右侧腕关节类风湿关节炎控制良好，功能维持稳定。无局部或系统性感染状况。

80.2　解剖学

查体显示轻度弥漫性腕关节背侧肿胀，无红疹，力线和活动满意，有轻微触痛。所有指伸屈肌腱完整无神经病变。

腕关节影像学检查显示假体远端组件严重的移位，假体周围腕骨溶解。近端组件稳定桡骨周围轻度骨溶解（图 80.1）。

80.3　推荐治疗方案

治疗关节置换并发症方法有：假体翻修，关节成形术以及关节融合术。对于骨缺损伴假体松脱则很难进行翻修，尤其对于腕关节而言更是如此。腕关节截骨成形术会导致关节不稳，关节畸形以及关节力量降低。全腕关节置换术会维持关节稳定和保持关节力量，

但也有很多技术难度如腕高的维持，假体固定的稳定性维持以及骨性融合。

推荐治疗方案

- 尽管感染是我们最不想看到的，但应该进行适当的实验室检查以及关节穿刺术来检测感染。
- 进展性的假体松脱建议手术治疗，但不能操之过急。
- 关节融合术对于大量腕关节骨质丧失以及对于行走辅助器应用是最佳选择。

80.4　手术技术

术前和术后各停止一个疗程的 DMARDs 以及甲氨蝶呤，任何泼尼松治疗方案都不能替换。特定的腕关节融合术则应用背侧钢板以及形状修整过的同种异体股骨头松质骨。

切口选择以前背侧切口的位置，在第 4 伸肌间室处打开伸肌支持带，和皮肤一同提起保持连续性保护皮肤的血运，降低术口愈合并发症。打开关节囊小心移除假体并保持骨量。如果有假体松脱腕骨组件很容易被取出。若要取出固定良好的桡骨组件，生物型假体需要进行桡骨截骨术，骨水泥型假体需要去除假体上骨水泥覆盖物。

用薄型骨凿沿着桡骨假体周围进行截骨，小心开皮质。在保护骨质情况下尽量去除骨水泥。桡骨截骨后要尽量保证其完整性保证接下来钢板固定，螺钉固定钢板后会将截骨骨质拉紧固定。

股骨头只应用松质骨部分并用摆锯修整形状，使

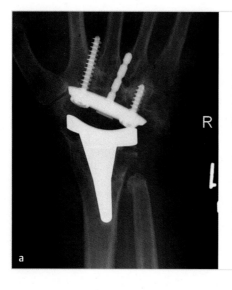
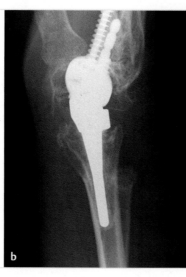

图 80.1　（a，b）腕关节影像学检查显示假体远端组件严重的移位，伴有假体周围腕骨溶解

其形状填补桡骨远端干骺端和腕骨缺损大小甚至掌骨缺损，以及关节假体留下的空白部位。移植物近端是典型的"V"形，中部是梯形，远端是不规则形用来填补腕骨的缺损（图80.2）。植骨的目的就是填补骨缺损维持稳定结构，保持或抬高腕关节。

术中手动牵开腕关节可以维持最佳腕高，以及保证伸屈肌腱和韧带的最佳张力。将腕关节屈曲将移植物轻轻插入桡骨内，配合关节的屈伸将腕骨复位到移植物的远端。

将不锈钢材质或钛材质腕关节融合钢板或跨腕钢板，按照标准手术技术固定在桡骨和第3掌骨上。若第3掌骨骨质侵蚀严重可选择固定在第2掌骨。螺钉不能固定在钢板的中间，防止钢板断裂和移位。根据实际安装情况决定是否预弯钢板或用直型钢板。若选择直型钢板，可将钢板背屈约15°，相比掌屈状态融合的患者，背屈融合可保证腕关节有更好的功能。对

于骨质情况差，需要长时间骨质才能融合的患者，可选用锁定钢板。

为防止移植骨和原位骨间存在间隙和骨溶解，可将间隙填满松质骨块。也可考虑应用有可诱导成骨或加速骨愈合功能的骨替代物。

开始用短臂夹板固定，然后用石膏固定至少2个月。用定制的可拆卸的夹板固定直到影像学检查显示融合成功后拆除。

手术步骤

1. 选择上次手术的腕关节背侧切口。
2. 打开伸肌支持带，连同皮肤一起拉开。
3. 切开关节囊，取出假体。
4. 沿桡骨纵向截骨，然后轻轻撬开骨皮质。
5. 去除骨水泥。
6. 确定最佳腕关节高度，以实现在伸肌和屈肌腱适当的张力。
7. 修剪同种异体股骨头松质骨的结构性植骨材料，使之轮廓匹配。
8. 植入同种异体骨。
9. 减少腕骨至移植骨的远端距离。
10. 应用腕关节不锈钢/钛钢板或跨腕钢板，进行桡骨远端到第3掌骨的标准融合固定。
11. 同种异体松质骨填充间隙。

80.5　术后效果评估

虽然该患者的全腕关节置换取得了9年的良好结果，但最近因为风湿疾病的治疗和长时间使用步行辅助，导致手腕压力增加，最终发生了腕关节假体松动。一期的融合获得了一个无痛并且稳定的腕关节（图80.3）。

腕关节翻修只有在具有大量筹备骨时才考虑，此时只需有少量外形修整和骨移植来支撑一个新的组件。但转为全腕关节融合比移除假体更复杂，但功能结果可靠，潜在风险不大。

80.6　技术要点

• 全腕关节融合术不仅仅是全腕关节置换术失败后的单纯转换术式，还应考虑有大量的骨量丢失和可能的肌腱损伤。
• 需要小心去除假体，尽可能保留大的骨块，以满足钢板固定和促进骨愈合。
• 使用同种异体股骨头松质骨的结构性植骨，避免使用大量自体骨移植。
• 使用专用的腕关节融合板，以便于提供融合所需要的长期的固定。

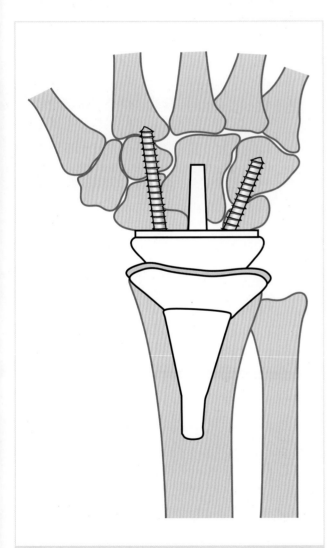

图80.2　同种异体移植通常为近端"V"形，中部为梯形，远端不规则形用来填补腕骨的缺损

（朱　敏译）

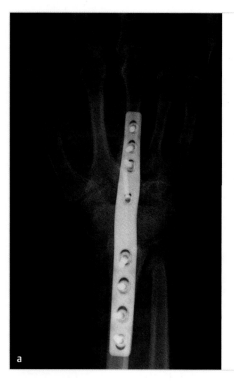
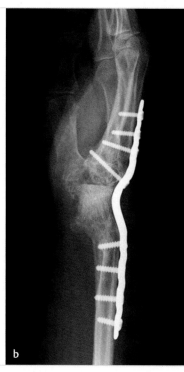

图 80.3　（a，b）应用一块腕关节不锈钢/钛钢板或跨腕钢板，进行桡骨远端到第 3 掌骨的标准融合固定。如果第 3 掌骨严重侵蚀时，可在第 2 掌骨固定。钢板中间部分避免植入螺钉，以防移植骨骨折和脱位

参考文献

[1] Adams BD, Kleinhenz BP, Guan JJ. Wrist arthrodesis for failed total wrist arthroplasty.J Hand Surg Am 2016;41(6):673–679.

[2] Beer TA, Turner RH. Wrist arthrodesis for failed wrist implant arthroplasty.J Hand Surg Am 1997;22(4):685–693.

[3] Brase DW, Millender LH. Failure of silicone rubber wrist arthroplasty in rheumatoid arthritis. J Hand Surg Am 1986;11(2):175–183.

[4] Carlson JR, Simmons BP. Wrist arthrodesis after failed wrist implant arthroplasty. J Hand Surg Am 1998;23(5):893–898.

[5] Cooney WP III, Beckenbaugh RD, Linscheid RL. Total wrist arthroplasty. Problems with implant failures. Clin Orthop Relat Res 1984(187):121–128.

[6] Ferlic DC, Jolly SN, Clayton ML. Salvage for failed implant arthroplasty of the wrist. J Hand Surg Am 1992;17(5):917–923.

[7] Rizzo M, Ackerman DB, Rodrigues RL, Beckenbaugh RD. Wrist arthrodesis as a salvage procedure for failed implant arthroplasty. J Hand Surg Eur Vol 2011;36(1):29–33.

第二十六部分

三角纤维软骨复合体
撕裂

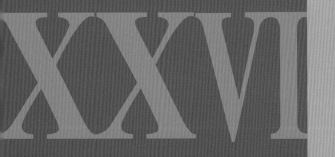

第 81 章　三角纤维软骨复合体撕裂后的疼痛

Alejandro Badia

81.1　病例

一名 34 岁的右利手患者，职务为县选举局仓库领导，在几个月前，因为持续性的左腕尺侧疼痛，当地骨科医生考虑他有三角纤维软骨复合体（TFCC）的损伤，并进行了腕关节镜探查。患者在刚受伤时，腕关节背伸时疼痛明显，因此他去了社区康复中心就诊，并进行保守、康复治疗。7 个疗程后疼痛没有改善，他转诊到当地的骨科医院就诊，进而进行了腕关节的探查、清理，从切口来看显然只是进行了桡腕关节内的手术，但患者却被告知进行了 TFCC 的清理手术，同时没有明确的说明这是周围性还是中心性损伤。术后，短臂石膏仅仅固定了 1 周，同时固定期间允许患者前臂旋转，然后进行其他治疗。但患者很快发现疼痛没有任何改善，因此通过工会基金邀请了手外科专家的会诊。

该患者表现为持续性腕关节尺侧疼痛，即使是简单的日常活动（包括驾驶）也会加重这种疼痛。他的工作不需要很多体力活动，他带伤工作时大部分时间是监督职位。在体格检查时，没有明显的肿胀或畸形，但极度尺偏时有疼痛，桡尺远侧关节被动分离时虽然没有出现卡滞，但仍有不适。腕关节极度旋后的疼痛也很小，月三角骨间韧带（LT）Shuck 试验阴性，尺侧腕伸肌（ECU）无压痛。左侧握力降低至 43.10kg，而优势手右侧为 56.70kg。X 线片显示无明显骨质异常和腕关节不稳，尺骨见中性变异。由于腕关节镜术后持续疼痛，因此做了 MRI 检查，MRI 显示 TFCC 关节盘周围有磨损，整体结构较完整，无明显撕裂，还描述了月三角骨间韧带是正常的。一位经验丰富的肌肉骨骼（MSK）放射科医生在 1.5T 的闭合 MRI 中再三确认没有发现其他相关的问题。

81.2　解剖学

患者目前的持续性疼痛主要位于腕关节尺侧，也常被称为"手腕下背部"，只要腕关节轻微的背伸挤压便会疼痛。接下来的重点是通过仔细的临床检查与众多疾病进行鉴别，这其中最重要的是需要在腕关节镜下进行详细的检查和评估，进而确认和记录病情，并提供最佳的治疗。

这名患者已经接受了腕关节镜探查，但该手术是一名经验不足的骨科医生进行的尝试性手术。通过查看手术记录，并对腕背部皮肤进行确认和肉眼评估，

最终确认该医生没有进行腕中关节镜检查，这是很重要的一步。关节镜下清理术后持续性尺腕疼痛有多种原因。首先，必须确定的是一个简单的清理手术是否足够，因为很多时候这些易碎的组织会迅速退化，导致复发性继发滑膜炎。此外，这种损伤需要进行外周的修复，并固定足够长的时间，通常需要固定在外旋的姿势。相反，中央退行性撕裂（Palmer Ⅱ a 型）最好通过射频紧缩进行适当的挛缩固定。如果 TFCC 的病损是腕关节尺侧疼痛的主要原因，那么其他的疼痛原因也需要排除。

从简单的触诊开始，临床检查可以鉴别和排除大部分腕尺侧疼痛的问题。从运动范围评估开始，事实上前臂若能完全旋后并且没有明显不适，这通常可以排除典型的外周 TFCC 撕裂。由于桡偏或尺偏时疼痛可能不会那么明显，因此触诊特定的结构和具有清楚的解剖学知识是至关重要的。这个患者在 ECU 的触诊中没有触痛，也没有半脱位的迹象，就像第六间室鞘下撕裂一样。这些问题在很大程度上可以通过超声检查并排除，目前作者有时会在办公室就进行这项评估。短轴超声对 ECU 的静态检查将显示是否有明显的积液围绕在肌腱周围，动态检查将显示肌腱是否从背侧沟中脱出。

腕骨周围的触诊往往不那么特异，但明显的腕骨间韧带撕裂通常会表现出从轻到重触诊时都存在的固定触痛点。如果存在腕关节不稳，刺激性的动作，如 LT shuck 试验和 Watson 试验，通常是阳性的。然而，较小的撕裂会引起疼痛，除了握力减弱和剧烈运动时疼痛以外，几乎没有生物力学的影响。一些确实需要关节镜检查的病例，需要通过腕正中入路，以明确是症状性 2 级还是 3 级撕裂（Geissler 分级）。对于这个持续性腕关节尺侧疼痛患者的整体评估来说阴性的磁共振成像结果，既不奇怪也不是很有意义。

81.3　推荐治疗方案

这个患者需要一个有序的、详细的腕关节镜检查。进一步的诊断研究推论可能只会造成混淆，而且肯定不能解决患者目前持续性疼痛的临床问题。

腕关节镜检查需要由背侧入路进行包括桡腕关节和腕中关节的评估。评估远侧桡尺关节时有意义的征象不多，但如果桡腕关节视野下尺侧不能找到疼痛的病因，那么它肯定是有价值的，例如关节盘止点 1B 型

TFCC 撕裂的 Atzei 3 级损伤。掌侧入路偶尔用于对背外侧韧带进行更深入的评估，或在进行更困难的关节镜下关节松解时使用。

腕中关节镜检查对于评估腕骨间韧带撕裂，即导致腕骨动态不稳的病变至关重要。由于这个患者已经做了一个失败的简单的腕关节镜检查，所以必须保持对 LT 撕裂的高度怀疑。尽管他的检查具有更多的局限性和尺侧导向性，但我们必须确保目前不存在使月骨浮动的病变［不是 Herzberg 0 型的月骨周围损伤，也不是脱位（PLIND）］，其中舟月之间的损伤常与 LT 损伤同时存在。这个问题很容易确诊，同时需要进行积极的韧带清创、利用针进行吻合固定，这也是接下来将要讨论的。

推荐治疗方案

- 排除了导致腕部尺侧疼痛的外在原因。
- 桡腕关节镜检查评估先前的手术 / 当前的损伤。
- 腕中关节镜检查确定是否存在腕关节不稳。
- 术后固定（类型 + 时间）取决于所进行的手术。
- 手腕康复对恢复运动和力量至关重要。

81.4　手术技术

患者仰卧位，将尼龙搭扣固定在上臂止血带，再固定稳当于手术台面上。在少量静脉（Ⅳ）镇静作用下进行单纯腕部阻滞麻醉。通过示指和中指上的中式手指套牵开手腕。我们曾经用一个手臂固定器并附加 4.5kg 的牵引力，这样就可以很容易地将关节镜镜头置入手术区域。而传统的手腕部吊架我们从未使用过。

手腕旋前，术者坐在床头，用 18 号针头和几毫升利多卡因 / 马卡因局部麻醉，麻醉剂由 Lister 结节的远端注入关节。2.7mm 的 30° 关节镜头通过一个小的横向切口进入 3-4 入路。从桡侧开始向尺侧逐步检查，对桡腕关节进行粗略而系统的检查。2.9mm 大切口刨刀从 6R 入路进入，可有效进行滑膜切除（图

81.1a），这其中的要点在于辨识解剖结构、评估异常并找到主要的损伤部位。这种彻底的滑膜切除术对于术后疼痛的缓解很重要，但是现在必须确定损伤部位（图 81.1b）。当增生的滑膜被清除后，向尺腕间室看，周围的 TFCC 有轻微的粘连和细微的颜色变化（图 81.1c）。这应该是先前清创留下的瘢痕，但似乎没有什么临床意义，因为没有发现撕裂，蹦床试验阴性，Lift-Off 试验为阴性，所有这些都需要用小探钩触诊确定的。为了稳定一些磨损后嵌入的背侧关节囊和关节盘，通过 6R 入路插入一个 2.5mm 的双极射频皱缩刀头进行"剥离"。射频刀头平行于相关软组织，水平接触是最关键的，但是间隔的组织例外，因为需要保持组织内的灌注压不变。这有利于关节囊的愈合、最小化残余组织和复发性滑膜炎的发生。SL 韧带清晰可见，一般不需要特别关注，但通过桡腕关节入路很难看到 LT 韧带。即便如此，掌侧部分在生物力学上更为关键，因此，我们需要从腕中关节进行评估。

注射器 / 针头通过桡侧腕中关节入路来协助扩大腕中关节，其位于远侧，比 3-4 入路稍向尺侧偏一点。用一个直的小蚊式钳开口后置入关节镜。在腕中关节也进行类似的系统评估，其中 SL 韧带、舟骨关节面、月骨和头状骨都进行了检查。显而易见，我们发现在 LT 韧带之间有一个台阶甚至轻微的分离（图 81.2a）。腕中关节的尺侧入路是通过 18 号针头定位创建的，现在大切口刨刀已经置入。因为已经进行了彻底的滑膜切除术，所以更好地显示了这个间隙和腕背侧关节囊。

探钩随即插入后能大范围的活动，这比常规进行的要大得多，以此证实存在韧带撕裂和动态不稳定。探钩可以很容易地插入间隙内并能旋转 90°，根据 Geissler 分期诊断为该腕骨间韧带有 Ⅲ 级撕裂（图 81.2b）。为了稳定和逆转这种运动，我们将清理腕中关节的 LT 间隔，同时需要注意显露并保护掌侧的 LT 间隙，因为这是 LT 稳定性的关键部分，通过清理后新鲜化创面。同样的由背侧入路进行适当的紧缩，与此

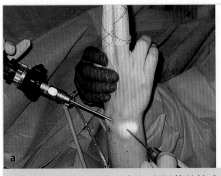
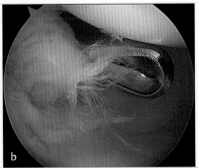
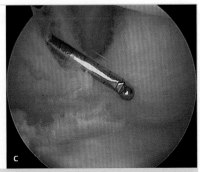

图 81.1　（a）进行尺侧间室评估的镜头和刨刀位置。（b）桡腕关节尺侧的滑膜炎。（c）滑膜切除术后可见清创后的瘢痕和完整的三角纤维软骨复合体

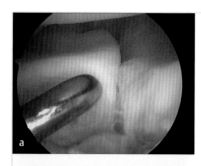
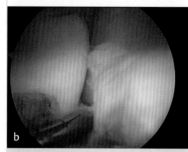
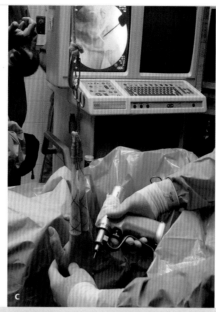
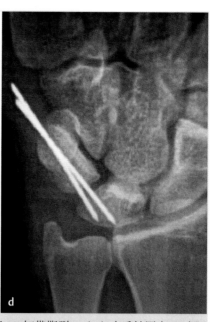

图 81.2　（a）经碗中关节检查发现 LT 之间不稳。（b）用探钩探查的 Geissler 3 级 LT 韧带撕裂。（c）克氏针固定 LT 间隙（外部视图）。（d）X 线片显示固定 LT 的克氏针的位置

同时，关节镜探查结束。为了真正生成一个新的替代韧带，我们必须最小化间隔间的运动。C 臂透视机放置于矢状面位，这样我们就可以看到 LT 间隙，最初是通过后前（PA）位片。现在用一个电钻将 1 根克氏针垂直穿过 LT 间隔，尽量垂直于这一腕骨间间隙的轴线，直到克氏针的尖端与月骨的桡侧皮质相接触（图81.2c）。通过 C 臂透视机进行 PA 和侧位片的透视，同时摆动体表的克氏针来确认三角骨和月骨同时运动，最终，评估克氏针的稳定性和放置位置（图 81.2d）。通过被动旋后前臂来进行侧位的评估。当克氏针放置位置良好后，在皮肤下剪断克氏针，剪下的部分继续安装在电钻上。同样地，这根克氏针与第一根克氏针平行，确认安全有效后，就在皮肤下剪断。

现在，LT 间隔已经稳定，并且在透视确认后剪断了克氏针，4 个横向切口通过简单的 Mastisol/Steri 免缝胶带进行关闭。因为皮肤张力很小，所以没有必要缝合，这也可以避免缝针的缝合瘢痕。将 Xeroform 纱布、4×4 敷料和无菌内衬包裹固定，然后用小的掌侧短臂石膏固定手腕，并用 Kerlix 环形纱布固定石膏。

手术步骤

1. 评估桡腕关节，可靠地清理 / 皱缩关节囊。
2. 评估腕中关节并清理、新鲜化 LT 间隙。
3. 克氏针固定 LT 间隙。
4. 短臂夹板 / 石膏固定大约 8 周。

81.5　术后效果评估

在几天到 1 周内，一旦术后 X 线检查确认克氏针位置良好，就会使用短臂防水玻璃纤维包裹。大约 8 周后，根据克氏针的位置判断是否需要静脉注射镇静剂，从而决定是在办公室还是在手术室取下这些针。即使在出院前也几乎看不到切口的瘢痕，因为横向瘢痕都在 Langer 线中，并且没有使用线缝合（图81.3a）。在麻醉下可以适当活动关节，以便开始恢复运动范围的康复治疗，然后由治疗师开始逐渐增加力度，但也可以回家后进行家庭式练习。循序渐进地与工作和体育活动相结合，但在出院时大部分活动已经恢复（图 81.3b）。力量则需要逐渐恢复，而且时间要长得多，通常随着日常生活中的活动而逐渐恢复的。

术后恢复主要取决于腕关节活动范围的恢复，其次是力量。长期的影像学检查对评估没有太大帮助，因为在术前，LT 间隙通常没有明显改变，临床症状严格来说是动态不稳定导致的滑膜炎和随后的疼痛。术后疼痛一般不重，但要恢复到腕关节屈曲时无痛则需要几个月的时间。测量显示握力恢复通常滞后于运动范围和患者的主观疼痛程度。特殊和高要求的腕关节动作，比如做完整的俯卧撑，可能需要 1 年的时间才能完全恢复。

腕关节尺侧疼痛的持续性疼痛可以通过腕关节镜进行系统、彻底的桡腕和腕中关节的损伤评估来避免。一旦损伤处理好，软组织愈合和修复需要足够的固定时间。

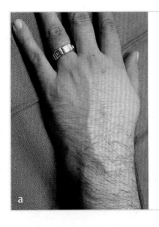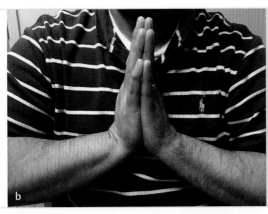

图81.3　（a）手腕背侧的手术瘢痕。（b）出院时手腕背伸且无疼痛

81.6　技术要点

- 腕关节尺侧疼痛需要进行广泛的鉴别诊断。
- 腕关节镜术后的持续症状通常意味着没有完全发现和解决损伤。
- 在评估疼痛、动态腕关节不稳时，影像学检查通常没用。
- 彻底的关节镜检查和术中损伤的处理对损伤的愈合至关重要。
- 充分固定以利于组织愈合，然后再进行康复，这样会取得良好的功能恢复。

（袁礼波　译）

参考文献

[1] Badia A, Khanchandani P. The floating lunate: arthroscopic treatment of simulta- neous complete tears of the scapholunate and lunotriquetral ligaments. Hand (N Y) 2009;4(3):250–255.

[2] Cooney WP, Dobyns JH, Linscheid RL. Arthroscopy of the wrist: anatomy and classi- fication of carpal instability. Arthroscopy 1990;6(2):133–140.

[3] Danoff JR, Jang E, Rosenwasser MP. Revision wrist arthroscopy after failed primary arthroscopic treatment. Arthroscopy 2011;27(5):e54–e55.

[4] Geissler WB, Haley T. Arthroscopic management of scapholunate instability. Atlas Hand Clin 2001;6:253–274.

[5] Herzberg G. Perilunate injuries, not dislocated (PLIND). J Wrist Surg 2013;2(4): 337–345.

[6] Hulsizer D, Weiss AP, Akelman E. Ulna-shortening osteotomy after failed ar- throscopic debridement of the triangular fibrocartilage complex. J Hand Surg Am 1997;22(4):694–698.

[7] Lichtman DM, Noble WH III, Alexander CE. Dynamic triquetrolunate instability: case report. J Hand Surg Am 1984;9(2):185–188.

[8] Palmer AK. Triangular fibrocartilage complex lesions: a classification. J Hand Surg Am 1989;14(4):594–606.

[9] Palmer AK, Dobyns JH, Linscheid RL. Management of post-traumatic instabili- ty of the wrist secondary to ligament rupture. J Hand Surg Am 1978;3(6): 507–532.

[10] Reagan DS, Linscheid RL, Dobyns JH. Lunotriquetral sprains. J Hand Surg Am 1984;9(4):502–514.

[11] Ruch DS, Bowling J. Arthroscopic assessment of carpal instability. Arthroscopy 1998;14(7):675–681.

[12] Weiss LE, Taras JS, Sweet S, Osterman AL. Lunotriquetral injuries in the athlete. Hand Clin 2000;16(3):433 438.

第82章　三角纤维软骨复合物撕裂后的持续不稳定

Brian D. Adams

82.1　病例

一名健康的 26 岁女性，因复发性左腕尺侧疼痛及桡尺远侧关节（DRUJ）不稳而就诊。2 年前，她在高山滑雪时左桡骨远端骨折，她进行石膏固定治疗。由于持续的腕关节症状，她在 6 个月前进行了关节镜下三角纤维软骨复合体（TFCC）修复术。将 TFCC 缝合在尺侧腕伸肌肌腱下的尺侧关节囊。她在试着恢复运动和力量时，术前的症状在康复过程中也再次出现了。在旋后举重和进行需要旋转的动作时有疼痛和无力感。她偶尔会感觉疼痛并伴"咔嗒"声，而且在尝试用力抓握时手腕偶尔会咯咯作响。这些症状与 DRUJ 不稳的体征一致，DRUJ 不稳定可能是由 TFCC 撕裂和尺骨茎突骨折合并桡骨远端骨折引起的。

82.2　解剖学

尺骨头稍突出，头部周围有轻度肿胀。她手腕和前臂运动范围正常；但是，当极度旋后时，她有明显的疼痛，特别是在对抗阻力时。对 DRUJ 的检查发现增加移位（钢琴键征）会引起疼痛，这和她平时的症状是一样的（图 82.1）。改良的压力测试会产生一个典型的酒窝征，与增加尺骨头掌侧移位的结果相一致（图 82.2）。

X 线片显示桡骨远端陈旧性骨折，掌倾轻度丧失（降至中立倾斜）；但没有明显缩短（约 1mm 负向变异；图 82.3）。

还有中度移位的尺骨茎突骨折和 DRUJ 间隙扩大。从侧面看，DRUJ 没有半脱位。CT 显示"S"形位置图，掌侧缘骨质缺损（图 82.4）。磁共振显示其水平部分有一部分厚的 TFCC（椎间盘和桡尺韧带），中央凹有一个慢性的 TFCC 撕脱，以及一个中度移位的尺骨茎突骨折（图 82.5）。

82.3　推荐治疗方案

病史、体格检查和影像学检查提示中央凹的 TFCC 撕脱，而这导致了 DRUJ 不稳定。虽然进行了关节镜下修复，但对腕关节囊的修复并不能重建 TFCC 与中央凹的重要附着部位。

此外，"S"形位置关系大大降低了 DRUJ 的固有稳定性，同时可能增加了分离的软组织修复失败的风险。

在关节镜检查失败后，对持续性 DRUJ 不稳定而进行的外周 TFCC 修复方案包括开放性 TFCC 修复、肌腱移植重建远端桡尺韧带或 DRUJ 修复术。如生物力学和临床研究所发现的，DRUJ 的稳定性取决于软组织约束和有效的"S"形切迹。

推荐治疗方案

- 反复在关节镜下修复外周 TFCC 较难建立持久的

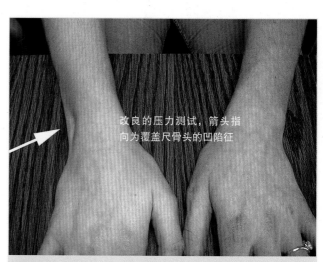

图 82.2　改良的压力测试会产生一个典型的酒窝征，与增加尺骨头掌侧移位的结果相一致

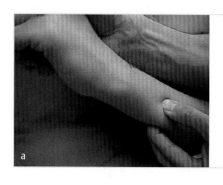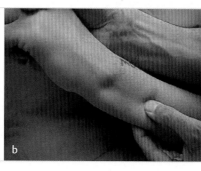

图 82.1　（a，b）对桡尺远侧关节的检查发现增加移位（钢琴键征）会引起疼痛，这和她平时的症状是一样的

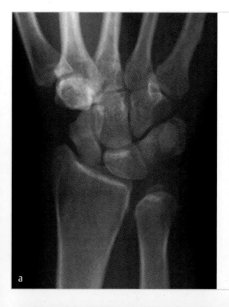
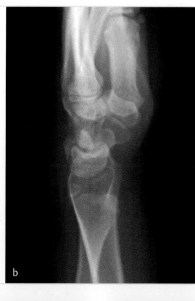

图 82.3 （a，b）X 线片显示桡骨远端陈旧性骨折，掌倾轻度丧失（降至中立倾斜）；但没有明显缩短（约 1mm 负向变异。还有中度移位的尺骨茎突骨折和 DRUJ 间隙扩大。从侧面看，DRUJ 没有半脱位

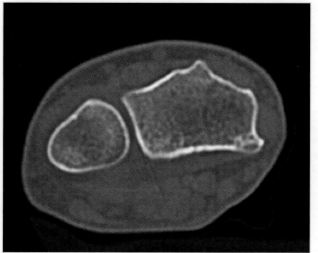

图 82.4 CT 显示 "S" 形切迹，掌侧缘骨质缺损

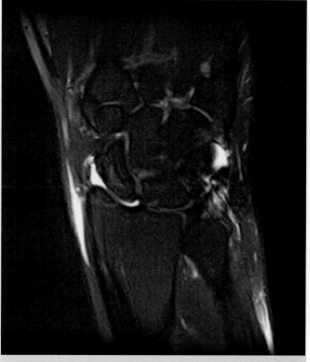

图 82.5 磁共振显示其水平部分有一部分厚的 TFCC（关节盘和桡尺韧带），中央凹有一个慢性的 TFCC 撕脱，以及一个中度移位的尺骨茎突骨折

DRUJ 稳定性。

- 对于没有关节炎的年轻患者，不需要进行 DRUJ 修复手术。
- 可以进行韧带移植重建，但如果在手术中发现具有足够的组织来修复 TFCC，则不需要进行重建。
- 如本例所示，当 MRI 显示从中央凹撕脱的厚的 TFCC 存在时，尺骨头中央凹 TFCC 修复术是一个合适的选择。
- 如果 "S" 形切迹较浅，采用 "S" 形切迹成形以加强软组织的修复，这样可能会提高长期疗效。

82.4 手术技术

82.4.1 外周 TFCC 的切开修复术

在第 5 和第 6 伸肌间室之间做一个 4cm 的切口，从尺骨茎突水平向下延伸。打开第 5 间室，远端除外，背伸小指伸肌腱。我们做了一个长方形的关节囊切开术，从尺骨颈远端开始，一直延伸到尺桡背侧韧带，小心不要切断桡尺背侧韧带。远端横支平行并靠近桡尺背侧韧带，延伸但不进入 ECU 鞘内。不应该打开或从尺骨沟中剥离 ECU 鞘管，因为保留鞘管将保持其重要的手腕稳定功能。近侧横支横跨尺骨颈。检查 DRUJ 关节面是否有关节炎，并评估 TFCC 的修复可能性，如果可能性不大，则用肌腱移植来重建桡尺韧带，清除中央凹肉芽组织和中央撕裂的 TFCC，但保留桡尺韧带。

如果存在尺骨茎突骨不连，从掌侧至 ECU 鞘进行骨膜下锐性剥离以切除茎突。平行于桡尺背侧韧带远端进行尺腕关节囊横行切开术。

尺桡侧韧带（外周 TFCC）的尺侧汇合处通过骨缝与中央凹相连。用 1 根克氏针从颈部背侧到中央凹制备 2~3 个隧道（图 82.6a）。使用 2 - 0 可吸收线或习惯的其他双头缝合线。将针头穿过尺腕关节囊和紧靠中央凹的 TFCC，以此形成 2 条水平的缝合线，2 条缝合线分别通过不同的骨隧道导出（图 82.6b）。牵引一条缝合线，使 TFCC 中心凹收紧时，另一条缝合线在隧道之间的骨桥上系紧，然后另一条缝合线打结（图 82.6c），关节复位，前臂旋转至中立后系紧缝合线。背侧关节囊和支持带紧邻在一起，就像重叠的薄瓦片一样，这样可以避免关节活动受限。小指伸肌腱留在皮下。

82.4.2 "S"形切迹缺失的成形术

如果有累及 "S" 形切迹的骨折史或 X 线片上显示有明显的浅切迹，则建议术前行 CT 评估切迹边缘和尺骨头的形状。虽然 "S" 形切迹骨成形术可以作为一个单独的手术来完成，但它更常见于与 TFCC 开放性修复或远端桡尺韧带重建术相结合。骨成形术增加了边缘的支撑作用，增加了韧带的张力。用一个非常窄的骨刀以减少切骨时多余的骨质丢失。先做大约 7mm 深的平行切割，在月骨窝近端一个 3~4mm 的切割，另一个开口在 "S" 形切迹近端（图 82.7）。

在这 2 个开口之间纵向截骨，距离切口表面 5mm，深度约 7mm。如果在进行桡尺韧带重建的同时进行骨成形术，在进行骨成形术之前，为移植物创建桡骨隧道，并使纵向截骨面通过隧道开口。小心地推进截骨刀，逐渐地将其撬起，形成一个薄的、稍微弯曲的骨软骨瓣。骨瓣切除后遗留的楔形骨缺损，可以从桡骨远端或尺骨进行骨移植填充（只需要一个小的移植骨块）。Wallwork 和 Bain 报道了用克氏针固定关节；

但是，用缝线将骨成形术后的周围软组织缝合牢固也可以获得足够的稳定性。当骨成形术与韧带重建结合使用时，将肌腱移植物包裹骨移植物和骨成形的骨瓣，以实现骨移植物的稳定性。

82.5 术后效果评估

使用长臂夹板，前臂旋后 20°。夹板在 2 周时转换为长臂管型石膏，前臂旋转角度相似，然后再使用 2~4 周的短臂石膏（图 82.8）。接下来的 4 周，使用一个可活动的夹板，同时逐步恢复运动度。较强的运动和恢复通常会延后一些，直到疼痛减到最小、活动范围几乎正常。开放式 TFCC 修复效果一般良好，在大多数情况下，DRUJ 的稳定性、关节运动度和力量度都能

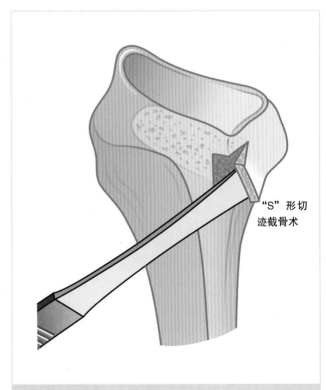

图 82.7　图示 "S" 形切迹骨成形术

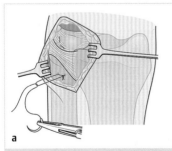
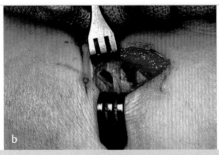
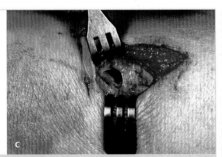

图 82.6　（a）水平缝合线需通过 2 个或 3 个从中央凹延伸到尺骨颈的骨隧道。（b）水平缝合线（蓝色），穿过三角纤维软骨复合体（TFCC）的外围，从中央凹到尺骨颈的骨隧道。（c）图中所示的水平缝线经骨缝将 TFCC 的周边和中心凹紧紧地固定

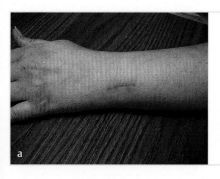 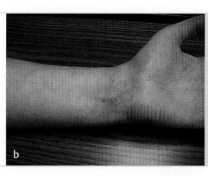

图 82.8 （a，b）开放三角纤维软骨复合体修复和"S"形切迹掌侧成形术后的背侧和掌侧切口愈合外观

恢复。

82.6　技术要点

- 由于多个软组织严重损伤导致的严重 DRUJ 不稳定，对软组织重建可能是无效的。
- 必须在软组织重建之前或同时纠正严重的骨骼畸形。
- 必须纠正尺骨正性变异，以优化 DRUJ 一致性和软组织的张力。
- 应评估"S"形切迹的形状和边缘的强弱，必要时进行"S"形切迹的骨成形术。

（袁礼波　译）

参考文献

[1] Adams BD. Anatomic reconstruction of the distal radioulnar ligaments for DRUJ in-stability. Tech Hand Up Extrem Surg 2000;4(3):154–160.

[2] Adams BD, Berger RA. An anatomic reconstruction of the distal radioulnar liga- ments for posttraumatic distal radioulnar joint instability. J Hand Surg Am 2002;27(2):243–251.

[3] Adams BD. Distal radioulnar joint instability. In: Green's Operative Hand Surgery.6th ed. Philadelphia, PA: Elsevier; 2011:523–560.

[4] Wallwork NA, Bain GI. Sigmoid notch osteoplasty for chronic volar instability of the distal radioulnar joint: a case report. J Hand Surg Am 2001;26(3):454–459.

第二十七部分

尺骨撞击

XXVII

第 83 章　关节镜下治疗尺骨撞击

William Dzwierzynski

83.1　病例

一位 53 岁女性，有 1 年的右腕尺侧疼痛史。有时，她会听到非常痛苦的"咔嗒"声。旋转钥匙或其他物体时会增加疼痛；开门是非常痛苦的过程。当她试图从坐姿支撑起立，手腕会感到剧痛。没有外伤史。她之前做过类固醇的手腕注射治疗，这让她的疼痛有了 2 个月的缓解，但现在疼痛已经恢复到以前的水平。体格检查显示尺骨远端有压痛。月三角韧带（LT）冲击触诊时压痛明显；桡尺远端关节压痛。

83.2　解剖学

手腕被三角纤维软骨复合体（TFCC）从尺骨远端分开，起到缓冲保护。TFCC 从桡骨远端延伸至尺骨侧中央凹和尺骨茎突。TFCC 是桡尺远侧关节稳定的关键部分。在中性尺骨腕关节中，尺腕关节承受着腕关节 18% 的负荷。增加的尺骨长度代表着尺腕关节负荷的增加。尺骨长度增加 2.5mm，可使尺腕部负荷增加到总负荷的 42%。前臂内旋和用力握紧都会增加尺骨长度。尺骨远端环形切除可减少尺腕关节的传导负荷。尺骨撞击综合征是继发于尺腕关节过度负荷的腕部尺侧疼痛的常见原因（图 83.1），尽管它可以发生在任何类型的尺骨变异，但通常与腕关节的正向尺骨变异密切相关。尺骨撞击通常与 TFCC 撕裂有关（图

83.2）。

83.3　推荐治疗方案

- 尺骨撞击综合征的早期治疗是非手术性的，如休息、夹板固定、NSAIDs（非甾体类抗炎药）和类固醇注射。
- 如果保守治疗方案失败，建议进行手术。
- 尺骨短缩术被认为是手术治疗的标准方案。
- 尺骨缩短术的并发症包括骨不连、畸形愈合、长期固定僵硬和长瘢痕。
- 远端尺骨短缩 WAFER 术是一种侵入性较小的手术，已被证明可有效减轻尺腕关节的负荷。
- 远端尺骨短缩 WAFER 术可通过开放式或关节镜方法进行。
- 系统评价显示，关节镜手术是尺骨缩短截骨术的可行性选择。

83.4　手术技术

使用上臂止血带在全身或局部麻醉下进行手术（图 83.3）。

使用标准 3-4 和 4-5（或 6U）入路。使用 2.7~2.9mm 的关节镜检查桡腕关节（图 83.4，视频 83.1）；完整的关节镜检查包括评估腕中关节对于评估舟月骨间韧带（SL）和 LT 韧带的完整性非常重要。存在尺骨撞击综合征的情况下，会发现 TFCC 有缺损。关

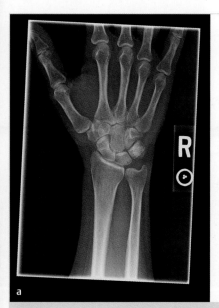
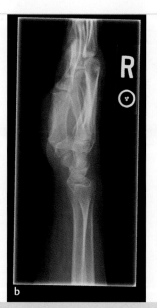
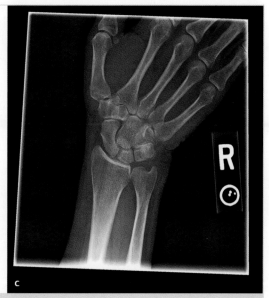

图 83.1　（a~c）X 线片显示尺骨正性变异。旋前腕视图显示尺骨正性变异增加

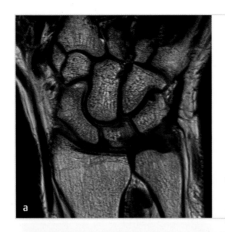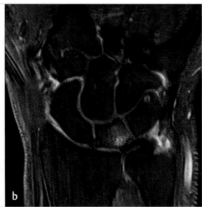

图 83.2 （a，b）腕关节 MRI 显示三角纤维软骨复合体（TFCC）。MRI 提示 TFCC 撕裂和尺骨撞击综合征，月骨内可见透亮的高信号影

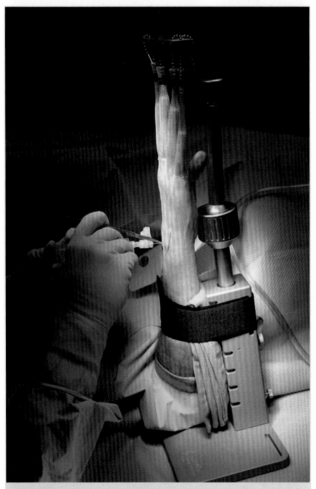

图 83.3 使用上臂止血带，并使用无菌手指套，给予手臂 4.5~6.8kg 的牵引力

83.5 术后效果评估

手术后 3 天，患者在手部治疗门诊就诊。术后 1 周内开始运动。这位患者使用了可拆卸矫形器进行手腕支撑和保护 8 周。患者诉腕部疼痛得到了显著改善，握力也恢复到对侧肢体的水平。

83.6 技术要点

• 关节镜检查可以安全地切除 2~3 mm 的尺骨正向变异。
• 不应过度清除 TFCC 的中心缺陷。
• 关节镜牵引塔中通过手腕的旋前和旋后，可以环形切除远端尺骨。
• 迷你 C 臂透视机应与关节镜可视化结合使用。
• 关节镜下 Wafer 清理手术的并发症很少见，主要包括皮肤切口瘢痕的感觉敏锐和背侧感觉神经损伤。

（袁礼波 译）

参考文献

[1] Bickel KD. Arthroscopic treatment of ulnar impaction syndrome. J Hand Surg Am 2008;33(8):1420–1423.

[2] Colantoni J, Chadderdon C, Gaston RG. Arthroscopic wafer procedure for ulnar im- paction syndrome. Arthrosc Tech 2014;3(1):e123–e125.

[3] Dryer RF, Blair WF, Shurr DG, Buckwalter JA. Proximal interphalangeal joint arthro- plasty. Clin Orthop Relat Res 1984(185):187–194.

[4] Feldon P, Terrono AL, Belsky MR. The "wafer" procedure. Partial distal ulnar resec- tion. Clin Orthop Relat Res 1992(275):124–129.

[5] Griska A, Feldon P. Wafer resection of the distal ulna. J Hand Surg Am 2015;40(11):2283–2288.

[6] Hammert WC, Williams RB, Greenberg JA. Distal metaphyseal ulnar-shortening os- teotomy: surgical technique. J Hand Surg Am 2012;37(5):1071–1077.

[7] Jennings CD, Livingstone DP. Surface replacement arthroplasty of the proximal in- terphalangeal joint using the PIP-SRA implant: results, complications, and revi- sions. J Hand Surg Am 2008;33(9):1565. e1–1565.e11.

[8] Johnstone BR. Proximal interphalangeal joint surface replacement

节镜刨刀和射频刀常用于修整损伤的 TFCC 边缘。一旦 TFCC 修整后，就可以通过缺损处看到尺骨头。使用 3.0mm 磨钻去除尺骨远端。可以用磨钻的直径来评估骨的切除量。牵引塔中对手腕旋前和旋后调整，以确保能对骨的四周进行均匀的切除。术中用 C 臂透视确保良好地去除骨质。切口用可快速吸收的肠线缝合，腕关节则使用夹板固定。

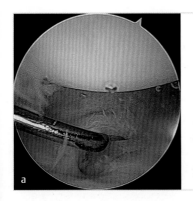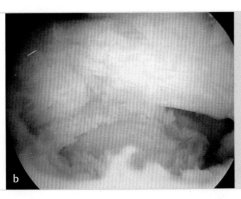

图83.4　（a）桡腕关节入路下探钩显示的三角纤维软骨复合物（TFCC）的中心型撕裂。（b）通过TFCC撕裂口可见到尺骨远端

arthroplasty.Hand Surg 2001;6(1):1–11.

[9] Katz DI, Seiler JG III, Bond TC. The treatment of ulnar impaction syndrome: a sys- tematic review of the literature. J Surg Orthop Adv 2010;19(4):218–222.

[10] Khouri JS, Hammert WC. Distal metaphyseal ulnar shortening osteotomy: tech- nique, pearls, and outcomes. J Wrist Surg 2014;3(3):175–180.

[11] Meftah M, Keefer EP, Panagopoulos G, Yang SS. Arthroscopic wafer resection for ul- nar impaction syndrome: prediction of outcomes. Hand Surg 2010;15(2):89–93.

[12] Sammer DM, Rizzo M. Ulnar impaction. Hand Clin 2010;26(4):549–557.

[13] Stockton DJ, Pelletier ME, Pike JM. Operative treatment of ulnar impaction syn- drome: a systematic review. J Hand Surg Eur Vol 2015;40(5):470–476.

第 84 章　尺骨短缩后骨不连

Ladislav Nagy

84.1　病例

一名 54 岁的卡车司机，3 个月前在外院进行了左手腕（优势侧）手术。根据他的病历，6 个月前他扭伤了腕关节，并导致手腕尺侧持续疼痛，当地诊断为尺骨撞击综合征。最终，在保守治疗失败后，患者进行了尺骨缩短截骨术和钢板内固定术。术中和术后病情平稳，伤口愈合良好，但患者术后仅几天就开始感到尺骨远端持续疼痛，予前臂石膏固定后仍没有明显改善，同时疼痛随着负荷增加而增加。影像学检查提示疼痛是因为钢板出现了松动，同时截骨术后出现骨延迟愈合或不愈合。因此，患者再次就诊于我院。

84.2　解剖学

该患者是一名 54 岁男性，身体状况良好。他没有吸烟史，没有基础疾病，无滥用药物、无过敏史。主要症状是左腕（优势侧）轻度肿胀，尺侧的纵向瘢痕没有炎症表现，可扪及其深面的内固定，触诊时疼痛。

与健侧相比，手腕的运动范围在所有方向上都减小，同时活动时疼痛很明显，尤其是前臂旋转和手腕尺偏时。

在外院拍摄的术前 X 线片显示正常手腕，尺骨中性变异（图 84.1）。术中的透视图像无法找到。术后 3 周的 X 线片显示尺骨截骨内固定术后，采用了 5 孔动态压缩（DCP）板；X 线片还显示钢板与近端的尺骨的不服帖（图 84.2a），同时在接下来的 3 个月内钢板、螺钉和整个结构逐渐松动（图 84.2b，c），并可见有一些瘢痕纤维组织的增生。

84.3　推荐治疗方案

在多种不同的尺骨短缩方法中，尺骨干截骨钢板内固定是治疗尺桡骨嵌顿的常用方法。并发症包括松动、复位不佳、延迟愈合或骨不连（如本例患者），最终需要去除引起疼痛的内植物。根据文献报道，尺骨缩短截骨术后骨不连发生率为 0~12.7%。危险因素是吸烟，截骨的位置和方向、锯片产生的热量等。当

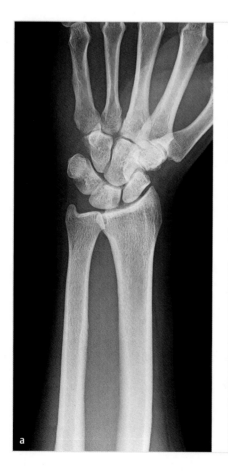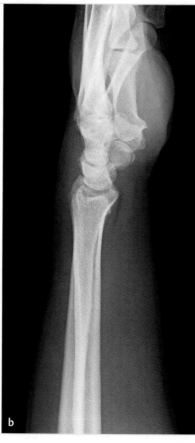

图 84.1　（a，b）在尺骨短缩截骨术前 6 个月，于外院进行的 X 线检查

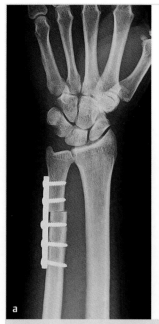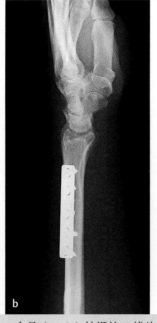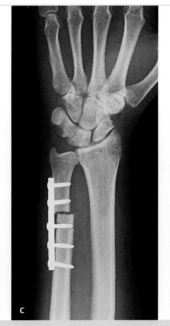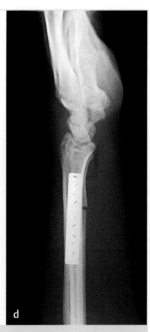

图 84.2　术后 3 周（c，d）和 3 个月（a，b）拍摄的 X 线片

使用更长、更坚固的植入物和外部加压装置时，愈合率更高。因此，如果使用更坚固的固定，这种并发症本可以避免。必须记住，传统钢板（如这里所用）必须紧贴在骨表面，因为固定强度是由钢板和骨表面之间的摩擦产生的。因此，钢板和骨表面之间有间隙是结构不稳定的证据，在尺骨截骨术中，这种情况可能导致骨不愈合，即使使用过肘的石膏中长期固定。相比之下，使用具有角度稳定的螺钉内固定，可避免因为固定强度的要求而紧贴在骨表面上，这样可以使骨有更好的血运。

因此，翻修手术是不可避免的，所以必须使用一个更牢固的内固定。可以通过使用更长的（更多的螺钉）内植物，同时螺钉避开先前的孔，这样就能增加截骨两端骨表面之间的固定压力。

推荐治疗方案

- 使用更坚固的结构（传统钢板的理想固定），最好是有角度稳定的固定 / 钢板。
- 截骨术时的压迫可增强刚性。
- 避免旧螺孔 / 改变钢板的方向。

84.4　手术技术

手术入路采用前臂远端尺侧的纵向切口，暴露尺骨钢板和尺骨的掌侧。新钢板是一个 8 孔锁定加压钢板，位于尺骨掌侧的表面，与前一个植入物成 90° 角，与骨两侧对齐并帖服于骨面，用锁定螺钉固定在远端骨块上。

取下近端螺钉后取出钢板，检查骨不连的部位。

由于有骨痂形成，不需要去除骨端或植骨。由于大多数锁定钢板只允许通过偏心钻孔和 DCP 孔设计产生有限的加压，因此骨块之间的加压是通过固定在钢板近端和骨头上的加压装置产生的。旧钢板用钢丝适当环扎固定在近端骨折上，用于复位（图 84.3）。

加压到合适强度后，将钢板的近端也固定在骨头上（图 84.4）。

所有的螺孔都置入螺钉。

术后，腕关节用前臂石膏固定，直到伤口愈合，但允许术后早期进行轻微的旋前 / 旋后运动。在这之后，患者可以使用手进行轻度的功能活动，但剧烈的活动仍然需要石膏。8 周后影像学确定骨愈合后，允许增加锻炼负荷。

手术步骤

- 使用原切口 / 入路暴露先前的植入物和骨不连部位。
- 检查骨不连部位：有骨痂存在（肥大性骨不连），截骨端加压和坚强固定即可（在萎缩性骨不连的情况下，必须清除死骨，并移植骨来填充骨缺损）。
- 将新钢板放置于与原钢板垂直 90° 的位置，将其固定在远端骨块上。对于骨质较差的位置，最好使用锁定螺钉。
- 近端安装加压装置，然后在逐步拧紧加压装置之前松开或完全移除先前的植入物。
- 控制近端骨块的位置，同时仍允许进一步加压。先前的钢板和钢丝环扎可能有一些帮助。
- 在达到所需的加压和正确的对位后，将钢板固定在近端。可以增加额外的螺钉，以增加结构的强度。

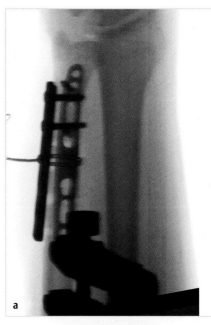
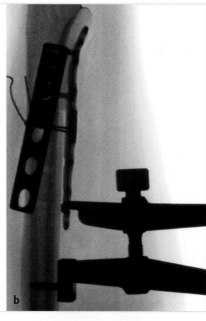

图84.3 （a，b）术中X线片显示之前的钢板仍在原位，新的钢板已固定在远端骨块上。加压装置将新钢板拉向近端以加压骨不连部位，同时在尺骨近端和2块钢板周围用钢丝环扎以支撑复位

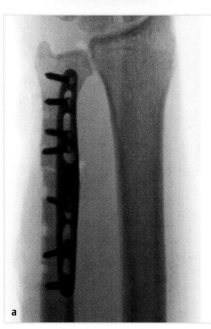
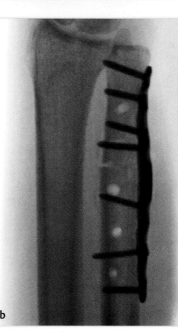

图84.4 （a，b）新钢板固定术后骨不连的影像

84.5　术后效果评估

术后18个月，腕关节已恢复正常活动范围，但与健侧对比，力量减小了约40%（图84.5）。触诊时，当触及远端第4个螺钉时有剧烈的疼痛。因此，需择期移除内固定。

84.6　技术要点

- 在初次手术中争取最大的稳定性，以避免骨的延迟愈合/骨不连。
- 骨不连伴骨痂形成需要稳定的加压后再愈合（萎缩性骨不连时，应切除骨端并加压植骨）。
- 锁定钢板提供最大的固定强度，但不提供所需的压缩量。因此，建议使用加压装置。

（袁礼波　译）

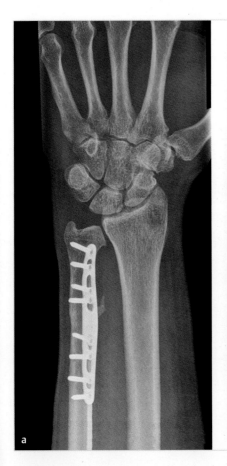
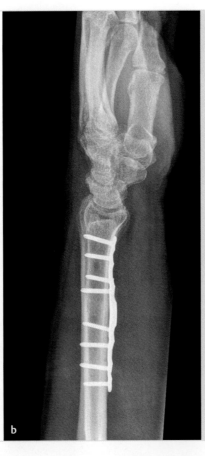

图 84.5 （a，b）术后 15 个月完全愈合的影像学表现

参考文献

[1] Chen F, Osterman AL, Mahony K. Smoking and bony union after ulna-shortening osteotomy. Am J Orthop 2001;30(6):486–489.

[2] Chen NC, Wolfe SW. Ulna shortening osteotomy using a compression device.J Hand Surg Am 2003;28(1):88–93.

[3] Firoozbakhsh K, Moneim MS, Mikola E, Haltom S. Heat generation during ulnar osteotomy with microsagittal saw blades. Iowa Orthop J 2003;23: 46–50.

[4] Iwasaki N, Ishikawa J, Kato H, Minami M, Minami A. Factors affecting results of ulnar shortening for ulnar impaction syndrome. Clin Orthop Relat Res 2007;465(465):215–219.

[5] Koeppel M, Hargreaves C, Herbert TJ. Ulnar shortening osteotomy for ulnar carpal insta- bility and ulnar carpal impaction J Hand Surg [Br] 1997;22B(4): 451–456.

第二十八部分

远端桡尺关节

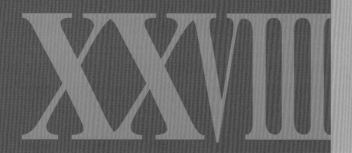

第 85 章　失败的 Bowers 关节成形术：尺骨头假体

Florian Neubrech, Michael Sauerbier

85.1　病例

一名 46 岁男性患者，3 个月前在外院骨科行右侧尺骨头部分切除术，术后尺腕部持续性出现疼痛、前臂旋转功能减弱及尺骨远端残端不稳定。

3 年前，患者外伤致桡骨远端骨折并舟骨骨折。尽管做了几次手术，但是舟状骨骨折没有完全愈合，并且手腕部出现骨性关节炎的疼痛。因此，行全腕关节融合术。桡腕关节疼痛改善，但是由远端桡尺关节（the Distal Radioulnar Joint，DRUJ）骨性关节炎引起的尺腕部疼痛依然存在。行 Bowers 半切除关节成形术辅助尺神经远端减压。最后一次手术包含尺骨头切除术术后的右腕关节 X 线片（图 85.1）。

85.2　解剖学

为了保证远端桡尺关节稳定性，尺骨头和桡骨"C"形关节切迹的接触是必不可少的。如果远端桡尺关节不稳定，导致手腕的力量传递不正常，尤其是横向的力量。尺骨残端对桡骨的撞击是典型的后遗症（图 85.2）。在本病例中，垂直于前臂轴来提物体是非常痛苦的。例如，在术前使用 Jamar 测力计（Saehan 公司，韩国昌原）进行简单的握力测试是不可能的，因为握持设备时产生疼痛。如果没有骨软骨的支持，

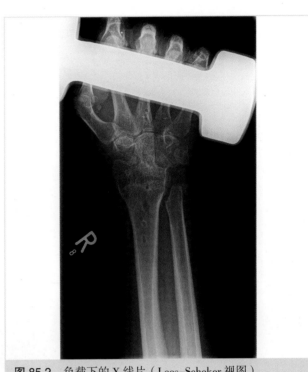

图 85.2　负载下的 X 线片（Lees-Scheker 视图）

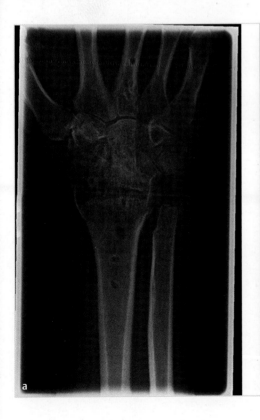

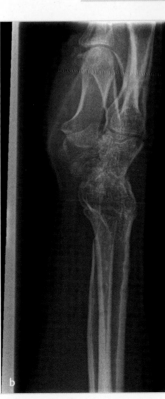

图 85.1　（a，b）右腕关节融合及部分尺骨头切除的 X 线片。中立位，尺骨残端处于正常的位置

三角纤维软骨复合物（Triangular Fibrocartilage Complex TFCC）、关节囊支持带皮瓣或其他手术方法都不能有效地稳定前臂。因此，尺骨头切除术后常出现前臂远端桡尺关节不稳的感觉。在本例中，前臂旋转时旋后、旋前受限在45°~0°−55°。当然，在全腕关节融合术后，旋后、旋前受限一个特别显著的缺点（图85.3）。

85.3 推荐治疗方案

人工尺骨头置换术是治疗部分或完全尺骨头切除术失败的一种有效方法。治疗的目的是恢复DRUJ的解剖，稳定桡骨和尺骨的平行运动，促进前臂无疼痛旋转。植入物（Herbert假体，KLS MartinTuttlingen，德国）是一个组装式系统，有多孔钛柄、不同直径的轴环和陶瓷头，每种都有3种尺寸。柄和骨结合不使用骨水泥。

半关节置换已经足够，因为在大多数情况下，桡骨"C"形关节切迹随着时间的推移可自行重塑（图85.4）。当然，非铰链假体需要依靠额外软组织来稳定，是以尺骨为基础，关节囊支持带皮瓣来稳定的。前臂的纵向不稳定是使用这种假体的禁忌证，例如，在Essex-Lopresti损伤（包括：桡骨小头骨折、骨间膜损伤和远端桡尺关节脱位）或桡骨头切除后，以及软组织或韧带不足的情况下。

推荐治疗方案

- 用远端尺骨（Herbert）假体置换尺骨头。
- 通过基于尺骨的关节囊支持带皮瓣重建假体的稳定性。
- 桡骨"C"形关节切迹在大多数情况下都是重塑的，

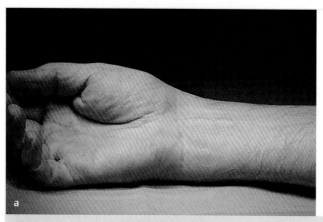
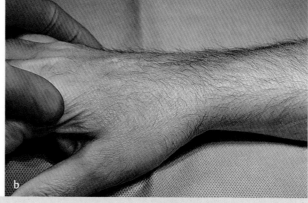

图85.3 （a，b）尺骨头置换术前前臂旋转（特别是旋后）受限

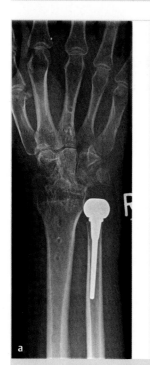
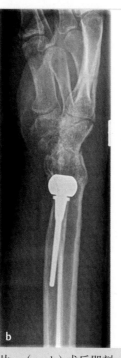
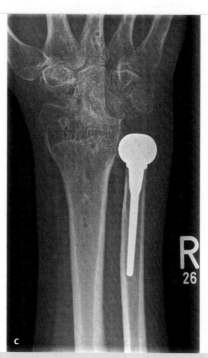
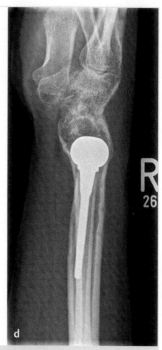

图85.4 右手腕关节X线片。（a，b）术后即刻。（c，d）术后3个月Herbert假体（2号）尺骨头置换

因此即使出现骨关节炎改变，也不需要进行表面置换。

85.4　手术方法

手术在局部或全身麻醉下进行的，使用止血带（300mmHg）保证手术视野不出血。从第5伸肌间室底部背侧显露远端桡尺关节，通过牵拉尺骨基底部和包含关节囊、伸肌支持带组织和三角纤维软骨复合体左背侧部分的关节囊支持带皮瓣。对于尺骨头已经切除的患者，由于解剖标志物的丢失，术中必须特别小心。尺骨远端截骨术和尺骨头颈切除术根据术前计划的假体尺寸来进行评估。将一个试验假体插入尺骨髓腔内，试验假体必须准确地安装在尺骨长轴中。现在的尺骨水平较之前的桡骨水平减少1~2mm。现在，测量器被特定的假体柄、轴环和头取代。经骨缝合法将关节囊支持带皮瓣再附着于桡骨"C"形关节切迹背侧（Ethibond Excel USP 0，Ethicon，Somerville，MA，United States）。手术的主要步骤见图85.5。

术后3周，使用包括肘关节和手腕的前臂长夹板，禁止旋后和旋前（Muenster型方糖钳矫形器）。随后，调整尺侧前臂夹板（Bowers夹板）再制动3周。术后12周内不能完全负重。

手术步骤

1. 显露远端桡尺关节，通过牵拉尺骨基底部和关节囊支持带瓣。
2. 尺骨远端截骨，切除尺骨头部和尺骨远端切除术后的残端。
3. 插入一个试验假体，并验证尺骨减少1~2mm。
4. 确定组合式假体的组装。

5. 用关节囊支持带瓣稳定假体。

85.5　术后效果评估

尺骨头假体植入术后3个月，没有假体松动或移位的影像学征象。1年后，可看到植入物精确匹配（图85.6）。

15个月后的临床随访结果也是令人满意的。功能参数确实有所改善。腕关节活动范围旋后/旋前为50°~0°~80°，握力为15kg（图85.7）。负重下疼痛从术前视觉模拟评分9分改善到术后的5分，也包括在将物体垂直于前臂的情况下。此外，由于全腕关节融合术，在日常生活活动中存在明显的腕关节功能障碍。

85.6　技术要点

- 一个稳定的远端桡尺关节是手腕和前臂功能负荷传递的枢纽。
- 切除手术，比如Bowers手术，明显存在远端桡尺关节不稳和动态尺桡骨撞击的风险，这些风险可能导致腕部持续疼痛和前臂旋转功能减少。
- 在这些情况下，尺骨残端的软组织稳定技术是很少成功的。
- 相反，尺骨头假体置换对于尺骨头切除术失败的二次治疗是一个好的选择。
- 禁忌证：前臂纵向不稳定和软组织覆盖不足，以至于不能稳定假体。
- 这些植入物的长期随访结果非常优异，因此也经常讨论用于治疗远端桡尺关节骨关节炎。
- 简言之："有一个尺骨头是好的"。

（蔡芝军　译）

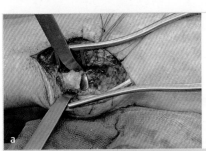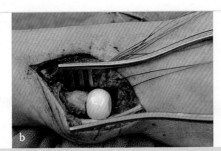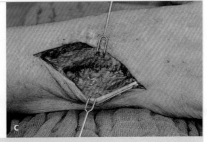

图85.5　尺骨头（Herbert）假体植入。（a）切除尺骨头颈部，行经骨缝合法。（b）植入特定的假体。（c）由于桡尺远侧关节周围软组织的解剖重建，手术区用关节囊支持带瓣覆盖

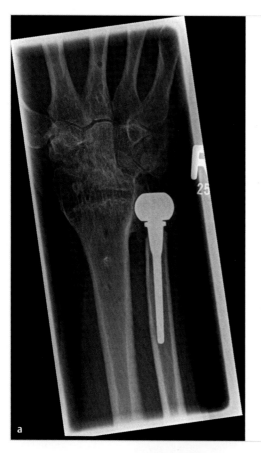
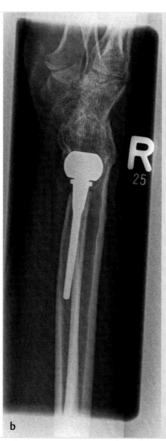

图 85.6 （a，b）尺骨头 Herbert 假体置换术后 15 个月右手腕的 X 线片

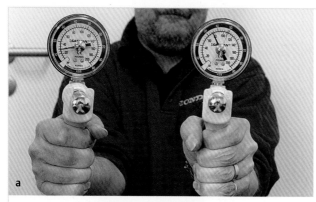
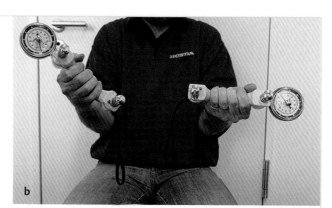
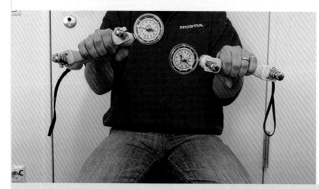

图 85.7 （a~c）尺骨头（Herbert）假体植入 15 个月后的功能结果

参考文献

[1] Berger RA. Indications for ulnar head replacement. Am J Orthop 2008;37(8).

[2] Suppl 1:17–20 Herbert TJ, van Schoonhoven J. Ulnar head replacement. Tech Hand Up Extrem Surg 2007;11(1):98–108.

[3] Sauerbier M, Arsalan-Werner A, Enderle E, Vetter M, Vonier D. Ulnar head replacement and related biomechanics. J Wrist Surg 2013;2(1):27–32.

[4] Sauerbier M, Hahn ME, Berglund LJ, An KN, Berger RA. Biomechanical evaluation of the dynamic radioulnar convergence after ulnar head resection, two soft tissue stabilization methods of the distal ulna and ulnar head prosthesis implantation. Arch Orthop Trauma Surg 2011;131 (1):15–26.

[5] Sauerbier M, Hahn ME, Fujita M, Neale PG, Berglund LJ, Berger RA. Analysis of dynamic distal radioulnar convergence after ulnar head resection and endoprosthesis implantation. J Hand Surg Am 2002;27(3):425–434.

[6] van Schoonhoven J, Mühldorfer-Fodor M, Fernandez DL, Herbert TJ. Salvage of failed resection arthroplasties of the distal radioulnar joint using an ulnar head prosthesis: long-term results. J Hand Surg Am 2012;37(7): 1372–1380.

第 86 章　尺骨头假体脱位

Luis R. Scheker, Mark T. Shima

86.1　病例

这位 78 岁的患者表现为左手腕疼痛，局限于尺侧，内旋 / 外旋受限，无法提重物。他退休 13 年，但他是个勤劳的木工，每天至少工作 8h。自从上次手术后，他就不能用左手做任何工作。

他最初的症状是左手腕其他部位的剧痛。负重时加重，需保持肩膀外展，肘部弯曲 90°，前臂处于中立位置。体格检查未发现钢琴键征，但前臂远端桡骨和尺骨压痛，前臂内旋和外旋时有摩擦感。

放射学检查发现远端尺桡关节（DRUJ）关节炎征象，保守治疗无效后，患者选择手术治疗。切除尺骨头，放置双极无约束假体，包括桡骨 "C" 形关节切迹的表面修整。在短期内，假体不稳定，医生 3 次尝试稳定假体，包括肱桡肌包裹物。

第 3 次手术后，患者寻求进一步诊治。他就诊我院是因为他不能用手，感觉不稳定，疼痛，限制了旋前和旋后。

86.2　解剖学

体格检查时患者明显不舒服。临床上，假体的尺骨部分明显突出，轻微接触尺骨小头部位伴疼痛。

旋后较旋前更受限制，两者均有痛苦。腕关节活动范围旋前是 30°，旋后是 5°，活动范围受到机械性和疼痛的限制，他无法举重。

我们诊所的最初影像资料显示假体脱位（图86.1）。尺骨头背侧移位，桡骨部分掌侧移位。假体与 "C" 形关节切迹位置良好。桡骨掌侧移位的原因是，由于三角纤维软骨不能缝合到假体的金属头上，至桡骨没有支撑。

86.3　推荐治疗方案

由于桡骨 "C" 形关节切迹的弧度和尺骨头的位置不同，DRUJ 本质上是一个不稳定的关节，该关节的稳定性取决于动、静态稳定装置，桡尺韧带负责 DRUJ 的静态稳定性，旋前肌是 DRUJ 主要动态稳定装置。旋前肌的深头在通过桡骨围绕尺骨的弧形运动来稳定 DRUJ 尤为重要。静态稳定装置在假体置入过程中被切除或失效，类似于 Darrach 手术。有些假体的远端有孔，用于再次植入三角纤维软骨；因为三角纤维软骨韧带不太可能与金属、陶瓷或任何其他材料连接并附着。

当有不稳定时，由于软骨存在，DRUJ 可以保存。三角纤维软骨的韧带重建可以通过沿着受损韧带的方向重建一个新的背侧、掌侧或两个韧带来解决不稳定的问题。通过这项技术，韧带的附着点和插入得以维持，并允许原来的韧带附着在放置于三角纤维软骨顶部的移植肌腱上，恢复机械感受器的功能。这项技术不需要大范围切开 DRUJ，只需要切开 3mm 的囊膜就可以显露中央凹和 "C" 形关节切迹的最远端，可以是背侧的、掌侧的或者两者兼而有（图 86.2）。通过这种技术，关节内的肌腱由关节液滋养，骨间部分的肌腱从松质骨中获得营养。当 DRUJ 出现不稳定时，不应延误治疗。

如果关节炎的面积不大，比如创伤后关节炎，尺骨缩短可以改变桡骨和尺骨之间的接触（图 86.3）。这样使关节更加匹配，承受力分布均匀。当尺骨的最近端边缘压在 "C" 形关节切迹的有限区域时，尺骨如图所示缩短，施加的压力分担更均匀，可使疼痛减轻。这项技术帮助 57% 的患者取得了从良到优的效果。尺骨缩短的另一个好处是，它有助于收紧三角纤维软骨 TFC，同时也有助于减少腕骨尺侧压力。如果尺骨短缩术后出现不稳定，可以在短缩术中增加韧带重建。但若软骨完全损伤时，唯一的解决办法就是关节置换。

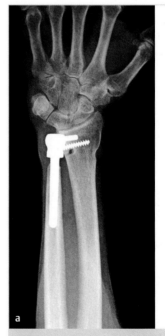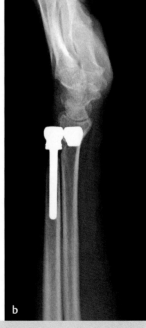

图 86.1　（a，b）首次就诊我们工作室，这位 78 岁老年患者的影像显示左前臂半脱位无张力假体

如果是稳定性的关节炎，"C"形关节切迹保持不变且没有太大的变形，尺骨头的表面修复可能是一个解决方案。但是对于严重的骨关节炎，很难匹配扭曲的"C"形关节切迹和行表面移植。在这些情况下，半限制假体是更好的解决方案，因为不需要韧带存在，也不需要"C"形关节切迹，因为半限制假体取代了 DRUJ 的所有 3 个元素。典型病例，78 岁患者，是一名优秀的木工，植入半限制假体半脱位（图 86.4）。由于他的年龄，一些作者推荐了一种微创的方法，如后文所述。

我们的建议，不管年龄大小，半限制假体，它不需要韧带来保持稳定性，能恢复举重能力，患者可以在臂丛神经阻滞下尽快行手术治疗。

推荐治疗方案

• 取出假体，行 Darrach 手术。但这会导致动态撞击，

如 Lees 和 Scheker 所示。

• 同种异体跟腱的人工关节置换术的应用。当患者开始举重时，往往会失败。

• 做一个单骨前臂。这极大地限制了患者的日常生活活动。

86.4　手术技术

移除先前植入的装置和陈旧性瘢痕，所有用于稳定的组织被移除，并插入一个新的植入物（图 85.5）。手术的注意事项是将植入物的桡骨板与桡骨轴对齐。为了达到这个目的，在这个过程中必须使用图像增强器。桡骨板固定在正确的位置，测量尺骨的缺失，并用延伸至 4cm 的尺骨干矫正缺损。尺骨颈的直径在 4~6mm 不等。

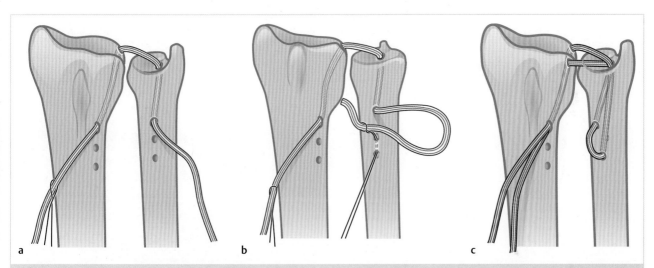

图 86.2　慢性病例三角纤维软骨（TFC）韧带的重建可以通过肌腱移植来实现。根据撕裂的韧带，可以对手掌韧带进行重建，如（a）所示。如（b）所示的背侧韧带或如（c）所示的 2 条韧带。用肌腱移植重建 TFC 关节内韧带，其起始和止点与原韧带相同

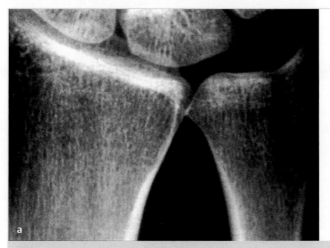
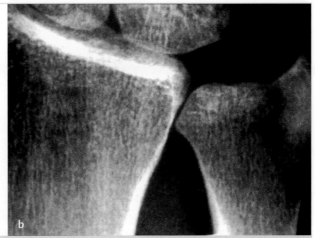

图 86.3　（a，b）尺骨缩短使这两个关节面更加一致，延长了局限性骨关节炎远侧桡尺关节的使用时间

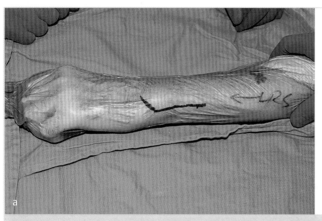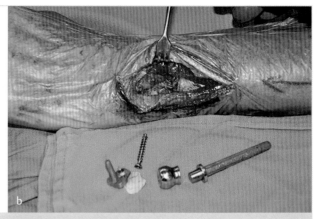

图 86.4 （a）前一切口用于显露桡尺远端关节。（b）取出非限制假体，并准备植入半限制假体在此部位

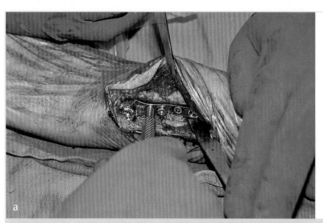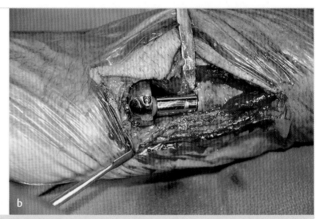

图 86.5 （a）确认桡骨板与桡骨轴对齐。（b）利用 2cm 长的尺骨柄矫正尺骨远端缺损

手术步骤

半限制假体植入技术包括以下内容：

- 骨间膜与桡骨骨间嵴分离约 6cm。
- 通过切除 "C" 形关节切迹的掌侧唇在 DRUJ 水平准备桡骨远端。这样可以使植入物与桡骨轴方向一致，避免背侧成角。
- 板放置在所需的位置，并通过 X 线进行确认。螺钉孔和径向钉孔的创建方式应确保永久板能够正确定位。根据胫骨钢板的尺寸，用 3~5 枚螺钉固定。
- 尺骨是通过测量尺骨缺损和放置按参考指南的最相近厘米数。如果缺陷为 1.5cm，则在 2cm 的高度切割。
- 在尺骨骨髓腔内放置 1 根导丝，并使用所需直径的钻头扩髓为尺骨柄。然后提供尺骨柄的形状。
- 尺骨柄植入尺骨髓腔后，将塑料球插入尺骨柄端部，盖用螺钉固定。麻醉结束，患者就可以活动肢体。

86.5 术后效果评估

术后 X 线片显示固定稳定，假体位置良好（图 86.6）。在 1 年的随访中，患者恢复了良好的腕关节活动范围和力量，残余疼痛最小（图 86.7）。新的植入

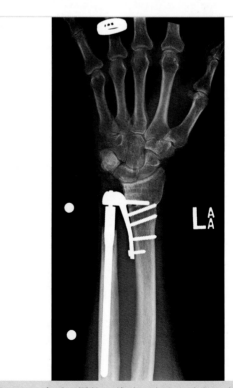

图 86.6 术后 6 周的 X 线片。在这一阶段，患者正在搬重物，并恢复他作为木工的爱好

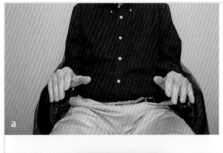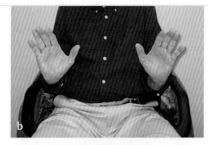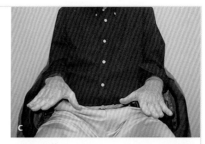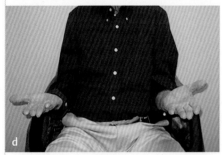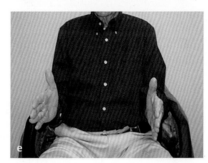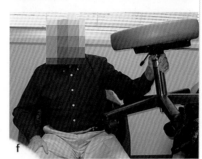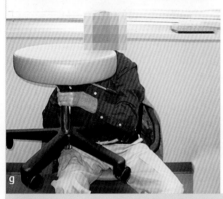

图 86.7 （a~c）在用伴限制假体置换脱位的桡尺远端关节 6 周后，患者恢复了（a）腕关节的屈曲和（b）腕关节的伸展、（c）完全旋前、（d）旋后和（e）中立，更重要的是，他可以（f，g）在前臂感觉稳定时举起重物

物保持稳定。患者能够恢复日常生活中的一切活动。

86.6 技术要点

- DRUJ 是前臂功能最重要的关节。融合的桡腕关节可以进行日常活动，但是桡尺关节融合会影响日常活动。
- 尺骨主动和被动地支持桡骨。
- 尺骨头切除导致撞击。
- 当 DRUJ 出现不稳定时，应该及早治疗。6 个月后，尺骨头软骨永久性损伤。
- 尺骨缩短术是有效的手术，以延长 DRUJ 的使用寿命。
- 当患者在受伤后 4 周内出现 DRUJ 不稳定时，将肘部上方石膏放置在中间位置可以解决该患者的问题。
- DRUJ 不稳定的检查主要依靠临床体格检查。

（蔡芝军 译）

参考文献

[1] Grawe B, Heincelman C, Stern P. Functional results of the Darrach procedure: a longterm outcome study. J Hand Surg Am 2012;37(12):2475–80.e1, 2.

[2] Lees VC, Scheker LR. The radiological demonstration of dynamic ulnar impingement. J Hand Surg Am 1997;22B(4):448–450.

[3] Shaaban H, Giakas G, Bolton M, Williams R, Scheker LR, Lees VC. The distal radioulnar joint as a load-bearing mechanism--a biomechanical study. J Hand Surg Am 2004;29(1):85–95.

[4] Scheker LR, Belliappa PP, Acosta R, German DS. Reconstruction of the dorsal ligament of the triangular fibrocartilage complex. J Hand Surg [Br] 1994; 19(3):310–318.

[5] Scheker LR, Severo A. Ulnar shortening for the treatment of early post- traumatic osteoarthritis at the distal radioulnar joint. J Hand Surg [Br] 2001;26(1): 41–44.

[6] Scheker LR. Implant arthroplasty for the distal radioulnar joint. J Hand Surg Am 2008;33(9):1639–1644.

第二十九部分

桡骨远端骨折

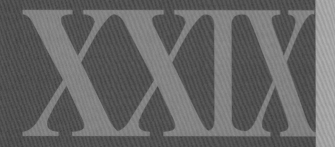

第 87 章 桡骨远端骨折畸形愈合

Karl-Josef Prommersberger

87.1 病例

患者为 75 岁老年男性，桡骨远端骨折后背倾畸形愈合（图 87.1a，b）。患者自述腕关节活动和前臂旋转功能下降，伴腕尺侧疼痛。患者 1 年前在自家花园中滑倒导致桡骨远端骨折（图 87.1c，d），骨折后采用石膏管型固定保守治疗 4 周。去除石膏后，发现腕关节畸形。后续的物理治疗没有改善腕关节和前臂功能。

87.2 解剖学

患者表现为桡骨远端关节外骨折畸形愈合，桡骨关节面背倾 30°，尺骨延长 6mm。MRI 显示（图 87.2）桡腕关节和下尺桡关节（DRUJ）无明显骨性关节炎表现。根据 Eaton 和 Littler 分类，患者第 1 腕掌关节（CMC1）为 2 级骨性关节炎表现，同时可见桡动脉硬化。事实上并非所有解剖对线不良的桡骨远端骨

折都会导致功能障碍，特别是在运动需求较低的老年人。然而在本病例中，畸形愈合的桡骨远端骨折引起患者腕关节活动受限，屈曲 / 背伸活动为 60° /20°（未受伤侧为 60° /60°），尺偏 / 桡偏活动为 20° /10°（未受伤侧为 40° /20°）。前臂旋前 / 旋后活动度减小到 60° /60°，未受伤侧为 90° /90°。此外，患者还主诉腕尺侧疼痛，视觉模拟量表评分为 5/10。

正常腕关节的生物力学依赖于桡骨远端与腕骨和尺骨远端解剖位置的匹配。异常的生物力学将限制腕掌关节屈曲背伸运动。桡骨关节面倾角改变和桡骨远端短缩会导致下尺桡关节不匹配，并使下尺桡关节接触面减小。桡骨相对尺骨的短缩还会增加三角纤维软骨复合体的负担，导致下尺桡关节背部深层韧带的断裂。这些改变都会限制前臂旋转运动。

此外，解剖对线不良不仅影响通过桡腕关节的正常力量传导，还会影响整个腕关节的力量传导。桡骨关节面背倾会导致通过腕关节的轴向力向背侧和尺侧

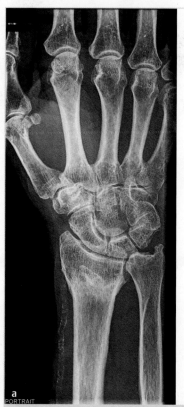
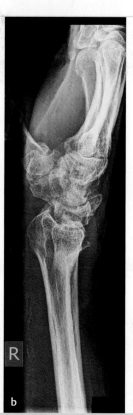
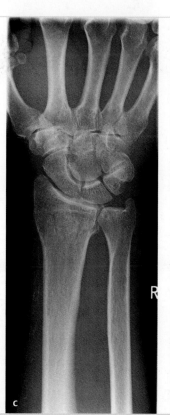
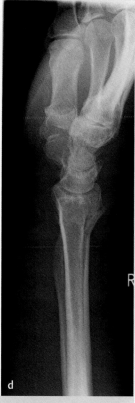

图 87.1 （a，b）右侧桡骨远端关节外骨折畸形愈合，桡骨关节面呈背倾 30° 畸形，尺骨延长 6mm。此外，根据 Eaton 和 Littler 分型，第 1 腕掌关节（CMC 1）表现为 2 级骨性关节炎，同时可见桡动脉硬化。（c,d）对比原始骨折 X 线片可见，在保守治疗 1 年后，骨折移位无明显加重

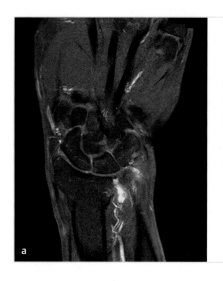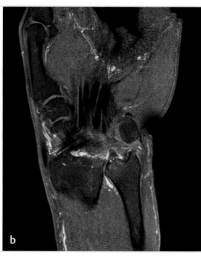

图 87.2　（a，b）MRI 显示桡腕关节和下尺桡关节无明显骨性关节炎表现

偏移、关节接触面的减小，从而使桡骨关节面的压力分布变得更为集中；这也是出现腕关节骨关节炎的前期表现。尺骨承受的压力随桡骨的短缩程度和桡骨关节面背倾角的增加而增加。当桡骨远端关节面从掌倾 10° 增加到背倾 45° 时，通过尺骨的压力负荷从总轴向负荷的 21% 增加到 67%。尺骨相对桡骨延长 2.5mm，将使尺骨所承受的压力负荷从总轴向负荷的 18.4% 增加到 41.9%。

87.3　推荐治疗方案

首先明确，严谨的首诊治疗可避免腕关节出现问题。鉴于受伤当时桡骨远端仅有微小移位，选择保守治疗是合理的。但是老年患者再次移位的风险较高，因此需要密切随访。然而本例患者错过了随访。密切随访是指在去除石膏前的第 4、7、11、21、28 天都进行腕关节影像检查，这些检查有可能早期发现再次移位的情况。早期发现移位就能在骨折畸形愈合前进行手术干预；或者至少能有机会提前告诉患者，畸形愈合可能导致腕关节和前臂运动受限、握力减弱及腕关节疼痛。

现在要恢复桡腕关节和下尺桡关节的解剖关系，就必须手术矫正桡骨远端的畸形。由于桡骨相对于尺骨的巨大短缩，需要进行桡骨完全截骨和延长术。截骨间隙可用不同的方法处理。然而考虑到患者的年龄和桡骨延长的需要，取髂骨皮质 – 松质骨移植可能是最稳妥的选择。对于桡骨截骨术，可以选择桡骨背侧、桡侧或掌侧入路。在过去，多数术者更偏爱选择背侧入路来矫正桡骨远端背倾畸形，但是现在，越来越多的术者开始使用掌侧入路。我们从 20 世纪 70 年代中期就开始使用掌侧入路了。

推荐治疗方案

• 进行桡骨远端完全截骨。

• 用取自髂骨的皮质 – 松质骨移植物填充截骨间隙。

• 用锁定钢板固定桡骨。

• 可通过初次骨折后密切随访或再次移位后早期手术干预避免该畸形愈合问题。

87.4　手术技术

见视频 87.1。

取腕部远端桡掌侧 "Y" 形切口，"Y" 形切口的长臂沿桡动脉走行。"Y" 形切口的掌侧斜臂延长到中间腕横纹处，并越过桡侧腕屈肌。"Y" 形切口的背侧斜臂止于桡侧腕长短伸肌的桡侧。在整个手术过程中，都应注意保护仍然附着在皮瓣上的桡神经浅支。打开第一伸肌间室和其他次级间室。打开第 3 背侧间室，将拇长伸肌腱转位至皮下。将肱桡肌的部分肌腱，或者有必要的话，全部肌腱都从桡骨上游离下来。将旋前方肌、拇长屈肌和桡动脉从桡侧牵向尺侧。

将特制的桡骨矫形钢板尽可能靠远端放置，在钢板远端 3 个螺孔的中间孔中打入锁定螺钉固定。然后根据需要矫正的桡骨尺偏角度调整钢板位置。此时需要围绕远端 3 个螺孔的中间孔螺钉来旋转钢板，直到桡骨桡侧缘与钢板柄桡侧缘的角度与需要矫正的尺偏角相匹配。钢板位置确定后，在远端桡侧和尺侧螺孔中钻孔，打入锁定螺钉固定。钢板远端固定后，钢板柄会从桡骨上翘起。桡骨干和钢板柄之间的夹角反映了桡骨需要在矢状面上矫正的角度。

钢板远端固定后，用骨刀标记截骨位置。截骨位置应尽可能靠近原骨折线，紧挨钢板远端 3 枚螺钉的近侧。用摆锯进行截骨。在两个平面上截骨时，相对于桡骨干长轴的截骨角度都应为计划矫正角度的一半。这种截骨方式已被证明行之有效；截骨撑开后形成的双梯形的间隙更易于骨移植物的安放和楔入。如果截骨角度选择过小，远端骨块就需要倾斜更多，其结果是腕骨的长轴将偏向前臂的长轴的掌侧。这种情况仍然会影响桡腕关节力量传递。如果截骨角度选择过大，远端骨块就会变长。当远端骨块背伸后，反过来会引起背侧弓背畸形。

　　将撑开器插入到骨块的背侧骨皮质以撑开截骨间隙。撑开间隙，一旦远端骨块矫正到合适位置，钢板柄与桡骨干就会贴合。然后用两个钢板钳将钢板暂时固定在桡骨干上。将从髂嵴上获取的双皮质梯形骨块插入到撑开的截骨间隙。事实上，仅用松质骨移植也能满足植骨要求。然后将钢板柄牢固固定在桡骨干上。同时将一枚拉力螺钉经过钢板打入移植骨块。伸肌支持带不予缝合，将拇长伸肌肌腱仍留在皮下。旋前方肌稀疏的缝合在肱桡肌肌腱上。仔细止血后，缝合伤口。用掌侧石膏托制动腕关节，直到伤口愈合。

手术步骤

1. 采用桡掌侧入路。
2. 打开第1伸肌间室，（部分）游离肱桡肌肌腱将有利于手术。
3. 将旋前方肌、拇长屈肌和桡动脉从桡侧牵向尺侧。
4. 将钢板尽可能放置在桡骨远端，并用1枚螺钉通过钢板远端三个螺孔中的中间孔固定。
5. 必须根据需要矫正的桡骨倾角确定钢板放置的位置。
6. 确定正确的钢板位置后，植入另外2枚远端螺钉。
7. 钢板远端固定后，钢板柄与桡骨干形成的夹角对应在掌背平面需要矫正的角度。
8. 截骨部位应尽可能靠近原骨折位置。
9. 利用摆锯进行截骨。
10. 在两个平面上，相对于桡骨干长轴的截骨角度都应为计划矫正角度的一半。
11. 将撑开器插入截骨块背侧，撑开截骨间隙。
12. 撑开截骨间隙，一旦远端骨块矫正到合适位置，钢板柄与桡骨干就会贴合。
13. 通过透视控制桡骨长度，牢固固定钢板。
14. 将从髂嵴获取的双皮质骨块插入截骨间隙，并用1枚拉力螺钉固定。
15. 用掌侧石膏托制动腕关节，直到伤口愈合。

87.5　术后影像学检查和效果评估

　　采用手术矫正桡骨远端畸形能使桡骨远端与腕骨和尺骨远端恢复解剖关系。事实上，手术理想的话可以改善腕关节和前臂的运动，减少疼痛，提高握力并

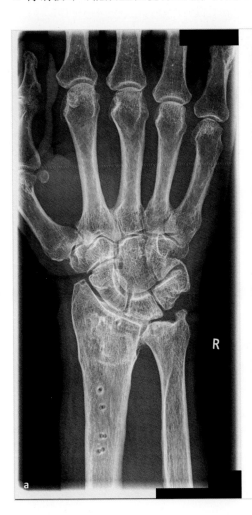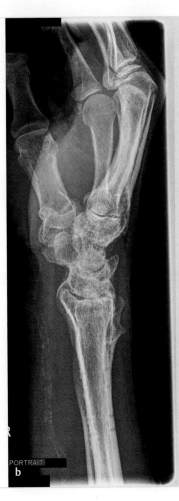

图87.3　（a，b）取出钢板后的X线片显示，桡骨愈合，尺骨延长1mm，尺偏角轻度矫枉过正，桡骨掌倾为中立位

改善腕关节外形。在本病例中，桡骨远端截骨矫形术后 2 年，患者要求取出内固定钢板，这在欧洲国家很常见（图 87.3）。取出钢板后，测量背伸 / 屈曲活动为 60° /60°，尺偏 / 桡偏活动为 25° /20°，前臂旋前 / 旋后为 80° /70°。患者无疼痛，握力增加到健侧的 90%。钢板取出后摄片显示桡骨愈合，尺骨延长 1mm，尺偏轻度矫枉过正，桡骨掌倾角保持在中立位。

87.6　技术要点

- 可以通过掌侧入路矫正桡骨远端背倾畸形。
- 为延长桡骨，需要进行桡骨完全截骨术。
- 截骨间隙的处理取决于多个因素，例如，骨质质量和骨固定质量。即使存在巨大的骨缺损间隙，取自髂嵴的双皮质骨移植仍然是良好的选择。
- 即使是老年患者，也能从畸形愈合的桡骨远端截骨矫形术中获益。

（张建平　译）

参考文献

[1] Buijze GA, Prommersberger KJ, González Del Pino J, Fernandez DL, Jupiter JB. Corrective osteotomy for combined intra- and extra-articular distal radius malunion. J Hand Surg Am 2012;37(10):2041–2049.

[2] Fernandez DL. Correction of post-traumatic wrist deformity in adults by osteotomy, bone-grafting, and internal fixation. J Bone Joint Surg Am 1982;64(8): 1164–1178.

[3] Müller LP, Klitscher D, Rudig L, Mehler D, Rommens PM, Prommersberger KJ. Locking plates for corrective osteotomy of malunited dorsally tilted distal radial fractures: a biomechanical study. J Hand Surg [Br] 2006;31(5):556–561.

[4] Prommersberger KJ, Froehner SC, Schmitt RR, Lanz UB. Rotational deformity in malunited fractures of the distal radius. J Hand Surg Am 2004;29(1):110–115.

[5] Prommersberger KJ, Lanz UB. Corrective osteotomy of the distal radius through volar approach. Tech Hand Up Extrem Surg 2004;8(2):70–77.

[6] Prommersberger KJ, Pillukat T, Mühldorfer M, van Schoonhoven J. Malunion of the distal radius. Arch Orthop Trauma Surg 2012;132(5):693–702.

[7] Prommersberger KJ, Van Schoonhoven J, Lanz UB. Outcome after corrective osteotomy for malunited fractures of the distal end of the radius. J Hand Surg [Br] 2002;27(1):55–60.

[8] Prommersberger KJ, van Schoonhoven J, Laubach S, Lanz U. Corrective osteotomy for malunited, palmarly displaced fractures of the distal radius. Eur J Trauma 2001;27:16–24.

[9] Ring D, Prommersberger KJ, González del Pino J, Capomassi M, Slullitel M, Jupiter JB. Corrective osteotomy for intra-articular malunion of the distal part of the radius. J Bone Joint Surg Am 2005;87(7):1503–1509.

[10] Ring D, Roberge C, Morgan T, Jupiter JB. Osteotomy for malunited fractures of the distal radius: a comparison of structural and nonstructural autogenous bone grafts. J Hand Surg Am 2002;27(2):216–222.

第 88 章　桡骨远端骨折后骨不连

Richard J. Tosti and Jesse B. Jupiter

88.1　病例

患者为 78 岁老年女性，25 个月前左桡骨远端骨折。最初患者接受了腕关节管型石膏制动治疗。之后她注意到左腕关节进行性畸形。目前腕关节呈屈曲并桡偏畸形（图 88.1a）。患者桡骨远端疼痛并伴有骨擦音，握力仅为健侧的 5%，腕关节旋转、屈曲和伸展活动受限。X 线片显示桡骨远端关节外骨折萎缩性骨不连，合并掌倾桡偏成角（图 88.1b）。

88.2　解剖学

该患者桡骨远端骨折后骨不连，畸形表现与外伤后桡侧"拐杖手"畸形一致。从历史发展来看，桡骨远端骨折后骨不连相当罕见，仅占桡骨远端骨折的 0.0003%~0.2%。长骨骨不连的危险因素包括开放性骨折、高能量骨折、软组织嵌入、感染和病理性骨折。由于损伤范围越大会导致前臂越不稳定，因此合并尺骨骨折也可能增加桡骨骨不连的风险。患者的合并症、吸烟和酗酒等因素也可能影响骨折愈合。潜在的医源性骨不连的原因包括制动不充分、外固定过度撑开、术中破坏骨块血供、复位或固定不良以及大块的粉碎性骨缺损植骨失败等。

大多数患者在 3 个月内实现骨愈合。当发现腕关节持续疼痛和进行性畸形改变时，外科医生应怀疑发生了桡骨远端骨不连。骨折在 4 个月时未能愈合可认为是骨折延迟愈合，而在 6 个月时仍未愈合则认为是骨不连。稳定的纤维性骨不连可能无症状，但 X 线片可见持续存在的骨折线。不稳定的滑膜性骨不连通常伴有疼痛、失稳、周围软组织挛缩、握力减弱和腕关节畸形；X 线片显示骨折端缺损和萎缩。不稳定或有症状的骨不连需考虑手术矫正。

88.3　推荐治疗方案

由于这种情况下，患者功能会严重受限，因此只有合并其他严重疾病或老年患者才考虑非手术治疗。部分外科医生推荐行腕关节融合术，特别是当远端骨折块上支撑月骨窝关节面的软骨下骨少于 5mm 时，应考虑腕关节融合。然而，Prommersberger 等临床报道认为，无论骨折块大小，保留腕关节的手术都能取得令人鼓舞的结果。当然，远端骨折块越小，手术技术难度越大。骨折块桡侧柱通常保留有足够的骨量，角稳定钢板和垂直双钢板可增加把持力。由于手术通常不干扰桡腕关节和中腕关节，复位桡骨可保留腕关节活动度；因此我们建议仅在活动需求低或骨不连手术失败时才选择腕关节融合术。

制订术前计划时至少应包括腕关节正侧位 X 线片。屈伸应力位 X 线片可发现骨块在骨折处的活动情况。此外，CT 扫描有助于明确诊断和制订手术计划。术前也应注意远端骨块的大小和质量。主刀医生还要注意排除桡骨高度、尺偏角、掌倾角以及尺骨变异在 X 线片上正常参数的干扰，并以健侧腕关节 X 线片为模板，规划力线矫正。应采用可术中延长并能松解软组织的手术入路。桡骨过度短缩时可能需要一个小的骨撑开器辅助手术。可选择一期或二期进行桡骨延长。术前应考虑到可能存在骨缺损，并做好髂骨移植或尺骨远端切除的手术准备。有多种骨折固定方法供主刀医生选择，包括外固定、掌侧钢板、背侧钢板、垂直双钢板或桥接钢板。目前，我们首选固定角度的垂直交叉双钢板内固定。桡骨钢板固定后，就要开始处理尺骨和下尺桡关节（DRUJ）。通过桡骨延长和力线重排，

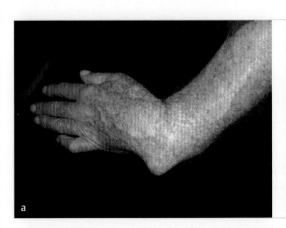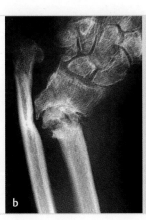

图 88.1　（a）术前照片显示"拐棒手"畸形。（b）前后位和侧位 X 线片显示桡骨萎缩性骨不连并掌倾桡偏成角

可能能够维持下尺桡关节的稳定性，但通常比较困难。处理尺骨最常用的方法包括尺骨短缩截骨术、尺骨头半切除/旷置术（Bowers 关节成形术）和尺骨头切除关节成形术（Darrach 手术）。

推荐治疗方案

• 全腕关节融合术是低运动需求患者的一种选择。
• 现代植入物和复位/固定手术方法的进步，能够在实现骨折愈合的同时保留腕关节的活动，因此可在有功能需求的患者中尝试。
• 尺骨可以在初次手术时处理，或者也可以在出现症状时，再后期手术处理。

88.4　手术技术

采用掌侧 Henry 入路显露桡骨。显露远端骨折块后，用咬骨钳、刮匙或骨锉清理骨折断端。打通骨髓腔以促使成骨诱导因子进入骨折断端。如果需要进行软组织的松解延长，可以行肱桡肌和桡腕屈肌 "Z" 形延长。背侧软组织、下尺桡关节关节囊和腕关节关节囊也可能需要松解。然后用钢针或骨牵开器临时固定，维持力线。小的骨牵开器（Synthes，Paoli，PA）不仅有助于复位，当桡骨过度短缩时（通常大于 12mm），也有助于恢复骨的长度。我们通常会在远近端骨折块的桡侧各打入 1 枚 2.5mm 的 Schanz 针（图 88.2a）。然后用固定角度的垂直交叉双钢板固定桡骨。其中一块钢板放在骨量最大的桡侧柱。第 2 块钢板通常放在桡骨掌侧，但根据骨折类型和骨量情况，也可以放置在背侧。尽管有些文献报道，通过调整桡骨可成功复位下尺桡关节，但我们通常还是采用切除尺骨远端的方法。通过

桡骨延长来复位下尺桡关节会导致巨大的骨缺损出现。此外，若关节复位不良或出现退变所导致的关节疼痛和关节病变，可能需要额外的手术治疗。在尺骨乙状凹近端截骨，骨膜下切除尺骨头，保留三角纤维软骨复合体。切除的远端尺骨可以作为自体移植骨，植入骨不连部位（图 88.2b）。逐层缝合手术切口，术后佩戴掌侧夹板制动 2 周。此后，除清洁卫生和日常活动练习外，再额外佩戴定制的塑料夹板 4 周。6 周后，停止使用夹板并开始辅助功能锻炼。达到影像学愈合后开始力量锻炼。

手术步骤

1. 通过掌侧 Henry 入路显露桡骨。
2. 清理骨折端。
3. 再通骨髓腔。
4. 用钢针或骨牵开器临时固定，维持力线。
5. 在远近端骨折块桡侧植入钢针。
6. 用固定角度的垂直交叉双钢板固定桡骨。
7. 在尺骨乙状凹近侧截骨，骨膜下切除尺骨头。
8. 逐层缝合手术切口。

88.5　术后影像学检查和效果评估

该患者术前腕关节活动范围和握力受限。骨折愈合后，腕关节屈伸恢复到 80°，旋前/旋后 120°，尺偏/桡偏 20°；手部运动完全恢复（图 88.3），术后 38 个月时，握力大约为对侧的 70%。目前对于治疗桡骨远端骨不连的最佳方案仍存在争议，而截骨矫形术的系列病例报道也较少见。Segalman 和 Clark 报告了 12 例桡骨远端骨不连的病例，其中包括 1 例远端骨折块固

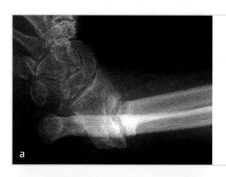
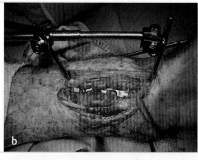

图 88.2　（a）小的骨牵开器是非常有用的骨折复位工具。（b）切除尺骨远端、使用垂直交叉双钢板固定，恢复腕关节力线

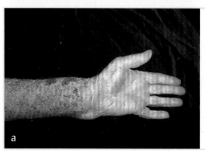
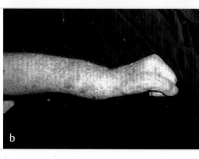

图 88.3　（a，b）术后腕部力线和腕关节活动

定技术难度较大的病例，该病例远端骨块小于5mm，其他医生可能优先选择腕关节融合术。但得益于现代植入物和外科技术的进步，能够在实现骨折稳定固定和促进骨折愈合的同时，为运动需求较高的患者保留腕关节活动度。Prommersberger等对13例软骨下骨大于5mm的骨不连患者与10例软骨下骨小于5mm的骨不连患者的手术效果进行了比较，结果发现术后影像学或功能恢复无明显差异；作者总结发现22/23的骨不连患者均预后良好。另外一些研究也证实了类似的发现：即在保留腕关节活动的同时，可以实现合理比例的骨折愈合，而不愈合的病例可以推荐腕关节融合术。

88.6　技术要点

- 采用桡掌侧Henry入路显露桡骨。
- 术前预估可能需要行挛缩的软组织松解。
- 对明显的桡骨短缩病例，需考虑使用小的骨牵开器。
- 清理骨不连部位，用固定角度的垂直交叉双钢板固定。
- 评估下尺桡骨节复位情况，并考虑行尺骨侧手术（通常是Darrach截骨术）。
- 用切除的远端尺骨或取髂骨，行骨不连部位的自体骨移植。

（张建平　译）

参考文献

[1] Bacorn RW, Kurtzke JF. Colles' fracture; a study of two thousand cases from the New York State Workmen's Compensation Board. J Bone Joint Surg Am 1953;35- A(3):643–658.

[2] Fernandez DL, Ring D, Jupiter JB. Surgical management of delayed union and nonunion of distal radius fractures. J Hand Surg Am 2001;26(2):201–209.

[3] Jupiter JB, Rüedi T. Intraoperative distraction in the treatment of complex nonunions of the radius. J Hand Surg Am 1992;17(3):416–422.

[4] McKee MD, Waddell JP, Yoo D, Richards RR. Nonunion of distal radial fractures associated with distal ulnar shaft fractures: a report of four cases. J Orthop Trauma 1997;11(1):49–53.

[5] Mithani SK, Srinivasan RC, Kamal R, Richard MJ, Leversedge FJ, Ruch DS. Salvage of distal radius nonunion with a dorsal spanning distraction plate. J Hand Surg Am 2014;39(5):981–984.

[6] Prommersberger KJ, Fernandez DL. Nonunion of distal radius fractures. Clin Orthop Relat Res 2004(419):51–56.

[7] Prommersberger KJ, Fernandez DL, Ring D, Jupiter JB, Lanz UB. Open reduction and internal fixation of un-united fractures of the distal radius: does the size of the distal fragment affect the result? Chir Main 2002;21(2):113–123.

[8] Ring D, Jupiter JB. Nonunion of the distal radius. Tech Hand Up Extrem Surg 2002;6(1):6–9.

[9] Ring D, Prommersberger K, Jupiter JB. Posttraumatic radial club hand. J Surg Orthop Adv 2004;13(3):161–165.

[10] Segalman KA, Clark GL. Un-united fractures of the distal radius: a report of 12 cases. J Hand Surg Am 1998;23(5):914–919.

[11] Watson-Jones R. Fractures and Other Bone and Joint Injuries. Edinburgh: Churchill Livingstone; 1942 © 2020.

第 89 章　月骨窝关节面的棘手问题

Hermann Krimmer

89.1　概述

近年来，桡骨远端骨折的治疗趋势发生了重大变化，开始从保守治疗向手术治疗发展。随着单平面固定角度钢板的引入，最终可能向多向固定角度钢板发展。这些改进有可能解决很多骨质疏松骨折和严重粉碎性骨折相关的问题。采用掌侧固定角度钢板固定是目前最常用的桡骨远端骨折固定方法，这种固定方法能长期维持关节面的解剖位置，尤其对累及关节面的关节内骨折效果良好。

但是，我们仍然能在随访期间见到一些解剖复位和牢固固定骨折，发生严重移位。由于月骨窝关节面是强大的桡腕韧带的止点，而该韧带是维持腕骨稳定的重要结构，因此月骨窝关节面区域在腕关节稳定中格外重要。该区域骨折会导致近排腕骨失去骨和韧带的支持，因而可以诊断为韧带撕裂伴腕骨失稳。如果这些骨折块没有正确复位固定，很可能出现继发性腕关节脱位伴腕骨半脱位的严重问题。可以根据骨折块的大小，对月骨窝关节面和桡骨掌侧缘骨折进行分类。

这类骨折的严重性常常被低估，但又缺乏合适的保守治疗方法。因此对于这类患者，应强制进行 CT 扫描，以发现骨折并有效治疗。标准的掌侧钢板无法有效固定和支撑月骨窝关节面骨折块。现已根据桡骨分水岭线和拇长屈肌（FPL）的位置，设计出月骨窝关节面特制钢板（图 89.6），这种特殊形状的钢板可以放置在桡骨更远端，同时避免激惹屈肌腱。但是，单纯钢板无法固定桡骨掌侧缘的骨折，这类骨折需要额外使用小螺钉或钩钢板来固定。

决定是否对继发性腕关节脱位伴腕骨半脱位的患者进行手术治疗是很困难的。虽然这类患者有进行早期翻修并解剖复位手术指征，但手术面临极大挑战。其他治疗方案包括早期进行挽救性的桡腕关节部分融合术。

89.2　病例

患者为 42 岁男性，表现为累及月骨窝关节面的桡骨远端陈旧性骨折（图 89.1）。

89.3　解剖学

患者在骨折复位、石膏固定后，进行 CT 扫描发现，尽管没有严重的掌侧移位，但关节内骨折累及月骨窝（图 89.2a，b）。初次手术时通过经典的掌侧入路，采用远端单排螺孔的传统"T"形钢板固定桡骨骨折，术后 CT 扫描显示骨折解剖复位（图 89.2c，d）。患者术后因活动时疼痛加剧进行了 X 线检查，惊讶地发现继发性腕关节脱位伴腕骨和桡骨掌侧缘掌侧半脱位（图 89.3）。CT 检查显示腕骨半脱位并重叠于桡骨钢板远端，伴有关节面台阶形成（图 89.4）。

89.4　推荐治疗方案

患者在创伤后 8 周时转诊到我们医院。患

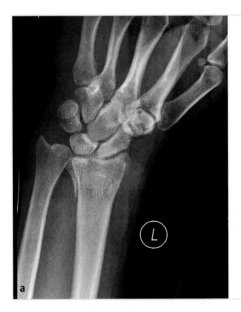

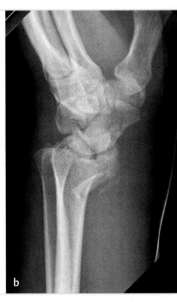

图 89.1　术前（a）前后位和（b）侧位 X 线片

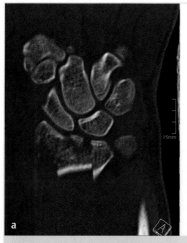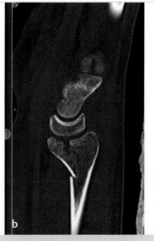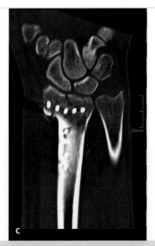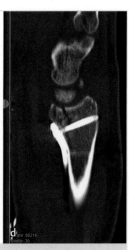

图 89.2　术前 CT 扫描显示（a，b）月骨窝关节面骨折并脱位。（c，d）使用传统 "T" 形钢板恢复了桡骨解剖结构

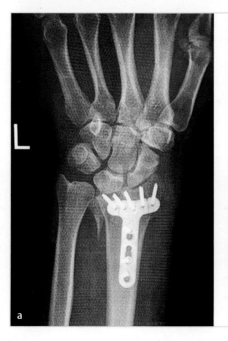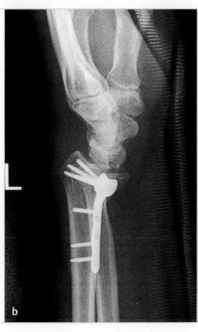

图 89.3　术后 X 线片显示月骨窝关节面呈掌侧脱位。（a）前后位。（b）侧位

者临床主诉腕关节疼痛并活动丢失（活动范围为 20°~0°~10°）。考虑到腕关节部分融合术需要使用恰当的骨移植，才能恢复桡骨长度并复位腕骨，为避免采用该手术，遂决定进行桡骨骨折早期翻修术，以恢复腕关节的解剖结构，至少恢复腕骨与桡骨解剖对位。

89.5　手术技术

仍使用掌侧入路取出钢板，然后进行桡骨掌侧缘截骨、恢复腕关节力线，并用 4 枚 1.5mm 的螺钉固定。用 FPL 钢板（Medartis AG，Basel，Switzerland）重新支撑月骨窝关节面。该钢板设计有 FPL 肌腱槽，允许钢板放置在桡骨更远端（图 89.5）。应始终警惕翻修病例存在继发脱位的潜在风险，因此需额外附加 2 枚从桡骨穿向舟骨和月骨的克氏针，以临时固定整个腕关节（图 89.6）。术后腕关节用热成型夹板固定 6 周。去除克氏针后开始腕关节功能锻炼。3 个月后 X 线片对比发现腕关节力线维持在稳定位置，未发现关节内台阶征象。虽然可见尺骨轻微延长，但患者在此位置无不适主诉。临床检查发现，患者腕关节无痛活动范围为背伸/屈曲 50°~0°~40° 和内旋/外旋 80°~0°~70°，握力达到对侧的 80%。患者已经开始继续从事他的职业——在一家金属公司做工人。

89.6　技术要点

- 必须行 CT 检查，以准确评估腕关节骨折的类型。
- 不能对累及月骨窝关节面或桡骨掌侧缘骨折的患者进行保守治疗。
- 使用特制钢板对桡骨骨折进行刚性支撑，或根据骨折块的特征，用小螺钉或钩钢板固定桡骨掌侧缘骨折。
- 如果治疗失败后出现继发性脱位，应尽早进行翻修手

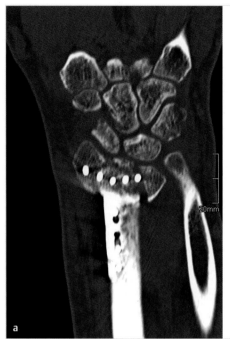
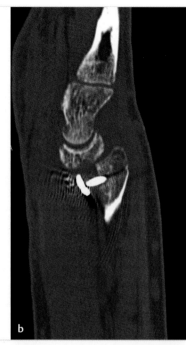

图 89.4　（a，b）CT 扫描显示关节面有明显的台阶形成

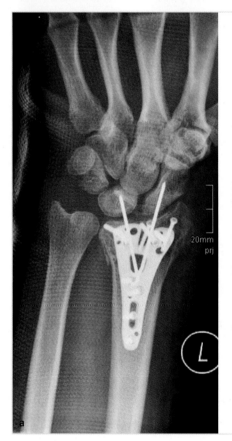
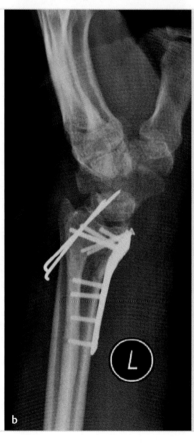

图 89.5　（a，b）翻修术后正位和侧位 X 线片。用 1.5mm 螺钉固定了桡骨掌侧缘骨折，用拇长屈肌腱特制钢板对月骨窝关节面进行了支撑，并用 2 枚克氏针对腕骨进行了临时固定

术以避免最后的挽救性手术。

• 在手术中时刻检查桡腕关节稳定性；如有疑问，需用克氏针临时固定桡腕关节。

（张建平　译）

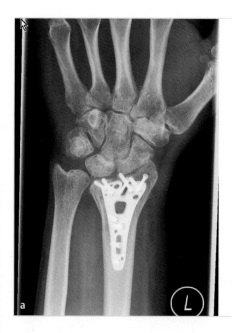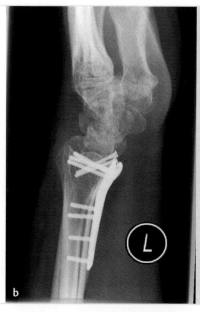

图89.6 （a，b）最终的X线片显示，桡骨关节面和腕骨力线都得到了恢复，桡骨轻度短缩

参考文献

[1] Beck JD, Harness NG, Spencer HT. Volar plate fixation failure for volar shearing distal radius fractures with small lunate facet fragments. J Hand Surg Am 2014;39(4):670–678.

[2] Brink PR, Rikli DA. Four-corner concept: CT-based assessment of fracture patterns in distal radius. J Wrist Surg 2016;5(2):147–151.

[3] Harness NG. Fixation options for the volar lunate facet fracture: thinking outside the box. J Wrist Surg 2016;5(1):9–16.

[4] Obata H, Baba T, Futamura K, et al. Difficulty in fixation of the volar lunate facet fragment in distal radius fracture. Case Rep Orthop 2017;2017: 6269081.

[5] O'Shaughnessy MA, Shin AY, Kakar S. Stabilization of volar ulnar rim fractures of the distal radius: current techniques and review of the literature. J Wrist Surg 2016;5(2):113–119.

[6] O'Shaughnessy MA, Shin AY, Kakar S. Volar marginal rim fracture fixation with volar fragment-specific hook plate fixation. J Hand Surg Am 2015;40(8): 1563–1570.

[7] Ruch DS, Wray WH III, Papadonikolakis A, Richard MJ, Leversedge FJ, Goldner RD. Corrective osteotomy for isolated malunion of the palmar lunate facet in distal radius fractures. J Hand Surg Am 2010;35(11):1779–1786.

[8] Tordjman D, Hinds RM, Ayalon O, Yang SS, Capo JT. Volar-ulnar approach for fixation of the volar lunate facet fragment in distal radius fractures: a technical tip. J Hand Surg Am 2016;41(12):e491–e500.

第90章　月骨窝关节面：显微血管修复术

Francisco del Piñal

90.1　病例

该患者是一名26岁的男性，因自行车事故导致桡骨远端骨折4个月后就诊。桡骨骨折已行掌侧钢板联合外固定架固定手术。尺骨茎突骨折也通过尺侧入路进行了处理。尽管如此，患者仍主诉腕关节疼痛，握力减弱（59%），不能背伸（0°）和旋后（20°；图90.1）。患者进行术前影像学检查（图90.2）显示，关节面凹陷区域软骨下骨缺失，因此再复位未愈合的骨折块无意义。无法确定这些软骨下骨块是否在初次手术时被移除。此外还在腕关节的疼痛部位发现尺骨茎突乙状凹骨折并向桡侧移位。

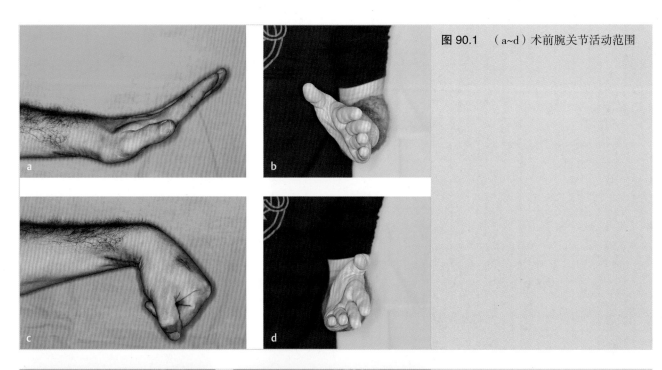

图90.1　（a~d）术前腕关节活动范围

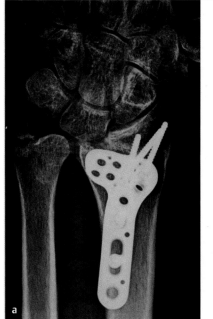
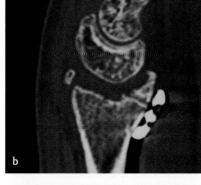
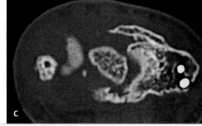

图90.2　（a~c）术前X线和CT扫描图像

90.2 解剖学

我们从放射检查中获得了非常有价值的信息。事实上，该患者整个月骨窝关节面被破坏，在 CT 扫描的不同层面，既无法辨认月骨也无法辨认乙状窝。但从另一方面来说，尽管月骨悬空的照片看起来很恐怖，其实鼓励尽快复位月骨是存在疑问的：因为月骨悬空的话，月骨软骨就不会和不规则的骨面碰撞，从而在几个月内仍然保持关节软骨健康。另一个积极的发现是舟骨窝关节面和舟骨没有损伤。

90.3 推荐治疗方案

多年来，我们一直使用带血管的第 3 跖骨基底部作为移植物，来修复桡骨关节面的主要骨软骨缺损。第 3 跖骨基底部有一个主关节面和一个面向第 4 跖骨的副关节面。主关节面可以用来重建桡骨关节面，而其副关节面是重建桡骨的尺侧乙状切迹的宝贵结构（图90.3）。该手术需要显微外科专家参与，但手术效果良好，可使患者获得无痛性腕关节活动。

应该强调的是，治疗桡骨畸形愈合的术前决策过程很复杂，要考虑多方面的问题（图 90.4）。在我们所治疗的大多数病例中，需要首先进行诊断性关节镜检查来确定手术方式。根据检查中桡骨和腕骨软骨面的健康情况，可选择关节内截骨、骨软骨移植、骨切除关节成形或部分关节融合等手术。正如治疗流程图中所示，带血管骨软骨移植适用于以下情况，即损伤仅累及桡骨关节面，而腕骨关节软骨保留。腕骨的软骨质量有瑕疵是可以接受的，但骨外露或大范围软骨损伤将导致手术失败。

该患者由于桡骨月骨窝关节面已丢失，截骨手术显然不可行。那么最好的选择就是骨软骨移植修复缺

损区域。该手术的禁忌证是腕骨大范围软骨缺失，但出现月骨"悬空"征通常意味着月骨软骨保留。

90.4 手术技术

在术前计划时，必须考虑到如果需要重建桡骨乙状切迹，则需要选择对侧足的第 3 跖骨，因为同侧第 3 跖骨基底面向第 2 跖骨的副关节面较小，与尺骨关节面不匹配（图 90.5）。

手术通常在局部麻醉下进行，并先期准备好移植受区。通过背侧正中直切口显露月骨窝关节面。将拇长伸肌腱从第 3 伸肌间室松解出来，在桡骨背侧骨膜下游离第 2 和第 4 伸肌间室，确认并游离骨间背神经。根据需要，用骨刀、矢状锯或咬骨钳切除桡骨远端损伤区域。切除区域应包含干骺端骨质，以形成便于放置移植骨瓣的三维空间。鉴于此，通常需要对所有可保留的畸形愈合的骨折块进行矫正性截骨（通常为前方骨折块）。但本病例不需要矫正性截骨。在进行该

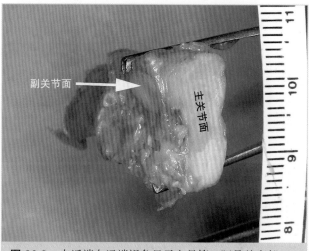

图 90.3 由近端向远端视角显示左足第 3 跖骨基底部

（图中标注：副关节面、主关节面）

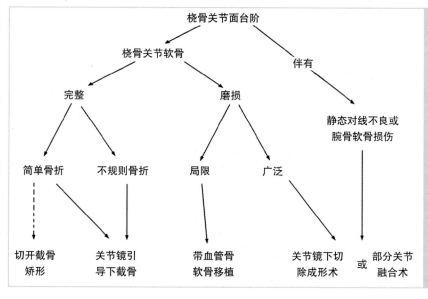

图 90.4 流程图显示桡骨畸形愈合的治疗决策过程

（流程图内容：
桡骨关节面台阶
→ 桡骨关节软骨
　→ 完整
　　→ 简单骨折 → 切开截骨矫形
　　→ 不规则骨折 → 关节镜引导下截骨
　→ 磨损
　　→ 局限 → 带血管骨软骨移植
　　→ 广泛 → 关节镜下切除成形术
→ 伴有
　→ 静态对线不良或腕骨软骨损伤 → 关节镜下切除成形术 或 部分关节融合术）

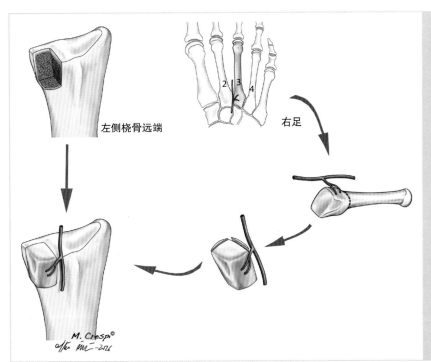

图 90.5 模式图演示了右侧跖骨骨瓣匹配左侧桡骨骨软骨缺损的过程

左侧桡骨远端

右足

M. Crespi©
after MZ-2016

阶段手术操作时，应注意月骨的软骨状态是否良好，并显露尺骨头（图 90.6）。术后用皮肤钉临时闭合伤口，绷带包扎，松止血带。

　　然后将注意力转向足部。需要再次强调，从对侧足游离切取复合组织瓣很重要。在解剖研究中，我们注意到骨瓣血供存在变异。远端跗外侧动脉（DLTA）和弓状动脉（AA）竞争性供应第 3 跖骨骨膜，这 2 根血管都是足背动脉的分支。根据术中血管的实际大小，可切取足背动脉 2 条分支中的 1 支或 2 支（DLTA 和 AA）作为血管蒂（图 90.7）。

　　可选择在足踇长伸肌和趾伸肌之间，采用足部"Z"形切口切开皮肤、皮下。切断足踇短伸肌（EHB），并与趾长伸肌一起牵向外侧。牵开后可显露足背部的血供（图 90.8）。在该患者中，可见在发育良好的弓状动脉和越过第 3 跖骨基底部的远端跗外侧动脉之间形成骨膜血管交通支。在切取骨瓣前，先找到一支皮肤穿支血管，然后围绕此穿支游离一块皮肤软组织瓣，作为骨瓣血供的监测窗口。

　　解剖清楚后，从骨膜上游离滋养血管（DLTA 和 AA），使跨过跖骨基部的微小骨膜血管网保持完整。于弓状动脉（AA）远端、距基部约 1.5cm 处截断第 3 跖骨，并从附着韧带中游离。应注意跖骨间间隙很窄，而跖骨间韧带的位置又较深。粗暴的操作可能有损伤营养血管的风险：薄的骨膜剥离器在该阶段的跖骨分离手术中非常有用。第 1 跖背动脉发自弓状动脉（AA），在其起点的远端结扎第 1 跖背动脉。这时移植骨就仅与足背动脉相连了。

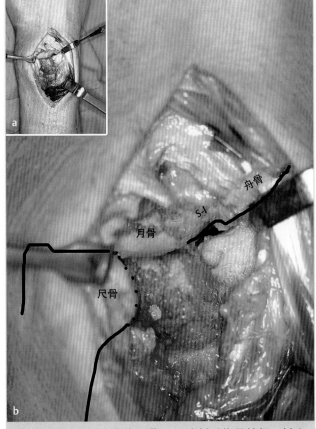

舟骨

S-I

月骨

尺骨

图 90.6 （a，b）术中图像显示清创后桡骨缺损，插入图为腕部整体视角

　　松开止血带，以确定移植骨和监测窗皮岛血流灌注良好。此时可以局部使用维拉帕米和温海绵，因为小的骨膜血管可能需要几分钟才能"打开"，然后

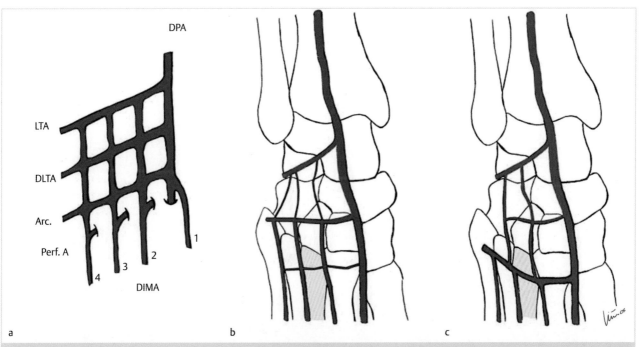

图 90.7　（a）模式图显示足背血供情况。（b）显示主要供给血管纵行走行于第 3 跖骨基底。（c）显示主要供给血管横行走行于第 3 跖骨基底。缩写：Arc，弓状动脉；DIMA，跖背动脉；DLTA，远端跗外侧动脉；DPA，足背动脉；LTA，跗外侧动脉；Perf. A，穿支动脉

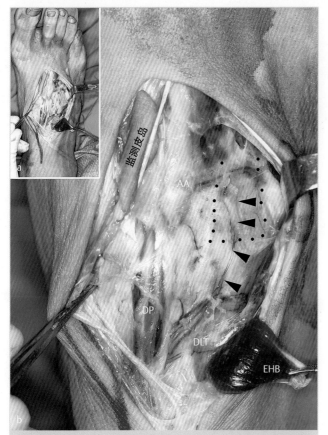

图 90.8　（a，b）该患者可见在发育良好的弓状动脉（AA）和远端跗外侧动脉（DLT）之间形成骨膜交通血管，远端跗外侧动脉横向走行于第 3 跖骨基底（黑点所示）。缩写：DP，足背动静脉；EHB，拇短伸肌

才能看见灌注血流。确定灌注良好后切断血管蒂（图 90.9）。足部放置引流管，逐层缝合伤口。不用试图重建跖骨基底。

将骨移植物拿到手上，根据桡骨远端骨缺损大小进行修整。去除跖骨的内侧皮质（即面向第 2 跖骨的小关节面），使移植骨瓣的松质骨与桡骨松质骨完全接触。通过不断调整，恢复软骨关节面平整，然后用克氏针临时固定移植骨瓣（图 90.10）。

在用 2 枚拉力螺钉进行确定性固定时，应避免损伤移植骨骨膜血管。然后将骨瓣血管蒂穿过皮桥，到达解剖鼻烟壶。采用端侧吻合方式将足背动脉与桡动脉吻合，同时采用端端吻合方式吻合伴行静脉。皮瓣的皮下静脉与供区局部皮下静脉端端吻合。所有血管吻合均采用 9-0 尼龙线，使用 140μm 针连续缝合。然后连同监测窗皮岛一起，逐层缝合腕部伤口。

将注意力转到腕关节的尺侧。该患者不仅表现为疼痛性尺骨茎突骨不连，同时由于桡尺韧带的尺骨止点向桡侧偏移，导致其张力下降。利用原手术切口，清理尺骨茎突骨不连部位，茎突在重新复位时向尺侧偏移，以恢复桡尺韧带张力。然后用 2.0mm 无头空心螺钉固定。该患者在松开止血带后可见监测窗皮岛立刻变红润（图 90.11）。术后该患者用掌侧夹板制动腕关节。

根据我们游离皮瓣术后的治疗惯例，在术后 48h 内，每小时检查一次皮岛颜色和血管多普勒信号；之后的

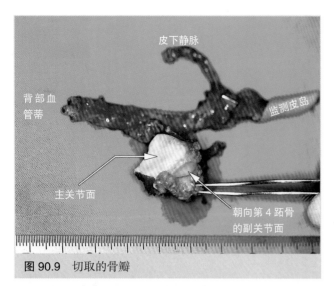

图 90.9　切取的骨瓣

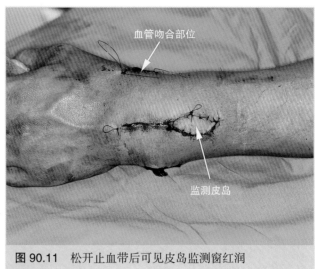

图 90.11　松开止血带后可见皮岛监测窗红润

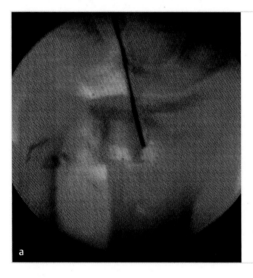

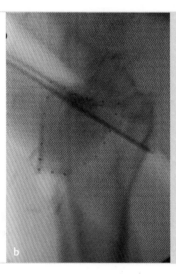

图 90.10　（a，b）确实性固定前透视可见骨瓣位置良好

48h，每 2h 检测 1 次，然后轮班检查直到出院——通常至术后 4~5 天。除此之外，还需下达 48h 的长期医嘱，每小时静脉输入 500U 肝素，之后如果可能，逐渐改为低分子量肝素皮下注射，直到患者正常行走。同时使用广谱抗生素抗感染治疗 5 天。

90.5　术后效果评估

术后鼓励患者活动手指。5 周后开始主动活动和主动辅助练习，在练习活动间期继续使用舒适的夹板固定 2~4 周。

术后 8 周开始被动练习。10~12 周后，增加腕关节力量锻炼。图 90.12 显示患者术后 2 年的 X 线片。

图 90.13 显示为术后 3 年的腕关节临床活动效果。术后 7 年电话随访时，患者否认有任何腕关节活动受限。患者恢复了所有的运动，包括做泥瓦匠和进行山地自行车运动。

为控制足部肿胀，建议术后抬高患肢并穿加压袜。术后第一天即允许穿石膏鞋行走，4~6 周后去除石膏

鞋。长期来看，供区唯一明显的后遗症是第 3 足趾处的瘢痕和第 3 足趾轻度短缩（图 90.14）。我们的患者没有任何长期存在的并发症。

该手术的主要优点是一期重建桡骨月骨窝关节面和乙状切迹。而主要的局限是我们还不清楚长期的结果。到目前为止，我们有超过 10 年的随访患者，一切良好。从另一方面来说，骨软骨移植物只要能血管化，就能长期存活。这一观点已经在全关节移植和带血管的骨骺移植手术中得到证实。我们的经验和严格文献回顾都发现，非血管化的移植物短期效果完美，但 1 年后，关节会发生严重改变并出现塌陷（图 90.15）。

在做术前规划时，应考虑移植骨瓣尺寸的限制：第 3 跖骨基部仅能重建月骨窝关节面或舟骨窝关节面，但无法同时重建两者。

尽管存在这样的不足，但要补充的是，根据文献中报道，其他治疗严重骨软骨缺损的方法主要是部分关节融合术（包括桡舟月融合，或者，至少桡月关节融合），但这些方法已被证实存在中期并发症。更令

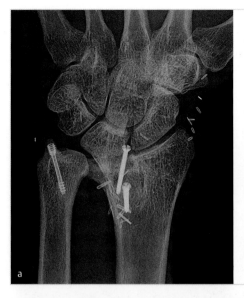
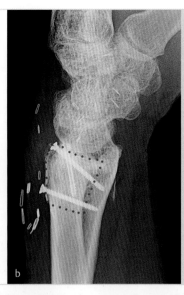

图90.12　（a，b）术后2年复查X线片，红点标记为骨移植物

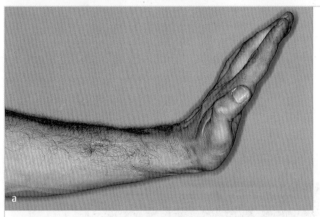
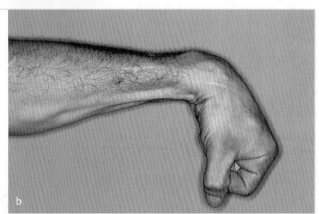
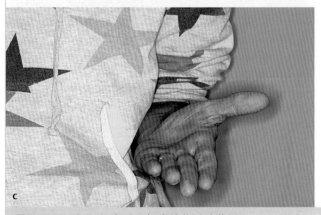
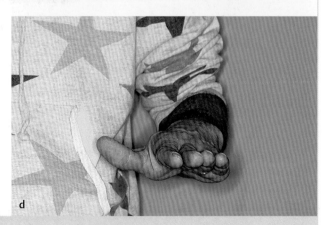

图90.13　（a~d）术后3年腕关节活动范围

人担忧的是这些手术方法无法处理桡骨乙状切迹问题，因而需要额外行某种程度的 Darrach 截骨术、Sauvé - Kapandji 手术或假体植入手术，但这些手术都具有很大的局限性。最后需要强调，不应扩大骨瓣移植的手术指征：如果有软骨严重损伤或骨外露，主刀医生应选择其他重建方法。我们唯一的失败案例就是一名腕关节软骨完全磨损的患者。

90.6　技术要点

- 透视在评估关节内骨折台阶时并不可靠。在治疗桡骨远端关节内骨折时应使用关节镜辅助检查。
- 骨折台阶在舟骨窝关节面中部或桡骨窝关节面中部时，比在关节窝过渡区更加难以接受。
- 第3跖骨基底部的侧副关节面允许一期重建桡骨月骨窝关节面和乙状切迹背侧关节面。

| 术前 | 术后当日 | 术后3个月 | 术后1年 | 术后2年 |

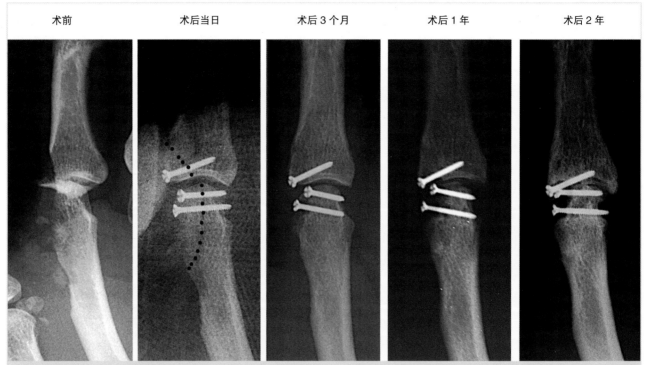

图 90.15　显示为一个掌骨头和近节指骨基底部骨软骨缺损的患者，立即行不带血管的第2跖骨移植重建，同时复位固定第2指骨基底部骨软骨。术后3个月可见掌指关节完美匹配，但术后2年移植和复位的骨软骨都完全吸收

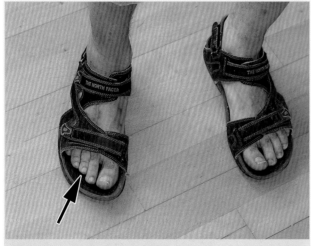

图 90.14　术后3年供区情况。可见第3足趾轻微短缩（箭头所示）

- 对于桡骨远端骨折畸形愈合的患者，骨瓣移植手术仅是获得远期效果的一个步骤，大部分患者有其他的相关问题需要解决。因此需要进一步提高对桡腕关节和下尺桡关节的认识。
- 尽管骨瓣游离和匹配手术技术要求很高，但最重要的仍是确定合适的手术方案。

（张建平　译）

参考文献

[1] Del Piñal F. Technical tips for (dry) arthroscopic reduction and internal fixation of distal radius fractures. J Hand Surg Am 2011;36(10):1694–1705.

[2] del Piñal F, Cagigal L, García-Bernal FJ, Studer A, Regalado J, Thams C. Arthroscopically guided osteotomy for management of intra-articular distal radius malunions. J Hand Surg Am 2010;35(3):392–397.

[3] Del Piñal F, García-Bernal FJ, Delgado J, Sanmartín M, Regalado J. Reconstruction of the distal radius facet by a free vascularized osteochondral autograft: anatomic study and report of a patient. J Hand Surg Am 2005;30(6): 1200–1210.

[4] del Piñal F, Klausmeyer M, Moraleda E, et al. Vascularized osteochondral graft from the base of the 3rd metatarsal for reconstructing major osteochondral distal radius defects. J Hand Surg Am 2013;38(10):1883–1895.

[5] del Piñal F, Klausmeyer M, Thams C, Moraleda E, Galindo C. Arthroscopic resection arthroplasty for malunited intra-articular distal radius fractures. J Hand Surg Am 2012;37(12):2447–2455.

[6] Entin MA, Alger JR, Baird RM. Experimental and clinical transplantation of whole joints. J Bone Joint Surg 1962;44A:1518–1536.

[7] Garcia-Elias M, Lluch A, Ferreres A, Papini-Zorli I, Rahimtoola ZO. Treatment of radiocarpal degenerative osteoarthritis by radioscapholunate arthrodesis and distal scaphoidectomy. J Hand Surg Am 2005;30(1):8–15.

[8] Ho PC. Arthroscopic partial wrist fusion. Tech Hand Up Extrem Surg 2008;12(4): 242–265.

[9] Innocenti M, Delcroix L, Manfrini M, Ceruso M, Capanna R. Vascularized proximal fibular epiphyseal transfer for distal radial reconstruction. J Bone Joint Surg Am 2004;86(7):1504–1511.

[10] Mühldorfer-Fodor M, Ha HP, Hohendorff B, Löw S, Prommersberger KJ, van Schoonhoven J. Results after radioscapholunate arthrodesis with or without resection of the distal scaphoid pole. J Hand Surg Am 2012;37(11):2233–2239.

[11] Saffar P. Radio-lunate arthrodesis for distal radial intraarticular malunion. J Hand Surg [Br] 1996;21(1):14–20.

[12] Tsubokawa N, Yoshizu T, Maki Y. Long-term results of free vascularized second toe joint transfers to finger proximal interphalangeal joints. J Hand Surg Am 2003;28(3):443–447.

索 引